Muriel Schindler
‹Deutsch-türkisches Kino›
Eine Kategorie wird gemacht

Ausgeschieden
von den
Büchereien Wien

Marburger Schriften zur Medienforschung 88
ISSN 1867–5131

Für Ron

Die Autorin
Muriel Schindler, Dr. phil., freie Wissenschaftlerin, Autorin und Filmemacherin. Magisterstudium der Philosophie, Sprach-, Literatur-, Kunst- und Medienwissenschaft in Heidelberg, Berlin, Konstanz und Vitoria-Gasteiz. Promotion im Internationalen Promotionsprogramm «Kulturbegegnungen» der Universität Bayreuth. Forschungsschwerpunkte: *Film Festival Research, World Cinema, Migration im Film, Deutscher Film, Narratologie und Reiseliteratur*. Publikationen (Auswahl): «Das Filmfestival Türkei/Deutschland als Plattform für den multikulturellen Dialog», in: Ozil, Seyda / Hofmann, Michael / Dayioglu-Yücel, Yasemin: *Jugendbilder – Repräsentation von Jugend in Medien und Politik*, Türkisch-Deutsche Studien Band 4, Göttingen 2013, S. 169–172; «Laboratorium *Filmfestival Türkei/ Deutschland* – Eine Szenarisierung des *deutsch-türkischen Kinos* auf Grundlage der Akteur-Netzwerk-Theorie», in: Klung, Katharina / Trenka, Susie / Tuch, Geesa (Hg.): *Film- und Fernsichten. Beiträge des 24. Film- und Fernsehwissenschaftlichen Kolloquiums*, Marburg 2013, S. 51–61; «Zwei Bestsellerautoren im Spiegel des gegenwärtigen Schweizer Buchmarktes – Interviews mit Lukas Hartmann und Rolf Dobelli», in: Haug, Christine / Kaufmann, Vincent (Hg.): *Bestseller und Bestsellerforschung*, Kodex – Jahrbuch der Internationalen Buchwissenschaftlichen Gesellschaft, Band 2, Wiesbaden 2012, S. 199–210; *Versuch über Chile – Eine Darstellung in der Empfindsamkeit des Autors Hubert Fichte*, München 2008.

Muriel Schindler

‹Deutsch-türkisches Kino›
Eine Kategorie wird gemacht

SCHÜREN

Bibliografische Information der Deutschen Nationalbibliothek
Die Deutsche Nationalbibliothek verzeichnet diese Publikation in der Deutschen Nationalbibliografie; detaillierte bibliografische Daten sind im Internet über http://dnb.d-nb.de abrufbar.

Schüren Verlag GmbH
Universitätsstr. 55 | D-35037 Marburg
www.schueren-verlag.de
© Schüren 2021
Alle Rechte vorbehalten
Gestaltung: Erik Schüßler
Umschlaggestaltung: Wolfgang Diemer, Frechen
Coverfoto: Zeise Kinos in Hamburg-Ottensen (© Procom Invest GmbH & Co. KG)
Druck: Booksfactory, Stettin
Printed in Poland
ISBN 978-3-7410-0378-3 (Print)
ISBN 978-3-7410-0124-6 (eBook)

Inhalt

Vorwort 9

1 Einleitung 11
1.1 Zum Forschungsgegenstand 11
   1.1.1 50 Jahre türkische Migration in Deutschland – Eine Wegmarke 11
   1.1.2 Ein ‹Deutsch-türkisches Kino› macht von sich reden 17
   1.1.3 Ein ‹Migrationskino› als Vorläufer für ein
       ‹deutsch-türkisches Kino› 22
   1.1.4 Ein ‹deutsch-türkisches Kino› in Bewegung –
       Kontemporäre Dynamiken 25
   1.1.5 Ein ‹europäisches Migrationskino› in Bewegung –
       Komparative Dynamiken 31
1.2 Zur Forschungslage 35
1.3 Zur Methodik 46
1.4 Theoretische Grundlagen, Konzepte und Diskurse 56
   1.4.1 *Cultural turns*, *Transkulturalität* und *Hybridität* 57
   1.4.2 *Postcolonial turn*, *Postmigration* und *Transnationalität* 60
   1.4.3 *Spatial turn*, *Transtopien* und *Ethnoscapes* 62
   1.4.4 *Transmedialität*, *Film Production Theory* und
       Filmfestival Research 64
1.5 Struktur der Arbeit 68

2 Kartierung der Landschaft: Das Filmfestival Türkei Deutschland 71
2.1 Das Filmfestival Türkei Deutschland als *obligatorischer Passagepunkt* 71
2.2 Ein ‹deutsch-türkisches Kino› als lebendige Filmkunst 76

Inhalt

2.3	Filme im Zeichen eines *interkulturellen Dialogs*	80
2.4	Von soziokultureller Integration zu gesellschaftspolitischer Partizipation	85
	2.4.1 Ein engagiertes Festivalteam in Interaktion	87
	2.4.2 Eine *postmigrantische Perspektive* in Zirkulation	91
	2.4.3 Eine Erinnerungskultur der Migration	96
2.5	Institutionelle Rahmungen und *(trans-)*lokale Praktiken	99
	2.5.1 Filmfestivals und Institutionen	99
	2.5.2 Das Filmfestival Türkei Deutschland als flüchtige Institution	101
	2.5.3 Institutionelle *transtopische* Verflechtungen	104
	2.5.4 Institutionelle *translokale* Vernetzungen	106
	2.5.5 Kommunale Kulturpolitik – Lokale Dynamiken	108
2.6	Ein ‹deutsch-türkisches Kino› im Programm des FFTD	110
	2.6.1 SENSIN – Eine persönliche Liebeserfahrung	110
	2.6.2 WIR HABEN VERGESSEN – Gegen das Vergessen	112
	2.6.3 AUS DER FERNE im Fokus der Kategoriendurchlässigkeit	114
	2.6.4 LUKS GLÜCK in Interaktion mit seinem Publikum	118
	2.6.5 WIR SITZEN IM SÜDEN im Zeichen einer transnationalen Migration	126
2.7	*Inter-/transtextuelle* und *inter-/transmediale* Dynamiken	129
	2.7.1 Filme im Zeichen der Völkerverständigung und der Menschenrechte	129
	2.7.2 *Inter-* und *transmediale* Dynamiken im Rahmenprogramm des FFTD	132
2.8	Deutschtürkische Festivaldynamiken über Nürnberg hinaus	135
2.9	Zusammenfassung	138
3	**«Das kleine Fernsehspiel» als Wegbereiter**	**141**
3.1	*(Trans-)*nationale Praktiken der Filmfinanzierung	141
3.2	Die Intentionen des «Kleinen Fernsehspiels»	143
3.3	Institutionelle Weltoffenheit und persönliche Motivation	148
3.4	Deutschtürkische Produktionen des «Kleinen Fernsehspiels»	150
	3.4.1 MEIN VATER, DER GASTARBEITER – In der Erinnerung	150
	3.4.2 ICH CHEF, DU TURNSCHUH – Humor als *transkulturelles* Element	154
	3.4.3 APRILKINDER – Eine persönliche Familiengeschichte	159
	3.4.4 KURZ UND SCHMERZLOS – Ein ‹Genrekino› in Zirkulation	161
	3.4.5 LUKS GLÜCK – Eine besondere filmische Handschrift	166
3.5	Praktiken und Vernetzungen des «Kleinen Fernsehspiels»	168
3.6	Zusammenfassung	170

4 Der europäische Kulturkanal arte als Koproduzent — 173
4.1 Die Filmfinanzierungskriterien und -praktiken von arte — 178
4.2 Ein ‹deutsch-türkisches Kino› als Generationsauftrag — 180
4.3 Ein ‹europäisches Migrationskino› in Zirkulation — 181
4.4 Deutschtürkische Koproduktionen von arte — 184
    4.4.1 300 WORTE DEUTSCH –
    Vom Culture-Clash zur ‹Integrationskomödie› — 184
    4.4.2 DREIVIERTELMOND – Ein ‹deutsch-türkisches Kino› wird evident — 186
4.5 ‹Deutsch-türkisches Kino› und ‹Ethno-Comedy› — 187
4.6 Zusammenfassung — 188

5 Die Film- und Medienstiftung NRW als Förderer — 191
5.1 (Trans-)nationale Praktiken der Filmförderung — 191
5.2 Die Intentionen der Film- und Medienstiftung NRW — 197
5.3 Die Förderungskriterien der Film- und Medienstiftung NRW — 199
5.4 Deutschtürkische Projekte der Film- und Medienstiftung NRW — 200
    5.4.1 SOLINO – In der Kategoriendurchlässigkeit — 200
    5.4.2 Von BOY 7 bis VON GLÜCKLICHEN SCHAFEN – In der Vielfalt — 201
5.5 Zusammenfassung — 206

6 Wüste Film als Produzent — 207
6.1 (Trans-)nationale Praktiken der Filmproduktion — 207
6.2 Hamburg, eine Stadt in Bewegung – Verwobene Dynamiken — 211
6.3 Die Intentionen der Filmproduktionsfirma Wüste Film — 215
6.4 Von Grenzen und Grenzerfahrungen — 220
6.5 Deutschtürkische Filmproduktionen aus der ‹Wüste› — 222
    6.5.1 Von SENSIN bis EINMAL HANS – Filme fürs Publikum — 222
    6.5.2 GEGEN DIE WAND –
    Dramaturgie und Intensität im Produktionsprozess — 240
    6.5.3 TATORTE: FEUERTEUFEL und ZORN GOTTES –
    Transmediale Bezüge — 244
6.6 Zusammenfassung — 252

7 Von Corazón International zu Bombero International — 255
7.1 Kreative Unabhängigkeit und *transnationale* Ausrichtung — 255
7.2 Corazón-International-Produktionen — 258
    7.2.1 Von CROSSING THE BRIDGE bis zu DIE ALTEN BÖSEN LIEDER –
    Hin zu einem ‹transkulturellen› und ‹transnationalen Kino› — 258
    7.2.2 TAKVA und MIN DÎT –
    In Interaktion mit einem ‹türkischen› und einem ‹kurdischen Kino› — 262
    7.2.3 Von SOUL KITCHEN bis BLUTZBRÜDAZ –
    Universalismus und Lokalkolorit — 264

7.3 THE CUT – Eine Bombero-International-Produktion   270
7.4 Zusammenfassung   274

8 TSCHICK oder das etwas andere Fazit – On the road again   277

Anhang
Quellenverzeichnis   293
Interview- und Gesprächsverzeichnis   320
Film- und Fernsehverzeichnis   322
Dank   333

Vorwort

Die Arbeit an diesem Buch hat mich immer wieder zu großen, zentralen Themen zurückgeführt, eines von ihnen ist Gerechtigkeit. Bis heute ist meine Dissertation damit sehr aktuell geblieben.

Als der Film AUS DEM NICHTS (D/F 2017) von Fatih Akın für Deutschland ins Rennen um einen ‹Oscar› geht, befindet sie sich in ihrer Endphase. Der Thriller erzählt von Katja (Diana Kruger), die bei einem rassistisch motivierten Bombenanschlag ihren Mann Nuri (Numan Acar) und ihren Sohn Rocco (Rafael Santana) verliert. Das Einzige, was ihr in ihrer tiefen Trauer und ihrem unerträglichen Schmerz helfen kann, ist auch hier die Hoffnung auf Gerechtigkeit.

AUS DEM NICHTS setzt ein Zeichen, das zutiefst politisch, aber ebenso human und universal ist. In einer Zeit, in der mehr Menschen auf der Flucht vor Krieg, Gewalt und Verfolgung sind als jemals zuvor und die Welt von Katastrophen, Krisen, Epidemien und Terror bedroht wird, gewinnen Fragen nach demokratischen Werten, Akzeptanz, Achtsamkeit und Toleranz eine noch größere Brisanz.

In diesen globalpolitischen, soziokulturellen sowie filmkünstlerischen und -produktionspraktischen Kontexten ist meine Forschungsarbeit zu verorten. Ihr Interesse gilt Filmen, die sich intensiv mit unserem gegenwärtigen Zeitalter auseinandersetzen – mit Sensibilität, Kraft, Ersthaftigkeit, aber auch Leichtigkeit, Unterhaltsamkeit und Humor.

2021 blicken wir auf 60 Jahre türkische Arbeitsmigration nach Deutschland zurück. Von einem ‹deutsch-türkischen Kino› ist kaum noch die Rede, die Kategorie hat sich zunehmend aufgelöst, wie in dieser Studie beschrieben. Filme werden in anderen Kategorien gedacht, die der Komplexität der heutigen Welt gerechter werden. Auch für dieses Verständnis leistet das Buch seinen Beitrag. Das Filmfestival Türkei Deutschland, das hierbei eine zentrale Rolle spielt, blickt 2020 auf 25. Festivalgeschehen zurück, kann sein Jubiläumsprogramm aber aufgrund der weltweiten Corona-Pandemie nicht wie geplant umsetzen. 2021 ist eine alternative Variante als Freiluft-Sommer-Kino vorgesehen. Für seine künftige Gestaltung wirkt dieses Buch mit bei der Reflexion bisheriger Umsetzung und Entwicklung neuer Perspektiven.

Die gegenwärtige Zeit führt uns mehr denn je vor Augen, dass wir in einer Welt leben, deren Herausforderungen uns alle gleichermaßen betreffen. So lässt sich dieses Buch ebenso als Studie lesen, die sich dem gesellschaftlichen Zusammenwachsen in seinen filmischen Entwicklungen widmet und für die gegenwärtigen Themen sensibilisiert. Diese verlangen nach gemeinsamen Lösungen, nach Rücksicht und Zusammenhalt, was erst durch Dialog, Empathie und Verständnis füreinander möglich wird.

1 Einleitung

1.1 Zum Forschungsgegenstand

1.1.1 50 Jahre türkische Migration in Deutschland – Eine Wegmarke

«Wer oder was bin ich eigentlich: Deutscher oder Türke?», fragt sich der sechsjährige Cenk Yilmaz (Rafael Koussouris), als ihn beim Fußballspielen weder die deutschen noch die türkischen Mitschüler in ihre Mannschaft wählen. Er stellt die Schlüsselfigur bezogen auf die Identitätsfrage im Film ALMANYA – WILLKOMMEN IN DEUTSCHLAND (D 2011)[1] dar, der das Kinodebüt der deutschen Filmemacherinnen mit türkischem Migrationshintergrund, Yasemin (Regie und Drehbuch) und Nesrin Şamdereli (Drehbuch), markiert. Die Komödie feiert ihre Premiere am 12. Februar 2011 im Berlinale Palast vor begeistertem Publikum und in der Anwesenheit des Bundespräsidenten Christian Wulff, und es lässt sich mutmaßen, sie hätte ein Bärenkandidat werden können, hätten die Internationalen Filmfestspiele Berlin sie als Wettbewerbsbeitrag nicht außer Konkurrenz gezeigt.[2] Seine Publikumswirksamkeit jedenfalls kann dieser Film weiterführend

---

[1] Gemäß dem Standard im filmwissenschaftlichen und -praktischen Bereich werden alle Filme in dieser Arbeit basierend auf den Angaben der internationalen Internet-Filmdatenbank *Internet Movie Database* (IMDb) bei ihrer Erstnennung mit Regisseur:innen und in Klammern ihrem deutschen Verleihtitel (wenn vorhanden), ihrem Produktionsland und ihrem Erscheinungsjahr angegeben. Bei weiteren Nennungen werden ausschließlich die Filmtitel genannt, zum Teil auch in Kurzform. Gleiches gilt für ihre Nennungen in Fußnoten, hier werden die Regisseur:innen bei Erstnennung jedoch mit in die Klammer gesetzt.

[2] Vgl. dpa-Meldung: «Begeisterter Applaus für Einwanderer-Komödie», in: *Mitteldeutsche Zeitung*, 12.02.2011, online.

1 Einleitung

bestätigen, denn nach erfolgreichem Kinostart am 10. März erobert ALMANYA regelrecht die deutschen Leinwände und schreibt sich mit knapp eineinhalb Millionen Zuschauer:innen als vierterfolgreichster deutscher Kinofilm des Jahres 2011 in die Geschichte ein.[3] Auch rieselt ein warmer Preisregen auf die Filmemacherinnen herab und beschert ihrer Produktion gleich zwei ‹Deutsche Filmpreise›, so eine ‹Lola› in Gold in der Kategorie ‹Bestes Drehbuch› und eine ‹Lola› in Silber in der Kategorie ‹Bester programmfüllender Spielfilm›.[4] Damit wird ALMANYA nicht nur mit der renommiertesten und höchstdotierten Kulturauszeichnung des deutschen Filmschaffens geehrt, auch im europäischen Ausland stößt dieser Film auf breites Interesse.[5] Durch die inländische Presse zirkuliert er als «Wohlfühlfilm für alle»[6], als charmant erzählte Komödie «im Stil eines orientalischen Märchens»[7], wie *Zeit Online* berichtet und weiter ausführt:

> Wie gut tut es, dass wir mal lachen dürfen über die Integrationsprobleme türkischer Einwanderer. Dass wir mal durch ihre Augen auf die deutsche Wirklichkeit von damals und heute schauen können – und zwar nicht in einem Problemfilm. Wie heilsam kann eine Komödie sein, weil sie sich löst von den festgefahrenen Meinungen der Integrationsdebatte oder der Furcht vor Islamisten, Ehrenmorden und jugendlichen Intensivtätern muslimischen Glaubens. Der Film ALMANYA zeigt normale Menschen, komisch überzeichnet zwar, aber doch wahrhaftig.[8]

ALMANYA veranschaulicht Entwicklungslinien eines ‹deutsch-türkischen Kinos›, wie sie für diese Forschung von Interesse sind. Der Film erzählt das Leben türkischer Gastarbeiter:innen[9] in Deutschland über drei Generationen hinweg im Genre

---

3   Vgl. die ermittelten Publikumszahlen der FFA: «Jahreshitliste (national) 2011», online.
4   Vgl. IMDb: «Awards» von ALMANYA, online.
5   Vgl. Lumiere – Datenbank für Filmbesucherzahlen in Europa: «Zuschauer:innenzahlen in Europa für ALMANYA – WILLKOMMEN IN DEUTSCHLAND», online.
6   Schulz-Ojala, Jan: «Migranten wie wir», in: *Der Tagesspegel*, 10.03.2011, online.
7   Sadigh, Parvin: «Integration zum Lachen», in: *Zeit Online*, 09.03.2011, online.
8   Ebd.
9   Gemäß dem Sprachleitfaden der Universität Bayreuth werden in dieser Arbeit die angegeben «Empfehlungen für einen geschlechter- und diversitätsgerechten Sprachgebrauch» berücksichtigt (vgl. Universität Bayreuth (Hg.): *Sprachleitfaden der Universität Bayreuth – Empfehlungen für einen geschlechter- und diversitätsgerechten Sprachgebrauch. Beschlossen von der Hochschulleitung, in der Sitzung vom 03.03.2020*, online). Dabei wird in allen Fällen, in denen es möglich ist, aufgrund der Leser:innenfreundlichkeit die vom Schüren Verlag vorgegebene Variante mit Doppelpunkt verwendet, bspw. Regisseur:in. Ebenso werden in Publikationstiteln und direkten Zitaten alle dort verwendeten Schreibweisen und Hervorhebungen übernommen, auch wenn sie von denjenigen abweichen, die sonst in dieser Arbeit verwendet werden. Eine Ausnahme bilden Filmtitel. Diese sind durchgängig, also auch in Publikationstiteln und direkten Zitaten, in Kaptitälchen gesetzt.

1.1 Zum Forschungsgegenstand

der Komödie und aus einem versöhnenden Blickwinkel heraus und thematisiert auch die Fragen nach Identität und Heimat in einer neuen Perspektive, indem er die Entwicklungen und Wandlungen von Migration berücksichtigt und die Sicht verschiedener Generationen integriert. Er ist von Bedeutung, da sich diese Arbeit zur Aufgabe gemacht hat, ein Kinophänomen zu erforschen, das seit rund 20 Jahren in einer eigenen Kategorie durch die Gesellschaft, die Medien und die Wissenschaft zirkuliert. Ausgehend vom Ende der 1990er-Jahre, als es erste Aufmerksamkeit auf sich zog, bis ins Jahr 2017, in dem es zwar noch immer Bestand hat, sich jedoch die berechtigte Frage stellt, ob es noch angemessen ist, es als etwas Eigenes abzugrenzen. Wie zeigt es sich in den ersten beiden Dekaden des 21. Jahrhunderts in den Interaktionen unterschiedlicher Akteur:innen[10], die an seiner Hervorbringung beteiligt sind? So lautet hier die zentrale Forschungsfrage. Sie impliziert auch die Frage danach, welche Werke sich unter diese Kategorie fassen lassen und aufgrund welcher Kriterien. Im Fokus stehen sowohl Prozesse der Formation und Transformation eines ‹deutsch-türkischen Kinos› als auch seine kategorienbildenden Elemente. Ausgegangen wird von der Hypothese, dass es eine große Diversität in sich birgt, die sich erst durch die Zusammenführung unterschiedliche Blickwinkel und nicht ausschließlich durch immanente Filmanalysen erschließt.[11] Dadurch lässt sich aufzeigen, was das Konzept eines ‹deutsch-türkischen Kinos›, ungeachtet seiner Durchlässigkeit und der sich auflösenden kategorialen Grenzen, zu leisten vermag.

In der gewählten Betrachtungsperspektive stellt das Jahr 2011 eine besondere Wegmarke in den Verhandlungen um ein ‹deutsch-türkisches Kino› dar, weil in diesem Jahr 50 Jahren türkischer Arbeitsmigration in Deutschland gedacht wird.[12] Dadurch zeigt sich das komplexe Zusammenspiel auf verschiedenen Ebenen besonders augenscheinlich, das in den ersten beiden Dekaden des 21. Jahrhunderts mit dieser Thematik und implizit mit einem ‹deutsch-türkischen Kino› verbunden wird.

> Beim Thema 50 Jahre türkische Gastarbeitermigration geht es auch immer wieder um eine Bilanz: um ein Erinnern an die Anfänge der Arbeitsmigration nach Deutschland, ein Rekapitulieren der wichtigsten Ereignisse und

---

10 Gemäß dem in dieser Arbeit verwendeten geschlechter- und diversitätsgerechten Sprachgebrauch wird auch der Begriff ‹Akteur› trotz seiner theoretischen und methodischen Spezifikkeit im Folgenden mit einer integrierten weiblichen Form als ‹Akteur:in› zum Ausdruck gebracht, außer in den feststehenden Begriffen ‹Akteur-Netzwerk-Theorie› und ‹Akteur-Welt›.

11 Hierzu genauer siehe das Methodenkapitel 1.3.

12 Am 31. Oktober 1961 wurde das Anwerber:innenabkommen zwischen Deutschland und der Türkei unterzeichnet, das die Einwanderung türkischer Arbeitskräfte, der sog. Gastarbeiter:innen, nach Deutschland regeln und zugleich eine der größten Völkerwanderungen der Nachkriegszeit einleiten sollte (vgl. hierzu: Leggewie, Claus: «Unsere Türken. Eine gemischte Bilanz», in: Ozil, Şeyda et al. (Hg.): *50 Jahre türkische Arbeitsmigration in Deutschland*, Göttingen 2011, S. 11–16; hier: S. 11; vgl. auch: Yano, Hisashi: «Migrationsgeschichte», in: Chiellino, Carmine (Hg.): *Interkulturelle Literatur in Deutschland. Ein Handbuch*, Stuttgart/Weimar 2000, S. 1–17. u.a.).

1 Einleitung

um die Einschätzung des heutigen *status quo* im Zusammenleben von Menschen deutscher und türkischer Herkunft in Deutschland.[13]

Das schreiben in diesem Kontext die Herausgeber des *Jahrbuchs Türkisch-deutsche Studien* und widmen dem runden Jubiläum ihre gesamte Jahresausgabe.[14] Auch die Migrationsforscherin Barbara Pusch bezeichnet dieses als «Meilenstein in der Entwicklung Deutschlands zu einem de-facto-Einwanderungsland» und als «Grundlage für die Entwicklung des deutsch-türkischen sozialen Raums»[15]. Zu Beginn der zweiten Dekade des 21. Jahrhunderts kursieren jedoch auch radikale und skeptische Stimmen durch die Bundesrepublik, wie sie sich in den kontroversen Debatten um Integration, Islamismus und den EU-Beitritt der Türkei manifestieren und ihren Höhepunkt in Thilo Sarrazins Buch *Deutschland schafft sich ab* (2010) und seinen rassistischen Thesen gefunden haben.[16] Seit dem Amtsantritt von Staatspräsident Recep Tayyip Erdoğan im Jahre 2014 lassen sich die politischen Entwicklungen in der Türkei mit wachsender Besorgnis verfolgen. Der Putschversuch am 15. Juli 2016 und der daraufhin verhängte Ausnahmezustand, das Verfassungsreferendum vom 16. April 2017 und die vorgezogenen Neuwahlen vom 24. Juli 2018, die den Präsidenten im Amt bestätigten[17], haben die Lage weiter verschärft, welche Demokratie und Menschenrechte bedroht und damit auch die deutsch-türkische Beziehung.[18] Zu diesem Zeitpunkt erscheint es von besonderer Wichtigkeit, die konstruktive Konsolidierung ihres Austauschs auf politischer, sozialer, kultureller und wissenschaftlicher Ebene nicht außer Acht zu lassen, die durch das Jubiläum anlässlich von 50 Jahren türkischer Arbeitsmigration nach Deutschland befördert wurde und dazu beitragen kann, auch künftig positive Veränderungen anzustreben und wieder eine zukunftsträchtige Richtung einzuschlagen. Sie zeigt sich bei Symposien, Ausstellungen und Konferenzen, die in dieser Zeit besonders prominent auf nationalem und internationalem Parkett stattfinden.[19] Die Akteur:innen, die hier zusammenkom-

---

13 Ozil, Şeyda et al.: «Vorwort», in: dies. (Hg.): *50 Jahre türkische Arbeitsmigration in Deutschland*, S. 7–10; hier: S. 8.
14 Vgl. Ozil et al. (Hg.): *50 Jahre türkische Arbeitsmigration in Deutschland*, die gesamte Ausgabe.
15 Pusch, Barbara: «Einleitung: Zur transnationalen deutsch-türkischen Migration», in: dies. (Hg.): *Transnationale Migration am Beispiel Deutschland und Türkei*, Wiesbaden 2013, S. 11–27; hier: S. 11.
16 Vgl. Sarrazin, Thilo: *Deutschland schafft sich ab. Wie wir unser Land aufs Spiel setzen*, München 2010.
17 Diese Information wurde für die Buchpublikation dieser Forschungsarbeit aktualisierend ergänzt.
18 Vgl. zu den Entwicklungen in der Türkei bspw. Bundesarbeitsgemeinschaft Politische Bildung: Dossier «Türkei», online.
19 Vgl. bspw. das Symposium *Von der Türkei nach Deutschland: 50 Jahre Migration*, das am 17.09.2011 im Kongresszentrum Istanbul organisiert wurde, die Ausstellung *50 Jahre Migration – Zeitzeuge Hürriyet*, die im Rahmen der Buchmesse RUHR 2011 stattfand. Auch die Gra-

1.1 Zum Forschungsgegenstand

men, erfassen Kulturkontakt und -transfer als «dynamisches Geschehen»[20], das neue Formen der Begegnung ermöglicht und die Grenzen zwischen ‹türkischen› und ‹deutschen Lebensformen› fließend werden lässt.[21] In diesem Kontext kann auch die heutige Identitätsfrage einer zweiten und dritten türkischen Migrant:innengeneration in Deutschland, wie sie im Film ALMANYA gestellt wird, nicht mehr eindeutig beantwortet werden. Vielmehr lassen sich Identitätsentwürfe zu Beginn des 21. Jahrhunderts als *transnationale*[22] deuten, und es wird über Räume gesprochen, die sich jenseits von Nationalkulturen formen. Aus dieser Perspektive heraus ist ein ‹deutsch-türkisches Kino› in den vergangenen Jahren vermehrt auf wissenschaftlicher Basis verhandelt worden[23], wobei an der Schnittstelle von national vs. *transnational* auch Kontroversen erkennbar werden, die mit diesem Phänomen einhergehen, da es bis heute ebenso unter ein ‹deutsches Kino› gefasst wird. Seine Kategorisierung als ‹deutsch-türkisches Kino› schafft zudem eine Abgrenzung zu diesem ‹herkömmlichen› ‹nationalen Kino›. Doch weisen Filme im 21. Jahrhundert zunehmend über nationale Kategorien hinaus. Daran knüpfen filmwissenschaftliche Entwicklungen der jüngsten Zeit an, die nach neuen Begrifflichkeiten und interdisziplinären Denkansätzen suchen, um nicht in der Unlösbarkeit der aufgezeigten Divergenzen zu verharren. Ein Ausweg aus dem Dilemma besteht in der Anerkennung von Uneinheitlichkeit und Mehrdeutigkeit als Nährboden für eine gegenwärtige nationale, europäische, internationale wie auch *transnationale* und globale Kinolandschaft, deren Grenzen und Übergänge fließend geworden sind und die ihr Potenzial gerade aus ihrer Vielfalt schöpft. «Es gibt kein einheitliches deutsches Kino. Das deutsche Gegenwartskino ist vielfältig und es konstituiert sich durch die heterogene Perspektive der verschiedenen Filmemacher und durch die unterschiedlichen Perspektiven, die an ihre Filme herangetragen werden können»[24], konstatieren Tobias Ebbrecht

---

duiertenkonferenzen *Interkulturelle Konstellationen im deutsch-türkischen Kontext* vom 8.–10.12.2009 in Paderborn und *Neue Wendepunkte und Reflexionen im deutsch-türkischen Kontext* vom 13.–14.10.2011 in Istanbul oder den Ausbau und die Durchführung der *Deutschen Islam Konferenz* (DIK) der Jahre 2010–2013 kann in diesem Kontext genannt werden. Ebenso die internationale Konferenz *Transnationale Migration am Beispiel Deutschland und Türkei*, die vom 31.10.–02.11.2011 in Istanbul stattfand, organisiert vom Orient-Institut Istanbul in Kooperation mit dem Migrationsforschungszentrum der Istanbuler Bilgi-Universität und dem Goethe-Institut Istanbul, ist ein Beispiel für eine der Veranstaltungen, in denen diese 50-jährige deutschtürkische Migrationsgeschichte gefeiert und bedacht, aber auch kritisch reflektiert wurde.

20 Steinbach, Udo: «Die Türkei und die EU – eine deutsche Perspektive», in: Ozil, Şeyda et al. (Hg.): *Türkisch-deutscher Kulturkontakt und Kulturtransfer. Kontroversen und Lernprozesse*, Türkisch-deutsche Studien, Jahrbuch 2010, Göttingen 2011, S. 13–22; hier: S. 13.
21 Vgl. ebd.
22 Zum Begriff *Transnationalität* siehe Kapitel 4.1.2.
23 Siehe hierzu Kapitel 1.2.
24 Ebbrecht, Tobias / Schick, Thomas: «Perspektiven des deutschen Gegenwartskinos. Zur Einleitung», in: dies. (Hg.): *Kino in Bewegung*, Wiesbaden 2011, S. 11–17; hier: S. 15.

1 Einleitung

und Thomas Schick, bezogen auf das heimische Filmschaffen. Dieses habe sich aus seinen alten Dichotomien wie ‹Autorenkino› vs. ‹populäres Kino› bzw. «unabhängiges, künstlerisches Filmschaffen» vs. «kommerzielle Vermarktbarkeit»[25] gelöst und überschreite seit Ende der 1990er-Jahre sowohl ästhetisch als auch geografisch seine bisher gekannten Grenzen. «Nicht nur die Distribution richtete sich in Folge des Erfolgs von LOLA RENNT [(D 1998) unter der Regie Tom Tykwers – jenem Film, der wohl wie kein anderer eine neue Ära des ‹deutschen Kinos› am Ende der 1990er-Jahre markiert –] international aus. Auch die Filmemacher selbst erkundeten das Leben jenseits der nationalen Entitäten»[26], erläutern die beiden Filmexperten den Aufbruch eines ‹deutschen Kinos› ins neue Millennium – und damit auch die Zeit, in der sich ein ‹deutsch-türkisches Kino› zu etablieren begann – durch neue Entwicklungstendenzen in einem dynamischen Wechselspiel verschiedener Entitäten und Bereiche.[27] «Aber auch innerhalb Europas [als Gesamtes] manifestieren sich widerstreitende Tendenzen, die zwischen Universalismus und Partikularismus pendeln, und dies vor allem im kulturellen Bereich»[28], erkennt wiederum Thomas Elsaesser bezogen auf ein ‹europäisches Kino›, das in seinen Verhandlungen ebenfalls von Bedeutung ist.[29] Das weltweite Filmschaffen bewegt sich im 21. Jahrhundert in einem Spannungsfeld verschiedener Begrifflichkeiten und Ansichten, die es in der Untersuchung von Filmkulturen zu berücksichtigen gilt.

Auf dieser Reflexionsbasis lässt sich ein ‹deutsch-türkisches Kino› weder als eindeutige, klar eingrenzbare Kategorie noch ausschließlich aus einer einzigen Perspektive heraus denken. Gerade Begrifflichkeiten wie *Identität*, *Heimat* oder *Ort*, die in der bisherigen Erforschung eines ‹Migrationskinos› eine Schlüsselfunktion versprachen, spielen zwar auch in der Gegenwart noch eine Rolle, erfordern jedoch die Berücksichtigung ihrer definitorischen Wandlungen und Verknüpfungen mit neuen Aspekten, Konzepten und Blickwinkeln. In diesem Zusammenhang vermerkt die Medienwissenschaftlerin Deniz Göktürk, dass sich die Frage nach Heimat bereits im europäischen Kino der 1990er-Jahren weder in der Vorstellung eines statischen Konzeptes noch ausschließlich in Relation zu ‹subnationalen Migrationserfahrungen› beantworten ließe, sondern ebenso einen Bezug zu institutionellen und internationalen Netzwerken der Filmfinanzierung, -produktion, -distribution und -rezeption verlange, deren *transnationale* Geogra-

---

25 Ebd., S. 11.
26 Ebd., S. 14.
27 Vgl. ebd., S. 11–14.
28 Elsaesser, Thomas: «Transnationales Kino in Europa: Jenseits der Identitätspolitik. Doppelte Besetzung, Interpassivität und gegenseitige Einmischung», in: Strobel, Ricarda / Jahn-Sudmann, Andreas (Hg.): *Film transnational und transkulturell – Europäische und amerikanische Perspektiven*, München 2009, S. 27–44; hier: S. 27.
29 Vgl. ebd.

fie es zu kartieren gelte.[30] In einem vergleichbaren Ansatz geht diese Arbeit vor, die zeitgenössische Kultur- und Migrationskonzepte und damit einhergehende Begrifflichkeiten in ihren Wandlungen zwar mitdenkt und berücksichtigt, ein ‹deutsch-türkisches Kino› jedoch vornehmlich anhand einer Kartierung dieser Geografie und die Integration verschiedener interagierender Akteur:innen untersucht. Als solche lassen sich sowohl Menschen als auch Institutionen, Zeichen, Normen, Theorien, Dinge und Artefakte begreifen, die gleichermaßen an seiner Konstituierung beteiligt sind.[31] Im Fokus stehen daher sowohl die Filme selbst, mit ihren formalen, dramaturgischen und narrativen Elemente als auch Regisseur:innen, Autor:innen, Produzent:innen, Agent:innen, Festivals, Kritiker:innen, Zuschauer:innen, Produktionsfirmen, Fernsehsender, Fördereinrichtungen. Es werden also Artefakte ebenso wie Personen, Institutionen und Gesellschaften in ihren Wechselwirkungen betrachtet. Der Blickwinkel wird verstärkt auf die konkrete Filmpraxis gelenkt, die in die Reflexionen miteinbezogen wird.

1.1.2 Ein ‹deutsch-türkisches Kino› macht von sich reden

Erste Aufmerksamkeit zog das Kinophänomen – das sich daraufhin als ‹deutsch-türkisches Kino› zu etablieren begann – vereinzelt Mitte und verstärkt Ende der 1990er-Jahre auf sich. Der bis heute bekannteste und erfolgreichste deutsche Regisseur mit türkischem Migrationshintergrund, Fatih Akın[32], drehte nach seinen zwei Kurzfilmen SENSIN – DU BIST ES! (D 1995) und GETÜRKT (D 1996) mit KURZ UND SCHMERZLOS (D 1998) seinen ersten Spielfilm, der gleich mehrere renommierte Preise erhielt, sogar für den ‹Bundesfilmpreis› nominiert wurde und auf nationalen und internationalen Festivals zu sehen war.[33] Der Film DEALER (D 1999), des deutsch-türkischen Regisseurs Thomas Arslan, eine Produktion des «Kleinen Fernsehspiels», der Nachwuchsredaktion im ZDF, lief 1999 bei den Internationalen Filmfestspielen Berlin im ‹Forum des jungen Films›. Als Eröffnungsfilm der ‹Panorama›-Sektion erregte das Drama aus dem Berliner Transvestitenmilieu LOLA + BILIDIKID (D 1999) des türkischstämmigen Regisseurs Kutluğ

---

30 Vgl. Göktürk, Deniz: «Anyone at Home? Itinerant Identities in European Cinema of the 1990s», in: *Framework: The Journal of Cinema and Media*, vol. 43, no. 2 (2002), S. 201–212, hier: S. 201.

31 Vgl. hierzu Kapitel 1.3 und die dort angegebenen Publikationen, vgl. auch: Belliger, Andréa / Krieger, David J.: «Einführung in die Akteur-Netzwerk-Theorie», in: dies. (Hg.): *ANThology. Ein einführendes Handbuch zur Akteur-Netzwerk-Theorie*, Bielefeld 2006, S. 13–50; hier: S. 23.

32 In dieser und den folgenden Identifizierungen (deutschtürkisch, türkisch- oder kurdischstämmig) zeigt sich die genealogisch-nationale Abstammungslogik, die in dieser Arbeit hinterfragt wird. Um aber auf ihre Problematik hinzuweisen, wird sie zunächst in der bisher gängigen Art und Weise aufgegriffen, die als wesentlich in der anfänglichen Herausbildung und Zirkulation der Kategorie angesehen wird.

33 Vgl. hierzu auch: IMDb: «Awards» von KURZ UND SCHMERZLOS, online.

1 Einleitung

Ataman im gleichen Jahr Aufsehen[34] wie auch der Film APRILKINDER (D 1998) des kurdischstämmigen Autorenfilmers Yüksel Yavuz, der in der Sektion ‹Neue Deutsche Filme› gezeigt wurde.[35] Die Medien berichten geradezu euphorisch über diese Werke[36], und der deutschtürkische Filmemacher, Journalist und Übersetzer Tunçay Kulaoğlu[37] betitelt einen Artikel in der Zeitschrift *Filmforum* mit der provokanten Frage: «Der neue ‹deutsche› Film ist ‹türkisch›? Eine neue Generation bringt Leben in die Filmlandschaft.»[38]

Die meisten Regisseur:innen, deren Filme unter der Kategorie ‹deutsch-türkisches Kino› verhandelt werden, sind Nachkommen türkischer Einwander:innen, die im Zuge der Arbeitsmigration der 1960er- und 1970er-Jahre[39] das türkische Staatsgebiet[40] verließen und nach Deutschland kamen, um sich und ihren Familien hier eine bessere Zukunft zu ermöglichen. Manche von ihnen wurden bereits in Deutschland geboren. Sie gehören daher einer zweiten, zum Teil auch dritten Migrant:innengeneration an und werden gemeinhin als ‹Deutschtürk:innen›[41]

---

34 Vgl. hierzu auch: Internationale Filmfestspiele Berlin: «LOLA + BILIDIKID», online.

35 Vgl. hierzu: Internationale Filmfestspiele Berlin: «APRILKINDER», online.

36 Vgl. bspw.: Voigt, Claudia: «Es war einmal in Altona», in: *Der Spiegel / Kultur* 43/1998, S. 260–263; vgl. auch: Kulaoğlu, Tunçay: «Kebab und Cury», in: *Jungle World* Nr. 11, 10.03.1999, online; vgl. auch: Gorris, Lothar: «Hexenkessel Hamburg-Altona», in: *Der Spiegel / Kultur extra* 10/1998, S. 19–21.

37 Tunçay Kulaoğlu ist Mitbegründer und war langjähriger Kurator des Filmfestivals Türkei Deutschland. Von 2012 bis 2014 war er gemeinsam mit Wagner Carvalho Leiter des postmigrantischen Off-Theaters Ballhaus Naunynstraße in Berlin-Kreuzberg.

38 Kulaoğlu, Tunçay: «Der neue ‹deutsche› Film ist ‹türkisch›? Eine neue Generation bringt Leben in die Filmlandschaft», in: *Filmforum*, Februar/März 1999, S. 8–12.

39 Es wird gerne vergessen, dass es viele Gründe der Migration nach Deutschland gegeben hat und weiterhin gibt. Zwar kam ein Großteil der immigrierten Türkinnen und Türken dieser Zeit als Gastarbeiter:innen nach Deutschland, jedoch auch aus anderen Gründen wie politische Verfolgung im eigenen Land, Verwandtschaft oder bessere Bildungschancen (vgl. hierzu auch: Pusch: «Einleitung», S. 11–12).

40 Mit dem Attribut ‹türkisch› wird in dieser Arbeit auf das türkische Staatsgebiet verwiesen und nicht auf eine ethnische Zugehörigkeit. Da einige der Regisseur:innen, deren Filme unter ein ‹deutsch-türkisches Kino› gefasst und als solches verhandelt werden, kurdischer Abstammung sind, kann das Adjektiv ‹türkisch› hierzu nur auf eine nationale bzw. territoriale Zugehörigkeit verweisen, was die Verfasserin aufgrund bisheriger Vernachlässigung und fehlender Präzision betonen möchte. So wird der Situation, dass es inzwischen eine größere Anzahl deutsch-kurdischer Filmemacher:innen in Deutschland gibt, wenig Aufmerksamkeit geschenkt. Ihre Filme werden meist ohne Differenzierung ebenso unter dem Begriff ‹deutsch-türkisches Kino› verhandelt. Die vorliegende Arbeit nimmt jedoch eine Differenzierung und Präzisierung vor.

41 Der zunächst umgangssprachliche und mit Bindestrich geschriebene Begriff ‹Deutsch-Türke›, wurde inzwischen in den Duden aufgenommen, der die zusammengesetzte Schreibweise ‹Deutschtürke› favorisiert und unter den Begriff sowohl «Deutsche türkischer Abstammung» als auch «in Deutschland lebende Türken» fasst (vgl. Duden, Definition: «Deutschtürke», online). In dieser Arbeit, in der ein geschlechter- und diversitätsgerechter Sprachgebrauch Anwendung findet, macht der Begriff auch die weibliche Form sichtbar, und so wird folgend der Begriff «Deutschtürk:innen» verwendet. In Anlehnung an die Entwicklung der Schreibwei-

bezeichnet.[42] Viele von ihnen sind (inzwischen) deutsche Staatsbürger:innen und fühlen sich in diesem Land zu Hause. «Wir sind viel deutscher als viele Deutsche», berichtet beispielsweise die deutsche Regisseurin türkischer Herkunft, Buket Alakuş, 2002 in einem Interview, «unsere Wohnungen, unsere Ziele – da gibt es nicht so viele Unterschiede, wie viele früher immer glaubten.»[43] Und die deutsche Schauspielerin mit türkischem Migrationshintergrund, Idil Üner, stellt in einem *Zeit*-Interview aus dem Jahre 2000 die berechtigte Frage: «Was ist schon türkisch?»[44] Viele von ihnen fühlen sich durch die subnationale Kategorisierung ihrer Filme abgestempelt, weil sie nicht einfach als Künstler:innen wahrgenommen werden, welche «in erster Linie Geschichten erzählen, die sie bewegen und berühren und nicht im Sinne eines ‹deutsch-türkischen Kinos› entstanden sind»[45]. Diesem zentralen Aspekt – der sich zum Teil in widersprüchlichen Stimmen äußert – geht die vorliegende Arbeit nach. Von Wichtigkeit ist, dass ein ‹deutsch-türkisches Kino› nicht per se existiert, sondern eine Kategorie bezeichnet, die durch Zuschreibung geschaffen wird. So lassen sich auch Filme hierunter fassen, deren Regisseur:innen nicht türkischer Herkunft sind, die jedoch durch ihre Sujets einen Bezug zur Migration schaffen. An dieser Stelle lässt sich beispielsweise auf das Kinodebüt SCHATTENBOXER (D 1992) des deutschen Regisseurs, Drehbuchautors und Kriminalschriftstellers – ohne türkischen Migrationshintergrund, müsste es dann der Korrektheit halber heißen – Lars Becker verweisen. Auch lässt sich sein zweiter Kinofilm KANAK ATTACK (D 2000) einbringen, zu dessen Drehbuch der Roman *Abschaum – Die wahre Geschichte von Ertan Ongun* (1997) des bekannten deutschen Schriftstellers türkischer Herkunft, Feridun Zaimoğlu, die Vorlage lieferte. Die Komödie KEBAB CONNECTION (D 2004) des deutschen Filmemachers Anno Saul – ebenfalls nicht türkischer Herkunft –, die in Hamburgs multikulturellem Stadtteil Sternschanze spielt und an deren Drehbuch Fatih Akın mitschrieb, kann hier genannt werden. Der Kinofilm DIE FREMDE (D 2010) lässt sich hier ebenfalls aufführen, dessen Regisseurin Feo Aladağ zwar mit Züli Aladağ, einem deutschen Filmemacher türkischer Herkunft, verheiratet ist, selbst aber aus Österreich stammt. Es zeigt sich bereits an dieser Stelle, wie vielschichtig und komplex sich das Phänomen präsentiert. Die Komödie DREIVIERTELMOND

---

se des Begriffs ‹Deutschtürke› im Duden müsste ‹deutsch-türkisches Kino› nun ‹deutschtürkisches Kino› geschrieben werden. Da es aber in dieser Arbeit gerade um die Verhandlungen dieses Kinophänomens und seine Kategorienbildung unter der herkömmlichen Begrifflichkeit und ihrer Schreibweise ‹deutsch-türkisches Kino› geht, bleibt sie erhalten, wird aber in Anführungszeichen gesetzt und im Laufe der Forschung einer Revision unterzogen.

42 In der zweiten Dekade dieses Jahrhunderts hat sich ein weiterer Begriff etabliert, derjenige der ‹neuen Deutschen›, siehe hierzu Kapitel 2.4.2.
43 filmportal.de: «Sowohl als auch: Das «deutsch-türkische» Kino heute», online.
44 Eidlhuber, Mia: «Was ist schon türkisch?», in: *Zeit Online*, 17.08.2000, online.
45 filmportal.de: «Sowohl als auch».

(D 2011) des deutschen Filmemachers Christian Zübert, dessen Frau türkischer Herkunft ist[46], sollte gleichfalls berücksichtigt werden, wie der Dokumentarfilm WIR SITZEN IM SÜDEN (D/TR 2010) der Regisseurin Martina Priessner. Beide können aufgrund ihres Themas hier eingeordnet werden, aber auch aufgrund der eingenommenen Perspektive ihrer Regisseur:innen. Eine Verbindung zur untersuchten Kategorie wird bei Letztgenanntem auch durch seine Filmmusik erzeugt, die von der Berliner DJ und Musikproduzentin İpek İpekçioğlu arrangiert wurde. Es lässt sich aber ebenso der umgekehrte Fall beobachten: Es gibt eine Reihe von Werken, deren Regisseur:innen zwar türkischer Herkunft sind, die aber keine Einwanderungsthemen behandeln. Daher werfen sie die Frage auf, ob sie sich unter ein ‹deutsch-türkisches Kino› fassen lassen oder nicht. LAUTLOS (D 2004) unter der Regie von Mennan Yapo ist ein solcher Film. Die Geschichte über den einsamsten Menschen dieser Welt zu erzählen, war seine Ausgangsbasis.[47] Es entstand die eines Auftragskillers, der sich verliebt und für den sich dadurch alles auf den Kopf stellt. LAUTLOS wurde von X Filme realisiert und öffnete Mennan Yapo gleich die Tore zu Hollywood.[48] Keine Spur von Migration oder der Auseinandersetzung mit ‹deutschtürkischen Themen› prägen seine Arbeiten und die Diskurse, die darüber geführt werden. Scheint der türkische Hintergrund einer Regisseurin / eines Regisseurs kein ausreichendes Kriterium zu sein, ihre/seine Filme unter diese Kategorie zu subsumieren?[49] Wie steht es um die Filme der Hamburgerin[50] Buket Alakuş? Während ANAM (D 2001) und EINMAL HANS MIT SCHARFER SOSSE (D 2013) sich unverkennbar in diesen Bereich situieren, dient Migration in EINE ANDERE LIGA (D 2005) nur noch als Hintergrundfolie. FREUNDINNEN FÜRS LEBEN (D 2006) und FINNISCHER TANGO (D 2008) wiederum, weisen gar keinen direkten Migrationsbezug mehr auf. Und wie steht es um die jüngsten Filme des Hamburger Regisseurs Fatih Akın? Sein Thriller AUS DEM NICHTS erzählt seine fiktive Geschichte Bezug nehmend auf die die NSU-Morde. THE CUT (THE CUT; D/F/I/RUS/PL/CAN/TR/JOR 2014) handelt vom Völkermord an den Armeniern in der zweiten Dekade des 20. Jahrhunderts, und TSCHICK (D 2016), der auf der Vorlage des gleichnamigen Erfolgsromans von Wolfgang Herrndorf aus dem

---

46 Ipek Zübert trug zur Geschichte von DREIVIERTELMOND bei (vgl. IMDb: «Full Cast & Crew» von DREIVIERTELMOND, online).
47 Vgl. Yapo, Mennan: «‹Pick your battles›: Erfahrungen eines deutschen Hollywood-Regisseurs», in: Hennig-Thurau, Thorsten / Henning, Victor (Hg.): *Guru Talk – Die deutsche Filmindustrie im 21. Jahrhundert*, Marburg 2009, S. 90–104; hier S. 94.
48 Vgl. hierzu auch: ebd., S. 96–97.
49 In der bisherigen Forschung zu einem ‹deutsch-türkischen Kino› werden Mennan Yapo und seine Filme nur vereinzelt am Rande erwähnt, vgl. Neubauer, Jochen: *Türkische Deutsche, Kanakster und Deutschländer. Identität und Fremdwahrnehmung in Film und Literatur: Fatih Akın, Thomas Arslan, Emine Sevgi Özdamar, Zafer Şenocak und Feridun Zaimoğlu*, Würzburg 2011, S. 201; vgl. auch: filmportal.de: «Sowohl als auch».
50 Heute lebt Buket Alakuş in Berlin.

Jahre 2010 beruht, erzählt wiederum im Genre des Roadmovies von den Abenteuern zweier Jugendfreunde. Wie lassen sich diese Filme einordnen, und was sagen sie über ein ‹deutsch-türkisches Kino› aus?

Zur Präsenz des untersuchten Kinophänomens haben also nicht nur Regisseur:innen, sondern auch Schauspieler:innen, Drehbuchautor:innen, Cutter:innen, Musiker:innen, Redakteur:innen sowie Produzentinnen beigetragen, und zwar nicht nur diejenigen, die einen türkischen Migrationshintergrund aufweisen, sondern auch manche, die deutscher Herkunft sind. 2007 brilliert Hanna Schygulla in Fatih Akıns Spielfilm AUF DER ANDEREN SEITE (D/TR/I 2007). David Kross verkörpert die Hauptfigur in Özgür Yıldırıms Science-Fiction-Thriller BOY 7 (D 2015). Moritz Bleibtreu ist über die Jahre hinweg in unterschiedlichen Rollen in den Filmen von Fatih Akın oder Özgür Yıldırım zu sehen. Die deutsche Drehbuchautorin Ruth Toma schrieb die Drehbücher mehrerer deutschtürkischer Filme, und es ist fraglich, ob es das untersuchte Kinophänomen überhaupt geben würde, hätten nicht Redakteur:innen wie Claudia Tronnier oder Produzent:innen wie Ralph Schwingel die Ausdruckskraft dieser Filmstoffe und ihrer Regisseur:innen erkannt und befördert.

Im Laufe dieser Forschung ließ sich feststellen, dass in der diskursiven Tragweite der untersuchten Kategorie nicht immer Einigkeit darüber vorherrscht, wo genau die Grenzen verlaufen sollen, die sie als Einheit fassen. Sowohl in wissenschaftlichen als auch journalistischen Veröffentlichungen liegt keine kohärente Vorstellung darüber vor, wann der Beginn ihrer Zirkulation zu verorten ist. Einige Autor:innen begreifen ein ‹deutsch-türkisches Kino› als eine Fortführung des sogenannten ‹Gastarbeiter-› oder ‹Migrationskinos›[51] im Deutschland der 1970er- und 1980er-Jahre.[52] Andere betonen die innovative Kraft der Filme von Regisseur:innen mit Migrationshintergrund, die seit Mitte bzw. Ende der 1990er-Jahre in Umlauf kamen, und sprechen von einer «neuen Welle»[53], einem «Paradigmenwechsel»[54] oder «Durchbruch»[55], die oder der durch den Beginn ihres Filmschaffens markiert wird. An die letztgenannte Tendenz knüpft diese Arbeit an. Sie erfasst ihren Forschungsgegenstand zwar nicht ohne Bezug zum Einwan-

---

51 Alternativ findet auch der Begriff ‹Migrantenkino› Anwendung. Aufgrund seiner Geschlechtsneutralität wird in dieser Arbeit der Begriff ‹Migrationskino› bevorzugt.

52 Vgl. Blumentrath, Hendrik et al.: *Transkulturalität. Türkisch-deutsche Konstellationen in Literatur und Film*, Münster 2007; vgl. auch: Schäffler, Diana: «*Deutscher Film mit türkischer Seele*». *Entwicklungen und Tendenzen der deutsch-türkischen Filme von den 70er Jahren bis in die Gegenwart*, Saarbrücken 2007; vgl. auch: Neubauer: *Türkische Deutsche, Kanakster und Deutschländer*, S. 199.

53 Seeßlen, Georg: «Vertraute Fremde», in: *Der Freitag*, 17.05.2002, online.

54 Schäffler: «*Deutscher Film mit türkischer Seele*», S. 30.

55 Göktürk, Deniz: «Migration und Kino – Subnationale Mitleidskultur oder transnationale Rollenspiele?», in: Chiellino (Hg.): *Interkulturelle Literatur in Deutschland*, S. 329–347; hier: S. 339.

1 Einleitung

derungskontext – spielt dieser selbst für einige deutschtürkische Filme der jüngsten Zeit noch eine Rolle. Er wird jedoch in Prozessen seiner Aushandlung und Entwicklung begriffen, die weder eindeutige Grenzen markieren noch in einer eindeutigen Kategorie gefasst werden können, sondern in ihrer Dynamik und Offenheit über bisherige Zuschreibungen hinausweisen. Sie eröffnen neue Interpretationsräume. Die Werke, die hier betrachtet werden, lassen sich auch in Kategorien wie ‹europäisches›, ‹transkulturelles›, ‹transnationales›, ‹postmigrantisches›, ‹kosmopolitisches Kino› oder ‹World Cinema› fassen.[56] Sie lassen sich aber ebenfalls – so lautet eine weitere zentrale These – im Kontext eines ‹jüngsten deutschen Kinos› diskutieren, eine Bezeichnung, die auf ein gegenwärtiges, weitgefasstes und facettenreiches, aber dennoch regionales Kino in Deutschland verweist.[57] Hierbei gewinnen Orte, Städte und Regionen an Bedeutung. Schließlich sind es ebenso Filme, die als Kunstwerke ästhetischen und dramaturgischen Aspekten folgen und von ihren Zuschauer:innen als solche wahrgenommen werden, ganz unabhängig von ihren behandelten Themen oder der Herkunft ihrer Regisseur:innen. In ihrem Produktionsprozess spielen Stoffe, Drehbücher, Filmfiguren, Budgets, Dreh- und Handlungsorte eine entscheidende Rolle. Ein ‹deutsch-türkisches Kino› unter diesem Gesichtspunkt zu betrachten, ist von der Wissenschaft bisher weitestgehend vernachlässigt worden. Er ist eines der zentralen Anliegen dieser Forschungsarbeit und trägt zu ihrem Mehrwert bei. Hierbei werden auch die Spannungen deutlich, die zwischen verschiedenen Interessensgruppen im Prozess seines ‹Machens› liegen.

1.1.3 Ein ‹Migrationskino› als Vorläufer für ein ‹deutsch-türkisches Kino›

Um die Werke zu begreifen, die unter dem Begriff ‹deutsch-türkisches Kino› verhandelt werden, gebührt einer Reihe weiterer Filme Beachtung, die als deren ‹Vorläufer› angesehen werden können. Diese wandten sich in den 1970er- und 1980er-Jahren erstmals dem Thema Einwanderung in Deutschland zu und werden unter den Begriffen ‹Gastarbeiter-›, ‹Migranten-› oder ‹Migrationskino› eingeordnet. Einige Forschungsarbeiten setzen ihren Beginn in den 1960er-Jahren an, allerdings befassten sich die in diesem Jahrzehnt entstandenen Filme in sehr undifferenzier-

---

56 In den vergangenen Jahren haben auch andere wissenschaftliche Abhandlungen diesem Umstand Rechnung getragen und ein ‹deutsch-türkisches Kino› zunehmend im Kontext eines ‹transkulturellen› und ‹transnationalen Kinos› untersucht (vgl. hierbei: Klos, Stefanie: *Fatih Akin: Transkulturelle Visionen*, Marburg 2016; vgl. auch: Hillman, Roger / Silvey, Vivien: «Remixing Hamburg: Transnationalism in Fatih Akın's Soul Kitchen», in: Hake, Sabine / Mennel, Barbara (Hg.): *Turkish German cinema in the New Millenium: Sites, Sounds, and Screens*, New York / Oxford 2012, S. 186–197; vgl. auch: Ezli, Özkan (Hg.): *Kultur als Ereignis. Fatih Akıns Film «Auf der anderen Seite» als transkulturelle Narration*, Bielefeld 2010; vgl. auch: Strobel / Jahn-Sudmann (Hg.): *Film transnational und transkulturell*; vgl. auch: Blumentrath et al.: *Transkulturalität*; u. a.).

57 Vgl. hierzu auch: Ebbrecht/Schick (Hg.): *Kino in Bewegung*.

1.1 Zum Forschungsgegenstand

ter Art und Weise mit Migration, ohne sich der konkreten Situation von türkischstämmigen Menschen in diesem Land auseinanderzusetzen.[58] In diesem Zusammenhang macht die Germanistin und Medienwissenschaftlerin Deniz Göktürk darauf aufmerksam, dass die Berücksichtigung nationaler und kultureller Unterschiede in den ersten Werken des – als «sozial-realistisches Genre»[59] bezeichneten – Kinos insgesamt wenig Beachtung fand.[60] Diejenigen, die sich explizit in einen deutschtürkischen Kontext verorten, entstanden zunächst unter der Regie von deutschen Regisseur:innen ohne Migrationshintergrund und meist im Rahmen eines aufkommenden ‹Autorenkinos›.[61] Als paradigmatisches Beispiel für einen ‹Gastarbeiterfilm› kann – wie in den meisten Publikationen zu dieser Thematik herausgestellt – Rainer Werner Fassbinders ANGST ESSEN SEELE AUF (BRD 1974) aufgeführt werden.[62] Er handelt von der 60-jährigen Witwe Emmi Kurowski (Brigitte Mira), deren Liebe zum 20 Jahre jüngeren Marokkaner Ali (El Hedi Ben Salem) Erfüllung findet. Doch gesellschaftliche Diskriminierung und fehlende Akzeptanz durch ihre Mitmenschen stehen ihrem Glück entgegen. Fassbinder zeichnet also gemäß den vorherrschenden Diskursen dieser Zeit ein Bild von Einwanderinnen und Einwanderern, die als Fremde Abgrenzung und Ablehnung erfuhren. Zu Recht verweisen die Autor:innen der Publikation *Transkulturalität. Türkisch-deutsche Konstellationen in Literatur und Film* (2007) daher darauf, dass der Autorenfilmer seinem Werk zwar den Arbeitstitel «Alle Türken heißen Ali»

---

58 Vgl. Neubauer: *Türkische Deutsche, Kanakster und Deutschländer*, S. 171; vgl. auch: Göktürk: «Migration und Kino», S. 331.
59 Göktürk: «Migration und Kino», S. 330.
60 Vgl. ebd., S. 330–331.
61 Unter der Kategorie ‹Autorenkino› oder ‹Autorenfilm› lassen sich die Filme fassen, bei denen die Regisseurin / der Regisseur alle künstlerischen Aspekte wesentlich mitbestimmt und so als alleinige Autorin / alleiniger Autor des Werks angesehen werden kann. Die filmische *Auteur-Theorie* fußt auf der Vorstellung der Kamera, mit welcher die Regisseurin / der Regisseur auf die Leinwand schreibt wie eine Schriftstellerin / ein Schriftsteller mit einem Stift auf ein Blatt Papier, und beruft sich auf die Überlegungen des französischen Kritikers und Regisseurs Alexandre Astruc. Seine Kritik richtete sich auf konventionelle Adaptionen, bei denen Drehbuchautor:innen die literarische Vorlage eines bestimmten Stoffes zu trivialen Kostümfilmen verarbeiteten. Ihm schwebte eine Vision eines ‹direkten Schreibens› für den Film vor, die eine Arbeitsteilung zwischen Drehbuchautor:innen und Regisseur:innen aufhob, indem die Regiearbeit selbst zum ‹Akt des Schreibens› wurde und die Kamera zum Federhalter der Kunst, zur *caméra stylo* (vgl. Astruc, Alexandre: «Die Geburt einer neuen Avantgarde: die Kamera als Federhalter», in: Kotulla, Theodor (Hg.): *Der Film. Manifeste, Gespräche, Dokumente*, Bd. 2: 1945 bis heute, München 1964, S. 111–115. (Der Originaltext erschien 1948 in der französischen Filmzeitschrift *L'Ecran Français* unter dem Titel: «Naissance d'une nouvelle avant-garde: la *caméra stylo*». Zur *Auteur-Theorie* vgl. Kamp, Werner: *Autorenkonzepte und Filminterpretation*, Frankfurt a. M. 1996; hier: S. 17 ff.).
62 Vgl. Neubauer: *Türkische Deutsche, Kanakster und Deutschländer*, S. 172; vgl. auch: Blumentrath et al.: *Transkulturalität*, S. 85; vgl. auch: Göktürk: «Migration und Kino», S. 332, vgl. auch: Mackuth, Margret: *Es geht um Freiheit. Interkulturelle Motive in den Spielfilmen Fatih Akins*, Saarbrücken 2007, S. 1; vgl. auch: Schäffler: «*Deutscher Film mit türkischer Seele*», S. 19.

1 Einleitung

gab, im Mittelpunkt seiner Erzählung jedoch ein marokkanischer Gastarbeiter steht, der als eine Art ‹Prototyp› von hier lebenden Migrant:innen dieser Zeit fungiert. Dieser bekommt «die Kälte und Fremdenfeindlichkeit einer auf sich selbst bezogenen deutschen Gesellschaft existenziell zu spüren [...].»[63] Bezug nehmend auf Deniz Göktürk lässt sich daher fragen, ob ANGST ESSEN SEELE AUF tatsächlich Elemente des ‹Türkischen› behandelt oder es in diesem Film nicht – wie in den meisten anderen dieser Zeit, die sich mit dem Thema der Migration auseinandersetzten – eher um eine Darstellung der von Einwanderinnen und Einwanderern «als Opfer am Rande der Gesellschaft»[64] ging. Er zielt daher «auf Mitgefühl und Betroffenheit»[65] ab und ist nicht um eine differenzierte und individuelle Betrachtung bemüht. Auch die Filme, die in den 1980er-Jahren in Deutschland produziert wurden und sich einem ‹Migrationskino› zuordnen lassen, widmen sich zwar nun deutschtürkischen Themen, doch «die Migranten erscheinen [weiterhin] als Opfer ihrer eigenen Tradition, ausgeschlossen von den hiesigen Strukturen und außerstande, mit den Einheimischen zu kommunizieren.»[66] Ein Beispiel ist 40 M² DEUTSCHLAND (BRD 1986), der weit rezipierte Film des türkischstämmigen Regisseurs Tevfik Başer. Dieser handelt von der Türkin Turna (Özay Fecht), die von ihrem Mann Dursun (Yaman Okay), einem Gastarbeiter, nach Hamburg geholt wird. Ihre Freude darüber erlischt jedoch schon bald, denn Dursun hält seine Frau in einer 40 m² kleinen Hinterhofwohnung eingesperrt, in völliger Isolation und ohne Kontakt zur Außenwelt. Doch dann stirbt ihr Mann, und Turna bleibt alleine in der Fremde zurück. Ein anderes Beispiel ist YASEMIN (BRD 1988) unter der Regie des deutschen Schauspielers, Filmemachers und emeritierten Professors für Film am Institut für Theater, Musiktheater und Film der Universität Hamburg, Hark Bohm. Erzählt die Geschichte von Jan (Uwe Bohm) und Yasemin (Ayşe Romey). Sie sind jung, leben in Hamburg und lernen sich beim gemeinsamen Judotraining kennen. Als sie sich ineinander verlieben, scheint alles perfekt, doch Yasemins türkische Herkunft führt schon bald zu schwerwiegenden Konflikten. Den genannten Filmen ist das Thema der Ab- und Ausgrenzung gemein, das diesem Kinophänomen die Bezeichnung «Kino der Fremdheit» und des «Elends»[67] erbrachte. Auch führte es dazu, dass viele der hierunter subsumierten Werke als ‹Problemfilme› behandelt wurden.[68] Sie lassen insgesamt «ein Fortbestehen zahl-

---

63 Blumentrath et al.: *Transkulturalität*, S. 86.
64 Göktürk: «Migration und Kino», S. 330.
65 Blumentrath et al.: *Transkulturalität*, S. 85.
66 Brandt, Kim: *Weiblichkeitsentwürfe und Kulturkonflikte im deutsch-türkischen Film. Zur integrativen Wirkung von Filmen*, Saarbrücken 2007, S. 34.
67 Seeßlen, Georg: «Das Kino der doppelten Kulturen. Le Cinema du métissage. The Cinema of inbetween. Erste Streifzüge durch ein unbekanntes Kino-Terrain», in: *epd Film* Nr. 12 (2000), S. 22–29; hier: S. 23.
68 Vgl. hierzu: Neubauer: *Türkische Deutsche, Kanakster und Deutschländer*, S. 196; auch: Gök-

reicher stereotyper und vorurteilbehafteter Wahrnehmungs- und Darstellungsmuster in Bezug auf die Gruppe der Deutschtürken erkennen» und zeigen – gemäß der in dieser Zeit kursierenden mehrheitlichen Vorstellungen innerhalb der BRD-Gesellschaft – «die (deutsch-)türkische Lebenswelt als geprägt durch ihre Rückständigkeit, archaische Traditionen, patriarchalische Ordnung, familiäre Enge, Kollektivismus und das Denken in Ehrkategorien»[69]. Weitere repräsentative Beispiele sind: SHIRINS HOCHZEIT (BRD 1976) unter der Regie von Helma Sanders-Brahms und der Dokumentarfilm KADIR (BRD 1977), bei dem Peter Lilienthal Regie führte. AUS DER FERNE SEHE ICH DAS LAND (BRD 1978) von Regisseur Christian Ziewer, ZUHAUSE UNTER FREMDEN (BRD 1979) unter der Regie von Peter Keglevic, Werner Schroeters PALERMO ODER WOLFSBURG (BRD 1980) oder Tevik Başers ABSCHIED VOM FALSCHEN PARADIES (BRD 1989) können hier ebenfalls genannt werden.[70] Von Interesse ist jedoch nicht nur ihre Betrachtung im Kontext von Einwanderung, sondern ebenso die Beobachtung, dass sie vereinzelt auf Festivals zu sehen waren, Preise gewannen und Eingang in die Redaktionen der öffentlichen Fernsehanstalten fanden.[71] Auch hierbei ebneten sie einem aufkommenden ‹deutsch-türkischen Kino› den Weg. Schließlich wurden einige von ihnen in Hamburg produziert, und ihre Geschichten sind hier angesiedelt.[72] Dadurch verknüpfen bereits sie sich mit den urbanen Räumen, die für ein ‹deutsch-türkisches Kino› von Bedeutung sind, was sich im Laufe dieser Arbeit zeigen lässt.

Möge der kurze Überblick zum ‹Migrationskino› in Deutschland an dieser Stelle genügen, dient er hier doch vornehmlich dazu, sich die Veränderungen bewusst zu machen, die Mitte der 1990er-Jahre in der hiesigen Kinolandschaft stattfanden und zur Herausbildung der untersuchten Kategorie führen sollten, wie sich folgend zeigen lässt.

1.1.4 Ein ‹deutsch-türkisches Kino› in Bewegung – Kontemporäre Dynamiken

Ab Mitte und verstärkt seit Ende der 1990er-Jahre erscheinen Filme auf dem deutschen Kinomarkt, die sich zwar mit Einwanderung auseinandersetzen, die Thematik jedoch aus einem neuen Blickwinkel heraus betrachten. Ihre Regisseur:innen sind meist selbst türkischer Herkunft, was in der Gesellschaft, den Medien und der Wissenschaft zunächst für Aufsehen sorgt und zur Herausbildung ei-

---

türk: «Migration und Kino», S. 330.
69 Neubauer: *Türkische Deutsche, Kanakster und Deutschländer*, S. 194.
70 Vgl. hierzu: ebd., S. 171–195; vgl. auch: Göktürk: «Migration und Kino», S. 332–339; vgl. auch: Schäffler: *«Deutscher Film mit türkischer Seele»*, S. 19–25.
71 Vgl. bspw. IMDb: «Awards» und «Company Credits» von 40 M² DEUTSCHLAND, YASEMIN, ANGST ESSEN SEELE AUF oder PALERMO ODER WOLFSBURG, online.
72 Vgl. bspw.: 40 M² DEUTSCHLAND, YASEMIN oder ABSCHIED VOM FALSCHEN PARADIES.

ner neuen Kategorie führt. Ihre Werke haben sich, wenn auch nicht ganz, vom frühen ‹Migrationskino› emanzipiert, so sehen es gleichfalls die meisten wissenschaftliche Publikationen zu diesem Forschungsbereich.[73] Übersehen wird jedoch meist, dass sie noch immer in Abgrenzung zu einem ‹deutschen Kino› verhandelt werden, indem man sie als eigene, subnationale Kategorie begreift. Auch sollte berücksichtigt werden, dass Filme wie KURZ UND SCHMERZLOS, ANAM, Thomas Arslans GESCHWISTER – KARDEŞLER (D 1996) und DEALER oder Yüksel Yavuz' APRILKINDER sich zwar nicht mehr dem frühen ‹Migrationskino› der 1970er und 1980er-Jahre zuordnen lassen, ihre Geschichten jedoch weiterhin in einem gesellschaftlichen Randmilieu angesiedelt sind. So bedienen sie zum Teil noch die Klischees, die mit Migrant:innen in Deutschland gerne assoziiert werden.[74] Sie waren in ihren thematischen Möglichkeiten noch nicht so universal und frei, wie sie es inzwischen sein können. Doch was sich zu Beginn des 21. Jahrhundert verändert, ist, dass die Filme dieser Kategorie nun vermehrt auf nationalen und internationalen Festivals gezeigt und mit bedeutenden Preisen versehen werden, die ihnen ihr kulturelles Prestige und gesellschaftliches Ansehen sichern. Sie werden von renommierten deutschen und ausländischen Filmproduktionsfirmen realisiert, von öffentlich-rechtlichen Fernsehanstalten in Auftrag gegeben oder koproduziert und von den öffentlichen Förderanstalten mitfinanziert. Sie erzielen zum Teil beachtliche Publikumszahlen und haben insgesamt eine Präsenz in der Gesellschaft, den Medien, der Wissenschaft erlangt. Dies ermöglicht einen neuen Blickwinkel auf das Geschehen – das heißt auf diese Filme, ihre Regisseur:innen ebenso wie auf ihren Produktions-, Rezeptions- und Distributionskontext. So wandelt sich Mitte der 1990er-Jahre das «Bild von einem Kino der Fremdheit und der Einfühlung in die postulierte andere Kultur zu einem Kino der Métissage, das sich nicht mit der einfachen Dichotomie der «deutschen» und der «türkischen» Kultur greifen lässt»[75], schreibt der Kulturwissenschaftler Özkan Ezli. Stattdessen zeige es sich in «offenen Formen des Zusammenlebens in einer hybriden, urbanen Gesellschaft»[76], eine Beobachtung, die hier gleichfalls im Fokus steht.

In einer Mehrzahl einschlägiger Forschungsarbeiten zur Thematik werden in vorderster Linie Fatih Akıns GEGEN DIE WAND (D/TR 2004) und AUF DER ANDEREN SEITE thematisiert. Es sind zwei preisgekrönte Werke, ohne deren Berücksichtigung ein ‹deutsch-türkisches Kino› sich in seiner Tragweite gewiss nicht denken

---

73 Neubauer: *Türkische Deutsche, Kanakster und Deutschländer*, S. 197; vgl. auch: Göktürk: «Migration und Kino», S. 344; vgl. auch: Schäffler: «*Deutscher Film mit türkischer Seele*», S. 31.
74 Bspw. ihre Unangepasstheit an gesellschaftliche Konventionen und Zugehörigkeit zum kriminellen Milieu.
75 Ezli, Özkan: «Von der interkulturellen zur kulturellen Kompetenz. Fatih Akıns globalisiertes Kino», in: ders. et al. (Hg.): *Wider den Kulturenzwang. Migration, Kulturalisierung und Weltliteratur*, Bielefeld 2009, S. 207–230; hier: S. 210.
76 Ebd.

lässt, doch auch eine Vielzahl anderer Kategorienfilme, die in der zweiten Dekade des 21. Jahrhunderts realisiert wurden, hat bemerkenswerte Erfolge erzielt. Diese Werke haben bisher jedoch weitaus weniger Resonanz in der Rezeption erfahren. Ohne ihren Einbezug lässt sich das untersuchte Kinophänomen in seiner gegenwärtigen Entwicklung aber nicht mehr denken. Nicht nur ALMANYA – WILLKOMMEN IN DEUTSCHLAND verbucht beachtliche Publikumszahlen und zeigt eine Veränderung in der filmischen Auseinandersetzung mit Migration. Nach mehrjährigen Staffeln der zum Kult avancierten TV-Serie TÜRKISCH FÜR ANFÄNGER (D 2006–2008), zu der er die Idee lieferte, platziert Drehbuchautor und Regisseur Bora Dağtekin seinen gleichnamigen Kinofilm als erfolgreichsten deutschen Film des Jahres 2012.[77] Serie und Film erzählen auf amüsante Weise von einer deutschtürkischen Familie und ihren Erlebnissen. Seine Komödie FACK JU GÖHTE (D 2013), in der Migration nicht mehr explizit thematisiert wird, erreicht nicht nur einen Zuschauerrekord von über fünf Millionen[78], sie gewinnt auch den «Deutschen Comedypreis» in der Kategorie ‹Erfolgreichste Kino-Komödie›[79] des Jahres 2014.[80] Ihr großer kommerzieller Erfolg führt zur Fortsetzung FACK JU GÖHTE 2 (D 2015), der seinen Vorgänger an den Kinokassen sogar überbietet.[81] Am 26. Oktober 2017 feiert dann FACK JU GÖHTE 3 seinen Kinostart und erzielt sogar noch mehr Zuschauer:innen.[82] Die Tragikomödie DREIVIERTELMOND, die mit «der vorsichtigen Botschaft: Doch, eine friedliche Koexistenz der Kulturen ist möglich»[83] von der deutschen Presse gelobt wird, trägt gleichfalls zur Weiterentwicklung eines ‹deutsch-türkischen Kinos› bei. Der deutsche Fernsehregisseur türkischer Abstammung, Züli Aladağ, präsentiert 2013 beim Filmfest München seinen Kinofilm 300 WORTE DEUTSCH (D 2013), und im September des gleichen Jahres ist Buket Alakuşs Fernsehfilm EINMAL HANS MIT SCHARFER SOSSE beim Filmfest Hamburg zu sehen, der auf dem Bestseller der deutschen Schriftstellerin mit türkischer Herkunft, Hatice Akyün, basiert. DIE FREMDE wiederum gewinnt nicht zur zahlreiche nationale Preise, sondern wird 2011 in der Kategorie ‹Bester Fremdsprachiger Film› nominiert[84], wobei der Film jedoch auch auf starke Kritik

---

77 Vgl. die ermittelten Publikumszahlen der FFA: «Jahreshitliste (national) 2012», online.
78 Vgl. die ermittelten Publikumszahlen der FFA: «Jahreshitliste (national) 2013», online, mit 5.622.273 Zuschauer:innen überholte FACK JU GÖHTE sogar mit Abstand die Til-Schweiger-Produktion KOKOWÄÄH 2 (2.749.139 Zuschauer:innen).
79 Neben der ARD-Komödie EIN SCHNITZEL FÜR ALLE (2013, R: Manfred Stelzer) als ‹Beste TV-Komödie› oder Kaya Yanar als ‹Bester Komiker› u. a.
80 Vgl. Kinonews.de: «Comedypreis für FACK JU GÖHTE», 22.10.2014, online.
81 Vgl. die ermittelten Publikumszahlen der FFA: «Jahreshitliste (national) 2015», online.
82 Siehe hierzu Filmstarts: FACK JU GÖHTE, online. Vgl. die ermittelten Publikumszahlen der FFA: «Jahreshitliste (national) 2017», online.
83 Zander, Peter: «Ein türkisches Mädchen bekehrt Elma Wepper», in: *Die Welt*, 13.10.2011, online.
84 Vgl. IMDb: «Awards» von DIE FREMDE, online.

stößt.[85] Die ZDF-Auftragsproduktion KÜCKÜCKSKIND (D 2014) unter der Regie von Christoph Schnee erzählt von einer deutschen und einer türkischen Familie, deren Kinder bei der Geburt vertauscht wurden. Sie zeigt wiederum die komödiantische Tendenz des Phänomens auf.[86]

Insgesamt ist der Begriff ‹deutsch-türkisches Kino› als ein diskursiver Terminus zu begreifen, darüber ist sich die bisherige Forschung einig[87], und als solcher findet er auch hier Eingang. Von Bedeutung ist, dass er als Hilfskonstruktion verstanden keine feste, eindeutig definierbare Kategorie bezeichnet. Doch ist sein Gebrauch kaum zu vermeiden, tritt der Gegenstand unter dieser Benennung zu allererst in Erscheinung.[88] Für diese Zuschreibung interessiert sich diese Arbeit, also dafür, wie dieses Kino hervorgebracht, verhandelt und auf dem Filmmarkt platziert wird. Auch wird danach gefragt, ob der Terminus ‹deutsch-türkisches Kino› (noch) zutreffend ist oder das Phänomen nicht (inzwischen) nach Deutungen verlangt, welche diese Form der Eingrenzung obsolet werden lassen. Zunächst wird er aber als solcher übernommen, wobei sein Attribut ‹deutsch-türkisch› «auf produktions- und rezeptionsbezogene, thematische und strukturelle Berührungs-, Überschneidungs- und Grenzlinien zwischen türkischen und deutschen nationalkulturellen Bedingungsfaktoren [verweist], die es sichtbar macht und zugleich in ihrer perspektivischen Konstruiertheit relativiert»[89]. Die favorisierte Wahl des Begriffs ‹Kino› statt ‹Film›[90] findet ihre Begründung darin, dass der Fokus auf Filmen liegt, die für die Kinoleinwand produziert wurden. Gleichsam lädt die Bezeichnung dazu ein, über die heutige Bedeutung von ‹Kino› als solchem nachzudenken, sind ‹bewegte Bilder› in unserem digitalen Zeitalter einer Heterogenität und einem Wandel unterworfen, die sein Dispositiv infrage stellen: Kino, Fernsehen, Video, DVD, Blu-Ray, Computer, Smartphones, die mediale Darbietung von ‹Film›-Bildern ist vielfältig geworden und erzeugt verschiedene Erscheinungsformen und Anordnungen. Diese rufen nicht selten *intermediale*[91] Konzepte hervor,

---

85 Vgl. hierzu: Buß, Christian: «Schrecken, ganz ohne Schleier», in: *Spiegel Online*, 10.03.2010, online; vgl. auch die verschiedenen Stimmen aus der ‹türkischen Community›, die sich im Laufe dieser Forschungsarbeit zum Film DIE FREMDE äußern.
86 Vgl. ZDF-Pressemeldung: «ZDF dreht Culture-Clash Komödie KÜCKÜCKSKIND», 26.03.2013, online.
87 Vgl. Blumentrath et al.: *Transkulturalität*, S. 119; vgl. auch: Neubauer: *Türkische Deutsche, Kanakster und Deutschländer*, S. 196; vgl. auch: Mackuth: *Es geht um Freiheit*, S. 8.
88 Vgl. hierzu auch: Blumentrath et al.: *Transkulturalität*, S. 119.
89 Ebd.
90 Parallel zum Begriff ‹deutsch-türkisches Kino› finden sich die Bezeichnungen ‹deutsch-türkischer Film› (vgl. etwa: Brandt: *Weiblichkeitsentwürfe und Kulturkonflikte im deutsch-türkischen Film*) und ‹türkisch-deutscher Film› (vgl. etwa: Blumentrath et al.: *Transkulturalität*, S. 85). Im anglophonen Raum hat sich der Terminus ‹Turkish German Cinema› durchgesetzt (vgl. Hake/Mennel (Hg.): *Turkish German Cinema in the New Millennium*).
91 Zum Begriff *Intermedialität* siehe Kapitel 1.4.4.

indem sie sich gegenseitig beeinflussen und sich daher in transformativen Beziehungsgeflechten zeigen. Über diese Interaktionen hinaus werden Kinophänomene ebenso von anderen Kunstformen mitgeprägt, die sich in einem weitreichenden Markt der Kulturproduktion einordnen. Diese *transmedialen*[92] Verknüpfungen, die der Film mit der Literatur, dem Theater, dem Kabarett oder der Comedy eingeht, gilt es, in seiner Erforschung ebenfalls zu berücksichtigen. Ein entscheidendes Auswahlkriterium von Förderinstitutionen und Fernsehsendern bei der Vergabe ihrer Hilfen bleibt jedoch das Kinoformat.[93] Auch aus diesem Grund wurde dieser Begriff gewählt. Schließlich versteht sich die Kategorienbezeichnung in Anlehnung an die Publikation *Transkulturalität. Türkisch-deutsche Konstellationen in Literatur und Film* als eine Beobachtungs- und Beschreibungsperspektive, die sich selbst kritisch hinterfragt, weil sie sich ihrer diskursiven Konstruktion bewusst ist.[94] Es bleibt in einem weiteren Kontext aufzuführen, dass das Attribut ‹deutsch-türkisch› auf nationale Kategorien rekurriert, in denen Kinematografien noch immer gerne gedacht und in die sie eingeteilt werden. Es ist eine altbewährte Praxis, die sich durch die gesamte Filmgeschichte zieht.[95] Noch immer erscheint es selbstverständlich, etwa ‹französisches› von ‹deutschem› oder ‹amerikanischem Kino›[96] zu unterscheiden. «In Ergänzung mit dem Regisseur als kulturellem Repräsentant», schreibt der Film- und Fernsehwissenschaftler Harald Hinterkeuser, «ergibt sich durch die konzeptuelle Verknüpfung von Film und Nation eine kraftvolle taxonomische Größe – ähnlich der des Genres – anhand der Filme als nationale Kinematografien geordnet, wissenschaftlich behandelt und mitunter vermarktet werden.»[97] Auch diejenigen, die auf den inzwischen weltweit platzierten A-Filmfestivals unterwegs sind, werden immer wieder Zeuginnen und Zeugen

---

92 Zum Begriff *Transmedialität* siehe Kapitel 1.4.4.
93 Vgl. bspw. Medienboard Berlin-Brandenburg: «Förderrichtlinien», online; vgl. auch: Beauftragte der Bundesregierung für Kultur und Medien: «Produktion programmfüllende Spiel- und Dokumentarfilme», online.
94 Vgl. Blumentrath et al.: *Transkulturalität*, S. 119–120.
95 Im wissenschaftlichen Kontext vgl. hierzu bspw. Crisp, Colin G.: *French Cinema. A Critical Filmography*, vol. 1, 1929–1939, Bloomington 2015; vgl. auch: O'Brien, Mary-Elizabeth: *Post-Wall German Cinema and National History: Utopianism and Dissent*, New York 2014; vgl. auch: Austin, Guy: *Contemporary French Cinema. An introduction*, 2. Auflage, Manchester 2008; vgl. auch: Clarke, David (Hg.): *German Cinema Since Unification*, London / New York 2006; vgl. auch: Hake, Sabine: *German National Cinema*, 2. Auflage, New York / London 2007; vgl. auch: Bergfelder, Tim et al. (Hg.): *The German Cinema Book*, London 2002; vgl. auch: Belton, John: *American Cinema, American Culture*, New York 1994 u. a.
96 Um zu verdeutlichen, dass es sich auch hierbei um Kategorien handelt, die den Aushandlungsprozessen ihrer Akteur:innen und damit definitorischen Wandlungen unterliegen, werden diese Phänomene, wie auch der Untersuchungsgegenstand ‹deutsch-türkisches Kino›, durchgehend in Anführungszeichen gesetzt.
97 Hinterkeuser, Harald: *Film und Nation. Analyse des Begriffspaares Film und Nation unter gegenwärtigen sozio-kulturellen Bedingungen*, Saarbrücken 2007, S. 1.

dieser nationalen Einteilung. Die Internationalen Filmfestspiele Berlin beispielsweise präsentieren nicht nur in ihren Festivalsektionen die national ausgerichtete ‹Perspektive Deutsches Kino›, auch der dort jährlich stattfindende European Film Market (EFM), der zu den bedeutendsten ‹Brachentreffs› der weltweiten Filmindustrie zählt, führt mit seinen 455 Aussteller:innen aus 94 Ländern ein in Nationen eingeteiltes Filmschaffen vor.[98] Doch wie Hinterkeuser ebenso zu Recht bemerkt, haben soziale, ökonomische und kulturelle Entwicklungen, die gerne unter dem weitgefassten Begriff der Globalisierung[99] subsumiert werden, in den vergangenen Jahren die geläufigen Vorstellung von Film und Nation einer kritischen Revision unterzogen.[100] Unter Schlagwörtern wie *Interkulturalität, Multikulturalität, Transkulturalität, Transnationalität, Hybridkultur* oder *Diaspora* stellen kulturwissenschaftliche Ansätze neue Konzepte bereit, die das bisherige Selbstverständnis von Nation und Identität infrage stellen.[101] In diesem Zusammenhang macht Deniz Göktürk darauf aufmerksam, dass Migrant:innen zudem von jeher die Filmgeschichte bevölkert haben und es schwierig sei zu bestimmen, wo die Grenzen zu einem ‹reinen› ‹deutschen Kino› verliefen. Daher schlägt sie vor, ihre Einverleibung unter dem Vorzeichen nationaler Kanonbildung zu überdenken.[102] Zu einer vergleichbaren Erkenntnis gelangt die zentrale Onlineplattform zum deutschen Kinofilm, *filmportal.de,* die sich in ihrem Textbeitrag, betitelt mit «Was heißt ‹deutsches› Kino», ebenso die Frage stellt, wie sich dieses begreifen lässt. Auch dieser Artikel rekurriert darauf, dass Filme nationale Grenzen überschreiten, seit es Kino gibt, und Produktionen jeglicher Länder schon von Anbeginn der Kinematografie in aller Welt gedreht und gezeigt wurden.[103] Auf diesen Umstand Bezug nehmend, interessiert sich die vorliegende Arbeit auch für globale Einflüsse. Sie rufen sowohl einen Migrationswandel als auch Veränderungen von Kultur und ihrer begrifflichen Fassbarkeit hervor. Jürgen Osterhammel und Niels P. Petersson machen darauf aufmerksam, dass diese Entwicklungen in Bezug auf Wirtschaft, Gesellschaft und Kultur in der zweiten Hälfte des 20. Jahrhunderts

---

98 Vgl. Internationale Filmfestspiele Berlin: «Perspektive Deutsches Kino», online; vgl. auch: Internationale Filmfestspiele Berlin: «The Profile oft the European Film Market», online; vgl. auch: wer das EFM persönlich besucht, dem werden die Präsentationen der zahlreichen Stände nach nationalen Kriterien sogleich ins Auge fallen.

99 Es gilt, den weitgefassten Begriff ‹Globalisierung› in einer kurzen für diese Forschung adäquaten Weise zu definieren. Es bietet sich die Definition von Klaus Müller an, die auf ihre soziale und kulturelle Komponente verweist: «Jenseits politischer Stellungnahme lässt sich Globalisierung als die raum-zeitliche Ausdehnung sozialer Praktiken über staatliche Grenzen, die Entstehung transnationaler Institutionen und Diffusion kultureller Muster beschreiben.» (Müller, Klaus: *Globalisierung*, Frankfurt a. M. 2002, S. 8).

100 Vgl. Hinterkeuser: *Film und Nation*, S. 1.

101 Vgl. Blumentrath et al.: *Transkulturalität*, S. 7; vgl. auch: Hinterkeuser, *Film und Nation*, S. 1.

102 Vgl. Göktürk: «Migration und Kino», S. 330.

103 Vgl. filmportal.de: «Was heißt «deutsches» Kino?», online.

1.1 Zum Forschungsgegenstand

mit einem Schub einhergingen, der den Aufbau zahlreicher neuer Verflechtungen, Institutionalisierung überstaatlicher Interaktionsräume, Homogenisierung und Formen der Produktion und politischer Organisation auf der Welt mit sich führte.[104] Hierbei gewinnen die Begriffe *Transkulturalität*[105] und *Transnationalität*[106] an Wichtigkeit, die sich in der westlichen Kinolandschaft vornehmlich dort manifestiert, «wo auf der Leinwand spezifische Erfahrungsdimensionen von Migration (Ein- und Auswanderung, Exil, Asyl, Arbeitsmigration, Postkolonialität) sowie die gesellschaftliche und kulturelle Situation ‹ethnischer› Minoritäten prominent thematisiert werden»[107]. In Deutschland stehen hierfür vornehmlich die Filme eines ‹deutsch-türkischen Kinos›, doch zeigen sich vergleichbare Phänomene auch in anderen europäischen Ländern, die nicht außer Acht gelassen werden sollten.

1.1.5 Ein ‹europäisches Migrationskino› in Bewegung – Komparative Dynamiken

In Frankreich erscheinen seit den 1970er-Jahren Filme von Menschen mit Migrationshintergrund, die ebenfalls unter einer eigenen Kategorie, der eines ‹Cinéma beur› durch die Gesellschaft, die Medien und die Wissenschaft zirkulieren. Auch sie behandeln zunächst ethnische Konflikte, Gewalt zwischen Jugendlichen – hier in der *banlieue* – und Probleme zwischen Einwanderinnen und Einwanderern einer ersten und zweiten Generation.[108] Ihre Regisseure[109] sind meist maghrebinischer Herkunft.[110] Doch auch diese Filme haben inzwischen eine Entwicklung durchlaufen, welche ihre Kategorisierung infrage stellt. So manifestiert sich in Frankreich inzwischen ebenfalls – so die These – ein ‹transkulturelles› und ‹transnationales Kino›, das Grenzen überschreitet und sich bisheriger dichotomer Einteilungen im Sinne eines ‹Entweder-oder› entzieht. Stattdessen wird auch dieses

---

104 Vgl. Osterhammer, Jürgen / Petersson, Niels P.: *Geschichte der Globalisierung. Dimensionen, Prozesse, Epochen*, 5. Auflage, München 2012, S. 86.

105 Zum Begriff *Transkulturalität* siehe Kapitel 1.4.1.

106 Zum Begriff *Transnationalität* siehe Kapitel 1.4.2.

107 Strobel, Ricarda: «Einleitung», in: dies./Jahn-Sudmann (Hg.): *Film transnational und transkulturell*, S. 7–14; hier: S. 7.

108 Vgl. bspw.: LE THÉ AU HAREM D'ARCHIMÈDE (TEE IM HAREM DES ARCHIMEDES; F 1985, R: Mehdi Charef) oder LA HAINE (HASS; F 1995, R: Mathieu Kassovitz).

109 Auffallend und zu vermerken ist, dass im Vergleich zu einem ‹deutsch-türkischen Kino› unter der Kategorie ‹Cinéma beur› nur männliche Regisseure und ihre Filme verhandelt werden.

110 Für einen ersten Überblick vgl. Strobel: «Einleitung», S. 7–8. Mit dem Phänomen ‹Cinéma beur› haben sich in intensiver Weise u. a. die Wissenschaftler:innen Cornelia Ruhe und Will Higbee befasst (vgl. Ruhe, Cornelia: *Cinéma beur: Analyse zu einem neuen Genre des französischen Films*, Konstanz 2006; vgl. auch: Higbee, Will: «Beyond the (Trans)National: Toward a Cinema of Transvergence in Postcolonial and Diasporic Francophone Cinema(s)», in: *Studies in French Cinema*, 7:2 (2007), S. 79–91).

neue ‹französische Kino› als Teil eines ‹europäischen Kinos› in einem ‹Sowohl-als-auch› erfahrbar. Einer seiner zentralen Akteure ist Abdellatif Kechiche. Der Regisseur, Drehbuchautor, Schauspieler und Filmproduzent mit tunesischem Migrationshintergrund hat inzwischen gleichfalls die europäische Filmlandschaft erobert.[111] Sein jüngster Film LA VIE D'ADÈLE – CHAPITRES 1 ET 2 (BLAU IST EINE WARME FARBE; F/B/E 2013)[112], eine Geschichte über die wilde und leidenschaftliche Liebe zweier junger Frauen, gewann 2013 die Cannes die ‹Goldene Palme› in der Kategorie ‹bester Film›. Bereits sein Film L'ESQUIVE (DAS AUSWEICHEN; F 2003), der sich dem Leben und dem Theaterspiel einer Gruppe Jugendlicher mit Migrationshintergrund in einer Pariser Vorstadt widmet, wurde mit bedeutenden Preisen geehrt, darunter ein ‹César› gleich in vier Kategorien.[113] Während L'ESQUIVE thematisch noch an die früheren Filme eines ‹Cinéma beur› grenzt, lässt sich sein kontrovers diskutierter Film LA VIE D'ADÈLE – CHAPITRES 1 ET 2 durch andere Elemente erschließen, etwa durch die Nähe zu seinen Figuren, die der Regisseur darin findet und die diesem Film seine Intensität schenkt. Zu nennen ist im Kontext dieses zeitgenössischen ‹europäischen Kinos› ebenso der französische Regisseur, Drehbuchautor, Filmproduzent und -koproduzent algerischer Abstammung, Rachid Bouchareb.[114] Sein Film INDIGÈNES (Tage des Ruhms; DZ/F/MA/B 2006) wurde gleichfalls auf internationalen Festivals gezeigt und gewann zahlreiche Preise.[115] Schließlich darf hierbei Tony Gatlif, Regisseur, Drehbuchautor, Schauspieler und Produzent algerischer Herkunft, abstammend von der kabylischen und Roma-Kultur, nicht außer Acht gelassen werden.[116] LATCHO DROM (LATCHO DROM – GUTE REISE; F 1993), VENGO (F/E/D/JP 2000), EXILS (F/JP 2004), KORKORO (LIBERTÉ; F 2009), TRANSYLVANIA (F 2006) oder GERONIMO (F

111 Zu Abdellatif Kechiches Leben und Werk vgl. IMDb: «Abdellatif Kechiche», online.
112 LA VIE D'ADÈLE – CHAPITRES 1 ET 2 fand zahlreiche *transnationale* Koproduzenten und institutionelle Unterstützer und erhielt auch eine Förderung durch EURIMAGE (vgl. IMDb: «Company Credits» von LA VIE D'ADÈLE – CHAPITRES 1 ET 2, online).
113 Vgl. IMDb: «Awards» von L'ESQUIVE, online. Auch Kechiches Filme VÉNUS NOIRE (BLACK VENUS, F/B 2010) und LA GRAINE ET LE MULET (COUSCOUS MIT FISCH; F 2007) fanden nationale und internationale Anerkennung (vgl. IMDb: «Awards» von VÉNUS NOIRE, online; vgl auch: IMDb: «Awards» von LA GRAINE ET LE MULET, online).
114 Zu Bouchareb Leben und Werk vgl. IMDb: «Rachid Bouchareb», online.
115 Vgl. IMDb: «Awards» von INDIGÈNES, online. INDIGÈNES gewann nicht nur zahlreiche bedeutende Preise, er ging auch als ‹bester fremdsprachiger Film› für einen ‹Oscar› ins Rennen, allerdings nicht für Frankreich, sondern für Algerien, ebenso wie er als algerischer Beitrag in Cannes präsentiert wurde. Frankreich versah ihn wiederum mit einem ‹César› – gleich in mehreren Kategorien – und beansprucht seinen Erfolg für die eigene nationale Kinematografie. Allein schon dieser Tatbestand deutet darauf hin, dass er *Transnationalität* generiert und sich nicht mehr ausschließlich in nationale Kategorien einordnen lässt (vgl. hierzu auch: Ruhe, Cornelia: *«Das cinéma beur aus transkultureller Perspektive. INDIGÈNES von Rachid Bouchareb»*, in: Strobel/Jahn-Sudmann (Hg.): *Film transnational und transkulturell*, S. 55–71).
116 Zu Tony Gatlifs Leben und Werk vgl. IMDb: «Tony Gatlif», online.

2014) sind seine bekanntesten Filme, die sich auf den großen A-Festivals platzieren und ausgezeichnet werden. In ihnen finden sich immer wieder die Elemente Reise, Migration, Liebe, Musik, Mehrsprachigkeit, Freundschaft, Grenze und ihre Überwindung. Dass Tony Gatlif den ‹französischen› und Fatih Akın den ‹deutschen› Kurzfilmbeitrag zur europäischen Gemeinschaftsproduktion VISIONS OF EUROPE (EUROPÄISCHE VISIONEN; EU 2004)[117] beigesteuert haben, ist daher nur einer der Knotenpunkte, der die beiden transnational agierenden Filmemacher vereint.[118]

Im europäischen Vergleich lässt sich ein ‹deutsch-türkisches Kino› auch in seinen Wechselwirkungen mit einem ‹Minderheitenkino› Großbritanniens betrachten. Hier formte sich bereits in den 1960er-Jahren eine Szene von – auch hier zunächst nur männlichen – Regisseuren karibischen Ursprungs, deren Kurzfilme auf verschiedenen Festivals gezeigt wurden. Sie thematisierten die Ausbeutung und das Schicksal einer ersten Generation von Einwanderinnen und Einwanderern und sollten zur Kategorie ‹Black British Film› führen.[119] Als «umbrella term»[120] umfasst diese Kategorienbezeichnung nicht nur Filme von afrikanischen und karibischen Einwanderinnen und Einwanderern, sondern ebenso aus dem Umfeld von immigrierten Brit:innen aus den südasiatischen ehemaligen Koloniegebieten. Allerdings ist hier auch von einem ‹Asian-British Film› die Rede[121], was wiederum für ihre Mehrdeutigkeit und durchlässigen Grenzen spricht. Doch auch dieses Kino hat in 50 Jahren seines Bestehens eine Wandlung durchlaufen. Weder die Filme der englischen Regisseurin panjabisch-indischer Herkunft, Gurinder Chadha, noch diejenigen des britisch-indischen Film- und Fernsehregisseur Waris Hussein transportieren die Tragik und Schwere der Mehrzahl ihrer Vorgänger.[122] Dafür können auch sie in der Universalität ihrer Themen und Erzählweisen diskutiert werden.[123]

---

117 VISIONS OF EUROPE (Europäische Visionen) ist in einer arte-Edition bei *absolut medien* erschienen (vgl. arte-Edition: «Europäische Visionen», online).

118 Die Tatsache, dass VISIONS OF EUROPE Beiträge von 25 europäischen Ländern präsentiert, die zum Teil von Regisseur:innen mit Migrationshintergrund realisiert wurden, führt erneut die Kontroverse um die Nationalfrage vor Augen.

119 Für einen ersten Überblick vgl. Strobel: «Einleitung», S. 7–9; für eine genauere Auseinandersetzung mit diesem Phänomen vgl. Korte, Barbara / Sternberg, Claudia: *Bidding for the Mainstream? Black and Asian British Film since the 1990s*, Amsterdam et al. 2004; vgl. auch: Malik, Sarita: «Beyond ‹the Cinema of duty›? The Pleasures of Hybridity: Black British Film oft the 1980s and 1990s», in: Higson, Andrew (Hg.): *Dissolving Views: Key Writings on British Cinema*, London 2006, S. 202–215; vgl. auch: Bourne, Stephen: *Black in the British Frame: The Black Experience in British Film and Television*, London et al. 2001.

120 Strobel: «Einleitung», S. 8.

121 Vgl. ebd.

122 Allerdings gibt es auch schon im Kontext der frühen Filme einige, die sich dem Thema mit Humor näherten, bspw. MY BEAUTIFUL LAUNDRETTE (MEIN WUNDERBARER WASCHSALON; GB 1985, R: Stephen Frears), der noch weiterführend von Interesse sein wird, siehe Kapitel 4.3.

123 Vgl. bspw.: BEND IT LIKE BECKHAM (KICK IT LIKE BECKHAM; GB/D 2002, R: Gurinder Chadha), BRIDE & PREJUDICE (LIEBE LIEBER INDISCH; GB/USA 2004, R: Gurinder Chadha), SIXTH HAP-

1 Einleitung

Schließlich lässt sich ein ‹transnationales› und ‹transkulturelles Kino› auch in der Filmkultur des traditionellen Zuwanderungslandes USA finden, wo Einwanderinnen und Einwanderer das heimische Schaffen von der Phase des frühen Films bis zur heutigen dominierenden Hollywood-Industrie entscheidend mitgeprägt haben.[124] Ein ‹deutsch-türkisches Kino› weist Einflüsse und Wechselwirkungen zu diesem ‹amerikanischen Kino› auf, die von Interesse sind.

In Zeiten von Massenmigration und zunehmender globaler Mobilität von Menschen und Medien gewinnt die Frage nach dem Stellenwert von *transnationalen* kulturellen Produktionen eine zusätzliche Brisanz, erläutert Deniz Göktürk bereits in ihrem im Jahre 2000 publizierten Artikel: «Man spricht von einem neuen Genre, das die herkömmlichen geografischen, nationalen, kulturellen und filmischen Grenzen sprengt.»[125] Diese in den 1990er-Jahren als «independent transnational cinema»[126], als «post-colonial hybrid film»[127] oder allgemein als ‹World Cinema› bezeichneten Kategorien betonen die zunehmende Universalität, Standortunabhängigkeit und Diversität und zeigen, dass Migrant:innen der kulturellen Imagination, der «subnationalen Mitleidskultur» entwachsen und «transnationale Allianzen»[128] eingehen.[129] Auch in diesen weltweiten Verflechtungen lässt sich ein ‹deutsch-türkisches Kino› zeichnen, wobei eben auch nicht außer Acht gelassen werden darf, dass es sich zum Teil gleichfalls in einer starken lokalen Verankerung manifestiert. Der deutsche Drehbuchautor und Publizist Jochen Brunow schreibt hierzu bereits Ende der 1990er: «Wie das Regionale im Kino funktionieren könnte, zeigen uns nicht nur die Dänen und Briten, sondern auch die jungen, wilden türkischen Regisseure hier bei uns in Deutschland.»[130] Das Globale und das Lokale lassen sich in ihrer gegenseitigen Beeinflussung durch das Konzept «Glokalisierung»[131] beschreiben. Diese Durchmischungen lassen sich anhand von städtischen Räumen und ihren urbanen Transformationsprozessen herausstellen.

PINESS (GB 1997, R: Waris Hussein) oder HER BEST FRIEND'S HUSBAND (DER MANN MEINER BESTEN FREUNDIN, CAN 2002, R: Waris Hussein).
124 Vgl. Strobel: «Einleitung», S. 9.
125 Göktürk: «Migration und Kino», S. 331.
126 Naficy, Hamid: «Phobic Spaces and Liminal Panics: Independent Transnational Film Genre», in: Wilson, Rob / Dissanayake, Wimal (Hg.): *Global/Local: Cultural Productions and the Transnational Imaginary*, Durham/London 1996, S. 119–144.
127 Shoban, Ella / Stam, Robert: *Unthinking Eurocentrism: Multiculturalism and the Media*, New York / London 1994.
128 Göktürk: «Migration und Kino», S. 344.
129 Vgl. hierzu auch: ebd., S. 331–332.
130 Brunow: «Bündnis für Film», in: Töteberg, Michael (Hg.): *Szenenwechsel. Momentaufnahmen des jungen deutschen Films*, Reinbek bei Hamburg 1999, S. 9–16; hier: S. 9.
131 Zum Konzept der Glokalisierung vgl. Robertson, Roland: «Glokalisierung: Homogenität und Heterogenität in Raum und Zeit», in: Beck, Ulrich (Hg.): *Perspektiven der Weltgesellschaft*, Frankfurt a. M. 1998, S. 192–220.

1.2 Zur Forschungslage

Was den bisherigen Forschungsstand zu einem ‹deutsch-türkischen Kino› betrifft, so erfolgte die wissenschaftliche Auseinandersetzung mit dem Phänomen die 1990er-Jahre über und in der ersten Dekade dieses Jahrhunderts nur vereinzelt. In den letzten zehn Jahren jedoch ist eine auffällige Hinwendung zu erkennen, was sich nicht zuletzt aufgrund der großen Aktualität erklären lässt, die das Thema Migration derzeit erfährt. Zu den Forschungspionier:innen auf dem Gebiet gehört Deniz Göktürk.[132] Sie begann bereits in den 1990er-Jahren zu den Bereichen *deutschtürkischer Kulturkontakt* und *Migration im Film* zu arbeiten und kann inzwischen ein breites Korpus an Publikationen zur Thematik vorweisen. Sie werden auf internationaler Ebene rezipiert und haben in erheblichem Maße zur weltweiten Wahrnehmung eines ‹deutsch-türkischen Kinos› beigetragen. Das lässt sie zu einer zentralen Akteurin in seinen Aushandlungsprozessen werden, weshalb ihre Forschungen hier in konzentrierter Dichte einfließen. Eine Publikation, die ebenso herausgegeben wurde, als das Forschungsfeld noch kaum betreten war ist «GETÜRKTE Bilder»: *Zur Inszenierung des Fremden im Film* (von Ernst Karpf, 1995). Im Vergleich zu den Veröffentlichungen Göktürks erfasst sie jedoch gemäß den gesellschaftlichen Diskursen dieser Zeit deutschtürkische Filme in dichotomischen Kategorien des ‹Fremden› und ‹Anderen› und verharrt in diesen. Auch wird ein ‹deutsch-türkisches Kino› in dieser Abhandlung noch gar nicht als solches bezeichnet[133], da es als eigene Kategorie noch gar nicht hervorgetreten war. Doch bietet sie einen ersten, wichtigen Zugang zur Thematik und die Möglichkeit, Entfaltungen zu reflektieren, die zu seiner kategorialen Herausbildung geführt haben. Die Forschungen Göktürks wiederum reichen bis in die zweite Dekade dieses Jahrhunderts. Durch diesen langen Zeitraum konnte sie den Gegenstand eingehend betrachten. In ihrem Beitrag «World Cinema Goes Digital: Looking at Europe from the Other Shore»[134] setzt sie sich beispielsweise anhand von AUF DER ANDEREN SEITE mit der Spannung auseinander, die im ‹europäischen› respektive im ‹Weltkino› zwischen Bewegung und Ruhe entsteht, da es zwar ‹Weltthemen›[135] behandle, aber dennoch regional verankert sei. Im Fokus

---

132 Prof. Dr. Deniz Göktürk lehrt am Deutschen Institut der University of California, Berkeley, und war darüber hinaus mit ihren Forschungen 2010–2011 am Kulturwissenschaftlichen Kolleg des Exzellenzclusters «Kulturelle Grundlagen von Integration» der Universität Konstanz angegliedert (vgl. Exzellenzcluster «Kulturelle Grundlagen von Integration»: «Prof. Dr. Deniz Göktürk», online.
133 Vgl. Karpf, Ernst et al. (Hg.): «GETÜRKTE Bilder»: *Zur Inszenierung von Fremden im Film*, Marburg 1995.
134 Göktürk, Deniz: «World Cinema Goes Digital: Looking at Europe from the Other Shore», in: Hake/Mennel (Hg.): *Turkish German Cinema in the New Millennium*, S. 198–211.
135 Vgl. hierzu: Roberts, Martin: «Baraka. World Cinema and the Global Culture Industry», in: *Cinema Journal* 37.3, Spring (1998), S. 62–68, online.

steht seine mediale Repräsentation, die sich im Zuge der Digitalisierung über den Film hinaus in weiteren Anordnungen findet, so etwa auf *YouTube*, *Google* oder DVD[136], Reflexionen, an welche diese Arbeit anknüpfen kann. Der genannte Artikel wurde im Sammelband *Turkish German Cinema in the New Millennium. Sites, Sounds, and Screens* (2012) publiziert, der wiederum von den international agierenden Wissenschaftlerinnen Sabine Hake und Barbara Mennel herausgegeben wurde. Er erfährt hier als Gesamtes an Relevanz, weil er nicht nur die Varietät deutschtürkischer Filme als Kulturprodukt und in einer besonderen Aktualität thematisiert, sondern ebenso die methodische Vielfalt im Bereich der Kulturwissenschaften ersichtlich macht.[137] 2011 erscheint das Buch *Transit Deutschland. Debatten zu Nation und Migration*[138], bei dem Göktürk Mitherausgeberin ist und das sich als überarbeitete deutsche Ausgabe des englischen Beitrags *Germany in Transit. Nation and Migration 1955–2005* (2007) der gleichen Herausgeber:innen begreift.[139] Beide Publikationen dokumentieren die öffentliche Auseinandersetzung mit Migration in Deutschland. Sie bieten sowohl vielfältige Einblicke in gegenwärtige Debatten um dieses Thema als auch in die Wandlungen der Begriffe ‹Nation› und ‹Kultur›. Hierbei gebührt dem *Multicultural Germany Project* besondere Aufmerksamkeit, das an die University of California, Berkeley, angegliedert ist und sich als internetbasiertes, *transdisziplinäres* Forschungsprojekt versteht. Auch dieses setzt sich mit der Veränderung kultureller Identität in Deutschland in Zeiten von Masseneinwanderung, Globalisierung und europäischer Integration auseinander. Inzwischen umfasst es Workshops, eine internationale Konferenz, Vorlesungen, ein Archiv und die elektronische Zeitschrift *Transit*[140], die sich als «Journal of Travel, Migration and Multiculturalism in the German-speaking World»[141] versteht. Es macht den Ansatz ersichtlich, Filme in einem Netzwerk an interagierenden Akteur:innen zu betrachten, um einen neuen und adäquaten Zugang zu ihnen zu finden.

Zu den einschlägigen Arbeiten auf dem Gebiet gehören gleichfalls diejenigen des Kulturwissenschaftlers Özkan Ezli.[142] *Wider den Kulturenzwang. Migration,*

---

136 Diese Aspekte, die für ein gegenwärtiges ‹deutsch-türkisches Kino› eine zentrale Rolle spielen, hat Deniz Göktürk auch in ihrem Beitrag: «Mobilität und Stillstand im Weltkino digital» behandelt (vgl. Göktürk, Deniz: «Mobilität und Stillstand im Weltkino digital», in: Ezli (Hg.): *Kultur als Ereignis*, S. 15–45).
137 Vgl. Hake/Mennel (Hg.): *Turkish German Cinema in the New Millennium*.
138 Vgl. Göktürk, Deniz et al. (Hg.): *Transit Deutschland. Debatten zu Nation und Migration. Eine Dokumentation*, Konstanz 2011.
139 Vgl. Göktürk, Deniz et al. (Hg.): *Germany in Transit. Nation and Migration 1955–2005*, Berkeley et al. 2007.
140 Vgl. Multicultural Germany Project: online.
141 Vgl. Transit: online.
142 Dr. Özkan Ezli war von 2008–2018 wissenschaftlicher Mitarbeiter und Projektleiter im Exzellenzcluster «Kulturelle Grundlagen von Integration» der Universität Konstanz. Sein For-

1.2 Zur Forschungslage

Kulturalisierung und Weltliteratur (2009) ist nur eine seiner Publikationen, die sich mit einem zeitgemäßen Kulturverständnis auseinandersetzt, wobei sie die globalen, «transkulturellen Zirkulationen von Texten»[143] berücksichtigt.[144]

2007 kommt eine Arbeit von Kim Brandt auf dem Markt, die sich explizit dem Genderaspekt zuwendet[145], der bis dahin weitestgehend vernachlässigt wurde. So ist es auch der vorliegenden Arbeit von Wichtigkeit den Genderaspekt in ihre Reflexionen einzubeziehen.

Die Dissertationen von Jochen Neubauer aus dem Jahre 2011, betitelt *Türkische Deutsche, Kanakster und Deutschländer*, widmet sie sich wiederum der Identität und Fremdwahrnehmung in Film und Literatur am Beispiel von Fatih Akın, Thomas Arslan, Emine Sevgi Özdamar, Zafer Şenocak und Feridun Zaimoğlu. Sie liefert einen umfangreichen Korpus an Titeln und schafft einen *intertextuellen* und *transmedialen* Bezug[146] der Werke untereinander.[147]

«Turkish-German cinema: from cultural resistance to transnational cinema?» heißt der Artikel, der in David Clarkes Band *German Cinema Since Unification* (2006) publiziert wurde.[148] Mit Verweis auf das Buch *Zu Hause in der Fremde*[149], in dem die Autoren Franco Biondi und Rafik Schami bezogen auf Einwanderinnen- und Einwandererliteratur von der ‹Literatur der Betroffenen› («literature of the affected»[150]) sprechen, führt Rob Burns den Ausdruck «cinema of the affected»[151] ein, um das ‹Migrationskino› im Deutschland der 1970er- und 1980er-Jahre zu erfassen. Dieses wurde nun zwar durch die persönlichen Erfahrungen der Betroffenen, jedoch weiterhin von Fremdheit und Ausgrenzung geprägt.[152] Erst in den 1990er-Jahren entwickelte sich dieses von einem ‹Betroffenheitskino› hin zu einem «cinéma du métissage›[153], das sich als ‹Kino zwischen den Kulturen› oder auch als

---

schungsprojekt «Narrative des Sozialen und Politischen in der deutsch-türkischen Literatur und im deutsch-türkischen Film: Eine andere deutsche Literatur- und Kulturgeschichte» bearbeitete diese Erscheinungen auf literaturwissenschaftlicher und kultursoziologischer Ebene (vgl. Exzellenzcluster «Kulturelle Grundlagen von Integration»: «Dr. Özkan Ezli», online).
143 Ezli, Özkan et al.: «Vorwort», in: dies. (Hg.): *Wider den Kulturenzwang. Migration*, S. 9–19; hier: S. 18.
144 Vgl. Ezli et al. (Hg.): *Wider den Kulturenzwang* die gesamte Ausgabe.
145 Brandt: *Weiblichkeitsentwürfe und Kulturkonflikte im deutsch-türkischen Film*.
146 Zum Begriff *Intertextualität* siehe Kapitel 1.4.4.
147 Vgl. Neubauer: *Türkische Deutsche, Kanakster und Deutschländer*.
148 Vgl. Burns, Rob: «Turkish-German Cinema: from cultural resistance to transnational cinema?», in: Clarke, David (Hg.): *German Cinema Since Unification*, London / New York 2006, S. 127–150.
149 Schaffernicht, Christian: *Zu Hause in der Fremde: Ein bundesdeutsches Ausländer-Lesebuch*, Reinbek bei Hamburg 1984.
150 Vgl. Biondi, Franco / Schami, Rafik: «Literatur der Betroffenen», in: ebd., S. 136–150.
151 Burns: «Turkish-German Cinema», S. 133.
152 Siehe hierzu das Kapitel 1.1.3.
153 Vgl. Burns: «Turkish-German Cinema», S. 133.

‹Kino der doppelten Kulturen› übersetzen lässt und unter das sich auch die ersten Filme eines ‹deutsch-türkischen Kinos› fassen lassen.[154] Der Terminus wurde auch von anderen Wissenschaftler:innen aufgegriffen[155] und spielt ebenso in den Aushandlungsprozessen durch Feuilleton und Filmkritik eine Rolle.[156] Er bringt die *kulturelle Hybridität* zum Ausdruck, wie sie in zeitgenössischen Betrachtungen noch immer Relevanz erfährt, warum sie auch hier berücksichtigt wird. Doch hat sich ein ‹deutsch-türkisches Kino› im 21. Jahrhundert zunehmend von seiner Problembehaftung wegentwickelt, wie sie das ‹Migrationskino› der 1970er- und 1980er-Jahre in Deutschland dominierte, und bedient stattdessen verschiedene Themen, Genres und Stile. Hierbei lässt sich eine Tendenz zur komödiantischen Form beobachten. In diesem Rahmen gewinnt die Abhandlung Getürkte *Türken* (2012) an Bedeutung, die sich mit karnevalesken Stilmitteln in deutschtürkischen Filmen, aber auch im Theater und Kabarett befasst, das von Künstler:innen mit türkischem Migrationshintergrund hervorgebracht wird.[157] Das 2017 in der Herausgeberschaft von Uwe Wirth erschienene interdisziplinäre Handbuch zur Komik gewinnt hierbei an Bedeutung, das nicht nur Begrifflichkeiten wie ‹Komik›, ‹Humor›, ‹Witz›, ‹Ironie›, ‹Satire›, ‹Parodie›, ‹Komödie/Tragikomödie›, ‹das Groteskkomische›, ‹Spaßmacher›, ‹Lachen›, ‹Dummheit›, ‹Wortspiel› oder ‹Sarkasmus› erläutert, sondern auch ihren Gebrauch durch verschiedene Fachbereiche hindurch beleuchtet und dadurch in der hier angestrebten Multiperspektivität erschließt.[158]

Die Aufmerksamkeit, die Fatih Akın bereits mit seinem ersten Langfilm Kurz und schmerzlos Ende der 1990er-Jahre, spätestens aber durch den Gewinn des ‹Goldenen Bären› mit seinem vierten Spielfilm Gegen die Wand erzielte, führte dazu, dass sich die Wissenschaft nun auch explizit mit diesem Regisseur und seinem Werk auseinanderzusetzen begann. Hierbei verortet die Publikation *Kultur als Ereignis. Fatih Akıns Film Auf der anderen Seite als transkulturelle Narration* (2010), herausgegeben von Özkan Ezli, seinen fünften Spielfilm als ‹transkulturelles Kino›. Kultur wird hier als Möglichkeitsraum, als Ereignis begriffen und eröffnet einen weitreichenden Transkulturalitätsbegriff. Die Beiträge in diesem Band gehen von ähnlichen Überlegungen der Unbestimmtheit, Prozesshaftigkeit und Vorstellung von Kultur als Performanz aus.[159]

---

154 Vgl. etwa Kurz und schmerzlos, Aprilkinder, Anam, Geschwister – Kardeşler oder Dealer.
155 Vgl. etwa Ezli: «Von der interkulturellen zur kulturellen Kompetenz», S. 210.
156 Vgl. etwa Seeßlen: «Das Kino der doppelten Kulturen», S. 23.
157 Vgl. Hissy, Maha El: *Getürkte Türken. Karnevaleske Stilmittel im Theater, Kabarett und Film deutsch-türkischer Künstlerinnen und Künstler*, Bielefeld 2012.
158 Vgl. Wirth, Uwe (Hg.): *Komik. Ein interdisziplinäres Handbuch*, Stuttgart 2017.
159 Vgl. Ezli (Hg.): *Kultur als Ereignis*.

1.2 Zur Forschungslage

«Diese Studie soll ein erstes, detailliertes Gesamtportrait des bisherigen Schaffens von Fatih Akin zeichnen», führt die Medienwissenschaftlerin Stefanie Klos in ihre Arbeit über den Hamburger Filmemacher ein, «einem Regisseur, der international Interesse weckt, der ein neues, weltoffenes Deutschland repräsentiert und der mit seinen Filmen ein großes Publikum anspricht, da er den *mainstream* nicht scheut.»[160] Klos' Dissertation gehört zu den jüngsten Veröffentlichungen, die hier Bedeutung gewinnen. Sie folgt einer gegenwärtigen Transkulturalitätstheorie, stellt aber auch darüber hinaus interessante Fragen, etwa nach Autorschaft und Genre, wie sie – zwar nicht in dieser Ausführlichkeit, jedoch in einzelnen Zügen – auch die vorliegende Arbeit[161] zu beantworten trachtet.

Mit den Werken Akıns haben sich schließlich auch Studienabschlussarbeiten auseinandergesetzt, darunter die Magisterarbeit von Margret Mackuth[162], Ann-Kristin Homann[163] und Jana Spieß[164], sowie die Bachelorarbeiten von Ina Selck[165] und Kathrin Lang[166] sowie Diana Schäfflers umfangreiches Buch.[167] Sie alle bemühen sich um eine angemessene Auffassung von Kultur und Identität sowie eine differenzierte Sicht auf sein vielfältiges Filmschaffen, das sich nicht mehr in der Schwere und Problembehaftung des frühen ‹Migrationskinos› begreift.

160 Klos: *Fatih Akın*, S. 12.
161 Hier nun auf das Gesamtphänomen ‹deutsch-türkisches Kino› bezogen.
162 Sie analysiert die ersten Filme Akıns auf ihre autobiografische Legitimation und ihre mögliche Realitätsabbildung hin und gibt einen Überblick über die Darstellung von Migrant:innen im deutschen Fernsehen und Kinofilm seit Ende der 1960er (vgl. Mackuth: *Es geht um Freiheit*).
163 Zu diesem Zeitpunkt noch unter ihrem Nachnamen Demuth legt Ann-Kristin Homann 2004 ihre Magisterarbeit mit dem Titel *Das Problem der kulturellen Identität in den Filmen des deutsch-türkischen Regisseurs Fatih Akin* an der Universität Hamburg vor. Die Arbeit wurde bisher nicht publiziert, der Verfasserin jedoch zu ihren Forschungszwecken zur Verfügung gestellt. Darin werden die frühen Filme Akıns bis einschließlich GEGEN DIE WAND unter dem Aspekt der kulturellen Identität des Regisseurs analysiert.
164 Jana Spieß befasst sich mit Identitätskonstruktionen und der Darstellung des Fremden, was sie anhand der genannten Filme untersucht (vgl. Spieß, Jana: *Heimat ist ein Zustand im Kopf – Zur filmästhetischen Darstellung des Fremden in Fatih Akins Filmen am Beispiel von* IM HERZ. IM BAUCH. IM JULI, GEGEN DIE WAND *und* AUF DER ANDEREN SEITE, Magisterarbeit, Lüneburg 2009.
165 Inga Selck widmet sich Identitätskonzepten und der Darstellung von Migration im Film, wobei die Kategorie des Fremden zentral ist (vgl. Selck, Inga: *Das Eigene und das Fremde – Identitätskonstruktionen von Migranten im Deutschen Film*, Bachelorarbeit, überarbeitete Version, Siegen 2008).
166 Die Bachelorarbeit von Kathrin Lang mit dem Titel *Transkulturelle Räume bei Fatih Akin. Die Filme* GEGEN DIE WAND *und* AUF DER ANDEREN SEITE öffnet sich dem Konzept der Transkulturalität, wobei sie dieses ausschließlich anhand dieser beiden Filme Akıns untersucht (vgl. Lang, Kathrin: *Transkulturelle Räume bei Fatih Akin. Die Filme* GEGEN DIE WAND *und* AUF DER ANDEREN SEITE, München 2010).
167 Diana Schäffler geht in ihrer Arbeit den Entwicklungen und Tendenzen deutschtürkischer Filme von den 1970er-Jahren bis ins Jahr 2004 nach, wobei sie auch einen Überblick über die historische Entwicklung der türkischen Migration nach Deutschland liefert (vgl. Schäffler: *«Deutscher Film mit türkischer Seele»*).

1 Einleitung

Zum Thema Einwanderung und ihrer filmischen Darstellung entstehen in den vergangenen Jahren nicht nur Publikationen, sondern auch Projekte, die sich in einen größeren Rahmen situieren. Hier gebührt der Ausstellung *Das Neue Deutschland. Von Migration und Vielfalt* besondere Aufmerksamkeit[168], die von Özkan Ezli und Gisela Staupe kuratiert wurde und vom 8. März bis 12. Oktober 2014 im Deutschen Hygiene-Museum in Dresden zu sehen war.[169] Grundgedanke dieses Konzeptes ist es, Migration in ihrer Vielfalt durch Beiträge aus den Bereichen Wissenschaft, Kunst und Politik und damit aus unterschiedlichen gesellschaftlichen Perspektiven zu beleuchten. Es ist ein gelungenes Beispiel dafür, wie sich neue Erkenntnisse durch das Bündeln unterschiedlicher Blickwinkel und das Zusammentragen eines breit gefächerten Wissens generieren lassen. Einem ähnlichen Gedanken folgt in dieser Hinsicht der 2017 erschienene Sammelband *Deutsch-türkische Filmkultur im Migrationskontext*, der ein ‹deutsch-türkisches Kino› in einer großen thematischen und zeitlichen Spanne und in unterschiedlichen Textformen wie Aufsätzen, Interviews und Filmografien diskutiert. Es werden auch dort unterschiedliche Akteur:innen aus der Wissenschaft ebenso wie aus der Filmproduktionspraxis zusammenführt.[170] Dass eine Mehrzahl von ihnen ebenso in die vorliegende Forschung einbezogen wird, unterstreicht ihre Aktualität.[171] Ein Mehrwert, der gleichfalls die Relevanz dieser Untersuchung stützt, ist die auch dort – in großen Teilen – eingenommene Binnensicht auf das Geschehen. Das heißt, dass ein ‹deutsch-türkisches Kino› durch Mitwirkende verhandelt wird, die selbst einen – überwiegend türkischen – Migrationshintergrund aufweisen.[172] Dieser Umstand favorisiert ihre Einnahme einer *postmigrantischen Perspektive*[173], die hier – wie sich zeigen wird – von großem Wert ist. Ein Beitrag aus dem genannten Band, der die Aktualität der eigenen Forschung stützt, weil auch er die untersuchte Kategorie problematisiert und den Blickwinkel auf ihre Produktion lenkt, ist derjenige von Hauke Lehmann.[174] Mit den gleichen Fragestellungen beschäftigt er sich ebenfalls im Teilprojekt *Migrantenmelodramen und Einwanderungskomödien* des Sonderforschungsbereichs *Affective Societies: Dynamiken des Zusammenlebens in bewegten Welten* an der Freien Universität Ber-

---

168 Sowie ihrem Begleitband mit gleichnamigem Titel.
169 Ezli, Özkan / Staupe, Gisela (Hg.): *Das Neue Deutschland. Von Migration und Vielfalt*, Konstanz 2014.
170 Vgl. Alkın, Ömer (Hg): *Deutsch-Türkische Filmkultur im Migrationskontext*, Wiesbaden 2017.
171 Diese sind Amin Farzanefar, Barbara Mennel, Claudia Tronnier, Guido Rings, Inga Selck, Martina Priessner und Tunçay Kulaoğlu.
172 So etwa Amin Farzanefar, Aysun Bademsoy, Canan Turan, İlker Çatak, Lale Konuk und Ömer Alkın.
173 Zu den Begriffen *Postmigration* und *postmigrantische Perspektive* siehe Kapitel 1.4.2 und 2.4.2.
174 Vgl. Lehmann, Hauke: «Die Produktion des «deutsch-türkischen Kinos». Die Verflechtung von Filme-Machen und Filme-Sehen in LOLA + BILIDIKID (1999) und Tiger – Die Kralle von Kreuzberg (2006)», in: Alkın (Hg): *Deutsch-Türkische Filmkultur im Migrationskontext*, S. 275–296.

lin.[175] Dieses Projekt unterstreicht gleichfalls die Bedeutung der eigenen Forschung. Der gewählte Ansatz bei Lehmann ist allerdings ein affektbestimmter und orientiert am Zusammenkommen von filmischen Bildern mit ihren Zuschauer:innen. Produktions- und distributionspraktische Aspekte sowie die dahinterstehenden Interessen und Mechanismen werden hierbei nicht berücksichtigt. Auch darin schließt die vorliegende Arbeit eine Lücke.

Was längerfristige Forschungsvorhaben betrifft, so wurde an der Universität Hamburg in den Jahren 2014 bis 2016 eines mit dem Titel *Geteilte Erfahrung Migration im deutsch-türkischen und türkischen Film* durchgeführt.[176] Es sollte Erwähnung finden, weil es sich mit der erzählerischen Aufarbeitung von Einwanderung sowohl in Filmen aus Deutschland als auch aus der Türkei auseinandersetzt. Diese ‹Weitung des Blicks›, die auch hier unternommen wird, schließt eine Forschungslücke.

Ein erwähnenswertes Angebot im Bereich digitaler Möglichkeiten ist die Rubrik ‹Migration und Kino› auf *filmportal.de*. Die dort präsentierten Beiträge diskutieren verschiedenen Facetten, Richtungen und Tendenzen des Phänomens in seinem ‹Sowohl-als-auch› und betonen seine Diversität.[177] Wichtige Referenzquellen bieten jedoch auch Veröffentlichungen, die das Phänomen in einen weiter gefassten Kontext stellen. Das Jahrbuch *Türkisch-Deutsche Studien* führt Wissenschaftler:innen aus den unterschiedlichsten Disziplinen, Ländern und Regionen zusammen, die zu türkischdeutschen Themen arbeiten, und bietet ihnen und ihren Forschungen eine *transnational* vernetzte Plattform des Austauschs. Ebenso stellen Arbeiten, die in den Bereichen *Migration*, *Transkulturalität* und *Transnationalität* in den vergangenen Jahren immer zahlreicher werden, diese Begrifflichkeiten und die damit untersuchten Phänomene in einem zunehmend globalen Zusammenhang. Der Buchtitel *Transkulturalität. Türkisch-deutsche Konstellationen in Literatur und Film* (2007) gewann hierbei als einleitende Lektüre Be-

---

175 Vgl. Freie Universität Berlin: Sonderforschungsbereich 1171 *Affective Societies: Dynamiken des Zusammenlebens in bewegten Welten*, Teilprojekt C06 *Migrantenmelodramen und Einwanderungskomödien*, online.

176 Das Projekt wurde von der Stiftung Mercator im interdisziplinären Rahmenprogramm «Blickwechsel. Studien zur zeitgenössischen Türkei» durchgeführt und war an der Arbeitsstelle *Interkulturelle Literatur- und Medienwissenschaft* des Instituts für Germanistik der Universität Hamburg in Kooperation mit dem Institut für Germanistik der Istanbul-Universität situiert. Es wurde von der Germanistin Ortrud Gutjahr geleitet. Zu ihren Forschungsschwerpunkten gehören *interkulturelle Literatur-* und *Medienwissenschaft*. Hierbei sind sowohl ihre Beiträge und Aufsätze zu einer *interkulturellen Literaturwissenschaft* zu nennen als auch ihre Mitgliedschaft im wissenschaftlichen Beirat von internationalen Zeitschriften und Jahrbüchern wie dem *Jahrbuch Türkisch-Deutsche Studien*, das 2010 etabliert wurde und seit 2017 im Universitätsverlag Göttingen erscheint. Es bietet eine Plattform zum internationalen disziplinenübergreifenden Wissensaustausch von etablierten Wissenschaftler:innen und Nachwuchswissenschaftler:innen, die zu türkischdeutschen Themen arbeiten.

177 Vgl. filmportal.de: «Kino und Migration», online.

deutung durch seine komprimierte und gut verständliche Darstellung und Übersicht.[178] Ein Augenmerk gilt auch jüngeren Publikationen auf diesem Gebiet wie dem von Bettina Dennerlein und Elke Frietsch herausgegebenen Band *Identitäten in Bewegung. Migration im Film* (2011), der im Zusammenhang von Medialität, Migration und Geschlecht interdisziplinäre Analysen filmischer Auseinandersetzung mit Weltanschauungen, Religionen sowie Feindbildern, Stereotypisierungen und gesellschaftlichen Marginalisierungen in den Mittelpunkt stellt.[179] Der Band *Film transnational und transkulturell. Europäische und amerikanische Perspektiven* (2009) trägt zudem dem filmwissenschaftlichen Paradigmenwechsel Rechnung, Filmlandschaften weniger als in sich geschlossene nationale Einheiten zu begreifen, sondern zunehmend hinsichtlich ihrer *transkulturellen* Einflüsse und Verflechtungen hin zu untersuchen[180], eine Erkenntnis, die den theoretischen Rahmen dieser Arbeit und gewählten Zugang zum Untersuchungsgegenstand stützt. Eine vergleichbare Richtung schlägt der Band *European Cinema in Motion. Migrant and Diasporic Film in Contemporary Europe* (2010) vor, der *transnationale* Bewegungen als wirksame Kräfte globaler gesellschaftlicher Veränderung begreift.[181] In ihrer Publikation *Far-Flung Families in Film: The Diasporic Family in Cinema (2013)* setzt sich Daniela Berghahn mit der filmischen Repräsentation von Familien in der Diaspora auseinander und zeigt, dass ‹Migration im Film› ein *transnationales*, globales Phänomen ist.[182] Mit ihrem Fokus auf Familie erfasst sie ein zentrales Element der untersuchten Kategorie. Dem von Berghahn geleiteten, international agierenden Forschungsnetzwerk *Migrant and Diasporic Cinema in Contemporary Europe* gebührt an dieser Stelle Erwähnung, da es ebenfalls Wissenschaftler:innen, Filmemacher:innen und Repräsentant:innen der Film- und Medienindustrie und des Kultursektors zusammenführt und in Austausch treten lässt.[183] Ein wichtiger Akteur in den Aushandlungsprozessen eines ‹deutsch-türkischen Kino› ist nicht zuletzt der Kultur- und Medienwissenschaftler Guido Rings, der es bereits zu Beginn des 21. Jahrhunderts in den Bereich eines ‹postkolonialen›, ‹europäischen Kinos› stellt[184] sowie insgesamt als ‹transkulturelles Kino›

---

178 In der Erkenntnis, dass Literatur- und Filmanalyse im Zeichen von Globalisierung, Migration und zunehmender Medialisierung neue theoretische Ansätze fordern, versteht sich der Band als Einführung, die unter der Leitkategorie der *Transkulturalität* mit Grundkonzepten und Basisbegriffen aus der neueren Kulturanalyse vertraut machen möchte.
179 Vgl. Dennerlein, Bettina / Frietsch, Elke (Hg.): *Identitäten in Bewegung. Migration im Film*, Bielefeld 2011.
180 Vgl. Strobel/Jahn-Sudmann (Hg.): *Film transnational und transkulturell.*
181 Vgl. Berghahn, Daniela / Sternberg, Claudia (Hg.): *European Cinema in Motion. Migrant and Diasporic Film in Contemporary Europe*, Basingstoke et al. 2010.
182 Vgl. Berghahn, Daniela: *Far-Flung Families in Film: The Diasporic Family in Cinema*, Edinburgh 2013.
183 Vgl. Migrant and Diasporic Cinema in Contemporary Europe: online.
184 Vgl. bspw.: Rings, Guido / Morgan-Tamosunas, Rikki: «Images of the Self and the Other in

interpretiert.[185] Bezogen auf ein ‹europäisches Kino› dürfen auch die Erträge der Filmwissenschaftlerin Rosalind Galt nicht außer Acht gelassen werden, die einen vergleichbaren Ansatz des Kartografierens nutzt, um sich ihr Forschungsterrain zu erschließen.[186] Schließlich bietet der Medien- und Kulturwissenschaftler Hamid Naficy mit seinem Begriff «*accented cinema*»[187] einen Zugang zu einem Kino, das durch Exil, Migration und ein Leben in der Diaspora geprägt wird, wobei er als einer von wenigen auch einen Fokus auf seine Produktion und Distribution richtet.[188]

Forschungsansätze, die sich in der zweiten Dekade des 21. Jahrhunderts allmählich ausbreiten und dieser Arbeit Anknüpfungspunkte liefern, sind die zu einem ‹World Cinema› und zu einem eng damit einhergehenden, jedoch erst wenig erschlossenen ‹Cosmopolitan Cinema›. Beiden Konzeptionen liegt ein Verständnis von Kino zugrunde, das sich über nationale Kategorien hinwegsetzt und einer globalisierten Welt öffnet:

> As a high-profile cultural industry, transfering images and their makers across borders and technological platforms, and as the site for contestations over identity and visual representation, cinema both shapes and responds to the philosophical, cultural and political effects of transnationalism and cosmopolitanism in the age of the moving image with peculiar intensity.[189]

Auch die Herausgeber der Publikation *Thoeorizing World Cinema* (2012) schlagen in der Erfassung eines ‹Weltkinos› vor, sich von binären Oppositionen zu trennen und stattdessen einen polyzentrischen Zugang zu wählen, der seinen Fokus weniger auf Differenzen als auf Zusammenführung und Vernetzung lenkt.[190] Der Medienwissenschaftler Matthias Christen und die Medienwissenschaftlerin Kathrin Rothemund präsentieren mit *Cosmopolitan Cinema. Kunst und Politik in der Zweiten Moderne* (2019) einen Sammelband, dessen Aufsätze sich allesamt mit Kosmopolitismus und einem ‹kosmopolitischen Kino› auseinandersetzen.[191] Kosmopolitismus wird dabei verstanden «als Inbegriff einer bestimmten Hal-

---

Postcolonial European Film», in: ebd. (Hg.): *European Cinema: Inside Out*, Heidelberg 2003, S. 11–26.
185 Vgl. bspw.: Rings, Guido: ‹Transkulturelle Ansätze im Neuen Deutschen Film. Zur Grenzauflösung in Fassbinders *Angst essen Seele auf* (1974)», in: Alkın (Hg.): *Deutsch-Türkische Filmkultur im Migrationskontext*, S. 45–71; vgl. auch: Rings, Guido: «Blurring or Shifting Boundaries? Concepts of Culture in Turkish-German Migrant Cinema», in: *German as a Foreign Language*, H. 1, (2008), S. 6–39.
186 Vgl. insb.: Galt, Rosalind: *The New European Cinema. Redrawing the Map*, New York et al. 2006.
187 Naficy, Hamid: *An Accented Cinema. Exilic and Diasporic Filmmaking*, Princeton 2001.
188 Vgl. ebd.
189 Nagib, Lúcia et al.: «Introduction», in: ebd. (Hg.): *Theorizing World Cinema*, London / New York 2012, S. xvii–xxxii; hier: S. xvii.
190 Vgl. ebd., S. xxiii.
191 Vgl. Christen, Matthias / Rothemund, Kathrin (Hg.): *Cosmopolitan Cinema. Kunst und Politik*

tung zur Welt, zu internationalen Verflechtungen sowie Geld- und Menschenströmen, die Kontinente und Nationen Grenzen überschreiten und miteinander verbinden.»[192] Als solcher wird der Terminus in Verbindung gebracht mit dem von Ulrich Beck vorgeschlagenen Begriff der «Zweiten Moderne»[193] und in die Kategorie ‹kosmopolitisches Kino› überführt. «Das kosmopolitische Kino, wie wir es verstehen,» schreiben sie «greift die Problembestände auf, die der Kosmopolitismus als Konzept mit sich führt, und wendet sich zugleich (selbst-)kritisch gegen ihn.»[194] Als solcher bilde er einen Gegenentwurf zur Dominanz hegemonialer politischer Tendenzen und Strategien schützender Absonderung.[195] Erste Ansätze zu ihrem Entwurf einer Theorie eines ‹kosmopolitischen Kinos› bieten die beiden Wissenschaftler:innen 2015 in ihrem Aufsatz in der Zeitschrift *Montage AV*[196]. Bereits hier betonen sie die doppelte Aufgabe ihres Unterfangens, die zum einen darin liege, «das kosmopolitische Kino, als neues filmtheoretisches Konzept zu etablieren.» Zum anderen darin, die theoretische Tradition des Terminus Kosmopolitismus «mit Blick auf den Film und seinen ästhetischen Eigenwert genauso weiterzudenken wie umgekehrt die filmtheoretische Kategorienbildung angesichts der gesellschaftlichen Modernisierungsprozesse, die unter dem Oberbegriff des Kosmopolitismus in der Wissenschaft verhandelt werden.»[197] Auch in der vorliegenden Arbeit wird die Kategorie ‹kosmopolitisches Kino› mit dem Begriff Kosmopolitismus zusammengedacht und für die zunehmende Öffnung eines ‹deutsch-türkischen Kinos› erschlossen.

Zu allen hier eingebrachten Forschungsbereichen lässt sich vermerken, dass sie zwar insgesamt ein breites Feld abdecken und tief reichende Entwicklungen berücksichtigen, jedoch meist an der jeweils einseitigen Sichtweise haften bleiben. Während sich die Erkundungen im Bereich ‹Migration› vornehmlich um die Entwicklungen adäquater theoretischer Konzepte und ein Verständnis von sich wandelnden Begrifflichkeiten wie ‹Nation›, ‹Kultur› oder ‹Identität› bemü-

---

in der Zweiten Moderne, Marburg 2019 (dieser Titel wurde für die Buchpublikation dieser Forschungsarbeit aktualisierend ergänzt).

192 Christen, Matthias / Rothemund, Kathrin: «Das kosmopolitische Kino. Eine Einleitung», in: dies. (Hg.): *Cosmopolitan Cinema*, S. 9–25; hier: S. 9.

193 Unter diesem Begriff versteht Ulrich Beck eine Moderne, die sich selbst betrachtet kritisch ihren Aufgaben stellt. Dabei begreift sich nicht mehr in westlichen Fortschrittsglauben und technischer sowie gesellschaftlicher Überlegenheit (vgl. etwa: Beck, Ulrich: *Der kosmopolitische Blick oder: Krieg und Frieden*, Frankfurt a. M. 2004; auch: Beck, Ulrich / Grande, Edgar (Hg.): *Das kosmopolitische Europa. Gesellschaft und Politik in der Zweiten Moderne*, Frankfurt a. M. 2004.

194 Christen/Rothemund: «Das kosmopolitische Kino», S. 80.

195 Vgl. Christen/Rothemund: «Einleitung», in: dies. (Hg.): *Cosmopolitan Cinema*, S. 9–25; hier: S. 11.

196 Vgl. Christen, Matthias / Rothemund, Kathrin: «Für eine Theorie des kosmopolitischen Kinos», in: *Montage AV*, 24/1 (2015), S. 81–102.

197 Ebd., S. 83.

1.2 Zur Forschungslage

hen, trachten diejenigen, die explizit zu einem ‹deutsch-türkischen Kino› publiziert wurden, danach, es auch in seiner historischen Entwicklung zu erfassen. Ansätze der jüngsten Zeit haben das Phänomen zwar mit *Transkulturalität* und *-nationalität* zusammengebracht, jedoch gehen die meisten von ihnen klassisch filmanalytisch vor und bleiben am Film als isoliertem Gegenstand haften. Sie erfassen das untersuchte Phänomen entweder als historisch-soziologische, ästhetische, narrative oder ökonomische Kategorie.[198] Hierbei wird seine Produktion, Distribution und Rezeption in der jeweils konkreten Praxis kaum berücksichtigt. Insbesondere die dahinterstehenden Absichten und Interessen auf institutioneller und persönlicher Ebene sowie die Spannungen und Kontroversen, die sich dadurch im Prozess seiner ‹Gemachtheit› ergeben, werden nicht miteinbezogen.[199] Diejenigen Arbeiten, die ein ‹deutsch-türkisches Kino› schließlich im Kontext nationaler Filmgeschichte berücksichtigen – wie Sabine Hakes *German National Cinema*, der von David Clarke herausgegebene Sammelband *German Cinema Since Unification* (2006) oder der Band *Cinema and Nation* 2009 von Hjört Mette und Scott McKenzie – bleiben als Überblicksdarstellungen marginal.[200]

Eine Forschungsarbeit schließlich, die 2015 im transcript Verlag erschienen ist, betitelt *V/Erkennungsdienste, das Kino und die Perspektive der Migration* von Nanna Heidenreich, darf hier nicht unerwähnt bleiben. Diese Arbeit zeigt auf, dass das Kino nicht einfach den vorausgesetzten Migrations- und Ausländerdiskurs wiedergibt, sondern als Verhandlungsraum zu begreifen ist, der neue Zugänge und Perspektiven auf das Geschehen ermöglicht.[201] Vergleichbar dem Ansatz Özkan Ezlis wird Migration hier als Bewegung, als Ereignis begriffen, wodurch eine Neuperspektivierung von Migration geschaffen wird und an die Stelle des deutschen Ausländerdiskurses transnationale Beziehungsgeflechte treten.[202]

Die vorliegende Arbeit verfolgt einen ähnlichen Ansatz, schließt jedoch ebenso eine Forschungslücke, indem sie ein ‹deutsch-türkisches Kino› in einem Netzwerk heterogener, interagierender Akteur:innen begreift und dadurch weitere Bereiche und Perspektiven vereint, die bisher unberücksichtigt geblieben sind. Zwar wird der Forschungsgegenstand nicht ohne seinen Migrationskontext dis-

---

198 Ausnahmen finden sich im Band *Turkish German Cinema*. Bspw. der Beitrag von Karolin Machtans oder der von Randall Halle (vgl. Machtans, Karolin: «The Perception and Marketing of Fatih Akın in the German Press», in: Hake/Mennel (Hg.): *Turkish German Cinema in the New Millennium*, S. 149–160; vgl. Halle, Randall: «The Turkish-Spectator and Turkish Language Film Programming: Karli Kino, Maxximum Distribution, and the Interzone Cinema», in: Hake/Mennel (Hg.): *Turkish German Cinema in the New Millennium*, S. 123–135).
199 Vgl. Schäffler: *Deutscher Film mit türkischer Seele*; vgl. auch: Selck: *Das Eigene und das Fremde*.
200 Vgl. Hake: *German National Cinema*; vgl. auch: Clarke: *German Cinema Since Unification*; vgl. auch: Mette, Hjört / McKenzie, Scott (Hg.): *Cinema and Nation*, London 2009.
201 Vgl. Heidenreich, Nanna: *V/Erkennungsdienste, das Kino und die Perspektive der Migration*, Bielefeld 2015.
202 Vgl. ebd., S. 18–19.

1 Einleitung

kutiert, doch im Vordergrund stehen die Prozesse seiner Hervorbringung und Verbreitung. Dadurch werden Aspekte ersichtlich, die bisher unerkannt waren, wodurch nicht nur neues Wissen über dieses Phänomen generiert wird, sondern sich gleichsam alternative filmwissenschaftliche Zugänge eröffnen. Schließlich ist eine Studie, die ein ‹deutsch-türkisches Kino› in einem Gesamtzeitraum von 20 Jahren untersucht und seine Anfänge ebenso wie aktuellere Filme aus den Jahren 2015, 2016 und 2017 berücksichtig, bisher ebenso wenig geschrieben worden. Auch hierbei erbringt die hier dargebotene Forschung einen wissenschaftlichen Mehrwert.

1.3 Zur Methodik

Die einleitenden Überlegungen zum Forschungsgegenstand (siehe Kapitel 1.1) haben die Vorstellung von einem stabilen Objekt mit einem klar abgegrenzten Korpus, das sich durch eindeutige Merkmale charakterisieren und in seiner Isolation beschreiben lässt, ins Wanken gebracht. In dieser Vorstellung begründet sich das methodische Vorgehen dieser Arbeit, das sich an seiner Konzeption als hybridem Konstrukt orientiert und über die Betrachtung von Filmen als bloße ästhetische Artefakte hinausreicht. Um das untersuchte Kinophänomen in seiner Komplexität, Offenheit und Vielfalt ersichtlich zu machen, stellt es eine eindeutige, feststehende Größe, einen greifbaren und begrenzten Gegenstand infrage. Stattdessen wird der Blickwinkel der Forscherin aus seiner Starrheit und Stabilität gehoben und hin zu rhizomartigen Verflechtungen unterschiedlicher Akteur:innen gelenkt, die ein ‹deutsch-türkisches Kino› als solches erst hervorbringen und beständig verändern. Es wird daher als «Quasi-Objekt»[203] im Sinne des französischen Philosophen Michel Serres gedeutet.[204] Als solches ist es zugleich «real», «kollektiv», «diskursiv», «sozial» und «narrativ»[205]. Die Auffassung von Hybriden, die sowohl durch zahlreiche menschliche Akteur:innen (Personen) als auch nicht menschliche Akteure (Artefakte, Zeichen) geformt und verhandelt werden, findet ihre theoretische Fundierung in den Grundlagen der *Akteur-Netzwerk-Theorie* (ANT), wie sie in den 1980er-Jahren von namhaften Vertretern wie Bruno La-

---

203 Im französischen Originaltext heißt es «quasi-objet» (Serres, Michel: *Le parasit*, Paris 1980, S. 301).
204 Mit Michel Serres bezeichnet auch Bruno Latour jene Hybride als *Quasi-Objekte*, die weder die für sie von der Verfassung vorgesehene Position von Dingen noch die von Subjekten einnehmen (vgl. Latour, Bruno: *Wir sind nie modern gewesen. Versuch einer symmetrischen Anthropologie*, Frankfurt a. M. 2008, S. 70 f.). Aufgrund der Komplexität der hier eingebrachten Theorie und dem allgemeinen wissenschaftlichen Konsens im deutschsprachigen Raum werden auch in dieser Arbeit die hierfür relevanten Publikationen in ihrer deutschen Übersetzung rezipiert.
205 Latour: *Wir sind nie modern gewesen*, S. 13 f.

1.3 Zur Methodik

tour, Michel Callon, John Law, Madeleine Akrich, Jim Johnson u. w. begründet wurde.[206] Latour soll in einer Debatte über die Bedeutung, die der Buchdruck für den Fortgang der modernen Wissenschaft hat, darauf hingewiesen haben, «dass das Druckverfahren es erlaube, eine Vielzahl verstreuter und lokal gebundener Informationen so zusammenzubringen und wieder zu verteilen, dass etwas bisher unübersichtliches und aus diesem Grund Unbeachtetes plötzlich Konturen annimmt und als Wissen erscheint»[207]. In vergleichbarer Weise geht dieser Text vor. Von zentraler Bedeutung sind die Begriffe «Akteur»[208] und «Netzwerk»[209] die nach Auffassung der ANT nur in ihrer Zusammenfügung gedacht werden sollten. Es lässt sich sagen: «‹Akteure› sind ‹Akteur-Netzwerke›[210] oder Verknüpfungen. Und im Gegenzug gilt: Verflechtungen, egal welcher Art, sind nur als ‹Aktions-Netzwerke› in ihren verschiedenen Verknüpfungen wirksam – ‹Netzwerke› sind sukzessiv agierende ‹Akteur-Netzwerke›.»[211] Der Vorzug einer ANT-basierten Methode gegenüber herkömmlichen Forschungsansätzen liegt darin, dass das wissenschaftliche Aussagesystem nicht derart isolierend und abstrahierend vorgeht und die Wissensproduktion daher weniger nach Naturgesetzen erfolgt, sondern orientiert ist an einem zu erwartenden Nutzen. Dieser als «new mode of knowledge production» bezeichnete *turn* in der Scientologie kann als «Rückkehr der Wissenschaft in die Gesellschaft»[212] angesehen werden, ein Vorgang, der in den 1990er-Jahren als Übergang zur «Mode 2 Knowledge Production»[213] zur «postaca-

---

206 In die sowohl Ansätze von Michel Serres, Jaques Derrida als auch *semiotische, strukturalistische* und *post-strukturalistische* Theorien mit einfließen.
207 Belliger, Andréa / Krieger, David J.: «Vorwort», in: dies. (Hg.): *ANThology*, S. 9–11; hier: S. 9.
208 Am Ende von Bruno Latours Publikation *Das Parlament der Dinge* findet sich ein Glossar mit der Definition zentraler Begrifflichkeiten. Hier definiert er den Begriff ‹Akteur› folgendermaßen: «Aktant; Akteur (actant; acteur): Aktant ist ein semiotischer Begriff, der gleichzeitig Menschen und nicht-menschliche Wesen umfasst; Akteur ist alles, was einen anderen in einem Versuch verändert; von Akteuren lässt sich sagen, dass sie handeln; ihre Kompetenz leitet sich aus ihren Performanzen ab; die Handlung ihrerseits wird stets im Verlauf eines Versuchs und in einem Versuchsprotokoll – wie rudimentär auch immer – aufgezeichnet.» (Latour, Bruno: *Das Parlament der Dinge. Für eine politische Ökologie*, Frankfurt a. M. 2010, S. 285).
209 Latour: *Wir sind nie modern gewesen*, S. 155.
210 Der Begriff «Akteur-Netzwerk» lässt sich, in Anlehnung an Michel Callon, als Verbindung von heterogenen Elementen auffassen, «von denen jedes seine eigenen Elemente assoziiert». Ein Akteur-Netzwerk unterscheidet sich durch seine Textur oder Struktur von einem einfachen Akteur (vgl. Callon, Michel: «Die Soziologie eines Akteur-Netzwerkes», in: Belliger/Krieger, (Hg.): *ANThology*, S. 175–193; hier: S. 190). Bruno Latour spricht von einem *Akteur-netzwerk* als beweglichem «Ziel eines riesigen Aufgebots von Entitäten, die zu ihm hin strömen». (Latour, Bruno: *Eine neue Soziologie für eine neue Gesellschaft. Einführung in die Akteur-Netzwerk-Theorie*, Frankfurt a. M. 2010, S. 81).
211 Vgl. Schüttpelz, Erhard: «Elemente einer Akteur-Medien-Theorie», in: Thielmann, Tristan/ ders. (Hg.): *Akteur-Medien-Theorie*, Bielefeld 2013, S. 10.
212 Bammé, Arno: *Wissenschaft im Wandel. Bruno Latour als Symptom*, Marburg 2008, S. 8.
213 Gibbons, Michael et al.: *The New Production of Knowledge. The Dynamics of Science and Rese-

demic science»[214] oder zur «post-normal science»[215] bezeichnet wurde und seinen theoretischen Ausdruck in der empirischen Wissenschaftsforschung fand, der die ANT zuzuordnen ist. In Abgrenzung zur Wissenschaftsphilosophie, «die sich eher mit Fiktionen und Selbstzuschreibungen denn mit wissenschaftlicher Alltagspraxis beschäftigte»[216], wird hier vor Ort, im Feld geforscht. Diese «Science in Action»[217] bedient sich ethnologischer und soziologischer Methoden[218] und fordert das Gleichmaß menschlicher Akteur:innen und nicht menschlicher Akteure. Latour spricht von einem «Kollektiv»[219]. Es handelt sich «um Netzwerke von Artefakte, Dingen, Menschen, Zeichen, Normen, Organisationen, Texten und vielem mehr, die in Handlungsprogramme «eingebunden» [...] sind»[220]. Diese Hybriden entfalten sich in einem Bereich, der zwischen Natur und Kultur, zwischen Objekt und Subjekt liegt, und bilden eine Form kommunikativer Ordnung heraus. Das «Symmetrieprinzip»[221], das dabei verfolgt wird – von besonderer Relevanz für diese Arbeit – findet sich in der Vorstellung, dass sich die Wissenschafts- und Technikforschung[222] mit der Gesellschaft gleichsetzen lässt.[223] Dadurch werden oppositionelle Trennungen wie Subjekt/Objekt, Natur/Kultur, Natur/Gesellschaft, Technik/Gesellschaft oder Wissen/Kunst aufgehoben. Menschliche Akteur:innen und nicht menschliche Akteure besitzen gleichermaßen Handlungsmacht. ‹Handeln› bedeutet, dass etwas «durch eine Folge von elementaren Transformationen

---

arch in Contemporary Scocieties, London et al. 1994.
214 Ziman, John M.: ««Postacademic Science»: Constructing Knowledge with Networks and Norms», in: Science Studies, Vol. 9 (1996), No. 1, S. 67–80.
215 Funtowicz, Silvio / Ravetz, Jerome: «The Emergence of Post-Normal Science», in: Schomberg, René von (Hg.): *Science, Politics and Morality. Scientific Uncertainty and Decision Making*, Dordrecht et al. 1993.
216 Bammé: *Wissenschaft im Wandel*, S. 8.
217 Latour, Bruno: *Science in Action. How to follow Scientists and Engineers through Society*, Cambridge/Massachusetts 1987.
218 Vgl. zum gesamten Abschnitt: Bammé: *Wissenschaft im Wandel*, S. 7–8.
219 Vgl. Latour, Bruno: *Die Hoffnung der Pandora. Untersuchungen zur Wirklichkeit der Wissenschaft*, Frankfurt a.M. 2000, S. 211–264. Im Glossar derselben Publikation findet sich zur Definition von ‹Kollektiv› Folgendes: «Kollektiv (collectif): unterscheidet sich zunächst von der Gesellschaft, einem auf eine schlechte Gewaltenteilung hinweisenden Begriff; vereint sodann die alten Gewalten von Natur und Gesellschaft in einem einzigen Raum, bevor es sich von neuem wieder differenziert in unterschiedliche Gewalten (Einbeziehung, Ordnen, Verlaufsprotokolle). Trotz seiner Verwendung im Singular verweist der Begriff nicht auf eine bereits geschaffene Einheit, sondern auf ein Verfahren, um Assoziationen von Menschen und nicht-menschlichen Wesen zu (ver)sammeln.» (Latour: *Das Parlament der Dinge*, S. 291).
220 Belliger/Krieger: «Einführung in die Akteur-Netzwerk-Theorie», S. 15.
221 Latour: *Wir sind nie modern gewesen*, S. 125.
222 Die Wissenschafts- und Technikforschung sind jene Wissenschaftsbereiche, aus deren soziologischer Herangehensweise sich die ANT entwickelt hat (siehe auch: Bammé, Arno: *Science and Technology Studies. Ein Überblick*, Marburg 2009, S. 103–114).
223 Belliger/Krieger: «Einführung in die Akteur-Netzwerk-Theorie», S. 15–16.

[...] andere Akteure modifiziert»[224]. Statt Entitäten und Essenzen vorauszusetzen, gilt es, Zirkulationen zu folgen und «das volle Spektrum von Kontroversen [zu] entfalten»[225]. Der Begriff des ‹Netzwerks› meint also «eine Reihe von Aktionen, bei denen jeder Beteiligte als vollwertiger Mittler behandelt wird»[226]. Es lässt sich daher sagen:

> Ein guter ANT-Bericht ist eine Erzählung oder Beschreibung oder Proposition, in der alle Akteure *etwas tun* und nicht bloß herumsitzen. Anstatt bloß Wirkungen zu transportieren, ohne sie zu transformieren, kann jeder der Punkte im Text zu einer Verzweigung werden, zu einem Ereignis oder zum Ursprung einer neuen Übersetzung. Sobald die Akteure nicht als Zwischenglieder behandelt werden, sondern als Mittler, machen sie für den Leser die Bewegung des Sozialen sichtbar.[227]

Mit diesem Verfahren, das auf Interaktion beruht und daher keine statischen Zustände, sondern Prozesse beschreibt, wird ein ‹deutsch-türkisches Kino› in Bewegungsmomenten begriffen und anhand einzelner Fallstudien untersucht. Als «soziales Aggregat»[228] ist es eben kein Objekt einer *ostensiven* (zeigenden), sondern einer *performativen* (handelnden) Definition. Es wird auf mannigfaltige Art und Weise kreiert, indem von ihm gesagt wird, es existiere.[229] Akteur-Netzwerke lassen sich als eigenständige «(Mikro-)Kosmen»[230] oder «Szenarisierungen»[231] mit den Mitteln der «Soziologie der Übersetzung»[232] Schritt für Schritt auf ihre Ver-

---

224 Latour: *Das Parlament der Dinge*, S. 10.
225 Latour: *Eine neue Soziologie für eine neue Gesellschaft*, S. 284.
226 Vgl. ebd., S. 223.
227 Ebd., S. 224.
228 Ebd., S. 62.
229 Vgl. ebd.
230 Im Glossar von *Das Parlament der Dinge* findet sich unter der Definition des Begriffes *Kosmos* Folgendes: «Kosmos, Kosmopolitik (cosmos, cosmopolitique): Es wird hier die griechische Bedeutung von Kosmos als Arrangement, Harmonie gleichzeitig mit der traditionelleren Bedeutung von Welt aufgegriffen. Kosmos ist also ein Synonym für eine gute gemeinsame Welt [...]. (Latour: *Das Parlament der Dinge*, S. 292).
231 Im gleichen Glossar heißt es in Bezug auf den Begriff ‹Szenarisierung›: «Szenarisierung (auch Szenarienbildung, scénarisation): eine der [...] Funktionen, die darin besteht, die Grenzen zwischen Innen und Außen zu definieren, doch anstatt von einer bereits gebildeten Einheit auszugehen (Natur oder Gesellschaft), schlagen die verschiedenen Know hows (das der Wissenschaften, der Politik, der Verwaltung etc.) Szenarien der Vereinigung vor, die alle provisorisch sind und vom Kollektiv in der nächsten Runde sehr schnell obsolet gemacht werden können» (Latour: *Das Parlament der Dinge*, S. 299), so betont Latour mit dem Begriff ‹Szenarisierung› den instabilen Charakter, den ein Akteur:innen-Netzwerk in Form einer bestimmten Versammlung, Anordnung, Verflechtung von Akteur:innen aufweist.
232 Vgl. etwa Callon, Michel: «Einige Elemente einer Soziologie der Übersetzung: Die Domestika-

mittlungen hin beschreiben. Es handelt sich also um ein vornehmlich deskriptives Verfahren, das die unterschiedlichsten Elemente in seine Betrachtungen integriert. Hierbei lassen sich ästhetische Praktiken, Produktions-, Rezeptions- und Distributionsbedingungen wie auch wirtschaftliche, soziale, technische und institutionelle Rahmenbedingungen in die Untersuchung integrieren. Filmmusik und -figuren, Handlungsorte und Erzählweisen werden ebenso zu Aktionsträgern wie Preise und Festivals. Förderinstrumente, Regisseur:innen, Kritik und Publikum lassen sich in gleicher Weise in Handlungsprogramme einbinden wie historische Zusammenhänge und gegenwärtige Entwicklungen. Wissenschaftliche, politische und gesellschaftliche Diskurse rücken in den Betrachtungsfokus der Forscherin, die sich selbst reflektierend in ihre Beobachtungen integriert. Von Wichtigkeit ist, dass die Akteur:innen-Netzwerke niemals abgeschlossen sind, keinen Anfang und kein Ende haben und die Forscherin daher immer inmitten der Dinge, «in medias res»[233] bleibt. Der Philosoph Gilles Deleuze und der Psychoanalytiker Félix Guattari bringen einen ähnlichen Gedanken in die Diskussion ein, wenn sie beschreiben, wie wir gerade in der Wissensorganisation und Weltbeschreibung mit einem rhizomartigen Gebilde konfrontiert werden, das weder Anfang noch Ende hat, «es ist immer in der Mitte, zwischen den Dingen, ein Zwischenstück, Intermezzo»[234].

Das heuristische Programm der ANT wurde im Slogan «Follow the actors!»[235] zusammengefasst, das hier als roter Faden dienlich ist. Es findet seinen Ausdruck in der Metapher der ‹Reise›. In dieser Vorstellung gleicht die *Akteur-Netzwerk-Theorie* einem ‹Reiseführer›, den die Forscherin als ‹praktischen Ratgeber› mit sich führt und den sie von Zeit zu Zeit für theoretische Reflexionen oder Orientierungshilfen konsultieren kann.[236] Die unternommene Reise ist eine ei-

tion der Kammermuscheln und der Fischer der St. Brieue-Bucht», in: Belliger/Krieger (Hg.): *ANThology*, S.135–174; vgl. auch: den Glossar der Publikation *Die Hoffnung der Pandora*. Hier definiert Latour Übersetzung (translation) folgendermaßen: «Anstatt von einem Gegensatz zwischen Worten und Welt auszugehen, hat die Wissenschaftsforschung durch ihr Beharren auf der Praxis die Zwischenbegriffe vervielfältigt, mit denen die für die Wissenschaften so typischen Transformationen ins Blickfeld kommen. Wie «Inskription» oder «Artikulation» ist auch «Übersetzung» ein Begriff, der die modernistische Übereinkunft durchkreuzt. In seinen sprachlichen und inhaltlichen Konnotationen bezieht er sich auf all die Verschiebungen durch andere Akteure, ohne deren Vermittlung keine Handlung stattfindet. Übersetzungsketten treten an die Stelle einer starren Opposition zwischen Kontext und Inhalt; sie verweisen auf die Arbeit, durch die Akteure ihre unterschiedlichen und widersprüchlichen Interessen gegenseitig verändern, verschieben und übersetzen.» (Latour: *Die Hoffnung der Pandora*, S. 381).
233 Latour: *Eine neue Soziologie für eine neue Gesellschaft*, S. 214.
234 Deleuze, Gilles / Guattari, Félix: *Tausend Plateaus. Kapitalismus und Schizophrenie*, Berlin 1992, S. 41.
235 Vgl. hierzu: Schüttpelz: «Elemente einer Akteur-Medien-Theorie», S. 19.
236 «Ein Reiseführer kann verwendet oder auch vergessen werden, er kann in einen Rucksack gesteckt, mit Fett und Kaffeeflecken versehen, vollgekritzelt werden, oder seine Seiten können he-

1.3 Zur Methodik

ner Wissenschaftlerin «vom Typ Ameise»[237]. Immer auf den Spuren derjenigen Akteur:innen, die ein ‹deutsch-türkisches Kino› hervorbringen, wird ein verwobenes Gelände erkundet mit dem Ziel, das untersuchte Phänomen sowohl in den Prozessen seiner Produktion, Distribution und Rezeption als auch in seiner gesellschaftlichen, politischen, kulturellen sowie künstlerischen Tragweite zu erfassen.

Das Filmkorpus, das hierfür zugrunde liegt, wird – im Sinne der ANT – ebenso in Dynamik begriffen. Daher handelt es sich nicht um einen starre Form, die ebenso wenig den Anspruch auf Vollständigkeit erhebt. Die hier diskutierten Filme sind vielmehr als ein Angebot, eine Möglichkeit zu verstehen, ein ‹deutsch-türkisches Kino› in seinen unterschiedlichen Ausprägungen und Facetten ersichtlich zu machen. So fließen sie in unterschiedlicher Gewichtung ein, je nachdem welche Handlungsinitiativen von ihnen ausgehen. Es lassen sich 33 Werke herausstellen, die in den letzten 20 Jahren realisiert wurden und den Kern der Untersuchung ausmachen. Es sind in erster Linie Spiel- und Dokumentarfilme, die für die Leinwand produziert wurden, aber auch Fernsehfilme, -serien und Kurzfilme. Sie weisen besonders viele Überschneidungen zu Kernelementen auf, etwa den Migrationshintergrund ihrer Regisseur:innen, bestimmte Themen oder Motive, aber auch ihre Produktions- und Distributionskontexte betreffend, warum sie einem ‹deutsch-türkischen Kino› im Eigentlichen zugesprochen werden können.[238] Darüber hinaus wurden weitere 151 Filme und Fernsehserien einbezogen, die nicht zur Kategorie im engeren Sinne zu zählen sind. Sie stehen jedoch entweder in einem formierenden Bezug zu ihr[239], sind Filme, die sich an ihrer Kategoriengrenze bewegen[240], oder solche, die sich klar von ihr absetzen.[241] So ergab sich eine repräsentative Auswahl an Werken, deren Inklusion zur Beantwortung der Forschungsfrage beitrug, weil sie eine Einsicht in ihre Vielfalt und Offenheit und gleichzeitig ihre Besonderheit ermöglichte.[242]

---

rausgerissen werden, um ein Feuer unter einem Grill anzufachen. Kurz, er bietet Anregungen, ohne sich dem Leser aufzudrängen. Gleichwohl ist er kein coffee table book, das Landschaften auf Hochglanzpapier für Leser darbietet, die zu faul zum Reisen sind. Er richtet sich als ein praktischer Ratgeber an die Praktiker und hilft ihnen, sich zu orientieren, wenn sie bereits im Gelände unterwegs sind». (Latour: *Eine neue Soziologie für eine neue Gesellschaft*, S. 37–38).

237 Ebd., S. 215. Durch die geläufige Abkürzung von *Akteur-Netzwerk-Theorie* als ANT, hat sich ein Wortspiel in Bezug auf Ameise (engl. *ant*) ergeben. Sie bringt das arbeitsame, akribische Vorgehen dieser Methode zum Ausdruck (vgl. hierzu etwa: ebd., S. 48).
238 Sie sind im Filmverzeichnis mit drei Sternen *** versehen.
239 Sie sind im Filmverzeichnis mit zwei Sternen ** versehen.
240 Sie sind im Filmverzeichnis mit einem Stern * versehen.
241 Sie stehen im Filmverzeichnis ohne Stern.
242 Filmzitate wurden in einer Fußnote an entsprechender Stelle mit Timecodes (TC) belegt. Um diese überprüfen zu können, wurden diese Filme im Verzeichnis mit der entsprechenden DVD-Edition angegeben.

1 Einleitung

Um das skizzierte Vorhaben als Gesamtes zu realisieren, wurde mit einem großen Datenkorpus gearbeitet, das zwischen den Jahren 2010 und 2017 gesammelt, ausgewertet und in den Forschungsprozess integriert wurde. Es beinhaltet neben den genannten Filmen vornehmlich wissenschaftliche Arbeiten, aber auch publizistische Quellen, also journalistische Beiträge, Pressemappen, Onlinedatenbanken, Programmhefte, Cover und Bonusmaterial auf DVDs. Gemäß dem Symmetrieprinzip fließen diese unterschiedlichen Quellen auf gleicher Ebene in die Untersuchung ein und ermöglichen dadurch die Einsicht in die unterschiedlichsten Überschneidungen und Verzweigungen. Zentrale Daten bilden aber auch mehrjährige Feldforschungen an den Orten des Geschehens, das heißt in den für die Herausbildung und Zirkulation der Kategorie relevanten Städten, auf Festivals, in Fernsehredaktionen Produktionsfirmen und Kinos, da ein zentraler Fokus auf den Institutionen und Gesellschaften liegt, die an der ‹Gemachtheit› eines ‹deutsch-türkischen Kinos› beteiligt sind. Ihre konkrete Auswahl ergab sich gleichfalls durch die Dichte an Verknüpfungen, die sie aufwiesen. Diese Daten wurden durch teilnehmende Beobachtung, persönliche Erfahrungen und 20 qualitative Expert:inneninterviews[243] gewonnen. Richtungsweisend waren bei diesen Erhebungen die *10 Gebote der Feldforschung* (2004) von Roland Girtler. Vornehmlich eine Unvoreingenommenheit der Forscherin gegenüber den Menschen, die befragt wurden, sowie das gegenseitige Vertrauensverhältnis, für das Girtler plädiert, wurden angestrebt.[244] Dieses empirisch erhobene Datenmaterial benötigte ein eigenes Verfahren, um zu wissenschaftlich fundierten Ergebnissen zu führen. Es wurde eine sozialwissenschaftliche methodische Ausrichtung gefunden, die einige brauchbare Ansätze für das eigene Vorgehen lieferte: die *Grounded Theory*. Als epistemologische Fundierung eines pragmatischen Forschungsstils fand sie bereits in den 1960er-Jahren Eingang in die wissenschaftliche Community und hat sich bis heute weiter etablieren und entwickeln können.[245] Als eine mögliche Strategie qualitativer Forschung besteht ihr Mehrwert darin, dass hier Kategorien induktiv, also aus dem Material heraus, entwickelt werden. Das heißt, die Fragestellung ergibt sich erst im Laufe des Forschungsverlaufs, ebenso wie die Theorienbildung Teil von diesem ist. Dadurch wird nicht bereits vorhandenes Wissen überprüft, sondern neues angestrebt, und das Theoretisieren selbst wird in einem steten Prozess des Vergleichens (Kodieren) begriffen.[246] Die Befragungen wurden daher als offene Gespräche, also als *nicht stan-*

---

243 Zum Experteninterview vgl. Bogner, Alexander et al.: *Interview mit Experten. Eine praxisorientierte Einführung*, Wiesbaden 2014.
244 Vgl. hierbei Girtler, Roland: *10 Gebote der Feldforschung*, Wien 2004, S. 20–87.
245 Vgl. Strübing, Jörg: *Grounded Theory. Zur sozialtheoretischen und epistemologischen Fundierung eines pragmatischen Forschungsstils*, Wiesbaden 2014, S. 1–7.
246 Vgl. Glaser, Barney G. / Strauß, Anselm L.: *Grounded Theory. Strategien qualitativer Forschung*, 3. Auflage, Bern 2010, S. 128–129.

1.3 Zur Methodik

dardisierte[247] und *halb standardisierte*, das heißt *leitfadengestützte*[248] Interviews mit Expert:innen aus dem Bereich der Filmpraxis geführt, ausgewertet und in die laufende Untersuchung eingebracht. Auch die Auswahl dieser Akteur:innen ergab sich durch die Anzahl an Verknüpfungen, die sie untereinander haben. Da ein Forschungsprozess meist mit einem Vorwissen über den Untersuchungsbereich beginnt, wurden die ersten Gespräche mit Akteuren geführt, die sich aus diesem sowie ersten Kontakten in die Branche ergaben (Hussi Kutlucan, Jochen Schütze, Ralph Schwingel). Zeitgleich fanden sich Spuren, die zum Filmfestival Türkei Deutschland nach Nürnberg deuteten, wo ein besonders dichtes Beziehungsnetz erkennbar wurde. Daher bildet diese Institution auch den Ausgangspunkt dieser Abhandlung, wobei drei ihrer zentralen Festivalmacher interviewt wurden (Frank Becher, Adil Kaya und Tuncay Kulaoğlu)[249]. Während dieser Erhebungen kristallisierten sich weitere Knotenpunkte heraus: Regisseur:innen, Autor:innen und Schauspieler:innen der Filme, die hier gezeigt wurden, doch auch Kritiker:innen, Presse, Politiker:innen, Wissenschaftler:innen waren bei dem Festival zugegen. Es fanden sich wichtige Gesprächspartner:innen (Ayşe Polat, Amin Farzanefar, Jochen Menzel, Suzan Gülseren), die sich mit weiteren verbanden (Özkan Yıldırım, Buket Alakuş, Türkiz Talay, Nursel Köse). Es ergaben sich auch Verknüpfungen mit den Produktionsfirmen, welche deutschtürkische Filme realisieren, den Fernsehsendern, die sie in Auftrag geben oder koproduzieren, den Förderinstitutionen, die sie subventionieren und den Agenturen, die sie promoten. Als zentrale Gesprächspartner:innen, die besonders zahlreiche Knotenpunkte aufzeigten und deren Handlungsinitiativen daher in dieser Arbeit näher betrachtet wurden, erwiesen sich hier Claudia Tronnier (ZDF, «Das kleine Fernsehspiel»), Andreas Schreitmüller (arte, Hauptabteilung ‹Spielfilm und Fern-

---

247 *Nicht standardisierte* (auch *nicht strukturierte Interviews*) zeichnen sich dadurch aus, dass im Vorfeld keine genaue Fragenabfolge festgelegt wird, also nicht alle Fragen bereits formuliert sind. Daher werden Interviews als offene Gespräche geführt. Sowohl die Fragenabfolge als auch die Formulierung eigener Fragen werden von der/dem Interviewten mitbestimmt. Genaue Vorgabe ist das Rahmenthema, ansonsten sollen die Interviewpartner:innen möglichst ohne Einflussnahme sprechen (vgl. Universität Augsburg: «Qualitative Sozialforschung: Standardisierungsgrade», online).

248 *Halb standardisierte* (auch *teilstrukturierte Interviews*) sind *leitfadengestützt*. Hier besteht die Möglichkeit, die Fragen so zu stellen, dass sie in den sich entwickelnden Gesprächsverlauf passen.

249 Die Verfasserin besuchte das Filmfestival Türkei Deutschland in den Jahren 2011, 2012, 2013 und 2014. Sie war jeweils an mehreren Tagen bei dieser Veranstaltung zugegen, sah sich Filme an, nahm an Podiumsdiskussionen und am Rahmenprogramm teil, studierte die Presseberichte, Programmhefte und Kritik, befasste sich mit den aktuellen gesellschaftlichen und politischen Diskursen, beobachtete teilnehmend, sammelte Eindrücke und Erfahrungen, sprach mit Gästen und Publikum. Somit wurde sie selbst zu einer wichtigen Akteurin im Feld, die mit ihrer Wahrnehmung, ihren Fragen und ihrer Informationsselektion zur Konstruktion der Kategorie ‹deutsch-türkisches Kino› beitrug.

1 Einleitung

sehfilm›), Christina Bentlage (Film- und Medienstiftung NRW), Ann-Kristin Homann (Corazón International und Bombero International), Gabriele Scheld (Agentur la gente). Schließlich wurden auch Umfragen mit Wissenschaftler:innen und Journalisten geführt, deren Initiativen sich für die untersuchte Kategorie als relevant erwiesen (Deniz Göktürk – sowie bereits genannt – Jochen Schütz und Amin Farzanefar).

Die durchgeführten Expert:inneninterviews sind allesamt als ‹Versammlung› unterschiedlicher ‹Stimmen› zu betrachten, die in ihren zum Teil widersprüchlichen Aussagen und Kontroversen doch alle dazu beitragen zu bestimmen, was ein ‹deutsch-türkisches Kino› für ein Phänomen ‹ist›, wie es sich als eigene Kategorie gebildet hat und wohin es sich fortbewegt.[250] Die ausgewerteten Daten wurden in den Forschungsprozess integriert. Sie fließen teils als direkte Zitate und teils mit paraphrasierten Inhalten in den Text ein.[251] Da ein Fokus auf den institutionellen Verhandlungen eines ‹deutsch-türkischen Kinos› liegt, gewinnen die Interviews mit Claudia Tronnier («Kleines Fernsehspiel»)[252], Andreas Schreitmüller (arte)[253], Christina Bentlage (Film- und Medienstiftung NRW)[254] und Ralph Schwingel (Wüste Film)[255] einen besonders zentralen Stellungswert und bilden die Grundlage der jeweiligen Fallstudie.

Was den Mehrwert der gewählten ANT-basierten Methode für die Gesamtarbeit betrifft, zeigt etwa der 2013 erschienene Sammelband *Akteur-Medien-Theorie*, dass eine methodische Zuwendung zur *Akteur-Netzwerk-Theorie* in den vergangenen Jahren als Herausforderung der internationalen Medienforschung verstanden werden kann. Die Autor:innen dieser Publikation gehen ebenfalls von der Annahme aus, dass die ANT implizit auch eine Medientheorie bereithält, was in den verschiedenen hier versammelten Beiträgen veranschaulicht wird.[256] Ein Kerngedanke findet sich in der vermittelnden Funktion von Medien, wodurch sie jene als wesentlich erachteten Handlungsverknüpfungen generieren. Dass sich die Vorstellung von ‹Quasi-Objekten› auf das Kino übertragen lässt, hat wiederum Tom O'Regan bereits 1996 für das australische Kino demonstriert.[257] Eine einschlägige Forschungsarbeit, die eine gelungene Zusammenführung von ANT und Kino präsentiert, ist die Dissertation von Katharina Müller zu einem ebenso

---

[250] Vgl. hierzu: Latour: *Eine neue Soziologie für eine neue Gesellschaft*, S. 55–62.
[251] Alle 20 geführten Expert:inneninterviews sind in einem eigenen Verzeichnis im Anhang gelistet.
[252] Tronnier, Claudia im persönlichen Interview mit der Verfasserin am 21.06.2012 in Mainz.
[253] Schreitmüller, Andreas im persönlichen Interview mit der Verfasserin am 22.08.2013 in Straßburg.
[254] Bentlage, Christina im Telefoninterview mit der Verfasserin am 06.08.2013 zwischen Wiesent und Düsseldorf.
[255] Schwingel, Ralph im persönlichen Interview mit der Verfasserin am 23.02.2011 in Hamburg.
[256] Vgl. Thielmann/Schüttpelz (Hg.): *Akteur-Medien-Theorie*.
[257] O'Regan, Tom: *Australien National Cinema*, London 1996.

‹österreichischen› wie ‹transnationalen Kino› Michael Hanekes.[258] Schließlich hat sich auch Marijke de Valck in ihrer fundierten Filmfestivalstudie mit ANT befasst und sie für ihre Forschungen erschlossen.[259] Insbesondere Latours Ansatz und die Möglichkeit, auch nicht menschliche Akteure in die Betrachtungen einzuschließen, sieht de Valck als Mehrwert an, der neue Einsichten und Erkenntnisse ermöglicht.[260] In vergleichbarer Weise liegt auch der Vorzug einer sozialtheoretischen, ANT-basierten Methodik für diese Arbeit in der Vermeidung von Einseitigkeiten und zu raschen Eingrenzungen durch die Zusammenführung unterschiedlichster Blickwinkel. Im Kontext filmwissenschaftlicher Betrachtungen hat bereits Werner Faulstich in seinem prominenten *Grundkurs Filmanalyse* (2002) herausgestellt, dass es sich beim Kinofilm um ein «komplexes Einzelmedium [handelt], das heißt ein institutionalisiertes System um einen organisierten Kommunikationskanal von spezifischem Leistungsvermögen mit gesellschaftlicher Relevanz»[261]. Eine Filmanalyse, die dieser Definition nachkommt, ließe sich daher als Medienanalyse begreifen, die ganz verschiedene Instanzen, Themenbereiche, Organisationsformen und Problemfelder umfasst. Filmanalyse in diesem weitgefassten Sinne schließt daher neben einzelnen Filmen auch ihre Ästhetik, Geschichte, Politik, Wirtschaft oder auch Förderung u.a. in ihre Betrachtungen mit ein. So lässt sich diese erweiterte Art der Filmanalyse ebenso in die Schwerpunkte Produktion, Distribution und Rezeption unterteilen, wie sie in dieser Arbeit von Bedeutung sind.[262] Zum Schwerpunkt der Produktion gehört nun auch wesentlich der Bereich der Finanzierung, der in Europa – respektive in Deutschland – maßgeblich mit dem Bereich der Förderung verknüpft ist. In diesem Kontext, der die Filmherstellung als kulturelle Praxis stärker in den Fokus der Betrachtung rückt, situiert sich die vorliegende Forschung, wobei sie sich in ihrem sozialtheoretischen Ansatz von bisherigen Abhandlungen zu einem ‹deutsch-türkischen Kino› unterscheidet. Eine Publikation, welche die Ergiebigkeit der gewählten Methodik weiter stützt, ist diejenige John Thornton Caldwells mit dem Titel *Production Culture. Industrial Reflexivity and Critical Practice in Film and Television* (2008). Der amerikanischen Film- und Fernsehwissenschaftler bedient sich in dieser umfangreichen Studie zur Produktionskultur des US-Fernsehens eines ähnlichen methodischen Zugriffs. So beruhen seine Erkenntnisse ebenfalls auf langjährigen Feldforschungen und auf teilnehmender Beobachtung, die er durch die Auswertung selbst durchgeführter Interwies mit Expert:innen wie

---

258 Vgl. Müller, Katharina: *Haneke. Keine Biografie,* Bielefeld 2014.
259 Vgl. Valck, Marijke de: *Film Festivals. From European Geopolitics to Global Cinephilia,* Amsterdam 2007.
260 Vgl. ebd., S. 34–35.
261 Faulstich, Werner: *Grundkurs Filmanalyse,* 3. Auflage, München 2002, S. 13.
262 Vgl. hierzu ebd., S. 14.

Produzent:innen, Regisseur:innen, Cutter:innen, Kamerafrauen/-männern, Programmierer:innen und Beleuchter:innen ergänzt. Auch Caldwell bleibt bei seiner Untersuchung nicht am Film als Primärtext haften, sondern bezieht zahlreiche weitere Elemente wie ‹pitch meetings›, ‹trade talks›, DVD-Bonusmaterial oder Internetforen in seine Untersuchung mit ein. Hierbei liefert insbesondere seine Typologie der Formen ein Instrumentarium für die notwendige Quellenreflexion im Kontext von Aussagen durch Vertreter:innen der Filmindustrie.[263]

In ‹Prozessen der Gemachtheit› eines ‹deutsch-türkischen Kinos›, das in einem interagierenden *Akteur:innen-Netzwerk* begriffen wird, zeigt sich schließlich nicht nur die Verwobenheit von Menschen und Dingen (Natur und Technik), sondern ebenso die Verwobenheit von Theorie und Praxis, deren Zusammenführung als eines der zentralen Anliegen gegenwärtiger Kulturtheorien und -betrachtungen angesehen werden kann.[264] Nicht zuletzt sei noch auf ihren methodischen Mehrwert hingewiesen, der sich durch ihren mehrjährigen Forschungsprozess ergibt. In der Schnelllebigkeit unserer Zeit, in der Informationen zwar allseits verfügbar sind, sich jedoch ebenso leicht als oberflächlich, ungenau, teilweise verzerrt oder verfälscht entpuppen, in der unser Denken sprunghaft und unser Wissen bruchstückhaft erscheinen mag, platziert sich diese Abhandlung, die sich als Gegenentwurf zu diesem Trend versteht. So konnten durch ihre mehrjährige Dauer ein großes Filmkorpus, ein breites Literaturspektrum sowie ausführliche Gespräche in den Erkenntnisgewinn einbezogen werden. Beobachtungen wurden eingehend durchgeführt, Gedankengänge intensiv ausgearbeitet und insgesamt nicht nur neues Wissen, sondern auch dessen Substanz, Qualität und Nachhaltigkeit angestrebt.

1.4 Theoretische Grundlagen, Konzepte und Diskurse

Die bisherigen Überlegungen zum Untersuchungsgegenstand, der einschlägigen Forschungslage und der gewählten Methodik haben gezeigt, dass das untersuchte Kinophänomen in einem Umfang verhandelt wird, der weitreichende und komplexe Begrifflichkeiten hervorruft. Um mit diesen angemessen operieren zu können, gilt es, ihre zugehörigen theoretischen Konzepte und Diskurse zu erschließen, um sie in brauchbarer Weise zu definieren und in den vorliegenden Forschungskontext integrieren zu können. Hierzu liefert die *Akteur-Netzwerk-Theorie* keine Lösung. Sie lässt sich in ihrem heuristischen Programm als Methodik begreifen, als geeignetes Werkzeug, um der Forscherin einen Weg zu ebnen, eben als Rei-

---

263 Vgl. Caldwell, John Thornton: *Production Culture. Industrial Reflexivity and Critical Practice in Film and Television*, Durham/London 2008.
264 Vgl. Kosnick, Kira: «Kulturalisierte Migration: Migrantische Identitäten im Fokus politischer Debatten und interdisziplinärer Forschungsansätze», in: Strobel/Jahn-Sudmann (Hg.): *Film transnational und transkulturell*, S. 45–53; hier: S. 53.

1.4 Theoretische Grundlagen, Konzepte und Diskurse

seführer, welchen sie von Zeit zu Zeit um Rat konsultieren kann. Doch sagt die ANT weder etwas aus über Inhalte noch «über die Gestalt dessen, was mit ihr beschrieben wird»[265]. Dafür verweist ein ANT-basierter Forschungsansatz auf eine Vielzahl weiterer theoretischer Konzepte, die sich durch Assoziationen und Verknüpfungen in den Interaktionsprozess eines ‹deutsch-türkischen Kinos› einbinden lassen. Diese werden folgend kurz skizziert, um sie daraufhin in die einzelnen Fallstudien erkenntnisbringend einzubinden.

1.4.1 *Cultural turns*, *Transkulturalität* und *Hybridität*

Eine nationale Kategorisierung, die das Attribut ‹deutsch-türkisch› in den Untersuchungsgegenstand transportiert, ist – wie in ersten Zügen herausgestellt – problematisch. Daher wird die Bezeichnung ‹deutsch-türkisches Kino› hier in Anführungsstriche gesetzt und im Forschungsverlauf kritisch hinterfragt. Ebenso fließen die Begriffe ‹Nation›, ‹Kultur› und ‹Identität› im Bewusstsein ihrer Konventionalität zwar in verschiedene Überlegungen mit ein, doch werden sie gleichfalls einer Revision unterzogen.[266] Genauso wenig lassen sich Begriffe wie *Interkulturalität*, *Multikulturalität*, *Transkulturalität*, *Transnationalität*, *Hybridkultur* oder *Diaspora* – die in den vergangenen Jahren im weiten Forschungsfeld der *Cultural Studies* erörtert wurden – unreflektiert in den vorliegenden Text einordnen. Es sind Bezeichnungen, die auch im Rahmen ihrer diskursiven Tradition weder in einem einheitlichen und allgemein verbindlichen Sinn gebraucht noch auf eine eindeutige Weise differenziert werden.[267] Für ein Verständnis eines ‹deutsch-türkischen Kinos› haben sich Termini als geeignet herausgestellt, die mit dem Präfix *trans*- operieren und folgend als *Trans*-Begriffe bezeichnet werden. So lässt sich in den vergangenen Jahren in verschiedenen wissenschaftlichen Disziplinen der Versuch erkennen, durch diese Fachbegriffe neue Bedeutungszuschreibungen zu erfassen, die über bisherige Konzeptionen hinausweisen. Ihre Vorsilbe deutet in der Regel auf die Überwindung von Grenzen, welcher in der Ausgangsbegrifflichkeit nicht genügend bedacht wird.[268] Die hier Wichtigsten werden folgend kurz eingeführt, um sie daraufhin erkenntnisgewinnend in die Forschung integrieren zu können.

Der erste von ihnen ist derjenige der *Transkulturalität*. Ein zentrales theoretisches Modell hierzu findet sich in den Überlegungen des postmodernen Philosophen und Wissenschaftlers Wolfgang Welsch. Dieser brachte in den 1990er-

---

265 Latour: *Eine neue Soziologie für eine neue Gesellschaft*, S. 246.
266 Blumentrath et al.: *Transkulturalität*, S. 119–120.
267 Vgl. ebd.
268 Vgl. Weichart, Peter: «Das ‹Trans-Syndrom›. Wenn die Welt durch das Netz unserer Begriffe fällt», in: Hühn, Melanie et al. (Hg.): *Transkulturalität, Transnationalität, Transstaatlichkeit, Translokalität. Theoretische und empirische Begriffsbestimmungen*, Berlin/Münster, S. 47–72; hier: S. 47–48.

Jahren mit diesem Terminus das abendländische Konzept von Kulturen als einheitliche und in sich geschlossene Gebilde entschieden ins Wanken.[269] Er zeigte auf, dass der herkömmliche westliche Kulturbegriff auf ihre heutige Verfasstheit nicht mehr zutrifft. Welsch kritisiert die damals vorherrschende Vorstellung von Kulturen als national/ethnisch begründete homogene und in sich geschlossene Einheiten und plädierte stattdessen für eine Konzeption, die ihrer Komplexität, wie sie etwa durch globale Einflüsse hervorgerufen wird, gerechter wird. So berücksichtigt sein Programm bspw. eine vertikale und eine horizontale Differenzierung innerhalb von Kulturen. Ebenso wie sie für Welsch auch nach außen keine homogenen Einheiten darstellen, sondern mit anderen Kulturen verschiedene Verbindungen eingehen. Diese Beobachtung begründete seinen etablierten Begriff der *Transkulturalität*, den er bewusst gegenüber dem der *Multikulturalität* abgrenzt. So sei er geeigneter, weil er ihre Unabgeschlossenheit und Durchdringung betont.[270] Auch stellt er die Vorstellung von homogenen Nationalkulturen infrage, die hier gleichfalls einer Revision unterzogen werden. Als dynamisches Kulturverständnis, das keine einheitlichen kulturellen Identitäten aufgrund nationaler Zugehörigkeit voraussetzt, ermöglicht Welschs Konzept eine erste Ausgangsbasis für das Nachdenken über kulturelle Zuschreibungen, die im Verhandlungsprozess eines ‹deutsch-türkischen Kinos› Reflexion verlangen.[271] Relevanz gewinnt für eine zeitgemäße Erforschung dieses Phänomens ebenso das Konzept ‹kultureller Hybridität›, wie es vom Literaturwissenschaftler Homi K. Bhabha in den 1980er- und 1990er-Jahren in den Diskurs eingebracht wurde und seither als Schlüsselbegriff *Postkolonialer Theorien* kursiert.[272] Es ermöglicht eine Perspektivierung, der es um Artikulationsformen kultureller Vernetzungen und Vermengungen geht. Diese sind wiederum in der Verbindung mit spezifischen Erfahrungsformen und Identifikationsmustern zu denken.[273] In dieser Vorstellung entwickelt der «anglisierte postkoloniale Migrant, der zufällig ein Literaturwissenschaftler mit leicht französischem Einfluss ist»[274], so die

---

269 Vgl. Welsch, Wolfgang: «Transculturality – the Puzzling Form of Cultures Today», in: Featherstone, Mike / Lash, Scott (Hg.): *Spaces of Culture: City, Nation, World*, London 1999, S. 194–213; dt. Übersetzung: «Transkulturalität. Zur veränderten Verfassung heutiger Kulturen», in: Schneider, Irmela / Thomsen, Christian W. (Hg.): *Hybridkulturen. Medien, Netze, Künste*, Köln 1997, S. 67–90.
270 Vgl. ebd., S. 68–71.
271 Vgl. hierzu: Blumentrath et al.: *Transkulturalität*, S. 17; wie insgesamt zu Welschs Konzept der *Transkulturalität* S. 15–18, auch Anmerkung 21 S. 123; vgl. auch: Jahn-Sudmann, Andreas: «Film und Transnationalität – Forschungsperspektiven», in: Strobel/ders. (Hg.): *Film transnational und transkulturell*, S. 15–26; hier: S. 17–18.
272 Vgl. Kerner, Ina: *Postkoloniale Theorien. Zur Einführung*, Hamburg 2012, S. 126.
273 Vgl. Jahn-Sudmann: «Film und Transnationalität», S. 17.
274 Zit. nach dem Buchrückentext der dt. Ausgabe: Bhabha, Homi K.: *Die Verortung der Kultur*, Tübingen 2000.

1.4 Theoretische Grundlagen, Konzepte und Diskurse

Selbstcharakterisierung von Homi K. Bhabha, in seinem Hauptwerk *The Location of Culture* (1994) ein Modell der *Hybridität* («hybridity»)[275], das die Bezeichnung für eine vielschichtige kulturelle Formation ist.[276] Diese entstehe in einer kolonialen und daher klar hierarchisierten und asymmetrischen Zusammenstellung, die zugleich destabilisiert werde, erläutert Ina Kerner trefflich die Wirkung, die von diesem Modell ausgeht.[277] In Bhabhas Idee der *kulturellen Hybridität* findet sich auch sein Konzept des *Dritten Raumes* («Third Space»)[278], das einen Zwischenraum beschreibt, in dem durch Überlappung und Deplatzierung («displacement»)[279] von Differenzbereichen Prozesse der Übersetzung und Verhandlung stattfinden. Diese betreffen intersubjektive und kollektive Erfahrungen von *nationalem Sein* («nationness»)[280], gemeinschaftlichem Interesse und kulturellem Wert.[281] Sein Hybriditätsbegriff sei durch eine (poststrukturalistische) Perspektive bestimmt, wie sie durch die (post-)koloniale Kritik eines Lacan, Foucault und Derrida beeinflusst wurde, beschreibt Jahn-Sudmann die Entwicklungen auf diesem Gebiet.[282] Unter der Bezeichnung *postkoloniale Theorien* lassen sich seit den 1990er-Jahren diejenigen Ansätze zusammenbringen, die sich mit dem Kolonialismus und seiner Wirkung auseinandersetzen. Eine ihrer Ausgangsüberlegungen fußt darauf, dass durch diese fremdbestimmte Herrschaft nicht nur politische, ökonomische sowie gesellschaftliche Regeln entstanden sind, sondern auch ganz bestimmtes Wissen, dessen Bedeutung bis in die Gegenwart zu spüren ist und diese zwar in differenzierter Weise, aber dennoch in allen Teilen der Welt. Um der dadurch geschaffenen Komplexität auf die Spur zu kommen, verfolgen *postkoloniale Theorien* einen interdisziplinären Ansatz und beziehen marxistische, psychoanalytische und poststrukturalistische Ansätze in ihre Überlegungen ein.[283] Das Attribut *post* bezeichnet dabei – wie bei anderen Begriffen mit gleichem Präfix – «weniger eine zeitliche Markierung für die Phase nach dem Kolonialismus im engeren Sinn»[284] als vielmehr «alle nach- und antikolonialen Tendenzen»[285]. An dieser Stelle sei vermerkt, dass die Bedeutung des Begriffs *postkolonial* sich im

---

275 Bhabha, Homi K.: *The Location of Culture*, 3. Auflage, New York / London 2008 (1. Auflage 1994). (Auch lenkt das Konzept des «third space» den Fokus auf raumbezogene Fragestellungen, die im Rahmen dieser Arbeit von Interesse sind).
276 Vgl. ebd.
277 Vgl. Kerner: *Postkoloniale Theorien*, S. 126.
278 Bhabha: *The Location of Culture*, S. 55.
279 Ebd., S. 2.
280 Ebd.
281 Vgl. ebd.
282 Vgl. Jahn-Sudmann: «Film und Transnationalität», S. 18.
283 Vgl. Blumentrath et al.: *Transkulturalität*, S. 18.
284 Ebd.
285 Ebd., S. 19.

1 Einleitung

Laufe der Zeit von einer durch Kolonialismus, Dekolonisierung und neokolonialistische Tendenzen nachhaltig geprägten globalen Situation hin zu einer diskurskritischen Kulturtheorie entwickelt hat, «die im Zeichen von *Postcolonial Studies* eurozentrische Wissensordnungen und Repräsentationssysteme ins Visier nimmt»[286]. Das beschreibt die deutsche Literatur- und Kulturwissenschaftlerin Doris Bachmann-Medick einen der zentralen *cultural turns*, der in den 1970er- und 1980er-Jahren in einem *postcolonial turn* zum Ausdruck kam.[287]

1.4.2 *Postcolonial turn*, *Postmigration* und *Transnationalität*

Mit dem Aufkommen der *Postcolonial Studies* in den 1980er-Jahren verändert sich der Terminus *postkolonial* «von einem imperialismuskritischen historischen Epochenbegriff zu einem politisch-programmatischen und diskurskritischen Begriff.»[288] Es geht diesem *postkolonialen* Projekt nicht mehr primär darum, Auswirkungen von Kolonialismus auf außereuropäische Staaten zu untersuchen, sondern darum, «kritische Analysekategorien zu entwickeln, mit denen die anhaltende und weiterhin problematische Konstruktion des «Anderen» («Othering») aufgearbeitet werden kann.»[289] Hierbei rückt die diskursprägende Gewalt, die hegemoniale Kulturen ausüben, in den Betrachtungsfokus sowie die zunehmend eigenständige Selbstrepräsentation von bisher marginalisierten Gesellschaften, ethnische Gruppen und Literaturen. Somit wird *postkolonial* zu einem systematischen, politisch konnotiertem Terminus, der sich eng mit Ethnizität, Klasse und Geschlecht verbindet, wobei erst seine Verschiebung hin zu einer fundamentalen Kritik an der modernen Wissensordnung sowie an einem absoluten Herrschaftsdiskurs des westlichen Rationalismus zu einem Durchbruch des *postcolonial turn* geführt hat.[290] Als solch ein systematischer, politisch gefärbter Terminus gewinnt der *postcolonial turn* im vorliegenden Forschungskontext zu einem ‹deutsch-türkischen Kino›, einem Phänomen, das nicht durch Kolonisation geprägt wurde, an Bedeutung. An dieser Stelle sei auch vermerkt, dass das Präfix *post* nicht nur im Terminus *postkolonial* Verwendung findet, sondern ebenso im Rahmen eines Begriffes aus der Migrationsforschung, der sich in den vergangenen Jahren in diesem Kontext etabliert hat: *Postmigration*. Er wurde in Deutschland vornehmlich durch die Theatermacher am Berliner Ballhaus Naunynstraße geprägt.[291] In den vergangenen Jahren ist er ebenfalls von der deutschen Sozi-

---

286 Bachmann-Medick, Doris: *Cultural Turns. Neuorientierungen in den Kulturwissenschaften*, 4. Auflage, Reinbek bei Hamburg 2010, S. 184.
287 Vgl. ebd., S. 184–237.
288 Ebd., S. 185.
289 Ebd.
290 Vgl. ebd.
291 Was noch eingehend erörtert wird (siehe Kapitel 2.4.2).

1.4 Theoretische Grundlagen, Konzepte und Diskurse

alwissenschaftlerin Naika Foroutan aufgegriffen und weitergedacht worden.[292] Auch ist er in die Forschungen des Wissenschaftlers Erol Yıldız eingeflossen, die für die vorliegende Arbeit dadurch Relevanz erfahren, dass dieser Migration sowohl im Kontext gesellschaftlicher als auch urbaner Transformationsprozesse betrachtet.[293] Schließlich sei auf die Arbeiten des Journalisten, Autors und Migrationsforschers Mark Terkessidis hingewiesen, die für eine aktuelle Erforschung eines ‹deutsch-türkischen Kinos› von Wichtigkeit sind.[294]

In vergleichbarer Weise, wie der Begriff ‹Kultur› im 21. Jahrhundert nach neuen Deutungen verlangt, ruft auch der Begriff ‹Nation› neue Konzepte hervor. So hat das Präfix *trans-* in den vergangenen Jahren ebenfalls bezogen auf die Kategorie des Nationalen Verwendung gefunden und den Terminus *Transnationalität* hervorgebracht, der hier ein weiteres wichtiges Modell liefert. Für das Konzept, das dahinter steht, spielen die Arbeiten Ludgers Pries' eine zentrale Rolle. Dieser begreift *Transnationalisierung* als einen geschichtlich zwar nicht unbekannten, jedoch in den vergangenen Jahren durch eine anwachsende Mobilität «von Gütern, Menschen und Informationen sich ausbreitende[n] und vertiefende[n] Prozess der Herausbildung relativ dauerhafter und dichter plurilokaler und nationalstaatliche Grenzen überschreitender Verflechtungsbeziehungen von sozialen Praktiken, Symbolsystemen und Artefakten.»[295] In dieser Weise wird auch beim Konzept der *Transnationalität* Homogenität zugunsten von Heterogenität über-

---

[292] Vgl. bspw. das Forschungsprojekt *Heymat*, das unter der Leitung von Naika Foroutan von 2008 bis 2015 an der Humboldt-Universität zu Berlin am Berliner Institut für empirische Integrations- und Migrationsforschung (BIM) durchgeführt wurde. BIM: «Hybride europäisch-muslimische Identitätsmodelle (Heymat)», online. Vgl. auch die Studie: Foroutan, Naika / Coşkun, Canan: *Deutschland postmigrantisch III. Migrantische Perspektiven auf deutsche Identitäten – Einstellungen von Personen mit und ohne Migrationshintergrund zu nationaler Identität in Deutschland*, Berlin 2016, online. Vgl. auch bspw: Foroutan, Naika: «Postmigrantische Gesellschaften», in: Brickmann, Heinz Ulrich / Sauer, Martina: *Einwanderungsgesellschaft Deutschland. Entwicklung und Stand der Integration*, Wiesbaden 2016, S. 227–254.

[293] Vgl. etwa Yıldız, Erol: «Postmigrantische Perspektive auf Migration, Stadt und Urbanität», in: ders. et al. (Hg.): *Migration, Stadt, Urbanität. Perspektiven auf die Heterogenität migrantischer Lebenswelten*, Wiesbaden 2017, S. 19–33; vgl. auch: Yıldız, Erol: «Migrationsfamilien: Vom hegemonialen Diskurs zur (transnationalen) Alltagspraxis», in: ders. et al. (Hg.): *Migration, Familie und Gesellschaft. Beiträge zur Theorie, Kultur und Politik*, Wiesbaden 2014, S. 59–71; vgl. auch: Yıldız, Erol (Hg): *Nach der Migration. Postmigrantische Perspektiven jenseits der Parallelgesellschaft*, Bielefeld 2014; vgl. auch: Yıldız, Erol: *Die weltoffene Stadt. Wie Migration Globalisierung zum urbanen Alltag macht*, Bielefeld 2013.

[294] Von Bedeutung für die vorliegenden Forschungskontext sind vornehmlich die Publikationen von Mark Terkessidis: Terkessidis, Mark: *Interkultur*, Berlin 2010 und Terkessidis, Mark: *Migranten*, Hamburg 2000.

[295] Pries, Ludger: «Transnationalisierung der sozialen Welt?», in: *Berliner Journal für Soziologie*, 11, H. 2 (2002), S. 263–272; hier: S. 264; vgl. hierzu auch: Pries, Ludger: «Transnationale Soziale Räume. Theoretisch-empirische Skizze am Beispiel der Arbeitswanderungen Mexiko – USA», in: Beck (Hg.): *Perspektiven der Weltgesellschaft*, S. 55–86.

1 Einleitung

wunden, und der Fokus wird auf Netzwerke gelenkt, die ihre Verflechtungen über einzelne Nationen hinaus ausdehnen.[296]

1.4.3 Spatial turn, Transtopien und Ethnoscapes

Das Aufkommen der *Trans*-Begriffe lässt sich im Zusammenhang mit einem weiteren *turn* innerhalb der *culture turns* betrachten, dem *spatial turn*. Dieser kann «mit einer allgemeinen Hinwendung zu raumbezogenen Fragestellungen im sozial- und geisteswissenschaftlichen Diskurs [...]»[297] umschrieben werden. Er «ist ein Kind der Postmoderne», denn er basiert auf der Erkenntnis, «dass «Raum» in jüngster Zeit zu einer neuen zentralen Wahrnehmungseinheit und zu einem theoretischen Konzept geworden ist»[298]. In dieser Perspektive gewinnen auch die urbanen Transformationsprozesse, die westliche Städte gegenwärtig erfahren, an Bedeutung. Wie sehr diese durch Migrationsbewegungen geprägt werden, thematisiert Erol Yıldız.[299] Die sich neu herausbildenden Räume nennt der Migrations- und Urbanitätsforscher «Transtopien»:

> Die radikale Veränderung der Städte findet ihre stärksten Impulse gegenwärtig vor allem in den (kulturellen) Überschneidungs- und Übersetzungszonen. Dabei handelt es sich um Räume, die ich Transtopien nenne, in denen weltweite Phänomene in der Logik urbaner Alltagspraxis übersetzt werden. Sie sind ‹Welt-Räume›, in denen grenzüberschreitende Bindungen und Verbindungen zusammenlaufen, neu interpretiert werden und sich zu Alltagskontexten verdichten. Die in diesen Transtopien realisierten urbanen Strukturen, Kulturen und Kommunikationsformen sind zu Schrittmachern einer lebendigen Urbanität geworden. Migrationsbedingte Veränderungen fügen sich zu symbiotischen Formen. Offenheit, Diversität, Widersprüchlichkeit, urbane Dichte, ökonomische und soziale Flexibilität sind Kernqualitäten der resultierenden Zusammenhänge.[300]

Die beschriebenen «Transitorte»[301] werden wiederum von Gruppenidentitäten geprägt, die der US-amerikanische Anthropologe indischer Herkunft, Arjun Appadurai, mit seinem Begriff ‹Ethnoscape› (ethnischen Räumen) umschrieben hat.

296 Zum Begriff *Transnationale Räume* siehe auch: Bachmann-Medick: *Cultural Turns*, S. 296–298.
297 Vgl. Hühn, Melanie et al.: «In neuen Dimensionen denken? Einführende Überlegungen zu Transkulturalität, Transnationalität, Transstaatlichkeit und Translokalität», in: dies. et al. (Hg.): *Transkulturalität, Transnationalität, Transstaatlichkeit, Translokalität*, S. 11–46; hier: S. 31.
298 Bachmann-Medick: *Cultural Turns*, S. 285.
299 Yıldız: *Die weltoffene Stadt*.
300 Ebd., S. 9.
301 Vgl. ebd., S. 23.

1.4 Theoretische Grundlagen, Konzepte und Diskurse

Sie formen sich im Zuge des globalen Wandels durch mobile Gruppen und Individuen wie Tourist:innen, Migrant:innen, Flüchtlinge, Exilant:innen oder Gastarbeiter:innen. Es sind Menschen, die sich nicht länger auf bestimmte Territorien fixieren lassen. Sie verfügen über ein Bewusstsein ihrer eigenen Geschichte, und sie bilden keine kulturelle Homogenität. Um den Prozess zu beschreiben, der dabei vonstattengeht, spricht Appadurai von kulturellen Dynamiken der ‹Enträumlichung›. Diese können sich auf ökonomische ebenso wie auf politische, kulturelle oder religiöse Phänomene beziehen[302], «deren Aktionsradius in wachsendem Maße die Grenzen zwischen Territorien und Identitäten überschreitet»[303]. Diese Menschen lassen sich als «TransmigrantInnen» bezeichnen, wie der Terminus vom deutschen Soziologen Hartmut M. Griese vorgeschlagen wird:

> TransmigrantInnen sind reale oder potenzielle WanderInnen zwischen zwei oder mehreren Ländern/Regionen, die in ihrer Biographie unterschiedliche ethnisch-sprachliche Milieu- und Lernerfahrungen gemacht haben – früher sagte man, die «bi- oder multikulturell sozialisiert» wurden – die von daher keine eindeutige Heimat haben, sondern meist von einer «ersten» und «zweiten» Heimat reden und am liebsten zwischen beiden oder mehreren Heimaten hin- und her pendeln.[304]

Von Interesse ist auch, dass Griese Transmigrat:innen als «in der Regel kosmopolitisch bzw. international orientiert und als typische Vertreter:innen einer globalisierten Postmoderne»[305] beschreibt, wodurch sie sich in die vorliegenden theoretischen Überlegungen einordnen lassen. Grieses Beitrag zum Begriff *Transmigrant:in* situiert sich in einer zeitgenössischen Publikation zur Migrationsforschung, die insgesamt für die vorliegende Arbeit eine Rolle spielt: *Transnationale Migration am Beispiel Deutschland und Türkei* (2013). Der Band in der Herausgeberschaft von Barbara Pusch erweitert Migrationsforschung dahingehend, dass nicht mehr allein die Ankunfts-, sondern ebenso die Herkunftsländer in den Blick genommen werden sowie die Bewegungen und Verflechtungen, die zwischen diesen existieren.[306] Im Rahmen des *spartial turns* gewinnen auch die Arbeiten des französischen Soziologen und Kulturphilosophen Michel de Certeaus an Bedeu-

---

302 Vgl. Appadurai, Arjun: «Globale ethnische Räume. Bemerkungen und Fragen zur Entwicklung einer transnationalen Anthropologie», in: Beck (Hg.): *Perspektiven der Weltgesellschaft*, S. 11–40; hier: S. 12.
303 Ebd., S. 13.
304 Griese, Hartmut M.: «Hochqualifizierte TransmigrantInnen: Zum Wandel aktueller Bildungsbiographien im deutsch-türkischen Kontext», in: Pusch (Hg.): *Transnationale Migration*, S. 187–196; hier: S. 190.
305 Ebd., S. 190–191.
306 Vgl. Pusch (Hg.): *Transnationale Migration*.

tung. In seiner Publikation *L'Invention du Quotidien* (1980) formt sich seine Stadtsoziologie durch die Alltagspraktiken der Menschen, die sich in dieser Stadt bewegen.[307] Selbstverständlich können weder die theoretischen Entwicklungen von Welsch und Bhabha, noch das Gedankengut der verschiedenen *turns* im kulturwissenschaftlichen Kontext oder die zeitgenössischen Entwicklungen im Bereich der Migrations- oder Urbanitätsforschung hier in ihrer vollen Tragweite erfasst werden. Jedoch wird eine Forschungsarbeit zu einem ‹deutsch-türkischen Kino› in der zweiten Dekade des 21. Jahrhunderts nicht umhinkommen, diese Theorien zu umreißen, die in ihrer Zusammenführung zu einem adäquaten Verständnis dieses Phänomens beitragen. Deniz Göktürk weist bereits im Jahre 2000 darauf hin, dass Bhabha und andere postkoloniale Theoretiker uns lehren können, «den Status von Grenzgängern und zugewanderten Bevölkerungsgruppen als produktive Provokation gegen den Begriff einer reinen nationalen Kultur zu verstehen»[308]. Dadurch ließe sich die Anwesenheit von Fremden denken als «Herausforderung, die Geschichte der Nation von den Rändern her neu zu erzählen»[309]. Allerdings lässt sich an dieser Stelle einbringen, dass bei einer gegenwärtigen Erforschung eines ‹deutsch-türkischen Kinos› der Begriff des ‹Fremden› kaum noch zutreffend ist, handelt es sich um ein Kino, das aus der Mitte der ‹deutschen Gesellschaft› entspringt, wenngleich es noch immer als eigene Kategorie wahrgenommen und dadurch weiterhin abgegrenzt wird. Umso wichtiger erscheint eine neue Perspektivierung, die in dieser Arbeit eingenommen wird.

1.4.4 *Transmedialität, Film Production Theory* und *Filmfestival Research*

Die bisherigen Überlegungen haben gezeigt, dass die Kategorie ‹deutsch-türkisches Kino› sich durch verschiedene Begriffe und Konzepte formt, die über eine kulturwissenschaftliche Betrachtungsweise hinausreichen. In unseren gegenwärtigen globalen und medialen Entwicklungen verändern sich nicht nur die diejenigen von ‹Kultur›, ‹Nation› und ‹Identität›. Es verändern sich auch der Filmmarkt, die Kinolandschaft und das Medium Film selbst und gewinnen neue Formen und Bedeutungen. Die Komplexität des Mediums Films ruft im 21. Jahrhundert ein weites Reflexionsfeld hervor, dem für die Herausbildung und Fortentwicklung des untersuchten Kinophänomens Bedeutung zukommt. Mit Einzug der Digitalisierung sind Filme in ‹bewegte Bilder› zerfallen, die sich in unterschiedlichen Konstellationen (wieder) zusammenfügen lassen und jeweils ein eigenes Dispositiv er-

---

307 Vgl. Certeau, Michel de: *L'invention du quotidien 1. arts de faire*, Paris 1980; dt. Übersetzung: Die *Kunst des Handelns*, übersetzt von Ronald Voullié, Berlin 1988.
308 Göktürk: «Migration und Kino», S. 330.
309 Ebd.

1.4 Theoretische Grundlagen, Konzepte und Diskurse

zeugen. Diese Prozesse gehören «zu den einschneidenden Veränderungen nicht nur der Medien, sondern aller sozialen Systeme»[310], schreiben die Herausgeber:innen des dritten Bandes *Formationen der Mediennutzung*, der sich den dispositiven Ordnungen in ihrem Umbau widmet. Die Autor:innen begreifen mediale Dispositive ebenfalls in Anlehnung an die *Akteur-Netzwerk-Theorie* als «ein Gefüge, das sich als ein Netzwerk aus Dingen, Zeichen und Personen begreifen lässt»[311]. Die aktuellen Medienwandlungen führen zu Reflexionen über das Kino als öffentlichen, aber zugleich auch intimen Erfahrungsraum, der in Interaktion tritt mit privaten, zersiedelten Monitoren und Bildschirmen, die Fernsehen, Computer, DVDs und Blu-Ray bedienen und dadurch Filme in ihren Möglichkeits- und Wahrnehmungsräumen verändern.[312] In diesen Wandlungen lässt sich ein Kinophänomen wie das hier untersuchte nicht ohne Einbezug verschiedener filmischen Ausdrucksformen diskutieren. Doch auch mit anderen Kunstformen wie dem Theater, der Musik, der Literatur oder der Comedy tritt es in einen Austausch, den es in seiner Erforschung einzubeziehen gilt. Der wissenschaftliche Diskurs, der die Beziehungen und Korrelationen unterschiedlicher Medien und Kunstformen in den Blick nimmt, wird seit den 1960er-Jahren weitläufig – und noch immer – unter dem Begriff *Intermedialität* geführt.[313] Das Präfix *inter* zielt dabei «zwangsläufig auf die Verbindung zweier oder mehrerer Positionen, die dafür zunächst als integere Einheiten gedacht werden müssen, sei es in der Politik (Internationalität), sei es in der Kultur (Interkulturalität).»[314] Erst ein Fokus, der auf die Überschreitung von Grenzen setzt, ermögliche es, *Essentialisierung*[315] und Substantialisierung zu überwinden.[316] Bezogen auf den Begriff *Intermedialität* lässt sich daraus ableiten, dass sich dieser «auf die Kopplung von Medien im zeichentheoretischen Sinne [...], die Abspielung auf ein anderes Medium [...], die vollständige Integration eines anderen Mediums [...] oder die ästhetische Anleh-

---

310 Vgl. Schneider, Irmela / Epping-Jäger, Cornelia: «Einleitung», in: dies. (Hg.): *Formationen der Mediennutzung III. Dispositive Ordnungen im Umbau*, Bielefeld 2008, S. 7–15; hier: S. 8.
311 Ebd., S. 8–9.
312 Vgl. Distelmeyer, Jan: *Das flexible Kino. Ästhetik und Dispositiv der DVD & Blu-ray*, Berlin 2012, S. 11.
313 Vgl. bspw.: Beck, Laura / Osthues, Julian (Hg.): *Postkolonialismus und (Inter-)Medialität. Perspektiven der Grenzüberschreitung im Spannungsfeld von Literatur, Musik, Fotografie, Theater und Film*, Bielefeld 2016; vgl. auch: Paech, Joachim / Schröter, Jens (Hg.): *Intermedialität analog/digital*, München 2008; vgl. auch: Müller, Jürgen E.: *Formen moderner kultureller Kommunikation*, Münster 1996; vgl. auch: Eicher, Thomas / Bleckmann, Ulf (Hg.): *Intermedialität. Vom Bild zum Text*, Bielefeld 1994; vgl. auch: Higgins, Dick: «Statement of Intermedia», in: Stiles, Kristine / Selz, Peter (Hg.): *Theories and Documents of Contemporary Art. A Sourcebook of Artists' Writings*, Berkeley et al. 1996, S. 728–729.
314 Meyer et al.: «Vorwort», S. 8.
315 Zum Begriff *Essentialisierung* siehe die Definition in Kapitel 2.2.
316 Vgl. Meyer et al.: «Vorwort», S. 8.

nung an ein anderes Medium [...][bezieht]»[317]. Meist geht hierbei das Ausgangsmedium im Zielmedium auf, das heißt, es verschwindet ganz aus dem Fokus der Betrachtung. Im Vergleich dazu lässt sich von *Transmedialität* sprechen, wenn der Fokus «auf die gleichzeitige Anwesenheit der beteiligten Medien [gerichtet ist]»[318] und der Übergang von einem zum anderen betont wird.[319] Der *Trans*-Begriff lässt sich also ebenfalls auf dieses Forschungsfeld ausweiten und liefert über den Intermedialitätsbegriff hinaus gute Ansätze für die vorliegende Arbeit.

Schließlich sei an dieser Stelle noch auf zwei weitere Termini verwiesen, die sowohl mit dem Präfix *inter*- als auch *trans*- Bedeutung für den vorliegenden Forschungskontext gewinnen. Die Begriffe *Intertextualität* und *Transtextualität*. Es wird von einem erweiterten Textbegriff ausgegangen, der die unterschiedlichsten künstlerischen Ausdrucksformen wie Film, Musik, Bild u. a. umfassen kann, sofern sie als Texte gelesen, das heißt erschlossen werden. Da sie nah am Kontext von *Inter-* und *Transmedialität* operieren, seien sie an dieser Stelle kurz eingeführt. Während *Intermedialität* und *Transmedialität* jedoch – wie gezeigt – die gegenseitige Beeinflussung verschiedener Medien fokussieren, dienen die Begriffe *Intertextualität* und *Transtextualität* und die mit ihnen einhergehenden Konzepte dazu, einerseits die Beziehung zwischen zwei gleichen Texten respektive zwei gleichen Medien (bspw. zwei Filmen) zu beschreiben *(Intertextualität)*. Und andererseits die Beziehung zu einem Bereich, der über den Text respektive das Medium (bspw. Film) hinaus in einen außerfilmischen Kontext (bspw. Diskurs) deutet, zu fokussieren *(Transtextualität)*.[320]

Ein ‹deutsch-türkisches Kino› ist an dieser Stelle bereits als Phänomen ersichtlich geworden, das sich im Kontext eines gegenwärtigen, dynamischen und facettenreichen ‹deutschen Kinos› diskutieren lässt. Gleichzeitig verweist es aber auch auf ein ‹europäisches Kino› und ist für dessen zukunftsweisende Entwicklungen signifikant geworden. Es lässt sich im genannten Paradigmenwechsel der Filmwissenschaft deuten, in dem Filmlandschaften weniger als geschlossene nationale Einheit betrachtet, sondern zunehmend hinsichtlich ihrer *transkulturellen* und *transnationalen* Einflüsse und Verflechtungen hin untersucht werden.[321] Für die Überlegungen, die im theoretischen Kontext der Filmproduktion eine Rolle spielen, erweist sich eine praxisnahe Theorie als relevant, die als *Film Production Theory* Eingang in den zeitgenössischen wissenschaftlichen Diskus gefunden

---

317 Ebd., S. 9.
318 Ebd., S. 10.
319 Ebd., S. 7–17.
320 Siehe hierzu: Lukas, Katarzyna: «Zum kulturkritischen Potenzial der ‹transkulturellen Literatur›. Transtextuelles und transmediales Fortschreiten der ‹klassischen Moderne»», in: Lavorano, Staphanie et al. (Hg.): *Grenzen der Überschreitung. Kontroversen um Transkultur, Transgender und Transspecies*, Bielefeld 2016, S. 57–76.
321 Vgl. hierzu auch: Strobel/Jahn-Sudmann (Hg.): *Film transnational und transkulturell*.

hat. Der US-amerikanische Filmtheoretiker und -praktiker Jean-Pierre Geuens macht hierbei in seiner Studie aus dem Jahre 2000 mit gleichnamigem Titel ersichtlich, dass die Betrachtungen von Produktionsbedingungen eine wichtige Ergänzung zu den herkömmlichen wissenschaftlichen Herangehensweisen an das Medium Film darstellen. Er zeigt auf, wie sich Filme in zahlreichen weiteren Verknüpfungen herausbilden, die sich zum Beispiel durch die Formation ihrer Regisseur:innen an Filmhochschulen, in ihrer ersten Idee und Entstehungsphase durch das Schreiben ihrer Drehbücher, über ihre Transformierung durch Inszenierung, Lichttechnik, Bild- und Tongestaltung hindurch zeigen.[322] Einen vergleichbaren Ansatz schlägt auch John Thornton Caldwell vor, dessen einschlägige Publikation *Production Culture* bereits im Methodenkapitel dieser Arbeit eingeführt wurde (siehe Kapitel 1.3). Doch auch Caldwells Abhandlung mit dem Titel *Televisuality: style, crisis, and authority in American television* (1995) erweist sich in dieser Hinsicht als aufschlussreich, etwa weil sie den ästhetischen Eigenwert verdeutlicht, den das Medium Fernsehen generiert.[323] Alle drei genannten Titel liefern eine fundierte Auseinandersetzung mit dem Medium Film. Sie bringen Theorie und Praxis zusammen und etablieren eine *Film Production Theory* als neue Forschungsrichtung, die in dieser Arbeit gleichfalls verfolgt wird. 2009 – lässt sich im Kontext der Relevanz dieses Ansatzes beifügen – bringen die Wissenschaftler und Medienökonomen Thorsten Hennig-Thurau und Victor Henning 2009 ein Buch auf den Markt, das einen wissenschaftlichen Beitrag zu den ökonomischen Rahmenbedingungen der deutschen Filmwirtschaft im 21. Jahrhundert leisten möchte.[324] Denn, wie die Herausgeber betonen, hat sich zwar die filmkünstlerische Hochschulausbildung in Deutschland in den vergangenen Jahrzehnten bemerkenswert entwickelt und kann heutzutage gewiss zu den besten der Welt gezählt werden, doch lässt sich Vergleichbares für die filmökonomischen Ausbildung an deutschen Hochschulen nicht behaupten.[325] Umso wichtiger erscheint es den Medienexperten, mit ihrer Publikation einen Beitrag zur Verringerung dieser Rückständigkeit zu leisten und einen ganzheitlichen Blick auf die Filmbranche zu vermitteln. Basierend auf einer Vortrags- und Diskussionsrunde an der Fakultät für Medien der Bauhaus-Universität Weimar in den Jahren 2006 und 2007, wurde die filmökonomische Forschung in Interaktion mit zentralen Akteur:innen der deutschen Filmlandschaft und -praxis entwickelt – das heißt mit Produzent:innen, Regisseur:innen, Filmverleiher:innen, Kinovertreter:innen, Filmfinanziers.[326] So

---

322 Vgl. Geuens, Jean-Pierre: *Film Production Theory*, Albany 2000.
323 Vgl. Caldwell, John Thornton: *Televisuality: Style, Crisis, and Authority in American Television*, New Brunswick, NJ 1995.
324 Hennig-Thurau/Henning (Hg.): *Guru Talk*.
325 Vgl. Hennig-Thurau, Thorsten / Henning, Victor: «Vorwort der Herausgeber», in: ebd., S. 9–11; hier: S. 9.
326 Vgl. ebd., S. 10–11.

1 Einleitung

wurde auch in diesem Rahmen ein Ansatz verfolgt, der Filmtheorie und -praxis zusammenführen möchte. Schließlich verdient hierbei eine letzte Publikation Beachtung: *Fatih Akin: Im Clinch. Die Geschichte meiner Filme* (2011), herausgegeben vom Filmjournalisten Volker Behrens und dem Filmwissenschaftler Michael Töteberg. In diesem Buch äußert sich der Hamburger Filmemacher in Interviews und Gesprächen zu seinem Leben und seinen Filmen und positioniert sich selbst sowie ein aktuelles ‹deutsch-türkischen Kino›.[327]

Der Mehrwert, den der Einbezug der konkreten Filmpraxis im Rahmen wissenschaftlicher Untersuchungen erbringt, hat in den ersten beiden Dekaden dieses Jahrhunderts zur Herausbildung weiterer Forschungsfelder geführt, worunter sich die *Film Festival Research* einordnen. Sie beruhen auf der Erkenntnis über die Relevanz, die Filmfestivals für die europäische Filmkultur und -wirtschaft gewonnen haben. So wurden in den vergangenen Jahren zahlreiche Publikationen zu dieser Thematik auf den Markt gebracht[328] und das gemeinsame Forschungsinteresse – insbesondere auf europäischer Ebene – in einem sich ausbreitenden *Film Festival Research Network* (FFRN)[329] vereint. Zwei seiner wichtigsten Arbeitsgruppen sind erstens die *Film Festival Research work group* innerhalb des 2006 in Berlin gegründeten *European Network for Cinema and Media Studies* (NECS)[330] und zweitens die 2011 gegründete Scholarly Interest Groups (SIG) for Film and Media Festivals[331] innerhalb der Society for Cinema and Media Studies (SCMS).[332] Dass auch diese film- und medienwissenschaftlichen Entwicklungen der vergangenen Jahre insbesondere für die Betrachtung *transnationaler* Filmpraxen von Wichtigkeit sind, verdeutlicht nicht zuletzt Andreas Jahn-Sudmann und betont ihre zunehmende Organisation über Nationalgrenzen hinweg sowie ihre Bearbeitung von Themen, die nationale Bezugsrahmen überschreiten.[333]

1.5 Struktur der Arbeit

Die Vorstellung eines kursierenden ‹deutsch-türkischen Kinos› als *Quasi-Objekt*, das sich erst durch ein Netzwerk interagierender Akteur:innen konstituiert, führt in Bezug auf den Aufbau und die Struktur dieser Arbeit zunächst zu einem Dilemma:

---

327 Vgl. Behrens, Volker / Töteberg, Michael (Hg.): *Fatih Akin: Im Clinch. Die Geschichte meiner Filme*, Reinbek bei Hamburg 2011.
328 Vgl. etwa Valck: *Film Festivals*; vgl. auch: Iordanova, Dina (Hg.): *The Film Festival Reader*, St Andrews 2013.
329 Vgl. FFRN: online.
330 Vgl. NECS: online.
331 Vgl. SCMS: «Film and Media Festivals Scholarly Interest Group (Founded 2011)», online.
332 Vgl. SCMS: online.
333 Vgl. Jahn-Sudmann: «Film und Transnationalität», S. 23–24.

1.5 Struktur der Arbeit

Das rhizomartige Gebilde widersetzt sich der konventionellen Linearität der Textstruktur, da es weder einen vorgegebenen Anfang noch ein vorgegebenes, notwendiges Ende kennt. Der Ausweg aus diesem Paradoxon besteht nun darin, den Text selbst als Mittler zu behandeln.[334] Seine Form offenbart sich daher nicht anders als die gesamte durchgeführte Forschung zu einem ‹deutsch-türkischen Kino› als ein Geflecht, das die Spuren interagierender Akteur:innen nachzeichnet und damit abbildet. Der Text entfaltet sich also ebenfalls als Gewebe von Assoziationen, fügt in gleicher Weise zusammen, was in den empirischen Untersuchungen am Ort, im Feld, im Labor versammelt wurde.[335] In diesem Sinne gliedert sich die vorliegende Arbeit in eine Vorstudie (Kapitel 2) und fünf Fallstudien (Kapitel 3 bis 7), die im ‹Prozess der Gemachtheit› eines ‹deutsch-türkischen Kinos› jeweils ein zentrales *Akteur:innen-Netzwerk* entfalten. Von Interesse ist daher weder eine lineare noch eine kausale Abfolge. Im Vordergrund stehen vielmehr einzelne ‹Momentaufnahmen›, die jeweils bestimmte Akteur:innen und ihre Verhandlungen dieser Kategorie in den Blick nehmen. Diese Betrachtung folgt daher keiner chronologischen Abfolge, dennoch lässt sich in der Auswahl und Gliederung der Studien ein roter Faden finden, der sich an der Dichte ihrer Verzweigungen und Überlagerungen orientiert.

Die erste Studie versteht sich in einer gesonderten Position und wird nicht als ‹gewöhnliche› Fallstudie, sondern als ‹Vorstudie› begriffen. Als Exposition des Forschungsfeldes, das sie kartografiert, bildet sie den Ausgangspunkt dieser Abhandlung. Sie widmet sich dem jährlich stattfindenden Filmfestival Türkei Deutschland in Nürnberg und basiert auf mehrjährigen Beobachtungen und Erhebungen vor Ort.

Die erste – als solche aufgefasste – Fallstudie setzt sich im Kontext der Filmfinanzierung und -produktion der untersuchten Kategorie mit einer Fernsehredaktion auseinander, die sich als besonders wichtig für ihre Anfänge erwiesen hat: das «Kleine Fernsehspiel» im ZDF. Es werden ihre Intentionen und Aushandlungsprozesse beleuchtet, wobei ein ‹deutsch-türkisches Kino› in unterschiedlichen Tendenzen sichtbar wird.

In einer zweiten Fallstudie werden die Handlungsinitiativen der Hauptabteilung «Spielfilm und Fernsehfilm» des europäischen Kulturkanals arte untersucht, wobei sich das Phänomen in unterschiedlichen Ausprägungen zeigt.

Eine dritte Fallstudie widmet sich den Institutionen der öffentlichen Filmförderung in Deutschland und fokussiert eine Einrichtung, die sich hierbei als besonders zentral erwiesen hat: die Film- und Medienstiftung NRW. Ein ‹deutsch-türkisches Kino› wird wiederum in verschiedenen Tendenzen ersichtlich.

Die vierte Fallstudie setzt sich mit der Produktion des Phänomens auseinander, wobei Wüste Film fokussiert wird. Auch in ihren Handlungsinitiativen lässt

---

334 Vgl. Latour: *Eine neue Soziologie für eine neue Gesellschaft*, S. 216.
335 Vgl. ebd., S. 223.

es sich in unterschiedlichen Facetten deuten. Darauf aufbauend, weisen die Entwicklungen eines ‹deutsch-türkischen Kinos› zu zwei weiteren Produktionsfirmen, deren Interaktionen sich die fünfte Fallstudie widmet: Corazón International und Bombero International.

Das Kapitel *On the road again* bildet das Fazit. Es widmet sich einem der jüngeren Filme Fatih Akıns: TSCHICK (D 2016), der als ‹Genrekino› eine wichtige Tendenz eines ‹deutsch-türkischen Kinos› vor Augen führt. Es lassen sich Aspekte herausstellen, die als elementar für eine Mehrzahl der Filme dieser Kategorie diskutiert werden und gleichsam ihre durchlässigen Grenzen sichtbar machen. TSCHICK führt als eine Form der Synthese gleichsam ihre Auflösung vor Augen. Hierbei können die zentralen Ergebnisse dieser Forschungsarbeit zusammengefasst und Ausblicke gegeben werden, wohin sich das Phänomen – in neuen Kategorien gedacht – künftig weiterentwickeln könnte.

2 Kartierung der Landschaft: Das Filmfestival Türkei Deutschland

2.1 Das Filmfestival Türkei Deutschland als *obligatorischer Passagepunkt*

Basierend auf der Einleitung zum Forschungsgegenstand (siehe Kapitel 1), zeigt sich im gewählten Rückblick auf die Premiere von ALMANYA im Wettbewerb der Internationalen Filmfestspiele Berlin – über seine erfolgreiche Platzierung im Jahr des Gedenkens an 50 Jahre türkische Arbeitsmigration in Deutschland hinaus – eine weitere Entwicklung im Bereich der Filmdistribution, -vermarktung und -rezeption, die für Herausbildung eines ‹deutsch-türkischen Kinos› von Wichtigkeit ist. Der Kulturjournalist Christian Buß bemerkt in seinem Artikel auf *Spiegel Online:* «Dass nun ALMANYA an einem prominenten Platz im Wettbewerbsprogramm der Berlinale uraufgeführt wurde (wenn auch außer Konkurrenz), ist natürlich ein Glücksfall für die Produktion.»[1] Mit seiner Aussage hebt er die heutige Relevanz von Festivals für die Bekanntmachung und Verbreitung von Filmen hervor. Ihre Bedeutung wurde in der vergangenen Zeit verstärkt vom wissenschaftlichen Diskurs aufgegriffen,[2] wobei ihre Verwobenheit mit der europäischen Filmkultur und -wirtschaft immer wieder betont wird. «Europe is the cradle of film festival phenomenon»[3], schreibt Marijke de Valck zu Beginn ihrer

---

1 Buß, Christian: «Mit dem Esel ins Wirtschaftswunderland», in: *Spiegel Online Kultur*, 12.02.2011, online.
2 Vgl. hierzu Kapitel 1.4.
3 Valck: *Film Festivals*, S. 14.

prominenten Studie im Bereich der *Film Festival Research*, und auch Thomas Elsaesser betont ihre starke Einflussgröße:

> With respect to Europe, the festival circuit, I want to claim, has become the key force and power grid in the filmbusiness, with wide-reaching consequences for the respective functioning of the other elements (authorship, production, exhibition, cultural prestige and recognition) pertaining to the cinema and filmculture.[4]

In ihren weitreichenden Verflechtungsprozessen bilden Filmfestivals nicht nur eine Schlüsselkraft für das weltweite Filmgeschäft heraus, sondern ereignen sich auch an jeweils konkreten Orten und beziehen diese in ihre soziale und kulturelle Praxis mit ein. Janet Harbord spricht in diesem Zusammenhang von ‹räumlichen Bezugssystemen›, die als ‹*intertextuelle* Referenzen› in der lokalsituierten Präsentation und Rezeption von Filmen entstehen[5], und auch Julian Stringer hebt das Regionale und Besondere hervor, das für die Etablierung und Funktion von Filmfestivals elementar ist, sowie die Bedeutung, die Städte dabei gewinnen.[6] Hierbei thematisiert Saskia Sassen bereits zu Beginn der 1990er-Jahre, dass sich Metropolen wie New York, London oder Tokyo zu «global cities»[7] entwickelt haben, die seit den 1960er-Jahren zu wichtigen Knotenpunkten für weltumspannende Ströme und eine sich ausbreitende *transnationale* Industrie geworden sind.[8] Und Dereka Rushbrook beschreibt die Funktion, die ihnen in diesem Kontext zugesprochen werden kann: «As these global cities grew in importance, they gave rise to secondary urban centres that use a variety of competive strategies, both cultural and economic, to attract capital and the professional classes that follow it. Film festivals were one of these strategies [...].»[9]

Die Ausführungen verdeutlichen, dass Filmfeste zu Beginn des 21. Jahrhunderts sowohl in film- als auch in global- und lokalwirtschaftlicher und -kultureller Hinsicht Bedeutung erfahren, wobei sowohl den Weltmetropolen als auch den internationalen A-Festivals[10] eine besonders große Relevanz zugesprochen wird.

---

4   Elsaesser, Thomas: *European Cinema. Face to Face with Hollywood*, Amsterdam 2005, S. 83.
5   Vgl. Harbord, Janet: *Film Cultures*, London et al. 2002, S. 3.
6   Vgl. Stringer, Julian: «Global Cities and the International Film Festival Economy», in: Shiel, Mark / Fitzmaurice, Tony (Hg.): *Cinema and the City. Film and Urban Societies in a Global Context*, Oxford/Malden 2001, S. 134–144; hier: S. 138.
7   Sassen, Saskia: *The Global City. New York, London, Tokyo*, 2. Auflage, Priceton et al. 1991, S. 5.
8   Vgl. ebd., S. 3–13.
9   Rushbrook, Dereka: «Cities, Queer Space, and the Cosmopolitan Tourist», in: *GLQ*, 8, 1–2 (2002), S. 183–206; hier: S. 188.
10 Als ‹A-Festivals› werden Filmfestivals mit internationalem Wettbewerb bezeichnet, die vom internationalen Filmproduzentenverband Fédération International des Associations de Pro-

2.1 Das Filmfestival Türkei Deutschland als *obligatorischer Passagepunkt*

So haben die Internationalen Filmfestspiele von Venedig, die Internationalen Filmfestspiele Berlin, das Internationalen Filmfestival von Locarno, das Internationale Filmfestival Moskau, das Internationale Filmfestival Shanghai und selbstverständlich die Internationalen Filmfestspiele von Cannes eine wichtige Stellung und Bedeutung für die Hervorbringung und Verbreitung nationaler und internationaler Filmkulturen gewonnen, wie schließlich auch Christian Jungen anhand des Ereignisses von Cannes veranschaulicht:

> Das Filmfestival von Cannes ist heute der größte Kulturanlass der Welt, und mit Bestimmtheit einer der prestigeträchtigsten. Es ist dem Autorenkino und der kulturellen Vielfalt verpflichtet und verfügt mit dem Wettbewerb um die Goldene Palme über ein Instrument, das sich als Seismograph versteht, um künstlerische Exzellenz und neue Tendenzen im Weltkino zu registrieren.[11]

Jungen betrachtet nicht nur die Funktionsweise dieses Filmevents, er führt auch eine ganze Reihe zentraler Begrifflichkeiten in die Diskussion ein. ‹Kulturanlass›, ‹Prestige›, ‹Autorenkino›, ‹kulturelle Vielfalt›, ‹Wettbewerb›, ‹Goldene Palme›, ‹Instrument›, ‹Seismograph›, ‹künstlerische Exzellenz›, ‹Tendenzen› und ‹Weltkino› sind zu Schlüsselbegriffen geworden, die sowohl in der allgemeinen Zirkulation von Filmen auf diesen internationalen Veranstaltungen als auch in den spezifischen Verhandlungen um ein ‹deutsch-türkisches Kino› Bedeutung gewinnen. Daher werden sie im Laufe dieser Forschung in die Diskussion eingebunden. Sie dienen dazu, das Spannungsfeld zu beschreiben, in dem sich Filme im 21. Jahrhundert bewegen.

Nachdem die Bedeutung der großen, internationalen, oftmals ebenso prominenten wie kommerziellen A-Film-Festivals herausgestellt wurde, gilt es, für den vorliegenden Forschungskontext, das Augenmerk auch darauf zu richten, dass sich neben diesen ebenso eine Vielzahl an kleineren, vielleicht unbekannteren und ökonomisch weniger rentablen, aber kulturpolitisch nicht unbedeutenderen Filmfesten findet. Kenneth Turan hat das Phänomen ‹Filmfestival› gleichfalls als erstarkende Wachstumsbranche beschrieben. Es habe in den vergangenen Jahren zur Herausbildung und Etablierung einer kaum überschaubaren Anzahl individueller Filmveranstaltungen außerhalb der großen Metropolen geführt. «Filmfestivals have become such a growth industry that Missoula Montana, has two and a petite but trendy town like Telluride, Colorado now has three (MountainFilm Festival and IndieFest 2K in addition to the regular Telluride event)»[12], so seine Be-

---

ducteurs de Films (FIAPF) als solche klassifiziert wurden (vgl. FIAPF: «International Film Festivals», online).
11 Jungen: *Hollywood in Cannes*, S. 9.
12 Turan, Kenneth: *Sundance to Sarajevo. Film Festivals and the World They Made*, Berkeley et al. 2002, S. 2.

obachtung im Kontext der US-amerikanischen Filmfestivallandschaft, die sich in vergleichbarer Weise auch in Europa anstellen lässt.[13] Gerade diese unscheinbareren Veranstaltungen widmen sich oftmals ganz bestimmten Themen und präsentieren und fördern einzelne Filmkulturen und -produkte, die bis dahin zum Teil völlig unbekannt waren oder nur als Randphänomene galten, platzieren und bedienen diese jedoch nicht minder akribisch und ergiebig.[14] Bezogen auf die Verbreitung ‹peripherer Phänomene› thematisiert etwa Bill Nichols am Beispiel eines ‹iranischen Kinos›, dass dabei die Platzierung einer bestimmten Filmkultur auf einem Festival – über eine ästhetische – auch immer eine politische Leseart integriere, die eine neue Sicht auf das ‹imaginierte Andere› generieren könne.[15] Und auch Deniz Göktürk veranschaulicht mit Bezug auf das Türkische Filmfestival in London und seine Bedeutung für die Verbreitung eines heutigen ‹türkischen Kinos›, dass sich dieses kleine, aber wichtige Ereignis sowohl an die lokale Migrat:innencommunity als auch Cineasten aus der britischen Metropole richtet. Dabei bringt es nicht nur Filme in Umlauf, sondern trägt auch zur Etablierung und Definition der Kategorie – in diesem Fall – ‹türkisches Kino› als solcher bei.[16]

Auf dieser Reflexionsgrundlage widmet sich die erste Studie dieser Arbeit einem Filmevent, das sich abseits des prominentesten deutschen Filmfestivals und der Hauptstadt entwickelt hat, jedoch in seiner Eigenpositionierung kaum noch aus der bundesweiten Kulturlandschaft wegzudenken ist. Es ist ein jährlich stattfindendes Ereignis, das – so die These – als Ausgangspunkt maßgeblich an der Herausbildung, Etablierung und Verbreitung eines ‹deutsch-türkischen Kinos› beteiligt war und bis heute zu seiner Präsenz in der nationalen und internationalen Öffentlichkeit beiträgt: Das Filmfestival Türkei Deutschland[17] (FFTD) in Nürnberg. Da es besonders zahlreiche Akteur:innen vereint, die an seiner Kategorienbildung beteiligt sind, lässt es sich als «obligatorischer Passagepunkt»[18] markie-

---

13 Ein wesentlicher Unterschied ist jedoch, dass sich Filmfestivals in den USA zu einem wesentlichen Teil aus Einreichgebühren der Filmschaffenden finanzieren, während die meisten Festivals in Europa zu wesentlichen Teilen öffentlich finanziert werden (vgl. hierzu auch bspw. Iordanova, Dina / Rhyne, Ragan (Hg.): *Film Festival Yearbook 1. The Festival Circuit*, St Andrew 2009).
14 Eine ähnliche Beobachtung hat bspw. Dina Iordanova gemacht, die hierbei eine Vielzahl kleinerer Filmfestivals listet, die sich abseits von und parallel zu den großen, prominenten Festivals gebildet haben und untereinander oftmals stark vernetzt sind (vgl. Iordanova, Dina: «The Film Festival Circuit», in: Iordanova/Rhyne (Hg.): *Film Festival Yearbook 1*, S. 23-39; hier: S. 31-32.
15 Vgl. Nichols, Bill: «Global Image Consumption in the Age of Late Capitalism (1994)», in: Iordanova (Hg.): *The Film Festival Reader*, S. 29–44; hier: S. 32.
16 Vgl. Göktürk: «Anyone at Home?», S. 201.
17 Seit seiner 21. Ausgabe im Jahre 2016 schreibt sich das Filmfestival Türkei Deutschland ohne Schrägstrich, um die Überwindung von Trennung und Teilung zu unterstreichen. In dieser Arbeit wird daher auch diese aktuelle Schreibweise ohne Schrägstrich gewählt, in zitierten, älteren Publikationen oder bei der Nennung einer konkreten vorangehenden Festivalausgabe, bleibt jedoch die Schreibweise mit Schrägstrich erhalten.
18 Nach Callon lassen sich *obligatorische Passagepunkte* als Durchgangspunkte markieren, die

2.1 Das Filmfestival Türkei Deutschland als *obligatorischer Passagepunkt*

ren. Einen vergleichbaren Ansatz verfolgt de Valck in ihrer wegweisenden Studie im Kontext der allgemeinen Funktion von Filmfestivals. Sie argumentiert, dass sie per se als *obligatorischer Passagepunkt* angesehen werden können, weil sie derart wichtig für die Produktion, die Distribution und den Konsum von Filmen geworden sind, dass ohne sie ein gesamtes Netzwerk an Praktiken, Orten, Menschen u. w. auseinanderfallen würde.[19] Diese Praktiken, Orte, Menschen, aber auch Institutionen, Diskurse, Medien, Geschichten und Programme, die sich in ihren Interaktionen und ihrem Austausch für die Formationen und Transformationen eines ‹deutsch-türkischen Kinos› als bedeutend erwiesen haben, gruppieren sich jährlich in Nürnberg in besonderer Konzentration und Dichte.[20] Dadurch gewinnt das Ereignis eine starke Relevanz für die Entfaltung der gesamten vorliegenden Geschichte und wurde als Ausgangspunkt dieser Forschungsarbeit gewählt. Es stellt keine gewöhnliche Fallstudie dar, sondern wurde als ‹Vorstudie› markiert, da hier die zentralen Knotenpunkte zuallererst erkenntlich werden, die daraufhin in die einzelnen Fallbeispiele deuten. Sie liest sich als ‹Exposition› des Forschungsfeldes, und es geht zunächst darum, den «Fabrikationsmechanismus»[21] sichtbar zu machen, der zur Kategorienbildung als solcher geführt hat. Das Augenmerk liegt dabei auf der sozialen und kulturellen Praxis, und es werden Performanzen und Programme in den Blick genommen, die sich in der Offenheit und Dynamik des Festivals versammeln lassen. «Film festival events are not unified, closed phenomena, but in fact, open to an assemblage of performances and agendas», argumentiert auch de Valck.[22] Und Jungen konstatiert in seiner genannten Studie, dass Filmfestivals an der Schnittstelle von Produktion und Konsum einen privilegierten Ort der Rezeption bilden, einen Ort, an dem etwas mit den Filmen ‹passiert›.[23] Es wird folgend danach gefragt, welche Dynamiken und Mobilitäten dazu geführt haben, dass sich ein ‹deutsch-türkisches Kino› als eigene – wenn auch poröse – Kategorie auf diesem Filmfest herausbilden und etablieren konnte. Im Vordergrund steht die Frage, wie es sich in den Verhandlungen relevanter Akteur:innen zeigt, die sich hier versammeln lassen. Sie impliziert auch die Frage danach, wel-

---

alle zu einer *Akteur-Welt* gehörigen Entitäten passieren müssen, dazu werden sie im Übersetzungsprozess verpflichtet. Daher weist ein *obligatorischer Passagepunkt* eine konzentrierte Dichte aller wichtigen Entitäten auf. Eine *Akteur-Welt* wiederum versteht sich als Verbindung heterogener Entitäten. Sie definiert ihre Identität und die Rollen, die sie spielen, die Natur ihrer Bindungen sowie ihre Größe und die Geschichte, an der sie beteiligt sind (vgl. Callon: «Die Soziologie eines Akteur Netzwerkes», S. 180–184).

19 Vgl. Valck: *Film Festivals*, S. 36.
20 Siehe hierzu auch: Schindler, Muriel: «Das Filmfestival Türkei/Deutschland als Plattform für den multikulturellen Dialog», in: Ozil, Şeyda et al. (Hg.): *Jugendbilder – Repräsentationen von Jugend in Medien und Politik*, Türkisch-deutsche Studien. Jahrbuch 2013, Göttingen 2013, S. 169–172.
21 Latour: *Eine neue Soziologie für eine neue Gesellschaft*, S. 57.
22 Valck: *Film Festivals*, S. 33.
23 Vgl. Jungen: *Hollywood in Cannes*, 008.

che Interessen und Intentionen sie dabei verfolgen und auf welche weiteren Prozesse seiner Produktion, Distribution und Rezeption sie deuten. Hierbei kommen sehr unterschiedliche Akteur:innen wie Regisseur:innen, Schauspieler:innen, Publikum, Festivalorganisator:innen, Medien, Journalist:innen, Institutionen, Politiker:innen, Kulturbeauftragte ebenso wie Berichterstattungen, Zeitungsartikel, Pressehefte, Interviews, Marketing, Motive, Diskussionsforen, Preise, Ehrungen und ein breites Spektrum an Kinoproduktionen in Nürnberg zusammen, die alle auf ihre Weise an der Konzeption und Konstitution des untersuchten Kinophänomens beteiligt sind. Für dieses Vorhaben dient das Filmfestival Türkei Deutschland in Anlehnung an Gilles Deleuze und Félix Guattari als variable ‹Landkarte›, die in ihrer Dynamik und Offenheit in all ihren Dimensionen verbunden, zerlegt und umgekehrt werden wie auch ständig neue Veränderungen aufnehmen kann.[24] Als solche ist es Teil des Rhizoms, welches weder Anfang noch Ende hat und immer in der Mitte und zwischen den Dingen bleibt, ein Zwischenstück, ein Intermezzo.[25] Diese Vorstellung lässt sich auch durch die Metapher der ‹Reise› verdeutlichen, die Bruno Latour verwendet, um die Fortbewegung im Netzwerk zu beschreiben, das es dabei als heterogenes Gelände zu kartieren gelte.[26]

2.2 Ein ‹deutsch-türkisches Kino› als lebendige Filmkunst

Als Einstieg in die Interaktionen am Nürnberger Filmfest eignet sich als Ausschnitt *in medias res* ebenso ein Rückblick auf das Jahr 2011. In seiner historischen Bedeutung von 50 Jahren türkischer Migration in Deutschland bildet es auch hier eine besondere ‹Wegmarke› und Konsolidierung wichtiger Verknüpfungen in Bezug auf die Formationen und Transformationen eines ‹deutsch-türkischen Kinos› und es sind besonders zahlreiche Akteur:innen zugegen, die an seiner Etablierung und Verbreitung beteiligt sind.

> Das Filmfestival Türkei/Deutschland zeichnet 2011 einen der kreativsten und eben auch besten Regisseure des deutschen Kinos aus: Fatih Akın erhält den Ehrenpreis des Festivals für sein gesellschaftspolitisches Engagement und für seine Verdienste um eine lebendige Filmkunst.[27]

Mit diesen Zeilen wird die Eröffnungsfeier und Ehrenpreisverleihung in der Zeitung des 16. Filmfestivals Türkei/Deutschland angekündigt und auf die Auszeich-

---

24 Deleuze/Guattari: *Tausend Plateaus*, S. 23–24.
25 Ebd., S. 41.
26 Vgl. Latour: *Eine neue Soziologie für eine neue Gesellschaft*, S. 47–48.
27 Vgl. FFTD: «Ehrenpreis 2011 an Fatih Akın», in: *Festivalzeitung des 16. FFTD*, S. 4, online.

2.2 Ein ‹deutsch-türkisches Kino› als lebendige Filmkunst

nung eines Filmemachers verwiesen, ohne den sich diese Kategorie wohl gar nicht erst denken lässt. «Er ist der Sonnenkönig des deutschen Films, und in seinem Lichtspiel-Reich geht die Sonne nie unter», lobt der Nürnberger Journalist Jochen Schmoldt den Ehrengast, der sich vielleicht noch vor wenigen Jahren nicht habe träumen lassen, einmal zu den wichtigsten Regisseuren Europas zu gehören. Dieses werde jedoch noch immer in festen Grenzen und kleinlichen Größen gedacht, «anstatt den Blick auf die Menschen zu richten, die da jetzt in Zukunft miteinander und nebeneinander leben»[28]. Die Filme Fatih Akıns zeichne dieser Blick auf die Menschen aus. «Seine Akteure gehen in den direkten Clinch miteinander und scheuen den Körperkontakt nicht»[29], heißt es weiter. Was in seinen Werken Bedeutung habe, sei nicht an der Oberfläche der Haut zu sehen, sondern sei, was sich dahinter verberge: die Seele, die Wahrhaftigkeit, die Aufrichtigkeit, die Liebe. In den zitierten Passagen zeigt sich, dass auch das Filmfest in Nürnberg der Kategoriendurchlässigkeit eines ‹deutsch-türkischen Kinos› Rechnung trägt, indem Fatih Akıns Schaffen sowohl unter ein ‹deutsches› als auch unter ein ‹europäisches› Kino› gefasst wird. Dabei gäbe es in seinen Filmen nicht nur Menschen, die gegen unsichtbare Wände rennen, der Regisseur ginge ebenso über Brücken, um nachzusehen, was sich drüben auf der anderen Seite abspiele, stellt das FFTD heraus und verweist implizit auf Akıns Spielfilme GEGEN DIE WAND und AUF DER ANDEREN SEITE. «Grenzen sind es, die die Menschenwelten kleiner und enger machen, Barrieren, von Menschenhand aufgebaut. Und folgerichtig sind es Grenzgänger, die Akın interessieren – Charaktere also, die ihre Identität nicht panzern oder zumauern müssen, um leben zu können.»[30] Der Blick auf die Menschen ist es, der Fatih Akıns Filme auszeichnen soll, wobei ein weiteres zentrales Element erkennbar wird, das sich durch den Begriff des Grenzgängers markieren lässt. Er hebt die inhaltlichen und formalen Transformationen des untersuchten Phänomens hervor. Denn wurde das ‹Migrationskino› in Deutschland bis in die 1990er-Jahre von gesellschaftlicher Ab- und Ausgrenzung markiert, so wird ein gegenwärtiges ‹deutsch-türkisches Kino› nun genau im Überschreiten dieser Grenzen verhandelt. Auch der Ehrenpreis des Filmfestivals Türkei Deutschland wird jedes Jahr an «grenzüberschreitende Künstler» verliehen, «die durch ihr Werk Besonderes im interkulturellen Dialog auf internationaler Ebene geleistet haben»[31], erläutern die Veranstalter ihre jährliche Sonderauszeichnung. Dass dieser Ehrenpreis 2011 an Fatih Akın vergeben wird, ist auch ein besonderer Anlass, da der inzwischen international renommierte und mit Preisen regelrecht überhäufte Regisseur fünf-

---

28 Schmoldt, Jochen: «Die Blicke der Sehnsucht. Schläge», in: *Festivalzeitung des 16. FFTD*, S. 5, online.
29 Ebd.
30 Ebd.
31 FFTD: «Pressemitteilung», online.

zehn Jahre zuvor den allerersten von ihnen in Nürnberg für seinen Kurzfilm SEN-SIN – DU BIST ES! überreicht bekam.[32] Seither ist er Stammgast bei der jährlichen Veranstaltung, die ihn als «Freund des Festivals»[33] bezeichnet, wie die *Abendzeitung Nürnberg* berichtet. Im Begrüßungstext der Festivalzeitung 2011 wird er als «unser Mann»[34] angekündigt. In den zahlreichen Medienberichten zur Preisverleihung in Nürnberg wird wiederum die sozialpolitische Relevanz seiner Filme, ihre Authentizität ebenso wie ihre visuelle Kraft betont.[35] Diese Elemente hat auch der zeitgenössische film- und kulturwissenschaftliche Diskurs aufgegriffen und erörtert.[36] Hierbei verhandeln die Herausgeber der Publikation *Wider den Kulturenzwang* Akıns Protagonisten in GEGEN DIE WAND als «existenzielle Figuren»[37]. Sie entzögen sich einer «essentialisierenden Kulturzuschreibung»[38], weil sie nicht auf kulturelle Gesetze und Grenzen eingehen, sondern aufgrund ihrer körperlichen Bedürfnisse und Wünsche agieren.[39]

> Die Protagonisten sind keine ‹Türken› und keine ‹Deutschen›, keine Kleinbürger und keine Proletarier. Sie sind politisch nichts links, aber auch nicht konservativ, auch nicht rechts. Religion spielt keine Rolle für die Definition der eigenen Person. Persönliche Bindungen werden nicht nach traditionellen Modellen gestaltet, sondern als Laboratorium und Experiment verstanden.[40]

Erzählt wird die Geschichte der jungen, türkischstämmigen Hamburgerin Sibel (Sibel Kekilli), die ihrem konservativen Elternhaus entkommen will. Hierfür geht sie eine Scheinehe mit dem wesentlich älteren, aber ebenfalls türkischstämmigen Hamburger Cahit (Birol Ünel) ein. Dieser hat sich in der Trauer um seine verstorbene Frau nahezu aufgegeben, doch ihre Begegnung verändert nicht nur Sibels Leben von Grund auf.

Dadurch, dass die Figuren in Akıns Film sich unter keine eindeutig kulturell, sozial oder politisch motivierte Kategorie fassen lassen, sondern vornehmlich

32 Vgl. ebd.
33 Abendzeitung Nürnberg: «Fatih Akin erhält den Ehrenpreis», in: *Abendzeitung Nürnberg Online*, 20.12.2010, online.
34 Vgl. Kaya, Adil: «Das 16. Merhaba», in: *Festivalzeitung des 16. FFTD*, S. 3, online.
35 Vgl. verschiedene Medienberichte in: FFTD: «Pressespiegel zum Ehrengast Fatih Akın», online.
36 Vgl. bspw.: Klos: *Fatih Akin*; vgl. auch: Ezli et al. (Hg.): *Wider den Kulturenzwang*.
37 Ezli et al.: «Vorwort», in: ders. et al.: (Hg): *Wider den Kulturenzwang*, S. 9–19; hier: S. 10.
38 Ebd., der Begriff ‹Essentialisierung› wird verstanden als «die Vorstellung eines Wesenskerns [generierend], der den Charakter eines Menschen, einer Gesellschaft oder einer Epoche unverrückbar bestimmt. Essentialisierungen reduzieren die Vielschichtigkeit sozialer Phänomene auf ein Merkmal und führen oft zu Verhärtungen sozialer Konflikte.» (Fußnote von: ebd., S. 9).
39 Vgl. ebd., S. 10.
40 Ebd.

nach ihrem menschlichen Verlangen handeln, gewinnen sie eine existenzielle Dimension. Diese verleiht ihnen auch die durch das FFTD beschriebene Authentizität, lautet hier eine These. In den kulturwissenschaftlichen Erörterungen wird aber auch hervorgehoben, wie Akın die tiefgreifende Auseinandersetzung mit den Menschen formal generiert.

> Filmtechnisch gelingt diese Konzentration auf die Akteure – und nicht auf das, was sie angeblich repräsentieren – durch eine Dominanz von Nahaufnahmen (close up), die Handlungen, Gestiken, Mimiken und Bewegungen in den Vordergrund stellen und so Wünsche, Bedürfnisse und die Körper der Akteure ins Zentrum setzen. Unterstützt wird diese Perspektive durch die Lichtdramaturgie des Films. Es wurde zum Großteil nur mit vorhandenem Licht, sprich ohne künstliche Lichtquellen, gearbeitet. Beleuchtet sind in erster Linie die Akteure, deren Verhaltensweisen dadurch nicht mehr repräsentativ, sondern in ihrer Exzessivität *intensiv* werden. Wir finden keine Bewegung vom Dunkeln ins Helle. Keine Bewegung von Desintegration zu Integration. Die Akteure sind von Anfang an Teil der deutschen Gesellschaft, sie bewegen sich mit Selbstverständlichkeit durch ihre Umgebung.[41]

Zum einen beschreibt Ezli an dieser Stelle sehr präzise, welche Wirkung die Dominanz von Nahaufnahmen – und die damit die gewählte Perspektive auf die Figuren –, der Einsatz von natürlichem Licht und der Beleuchtungsfokus erzielen. Sie befreien die Akteur:innen aus ihrer Repräsentationsbestimmung und lassen sie nicht mehr als Fremde erscheinen, sondern zu einem Teil der ‹deutschen Gesellschaft› werden. Zum anderen verdeutlicht er, in welcher Weise sich Filme selbst als Akteure in einem Netzwerk formen, indem die unterschiedlichsten technischen Entitäten wie der Fokus der Kamera, die gewählte Perspektive, der Einsatz von Licht u. a. zusammenkommen und dadurch eine bestimmte Wirkung erzeugen. Das Augenmerk wird hierbei auf die filmische Inszenierung gelenkt, die sich im Rahmen der *Film Production Theory* diskutieren lässt. Auch Jean-Pierre Geuens hebt die Dynamiken hervor, die in diesem Akt zusammenwirken, und betont die zentrale Rolle, die der Regisseurin / dem Regisseur dabei zukommt. «To stage a film [...] is to reimagine the screenplay, to make people and objects speak anew», sagt er und ergänzt: «It means to require this movement, this gesture, this color, this light, this shadow, this camera position, this perspective from the lens. It means proposing ideas and instructions that transform one's immediate surroundings.»[42] Die Ästhetik dieses Films generiert also gleichfalls eine Intensität und Humanität, die sich wie ein roter Faden durch die Verhand-

---

41 Ezli: «Von der interkulturellen zur kulturellen Kompetenz», S. 221.
42 Geuens: *Film Production Theory*, S. 112.

lungen um ein ‹deutsch-türkisches Kino› zieht. GEGEN DIE WAND feiere dabei – als erster Teil der Trilogie *Liebe, Tod und Teufel* – die ganz große Liebe, wie sie die ‹Weltliteratur› beschwört. Dadurch werde Akıns Geschichte universal, lautet in der zitierten Publikation die These[43], die auch in dieser Arbeit Bedeutung erfährt. Das Filmschaffen Akıns lässt sich während der Ehrenpreisvergabe im März 2011 in Nürnberg aber auch mit weiteren Aspekten verknüpfen, deren Betrachtung sich als gewinnbringend für ein Verständnis des untersuchten Kinophänomens erweist.

2.3 Filme im Zeichen eines *interkulturellen Dialogs*

Während der Ehrenpreisvergabe werden nicht nur die Ausdruckskraft und Universalität von Akıns Werken hervorgehoben, sie werden ebenso in einem sozialpolitischen Engagement gewürdigt. Dieses gewinnt für das untersuchte Kinophänomen als Gesamtes an Bedeutung und verdeutlicht sein Spannungsverhältnis durch verschiedene Aushandlungsprozesse hindurch. «Durch ihn und durch seine Kunst konnte Deutschland das ‹interkulturelle› Gesicht seiner eigenen Gesellschaft nachhaltig wahrnehmen», wird weiterführend begründet und sein Einsatz gelobt, eine «kulturelle Brücke»[44] zwischen Deutschland und der Türkei zu schlagen.[45] Der Ehrenpreis sei «der Dank von den vielen Migranten, egal ob Türken, Kurden, Griechen, Italiener»[46], heißt es, wobei Akıns Filmschaffen im Zeichen eines *interkulturellen Dialogs* gedeutet wird.[47] Das gesellschaftspolitische Engagement verweist auch auf die Migrationsthematik, die – in ihren aktuellen Wandlungen gedacht – für das Verständnis eines ‹deutsch-türkischen Kinos› eine Rolle spielt. Diese wird mit dem Aspekt eines *interkulturellen Dialogs* verknüpft, der sich in seinen Verhandlungen auf institutioneller Ebene von Wichtigkeit zeigt. Er verbindet wiederum eine gesellschafts- mit einer kulturpolitischen Komponente. Indem sich das ‹deutsche› und das ‹türkische› Filmschaffen begegnen, treten sie in einen gegenseitigen Austausch, wodurch sie sich verändern und weiterentwickeln. Wie aber lässt sich dieser *interkulturelle Dialog* begreifen? Wäre es nicht angemessener – wie in der Einleitung erörtert – von einem *transkulturellen Dialog* zu sprechen? Oder sind die Filme mitunter weiter als die Institutionen, die sie prämieren? Gibt es vielleicht andere Reflexionszugänge, die einen *inter-*

---

43 Vgl. Ezli et al.: «Vorwort», S. 10.
44 FFTD: «Ehrenpreis 2011 an Fatih Akın», S. 4.
45 Vgl. ebd.
46 Kurtiz, Tuncel in seiner Laudation zur Verleihung des Ehrenpreises an Fatih Akın während des 16. FFTD in der Tafelhalle in Nürnberg am 17.03.2011.
47 Vgl. das Medienecho zum Ereignis unter FFTD: «Pressespiegel zum Ehrengast Fatih Akın».

2.3 Filme im Zeichen eines *interkulturellen Dialogs*

kulturellen Dialog in ergiebiger Weise erschließen und damit seinen Fokus beim Filmfestival Türkei Deutschland begründen?

In der Einleitung dieser Arbeit wurde bereits ersichtlich, dass sich Begriffe mit dem Präfix *inter* wie *Interkulturalität, Internationalität* oder *Intermedialität* und ihre dahinter stehenden Konzepte als ungeeignet erweisen, wenn es darum geht, Phänomene zu deuten, die sich nicht mehr eindeutig in einzelnen, homogenen Kategorien denken lassen. Hierbei macht Deniz Göktürk darauf aufmerksam, dass die öffentlichen Debatten um Migration und Integration in Deutschland in ihrer Rede über Kulturkontakt jedoch noch immer von einer Vorstellung eindeutig verorteter und eingrenzbarer Kulturen ausgingen.[48] Das ‹Eigene› und das ‹Fremde› in Dichotomien zu denken, läge dabei sowohl der gängigen Rede über kulturelle Identitäten als auch den gängigen Modellen von Hybridität und *interkulturellem Dialog* zugrunde. Sie plädiert stattdessen dafür, diesen herkömmlichen Vorstellungen «eine mediengeschichtliche Perspektive auf Zirkulationen sowie Barrieren der Zirkulation im globalen Horizont entgegenzusetzen»[49] und hierbei den eigenen Forschungshorizont durch eine interdisziplinäre Sichtweise zu öffnen. Diese Weitung des Blicks impliziert ihr zufolge ebenso den Einbezug von Geschichten und Topografien anderer Länder und Zusammenhänge.[50] Wie sich in der näheren Betrachtung des Film- und Rahmenprogramms des FFTD zeigen wird, hat es die Notwendigkeit einer Perspektivöffnung erkannt. Lässt sich der *interkulturelle Dialog*, den das Filmfest in Nürnberg vorantreibt, doch gewinnbringend für die Untersuchungen zu einem ‹deutsch-türkischen Kino› erschließen? Hierbei macht Göktürk auch auf die eigene Orientierungsweise aufmerksam, die sich nicht aus der Repräsentation einer vorgegebenen Wirklichkeit, sondern aus symbolischen Formen speise, aus welchen sich Betrachter:innen ihre je eigene Perspektiven konstruieren.[51] Dies geschieht eben nicht nur im ständigen Fluss und Austausch mit sich selbst, sondern auch mit seiner Umwelt und anderen. «1. *On ne parle jamais qu'une seule langue. 2. On ne parle jamais une seule langue.*»[52] Das sind die zwei zunächst widersprüchlich erscheinenden Vorschläge, die der Philosoph franko-maghrebinischen Ursprungs, Jacques Derrida, in seiner Schrift *Le monolinguisme de l'autre* einbringt, um zu beschreiben, dass wir es in Bezug auf Sprache, aber auch auf Kultur, Nation oder Identität immer mit Übersetzung zu

---

48 Vgl. Göktürk, Deniz: «Mobilisierte Zuschauer: Topographische Überlagerungen in der transnationalen Zirkulation», in: Ozil et al. (Hg.): *Türkisch-deutscher Kulturkontakt und Kulturtransfer*, S. 107–119; hier: S. 108.
49 Ebd., S. 109.
50 Vgl. ebd.
51 Vgl. ebd., S. 109–110.
52 Derrida, Jacques: *Le monolinguisme de l'autre ou la prothèse d'origine*, Paris 1996, S. 21; deutsche Übersetzung der Verfasserin: «1. Man spricht nie nur eine einzige Sprache. 2. Man spricht nie nur eine Sprache».

tun haben.⁵³ Damit lenkt auch er den Fokus auf die Wechselseitigkeit, die jeglicher menschlichen Reflexion und jeglichem menschlichen Austausch innewohnt. Auch deutet er auf die Offenheit und Wandelbarkeit, die der Sprache eigen ist, derer sich die Menschen bedienen, ohne sie zu besitzen. Dieses sprachliche Gesetz nennt der Philosoph «Le monolinguisme de l'autre», weil sie immer heteronom bleibt.⁵⁴ Der konstruktive Moment, den der sprachliche Austausch dabei gewinnt, lässt sich durch Michail M. Bachtins Überlegungen zur Dialogizität als fortwährendem Prozess des gegenseitigen Verstehens weiterführen.

> Die Aktivität des Erkennenden verbindet sich mit der Aktivität des Sich-Öffnenden (Dialogizität), das Vermögen, etwas zu erkennen, mit dem Vermögen, sich auszudrücken. Wir haben es mit dem Ausdruck und der Erkenntnis (dem Verstehen) des Ausdrucks, mit der komplexen Dialektik von Äußerem und Innerem zu tun. Die Persönlichkeit hat nicht nur Milieu und Umgebung, sondern auch einen besonderen Horizont. Der Horizont des Erkennenden tritt in Wechselwirkung mit dem Horizont des zu Erkennenden. Hier existiere ‹ich› für den Anderen und mit Hilfe des Anderen. Die Geschichte der konkreten Selbsterkenntnis ist ohne die Rolle, die darin der Andere spielt, ohne dass man sich im Anderen widerspiegelt, undenkbar.⁵⁵

Es zeigt sich also gleichfalls in Bachtins Gedanken, dass der ‹Andere› keine Größe repräsentiert, die in einer geschlossenen und statischen Abgrenzung und Unzugehörigkeit gedacht werden kann, wenn ihre Bedeutung für das eigene Selbst erkannt und sie in Prozesshaftigkeit und Wechselseitigkeit konzipiert wird. In dieser Erkenntnis gewinnt nun auch der *interkulturelle Dialog* eine verbindende und durchdringende Funktion und kann dadurch zur Überwindung von Grenzen beitragen. In einer kulturwissenschaftlichen Herangehensweise beschreibt schließlich auch Niels Weidtmann diesen nicht nur als Möglichkeit, andere kulturelle Erscheinungsformen verstehen zu lernen, sondern ebenso als solche der Selbstreflexion. Sie kann zu einem neuen Bewusstsein und einer Gestaltungsfreiheit der eigenen Kulturwelt beitragen:

> Ein in diesem Sinne geführtes Gespräch zwischen Kulturwelten beschränkt sich nicht darauf, Unterschiede und Ähnlichkeiten herauszuarbeiten. Es zielt auch nicht auf eine Verständigung, etwa über allgemeine, verbindliche Verhaltenscodices. Ein solches Gespräch ist dagegen wesentlich daran interes-

---

53 Vgl. ebd., S. 21–130.
54 Vgl. ebd., S. 69–70.
55 Bachtin, Michail M.: *Die Ästhetik des Wortes,* herausgegeben von Rainer Grübel, Frankfurt a. M. 1979, S. 350–351.

2.3 Filme im Zeichen eines *interkulturellen Dialogs*

siert, dem Anderen in sein autonomes Selbst finden zu helfen. Dadurch belebt das Gespräch den je eigenen Gestaltungsprozess der Kulturwelten. Und eben darin liegt die Menschlichkeit einer jeden menschlichen Welt: Dass sie nicht erstarrt, sondern lebendig bleibt und einmal Erreichtes immer wieder kritisch hinterfragt, erneuert, verändert.[56]

Der von Weidtmann beschriebene *interkulturelle Dialog* ist also ein Gespräch, das nicht werten und belehren möchte, sondern in einem lebendigen Prozess des Austauschs geschieht und dabei nicht nur das gegenseitige, sondern auch das eigene Verständnis fördert. Auch der Philosoph britisch-ghanaischen Ursprungs, Kwame Anthony Appiah, macht in seiner kosmopolitischen Philosophie auf die Bedeutung des Gesprächs aufmerksam, das in unserer globalisierten Welt unabdingbar geworden ist, um ein gemeinsames und friedvolles Miteinander zu gestalten, wobei es eines sein sollte, das ebenso wenig wertend ist, sondern sich auf den ‹Anderen› einlässt:

> Often enough, as Faust said, in the beginning is the deed: practices and not principles are what enable us to live together in peace. Conversations across boundaries of identity – whether national, religious, or something else – begin with the sort of imaginative engagement you get when you read a novel or watch a movie or attend to a work of art that speaks from some place other than your own. So I'm using the word «conversation» not only for literal talk but also as a metaphor for engagement with the experience and the ideas of others. And I stress the role of the imagination here because the encounters, properly conducted, are valuable in themselves. Conversation doesn't have to lead to consensus about anything, especially not values; it's enough that it helps people get used to one another.[57]

Appiah vertritt in seiner weltbürgerlichen Haltung die Vorstellung, dass die Vielfalt an Menschen, Kulturen und Lebensweisen in ihrer Fülle an Ausprägungen und Möglichkeiten eine Bereicherung darstellt, die es zu erhalten gilt:

> People are different, the cosmopolitan knows, and there is much to learn from our differences. Because there are so many human possibilities worth exploring, we neither expect nor desire that every person or every society should converge on a single mode of life.[58]

---

56 Weidtmann, Niels: «Postkoloniale Identitätssuche. Die innerkulturelle Krise und der interkulturelle Dialog», in: Hamann, Christof / Sieber, Cornelia (Hg.): *Räume der Hybridität. Postkoloniale Konzepte in Theorie und Literatur*, Hildesheim et al. 2002, S. 109–124; hier: S. 123.
57 Appiah, Kwame Anthony: *Cosmopolitanism: Ethics in a World of Strangers*, New York / London 2006, S. 85.
58 Appiah: *Cosmopolitanism*, S. XV.

2 Kartierung der Landschaft: Das Filmfestival Türkei Deutschland

In diesem Sinne lässt sich nun der *interkulturelle Dialog* deuten, der nicht nur eine zentrale Komponente in den Verhandlungen um ein ‹deutsch-türkisches Kino› darstellt, sondern ebenso als eine zentrale Intention des FFTD angesehen werden kann:

> Das Filmfestival Türkei/Deutschland ist das deutschlandweit wichtigste Festival für den interkulturellen Dialog zwischen dem deutschen und türkischen Kino. Es präsentiert jedes Jahr Spiel-, Kurz- und Dokumentarfilme aus beiden Ländern, die dem Publikum einen einzigartigen Überblick über das aktuelle Filmschaffen in Deutschland und der Türkei biete[n]. [...] Das Filmfestival Türkei/Deutschland hat das Ziel, den Kulturgruppen verschiedener Abstammung mit den ästhetischen und informativen Mitteln des Kinos eine gemeinsame Plattform des Diskurses zu schaffen. Es will Kulturvermittlern aus beiden Kulturkreisen neue Anregungen geben und den Austausch und die Zusammenarbeit unter den Filmschaffenden beider Länder fördern.[59]

Durch den Einbezug von Geschichten und Topografien anderer Länder und Zusammenhänge – hier vornehmlich aus der Türkei[60] – werden nationalbasierte Kulturvorstellungen zwar nicht überwunden, doch schafft er im Bereich der institutionellen Produktion und Distribution eines ‹deutsch-türkischen Kino› neue Sichtweisen auf seine ‹Gemachtheit›. Es werden dadurch Akteur:innen und Elemente einbezogen, die in seinen bisherigen wissenschaftlichen Untersuchungen weitestgehend unberücksichtigt geblieben sind.[61] Dass Filmfestivals per se eine politische Komponente in sich tragen,[62] hat schon B. Ruby Rich 2003 thematisiert: «No film festivals are truly non-political. Politics is their birthright, it is in their blood»[63], so die amerikanische Filmkritikerin und Kulturwissenschaftlerin, die sich dabei auf ihre historische Entwicklung bezieht, aber auch auf den Mikrokos-

---

59 FFTD: online.
60 Vgl. hierzu bspw. das Programm des 16. FFTD das in dieser Arbeit noch ausführlich beschrieben wird (siehe Kapitel 2.7).
61 Bspw. Festivalmacher:innen, -publikum, -plakate, -preise oder -spielorte.
62 Diese politische Komponente zeigt sich einerseits in der historischen Entwicklung von Filmfestivals: Viele der wichtigen Filmfestivals haben sich vor und nach den Weltkriegen etabliert und sahen sich dadurch von Anbeginn mit nationalen aber auch internationalen politischen und gesellschaftlichen Umwälzungen konfrontiert (zur Geschichte der Filmfestivals vgl. auch: Valck: *Film Festivals*, S. 47–57). Diese politische Komponente zeigt sich aber auch darin, dass während eines Filmfestivals zahlreiche Akteur:innen in gegenseitigen Austausch treten, oder auch darin, dass die gezeigten Filme selbst politisch sind, und schließlich auch darin, dass Filmfestivals oftmals über die gezeigten Filme hinaus ein Rahmenprogramm mit Foren und Podiumsdiskussionen bieten, in denen politische Meinungen ausgetauscht und politische Situationen reflektiert werden.
63 Rich, B. Ruby: «Why Do Film Festivals Matter», in: Iordanova (Hg.): *The Film Festival Reader*, S. 157–165; hier: S. 158.

mos, den sie kreieren und in dem die unterschiedlichsten Akteur:innen in gegenseitigen Austausch treten.[64] In seiner kulturpolitischen Funktion führt auch das FFTD vielfältige, heterogene Elemente zusammen, indem es Filme mit Diskursen, Foren, Presse, Medien, Podiumsdiskussionen, Journalist:innen, Künstler:innen, Kulturvermittler:innen, Kulturkreisen und unterschiedlichen Ländern verknüpft und in einen transformierenden Interaktionsprozess treten lässt.

Für ein Verständnis des kultur- und sozialpolitische Engagements, das Relevanz für ein ‹deutsch-türkisches Kino› gewinnt, ist es von Wichtigkeit auch die zentralen Mittler:innen genauer zu betrachten, die während des Festivalereignisses als aktives Team an Veranstaltungsinitiator:innen und -organisator:innen in Erscheinung treten. Sie stehen repräsentativ für mehrere Generationen, deren Interaktionen und Impulse auf verschiedenen Ebenen zur Hervorbringung und Etablierung eines ‹deutsch-türkischen Kinos› beigetragen haben und seine gegenwärtigen Entwicklungen und Wandlungen weiterhin beeinflusst.

2.4 Von soziokultureller Integration zu gesellschaftspolitischer Partizipation

Nicht nur die untersuchte Kinokategorie ist durch eine zweite und dritte türkische Migrant:innengeneration in Deutschland entscheidend geprägt worden, auch das Filmfestival Türkei Deutschland ist aus der zunehmenden Teilnahme von Menschen mit türkischem Migrationshintergrund am gesellschaftlichen, politischen und kulturellen Leben in Deutschland hervorgegangen. Hierbei lässt sich wiederum verdeutlichen, wie sehr dieses Festivalereignis mit einem ‹deutsch-türkischen Kino› verwoben ist. Will man diese Entwicklung eingehender begreifen, lassen sich zunächst die Betrachtungen des Migrationsforschers Uwe Hunger heranziehen, um einen allgemeinen Überblick über die Entwicklung in diesem Bereich zu bekommen. Er beschreibt, wie sich im Zuge der Arbeitsmigrationswelle der 1950er- und 1960er-Jahre nach Deutschland – zunächst auf der Basis von deutschen Wohlfahrtsverbänden und dann durch das zivilgesellschaftliche Engagement der deutschen Bevölkerung – nach und nach ein eigenes Netzwerk an Migrant:innenorganisationen zu formen begann[65], «die sich der Probleme ausländischer Arbeitnehmer und deren Familien bei ihrer Lebensgestaltung annahmen»[66]. Diese Vereinigungen erfolgten zumeist auf der Grundlage einer gemein-

---

64 Vgl. ebd., S. 157–165.
65 Hunger, Uwe: *Wie können Migrantenselbstorganisationen den Integrationsprozess betreuen?*, Gutachten im Auftrag des Sachverständigenrats für Zuwanderung und Integration, Osnabrück/Münster 2004.
66 Ebd., S. 6.

samen Sprache und Kultur, also einer gemeinsamen ethnischen oder nationalen Zugehörigkeit, doch begannen sich auch – Hunger nennt sie – «multinationale»[67] Zusammenschlüsse herauszubilden, bei denen sowohl die Selbstinitiative als auch gleichberechtigte Teilhabe von Migrant:innen im Vordergrund standen.[68] In diesem Kontext macht der Soziologe Ludger Pries darauf aufmerksam, dass die internationale Migration im 21. Jahrhundert als ein «ergebnisoffener Prozess» zu verstehen sei, «der über mehrere Generationen hinweg fragil und revidierbar bleibt». Er führt «durch wechselseitige Selbst- und Fremdwahrnehmungen/-zuordnungen zwischen Migrierenden und Nicht-Migrierenden zu multiplen (ökonomischen, politischen, sozialen und kulturellen) Formen der pluri-lokalen Einbindung und Teilhabe [...]». Daher ist heute auch nach Pries von einem «erweiterten Migrations-Teilhabe-Verständnis auszugehen»[69], das eben nicht einseitig als Assimilation, Segmentation, multiple Inklusion oder Marginalität einer Minderheits- im Hinblick auf eine Mehrheitsgesellschaft gedacht werden kann, sondern als beschriebener vielschichtiger Prozess, der ebenso auf lokaler wie auf *transnationaler* Ebene vonstattengeht.[70] Dieser zeigt sich in einer Weitung, die für diesen Forschungskontext Relevanz erfährt – «sowohl in der/den Herkunftsregion(en) [als auch] der/den Ankunftsregionen»[71]. Die Herausgeber der Publikation *Transit Deutschland. Debatten zu Nation und Migration* machen hierbei darauf aufmerksam, dass sich gerade im Kultursektor beobachten ließe, wie sich die Zuordnungen von ‹eigen› und ‹fremd› signifikant verschöben. Gerade der Bereich der künstlerischen Produktion sei in gewichtiger Weise an der Migrationsdebatte in der Bundesrepublik beteiligt und bringe Bewegung in überkommene Wahrnehmungsmuster.[72] Die zunehmende Präsenz von Migrant:innen im Kultursektor und in den Massenmedien deute aber auch auf ein Angekommensein in der deutschen Mehrheitskultur hin, schreibt wiederum *Transit Deutschland*, wobei auf das Fernsehkriminalformat TATORT verwiesen wird, dessen Kommissar:innen mittlerweile auch einen Migrationshintergrund haben dürfen.[73] Zugleich seien es

67 Ebd., S. 7.
68 Vgl. ebd., S. 3–7.
69 Pries, Ludger: «Neue Dynamiken inter- und transnationaler Migration», in: Pusch (Hg.): *Transnationale Migration,* S. 67–82; hier: S. 68.
70 Vgl. ebd.
71 Ebd., S. 68–69.
72 Vgl. Göktürk, Deniz et al.: «Einleitung», in: dies. (Hg.): *Transit Deutschland,* S. 21–41; hier: S. 32.
73 Das TV-Format TATORT ist von weiterführendem Interesse, weil ihm formierende Macht in Bezug auf die Kategorie ‹deutsch-türkisches Kino› zugesprochen wird (siehe Kapitel 6.5.3). In diesem Kontext bildet Memet Kurtuluş, der 2008 als erster türkischstämmiger TATORT-Kommissar die Fans begeisterte, einen zentralen Akteur. Als er das Format 2012 wieder verließ, wurde der ‹biodeutsche› «Keinohr-Kommissar» Til Schweiger sein Nachfolger, an dessen Seite jedoch Fahri Yardım als Hauptkommissar Yalcin Gümer ermittelt. (Zum Begriff ‹Biodeutscher› siehe Kapitel 2.4.2). Von 2010 bis 2017 ermittelt dann auch Sibel Kekilli als Sarah Brandt an der Sei-

2.4 Von soziokultureller Integration zu gesellschaftspolitischer Partizipation

gerade die Literatur, die Filme und die Musik dieser Menschen, die Deutschland auf der internationalen Bühne repräsentierten.[74] Diese Beobachtung lässt sich teilen, wenn wir uns die Verhandlungen während der Ehrenpreisverleihung an Fatih Akın wieder vergegenwärtigen oder uns vor Augen führen, dass er 2007 mit AUF DER ANDEREN SEITE als einziger ‹deutscher Vertreter› bei den Internationalen Filmfestspielen von Cannes gegen hochkarätige Konkurrenz wie Quentin Tarantino, Wong Kar-Wai und Emir Kusturica um die ‹Goldene Palme› ins Rennen ging.[75] Es handle sich eben nicht mehr um Räume ‹zwischen den Kulturen›, führen sie weiter aus, «sondern um Widerstand gegen die Repräsentationslogik von zugeschriebenen sozialen und kulturellen Kategorisierungen»[76]. Die künstlerische Produktion könne in besonderem Maße dazu beitragen, sowohl Zuschreibungen als auch die genannten Dichotomien von ‹eigen› vs. ‹fremd› zu unterlaufen[77], eine These, die hier gleichfalls vertreten wird. Der Fragehorizont in Bezug auf Migration würde sich hierbei verändern, «nämlich von sozialer und kultureller Integration zu politischer Teilhabe»[78], sagt *Transit Deutschland*. Es ist eine Entwicklung, die sich anhand des FFTD aufzeigen lässt.

2.4.1 Ein engagiertes Festivalteam in Interaktion

Die zentrale These, dass sich der Fragehorizont in Bezug auf Migration verschoben hat von der Frage nach Integration als Assimilation einer Minderheiten- an eine Mehrheitskultur hin zur Frage nach gemeinsamen sozialen und kulturellen Konstruktions- und Austauschprozessen, führt uns im Rahmen des FFTD zu einem aktiven Team an Filmfestivalinitiator:innen. Sie haben in ihren Interaktionen sowohl zur Herausbildung und Etablierung dieser Veranstaltung als auch zu den Formationen und Transformationen der Kategorie ‹deutsch-türkisches Kino› beigetragen. Die Wichtigkeit, die einer gut funktionierenden Organisations- und Programmarbeit dabei für die Etablierung eines Filmfestivals zukommt, hat Marijke de Valck am Beispiel des International Film Festival Rotterdam (IFFR) herausgearbeitet.[79] Bezogen auf das FFTD lässt sich auch zeigen, wie sehr sich diese hier mit sozial- und kulturpolitischen Interessen sowie Fragen der Fremd- und Selbstwahrnehmung verbindet.

---

te von Axel Milberg im Kieler TATORT und von 2012 bis 2019 agiert Aylin Tezel als Ermittlerin Nora Dalay im Dortmunder TATORT-Team.
74 Vgl. Göktürk et al.: «Einleitung», S. 34.
75 Vgl. Erhardt, Christoph: «60. Filmfestival in Cannes: Die Jungen und die Arrivierten», in: *FAZ*, 09.05.2007, online.
76 Göktürk et al.: «Einleitung», S. 34.
77 Vgl. ebd.
78 Ebd., S. 35.
79 Vgl. Valck: *Film Festivals*, 167–174.

2 Kartierung der Landschaft: Das Filmfestival Türkei Deutschland

Ein zentraler Akteur, der sich schon lange dafür einsetzt, am gesellschaftlichen, politischen und kulturellen Leben in Deutschland teilzuhaben und dieses mitzugestalten, ist Adil Kaya. Er agierte als Direktor und Programmleiter des Festivals, seit 2016 ist er Festivalpräsident. Darüber hinaus wirkt er als Vorsitzender des Trägervereins InterForum – Kunst & Kultur Nürnberg International e. V., einer Vereinigung, die in Kooperation mit dem KunstKulturQuartier der Stadt Nürnberg Veranstalter des Festivals ist.[80] Wie mehrere seiner Festivalkolleg:innen gehört Adil Kaya einer zweiten türkischen Migrant:innengeneration in Deutschland an, deren zugehörige Menschen gemeinhin als ‹Deutschtürk:innen› bezeichnet werden. Von Interesse in Bezug auf die Etablierung der untersuchten Kategorie erweist sich an dieser Stelle, dass ein Großteil des ambitionierten Festivalteams der gleichen Generation angehört wie auch der Großteil der Filmemacher:innen, die das Phänomen insbesondere in ihren Anfängen geprägt haben. Auch die persönlichen Verbindungen und der intensive Austausch zwischen den Filmfachleuten auf verschiedenen Ebenen haben zur Hervorbringung eines ‹deutsch-türkischen Kinos› beigetragen und beeinflussen bis heute seine Entwicklungen. Adil Kaya, der 1967 in der Türkei geboren wurde, jedoch schon in jungen Jahren nach Deutschland zog und hier studierte, ist seit vielen Jahren ehrenamtlich in unterschiedlichen kulturellen Bereichen aktiv.[81] Das Filmfestival Türkei Deutschland wird hierbei von der Stadt Nürnberg als sein größtes Verdienst gelobt, das nicht nur ein hochkarätiges kulturelles, cineastisches Ereignis sei, sondern gleichzeitig ein erfolgreiches Integrationsprojekt,[82] wobei sich die Kontroversen in der öffentlichen Wahrnehmung abermals zeigen. Das Thema der Integration, verstanden als Assimilation der ‹fremden› an die ‹eigene› Kultur, steht noch immer im Fokus der breiten Öffentlichkeit und ihrer Vertreter:innen auch auf bundesweiter und länderübergreifender Ebene. Das führen die Debatten im Bereich der nationalen und internationalen Politik immer wieder vor Augen.[83] Der Fokus sollte aber auf die Menschen gerichtet werden, die in Deutschland leben und in ihrer kulturellen Vielfalt ein Teil dieser Gesellschaft geworden sind. Diese ist «nicht in einer Gesellschaft des Dauerkonflikts zwischen gegeneinander verschanzten kulturellen

---

80 Daher wird der Verein InterForum als zentraler Akteur im Kontext institutioneller Rahmenbedingungen und ihren kulturpolitischen Dynamiken im nächsten Unterkapitel genauer beleuchtet werden.
81 Vgl. den Lebenslauf und die Tätigkeit von Adil Kaya in: Kulturpolitische Gesellschaft e. V. (Hg.): *Vita Adil Kaya*, online.
82 Vgl. Bechert, Frank: «Adil Kaya erhält die Bürgermedaille der Stadt Nürnberg», in: *15. Filmfestival Türkei/Deutschland*, 08.05.2010, online.
83 Vgl. etwa die Forderung des türkischen Europaministers Egemen Bağış aus dem Jahr 2010 (siehe hierzu die dpa-Meldung: «Integration in Deutschland: Türkischer Minister fordert Migranten zur Anpassung auf», in: *Spiegel Online*, 12.10.2010, online). Vgl. auch die Forderung der Bundeskanzlerin Angela Merkel zur verstärkten Integration aus dem Jahr 2013 (siehe hierzu: Zeit Online: «Merkel fordert Respekt für türkische Migranten», 10.04.2013, online).

2.3 Filme im Zeichen eines interkulturellen Dialogs

Gruppen» zu finden, «sondern in der Ermöglichung von sozialen Beziehungen zwischen Einzelnen und Gruppen, die nicht mehr durch das Dazwischentreten von Abstraktionen wie Nation, Rasse oder Kultur verzerrt werden»[84], vermerkt der Kulturwissenschaftler Volker M. Heins zu Recht.

Ein ‹deutsch-türkisches Kino› lässt sich im 21. Jahrhundert aber dennoch durch kulturelle Prozesse diskutieren, wie sie sich in den Konzepten von *Inter-* und *Trans*-Begriffen wiederfinden (siehe ihre Definition in Kapitel 1.4). Diese werden folgend in ihren Überschneidungs- und Übersetzungsprozessen und im Rahmen konkreter Interaktionen weitergedacht, um neue Perspektiven auf das untersuchte Kinophänomen zu generieren. Sie bilden brauchbare Konzepte für die Begegnung, in der sich das FFTD verstanden wissen möchte, wie seine Festivalleiterin Ayten Akyıldız hervorhebt, die an dieser Stelle die Szene betritt. Auch sie gestaltet das *interkulturelle* Filmfest seit vielen Jahren mit. Sie gehört gleichfalls zu den in Deutschland lebenden Menschen mit türkischem Migrationshintergrund, daher trägt auch sie die Kenntnis und das Verständnis beider Länder und ihrer Lebensweisen in sich. Ihre Rolle sieht sie daher nicht als Integrationsbeauftragte. Ihr Team und das Festival seien Akteur:innen, die vielmehr für den *interkulturellen Dialog* und die Filmkunst beider Länder und deren Austausch einstünden.[85] Wie gezeigt, bleibt das Konzept, das hinter dem Interkulturalitätsbegriff steht, stärker der Essentialisierung verhaftet als dasjenige der *Transkulturalität* (siehe Kapitel 1.4.1), jedoch konnte durch den Fokus auf seine Dialogizität ein produktiver kultureller Austausch herausgearbeitet werden (siehe Kapitel 2.3). Dieser erlaubt es, den *interkulturellen Dialog* in konstruktiver Weise zu begreifen. In diesem Sinne lässt sich dann auch die Metapher der ‹kulturellen Brücke› deuten, die Frank Becher verwendet, um die Interessen und Intentionen des Filmfestivals Türkei Deutschland zu formulieren, nämlich als gegenseitigen Austausch mittels der Filmkunst und zwischen Menschen aus der Türkei und aus Deutschland.[86] Becher gehört ebenso zum aktiven Team seiner Organisatoren, obwohl er keinen Migrationshintergrund aufweist. «Das FFTD hat sich nie als ein Festival von Deutschtürken gesehen»[87], unterstreicht Adil Kaya an dieser Stelle, dass es sich bei dem jährlichen Ereignis in Nürnberg um ein Festival von zwei Kinowelten handelt, derjenigen Deutschlands und derjenigen der Türkei und eben auch das Festivalteam nicht ausschließlich aus Deutschtürk:innen besteht, genauso wenig wie die hier vertretenen Künster:innen[88]. Frank Becher

---

84 Heins, Volker M.: «Vielfalt», in: Ezli/Staupe (Hg.): *Das neue Deutschland*, S. 243–245; hier: S. 245.
85 Vgl. Nüchterlein, Birgit: «Nürnberger Filmfest: Kultur ist auch Politik. Begegnung mit Festival-Leiterin Ayten Akyıldız», in: *Nürnberger Nachrichten*, 04.03.2009, online.
86 Vgl. Becher, Frank im persönlichen Interview mit der Verfasserin am 20.03.2011 in Nürnberg.
87 Kaya, Adil im Telefoninterview mit der Verfasserin am 26.11.2011 zwischen Konstanz und Nürnberg.
88 Das FFTD umfasst auch nicht-deutschtürkischen Künstler:innen eines ‹deutschen Kinos› wie Armin Mueller-Stahl, Edgar Reitz, Hannelore Elsner, Christian Petzold, um nur einige Namen

begleitet er das FFTD und seinen Vorläufer – das InterFilmFestival in den Jahren 1998 und 2000 – schon eine geraume Zeit. «Ich bin irgendwie seit 1996 mit dabei»[89], positioniert er sich in einem Interview. Einen ersten Kontakt fand er als Vertreter der Nürnberger Kurzfilmszene (Filmbüro Franken e. V.), später war er als Koordinator des Kurzfilmwettbewerbs und in diversen Jurys tätig. Seit 2003 agiert der Festivalmacher zudem als Programmberater sowie Verantwortlicher und heutiger Kurator für das ‹deutsche Filmprogramm›, das im gleichen Jahr bei der neu konzeptionierten und nun als Filmfestival Türkei Deutschland bezeichneten Veranstaltung etabliert wurde und seine Transformation von einem ‹türkischen› zu einem ‹deutschtürkischen Kulturevent› markiert.[90] Die Programmentwicklung verdeutlicht die Dynamiken und Wandlungen kultureller Begegnungen und Durchmischungen, die das Filmfest und seine Akteur:innen in ihrer Umsetzung aufnahmen und bis heute weitertragen. Die Zusammenführung ‹türkischer›, ‹deutscher› und ‹deutschtürkischer Filme› geschehe in der Programmarbeit mit dem Ziel «eines Vergleichs auf Augenhöhe»[91], und zwar im Bereich des ‹türkischen› und des ‹deutschen Arthouse-Kinos›.[92] Das untersuchte Kinophänomen wird auch in diesen Verhandlungen als ein integrierter Teil eines gegenwärtigen ‹deutschen Kinos› angesehen und im Zusammenhang mit diesem gedacht. Es wird aber auch in seiner Zusammenführung mit einem gegenwärtigen ‹türkischen Kino› betrachtet. Diese perspektivische Weitung ist von Interesse, weil sie einen Einblick in das Filmschaffen der Türkei ermöglicht und zu einem sozialen, politischen und kulturellen Verständnis dieses Landes beiträgt. Ebenso ist sie von Bedeutung, weil sie der *transnationalen* Geografie heutiger Filmproduktion, -distribution und -rezeption Rechnung trägt und damit Entwicklungstendenzen eines ‹deutsch-türkischen Kinos› in diesem Bereich markiert.

Ein weiterer Akteur, dem im dynamischen Netzwerk von Festivalinitiator:innen und -organisator:innen Handlungsmacht in Bezug auf die Etablierung und Weiterentwicklung eines ‹deutsch-türkischen Kinos› zugewiesen werden kann, ist Tunçay Kulaoğlu. Der Filmemacher, Journalist und Übersetzer türkischer Herkunft, der inzwischen in Berlin lebt, hat bereits die Türkei Filmtage im Jahre 1992 mitbegründet und trägt bis heute zur jährlichen Umsetzung der Veranstaltung in ihrer heutigen Form bei.[93] «Wir haben ganz klein angefangen – 1992 mit sieben

---

zu nennen. Auch sie sind wichtige Akteur:innen dieses Festivals (vgl. die Festivalausgaben verschiedener Jahre).
89 Susemihl, Thomas: «Das Filmfestival Türkei/Deutschland braucht kreative Köpfe. Festival-Mitarbeiter Frank Becher im Gespräch», in: *nordbayern.de*, 22.03.2013, online.
90 Vgl. Becher im persönlichen Interview.
91 Ebd.
92 Vgl. ebd.
93 Vgl. hierzu auch Kulaoğlu, Tunçay im persönlichen Interview mit der Verfasserin am 21.03.2014 in Nürnberg.

Filmen. Jeden Abend hatten wir einen Film und einen Gast»[94], berichtet Kulaoğlu dem Magazin *fluter* von den Anfängen der Filmveranstaltung. «Das Festival zu machen, geschah aus einem tiefen Bedürfnis heraus», erklärt er. «Ende der 1980er-, Anfang der 1990er-Jahre bemerkten wir, wie die Türkei hier in Deutschland vorgestellt und wahrgenommen wird: folkloristisch mit Bauchtanz und blauer Moschee – wir wollten etwas darüber hinaus erzählen.»[95] Auf dieser Grundlage fand sich eine Gruppe kinointeressierter Menschen in Nürnberg zusammen, die das jährliche Ereignis ins Leben riefen in der Vorstellung, «die Filmkunst in der Türkei ist so interessant, dass man hier eine Brücke bauen könnte»[96]. Was 1992 mit einer ganz kleinen Veranstaltung begann, fand bereits ein Jahr darauf großen Anklang und bestätigte die Initiator:innen in ihrer Vision. «Seit 2003 findet das FFTD jedes Jahr kontinuierlich statt. Es ist derweil zu einer Marke für Nürnberg geworden»[97], sagt Kulaoğlu. Im Vorhaben, etwas Neues einzurichten und das soziale Miteinander gemeinsam sowie konstruktiv zu organisieren, ließen sich nicht nur deutschtürkische, sondern auch türkische Filme in Umlauf bringen, für die es bis dahin wenige Distributionswege und kaum ein Publikum in Deutschland gegeben hatte.[98] Heute repräsentiert das Filmfestival Türkei Deutschland «die größte Plattform weltweit für den türkischen Film außerhalb der Türkei»[99] und zeigt auch hierbei seine institutionelle Kraft «als Brücke, Schmelztiegel und Experimentierfeld zwischen Kunst, Politik und Gesellschaft»[100].

2.4.2 Eine *postmigrantische Perspektive* in Zirkulation

Von 2012 bis 2014 war Tunçay Kulaoğlu als Leiter und Chefdramaturg des postmigrantischen Theaters Ballhaus Naunynstraße in Berlin Kreuzberg tätig. Mit der Umsetzung dieses *transkulturellen* Theaterkonzepts[101] lässt sich zeigen, wie der Kulturdialog über das Medium Film ebenso in anderen Künsten Ausdruck finden kann.[102] Hierbei ist der Begriff ‹postmigrantisch› von Interesse, der sich

---

94 Zobl, Stefanie: «Ein Filmfestival als Antwort auf Sarrazin. Türkische Filme in Nürnberg», in: *fluter.de*, 31.03.2011, online.
95 Ebd.
96 Ebd.
97 Ebd.
98 Vgl. hierzu auch: Farzanefar, Amin: «Seismograph für Trends und Themen», in: *Qantara.de*, 15.04.2010, online.
99 Zobl: «Ein Filmfestival als Antwort auf Sarrazin».
100 Farzanefar: «Seismograph für Trends und Themen».
101 Hier lässt sich von einem *transkulturellen* Projekt sprechen, weil es national geprägte Kulturvorstellungen überschreitet und sich in einer *postmigrantischen Perspektive* begreift, wie folgend ersichtlich wird.
102 Zur Arbeit des Ballhauses vgl. auch: Kömürcü Nobrega, Onur Suzan: ««We bark from the third row»: The position of the Ballhaus Naunynstrasse in Berlin's cultural landscape and the fun-

sowohl für aktuelle Migrationsforschungen als auch in den Verhandlungen um ein gegenwärtiges ‹deutsch-türkisches Kino› als sinnvoll erweist. Er wird daher folgend näher beleuchtet.

Im Dokumentarfilm BASTARDE – POSTMIGRANTISCHES THEATER BALLHAUS NAUNYNSTRASSE (D 2011) unter der Regie von Asli Özarslan[103], den das FFTD 2012 in seiner Programmrubrik ‹Filmlandschaften› zeigt[104], definiert Kulaoğlu ‹postmigrantisch› als Begriff, der die Migration ‹danach› zum Ausdruck bringe.[105] Das Adverb danach könne so verstanden werden, dass es sich auf die Zeit nach vollzogener Migration beziehe. Doch es sei eine durch Migration geprägte Zeit, denn die gesellschaftliche Wahrnehmung und die Perspektive auf diese hätten sich verändert. Daher vergegenwärtige der Begriff – führt Tunçay Kulaoğlu weiter aus –, dass Einwanderung kein Prozess sei, der irgendwann abgeschlossen werden kann, und er drücke auch aus, dass wir in den ersten Dekaden des 21. Jahrhunderts einer zweiten, dritten und vierten Migrant:innengeneration in Deutschland begegnen würden. Die ihr zugehörigen Menschen seien eben keine Türk:innen mehr, sondern Deutsche türkischer Herkunft.[106] Die Sozialwissenschaftlerin Naika Foroutan hat den Begriff in ihren Forschungen gewinnbringend weitergedacht. Sie schreibt:

‹Postmigrantisch› steht [...] nicht für einen Prozess der beendeten Migration, sondern für eine Analyseperspektive, die sich mit den Konflikten, Identitätsbildungsprozessen, sozialen und politischen Transformationen auseinandersetzt, die nach erfolgter Migration und nach der Anerkennung, ein Migrationsland geworden zu sein, einsetzen.[107]

Postmigrantisch steht somit ebenfalls für eine Ansicht, die fortdauernde Dynamiken und Interaktionen in Bezug auf eine vollzogene Migration erfasst, die jedoch ihre Einflüsse hinterlassen hat. Schließlich hat auch Erol Yıldız diesen Begriff und sein dahinterstehendes Konzept geprägt. Für ihn bedeutet sein Präfix *post*

nicht einfach ein chronologisches Danach, sondern ein Überwinden von Denkmustern, das Neudenken des gesamten Feldes, in welches der Migrationsdiskurs eingebettet ist. In diesem Sinn handelt es sich durchaus um eine

---

ding of cultural diversity work», in: Ozil et al. (Hg.): *50 Jahre türkische Arbeitsmigration in Deutschland*, S. 91–112.

103 Die Deutschtürkin Asli Özarslan realisierte ihren Dokumentarfilm als Abschlussstudienarbeit im Fachbereich Medienwissenschaft der Universität Bayreuth.

104 Vgl. FFTD: «Bastarde – Piçler», in: *Festivalzeitung des 17. FFTD*, S. 27, online.

105 Vgl. Kulaoğlu, Tunçay in: BASTARDE – POSTMIGRANTISCHES THEATER BALLHAUS NAUNYNSTRASSE (D: 2011, R: Asli Özarslan), DVD: ohne Edition, TC 00:01:41–00:01:47.

106 Kulaoğlu in: BASTARDE, DVD, TC 00:01:48–00:02:07.

107 Foroutan: «Postmigrantische Gesellschaften», S. 227–254.

2.3 Filme im Zeichen eines interkulturellen Dialogs

epistemologische Wende, einen radikalen Bruch mit der Grundprämisse des herkömmlichen Migrationsdiskurses und seiner kategorischen Trennung zwischen «Migrant» und «Nichtmigrant», Migration und Sesshaftigkeit. Dies lässt herkömmliche Differenzauffassungen fragwürdig erscheinen, fördert neue Kombinationen zu tage. Wenn Migration zum paradigmatischen Ausgangspunkt wird, rücken bisher marginalisierte Wissensarten und Praktiken in den Fokus. Dies verlangt nach einer radikalen Revision etablierter Definitionen von historischer Normalität, bedeutet zugleich, Phänomene, Entwicklungen und Geschichten zusammenzudenken, die für gewöhnlich isoliert betrachtet wurden, und andere auseinander zu halten, die bisher gleichgesetzt wurden.[108]

In den Ausführungen Yıldız' zeigt sich, dass das *Postmigrantische* eine erkenntnistheoretische Kategorie darstellt, die ein Umdenken in Bezug auf Migration erfordert, wie es auch hier angestrebt wird. Der Migrationsforscher verwendet ebenfalls den Begriff *Postmigration*, um die gegenwärtige Einwanderungssituationen in der Bundesrepublik Deutschland zu charakterisieren[109], bzw. den Begriff *Postmigrant:in*, um Migrant:innen der zweiten und dritten Generation zu beschreiben, «die den Migrationsprozess nicht selbst erfahren haben, sich aber in ihrem Alltag und ihren Lebensentwürfen damit auseinandersetzen»[110]. Indem diese jungen Bürger:innen Deutschlands die Einwanderungsgeschichten ihrer Eltern und inzwischen auch Großeltern in neuer Art und Weise erzählten, dabei mit negativen Zuschreibungen subversiv und ironisch umgingen und sich selbst positionierten, würden sie ihre eigenen urbanen «Zwischen-Räume»[111] schaffen, sagt Yıldız.[112]

In ihrem Beitrag «Neue Deutsche, Postmigranten und Bindungs-Identitäten. Wer gehört zum neuen Deutschland?» (2010) macht Naika Foroutan darauf aufmerksam, dass es der derzeitigen ‹herkunftsdeutschen› Bevölkerung an einer etablierten Bezeichnung fehle, um sowohl sich selbst als auch jene zu bezeichnen, «die lange Jahre als ‹Ausländer› oder ‹Fremde› galten und offensichtlich zu Deutschland gehören wollen und sollen»[113]. Während für die Selbstbezeichnung der Begriff ‹Biodeutsche›[114] gegenüber den Begriffen ‹autochthoner Deutsche›,

---

108 Yıldız: «Postmigrantische Perspektiven auf Migration, Stadt und Urbanität», S. 22.
109 Vgl. bspw.: Yıldız: *Die weltoffene Stadt*, S. 30.
110 Ebd., S. 12.
111 Ebd., S. 13.
112 Vgl. ebd., S. 12–13.
113 Foroutan, Naika: «Neue Deutsche, Postmigranten und Bindungs-Identitäten. Wer gehört zum neuen Deutschland?», in: *Bundeszentrale für politische Bildung*, 08.11.2010, online.
114 Auch zentrale Akteure:innen im Kontext eines ‹deutsch-türkischen Kinos› verwenden den Begriff ‹Biodeutsche›, vgl. bspw.: Kulaoğlu im persönlichen Interview; vgl. auch: Alakuş, Buket im persönlichen Interview mit der Verfasserin am 03.03.2014 in Hamburg.

2 Kartierung der Landschaft: Das Filmfestival Türkei Deutschland

‹Deutsch-Deutsche› oder ‹echter Deutsche› favorisiert werde, weil er am wissenschaftlichsten sei und am wenigsten negative Konnotationen mit sich führe, erscheine die Bezeichnung ‹Menschen mit Migrationshintergrund› passender für Deutsche anderer Herkunft als etwa nationale Kategorien wie ‹Türk:innen›, ‹Spanier:innen› oder ‹Chines:innen›, da diese nur eine einseitige Herkunftsverortung vornähmen.[115]

> Es fehlt derzeit an einer etablierten Bezeichnung, welche die nationale und kulturelle Mehrfachzugehörigkeit und -identifikation von Individuen wertneutral beschreibt. Während Mehrfachzugehörigkeit im identitären Kontext als postmoderne Normalität anerkannt wird, gilt für die nationalen, ethnischen und kulturellen Zugehörigkeiten zumindest in Deutschland noch immer das Kriterium der einseitigen Entscheidung, die mit dem Gedanken der Assimilation als Vision einer gelungenen Integration einhergeht.[116]

Die Initiator:innen des *postmigrantischen Theaters* Ballhaus Naunynstraße haben dieses begriffliche Defizit ebenfalls erkannt und die Schwierigkeiten, die mit jeglicher Bezeichnung und Kategorisierung einhergehen. Zu ihnen gehört Şermin Langhoff, die heutige Intendantin des Maxim Gorki Theater in Berlin. Ihre Impulse und Dynamiken verweisen gleichfalls nach Nürnberg, denn auch die heutige Theatermacherin gehört zu den zentralen Akteur:innen, die 1992 die Türkei Filmtage ins Leben riefen. Die vielseitig Kulturschaffende hat auch an der Produktion deutschtürkischer Filme mitgewirkt, so beispielsweise bei GEGEN DIE WAND, und zeigt dadurch die vielfältigen Verflechtungen und Überschneidungen innerhalb der Kultur- und Filmarbeit auf.[117] «Also diese ganzen Begriffsbestimmungen sind ja immer so eine Geschichte für sich»[118], äußert sie sich in BASTARDE zur Thematik. «Auch *postmigrantisch* haben wir ein Stück weit als Provokation gesetzt. Wir hätten auch *neues deutsches Theater* sagen können, aber dafür ist die Gesellschaft noch nicht reif.»[119] An dieser Stelle ist der Diskurs von Interesse, der zum Begriff ‹neue Deutsche› geführt wird. Dieser wird eng mit demjenigen der *Postmigrant:innen* diskutiert und nicht nur von Foroutan und den postmigrantischen Theatermacher:innen in Berlin aufgegriffen, sondern ebenso von den Autorinnen Alice Bota, Khuê Pham und Özlem Topçu in ihrem Buch *Wir neuen Deutschen. Wer wir sind, was wir wollen* (2012).[120] «So, wie einige nostalgisch der Vergangen-

---

115 Vgl. Foroutan: «Neue Deutsche, Postmigranten und Bindungs-Identitäten».
116 Ebd.
117 Zu Şermin Langhoff und ihrem beruflichen Werdegang vgl. Maxim Gorki Theater (Hg.): *Vita Şermin Langhoff*, online.
118 Langhoff, Şermin in: BASTARDE, DVD, TC 00:13:24–00:13:27.
119 Ebd., TC 00:13:28–00:13:35.
120 Vgl. Bota, Alice et al.: *Wir neuen Deutschen. Wer wir sind, was wir wollen*, Reinbek bei Ham-

2.3 Filme im Zeichen eines interkulturellen Dialogs

heit nachhängen und sich ein überschaubares Deutschland mit Bonn als Hauptstadt zurückwünschen, so malen wir uns ein Deutschland der Zukunft aus»[121], schreiben die drei jungen Frauen, mit Migrationshintergrund, die in Deutschland aufgewachsen sind und die heute als Redakteur:innen bei einer großen Zeitung arbeiten, sich aber trotzdem nicht als «Teil des Ganzen» fühlen.[122] So fahren sie mit ihrer Zukunftsvision fort: «Darin gibt es keine Parallelwelten, sondern nur eine Gesellschaft. Das Wort Migrationshintergrund ist aus dem Wortschatz gestrichen, denn die Kinder von Einwandern werden einfach Deutsche genannt.»[123] In diesem Kontext hebt wiederum Tunçay Kulaoğlu die Stärke des Begriffes *postmigrantisch* im Vergleich zu national geprägten Begriffen durch seine Uneindeutigkeit hervor, die neugierig mache. «Weil man sich fragt, was das sein könnte *[postmigrantisches Theater]*, kommt man ins Gespräch, das ist gut»[124], sagt er.

Auf Basis dieser Überlegungen wird die Kategorie ‹postmigrantisches Kino› vorgeschlagen, die sich – so eine zentrale These dieser Arbeit – dazu eignet, die Filme zu betrachten, die bisher unter der Bezeichnung ‹deutsch-türkisches Kino› durch den gesellschaftlichen, medialen und wissenschaftlichen Diskurs in Umlauf sind.

Auch Kulaoğlu betont die Wichtigkeit des FFTD für die Formationen und Transformationen des untersuchten Kinophänomens. Insbesondere für seine frühen Entwicklungen in den 1990er-Jahren ließe sich seine identitätsstiftende Funktion hervorheben. Einerseits dadurch, dass in Nürnberg viele der ersten Werke – meist Kurzfilme[125] – deutschtürkischer Regisseur:innen gezeigt wurden,[126] zum anderen auch dadurch, dass während der Veranstaltung Begegnungen stattfinden und Beziehungen geknüpft werden, aus denen sich weiterführende Dynamiken entwickeln. Zunächst fanden diese zwischen deutschtürkischen Filmschaffenden aus Deutschland, dann zunehmend zwischen ihnen und Künstler:innen aus der Türkei statt. Ein Beispiel ist die Begegnung von Fatih Akın mit Tuncel Kurtiz.[127] «Das Filmfestival Türkei Deutschland war von Anfang an ein wichtiger Ort der Begegnung und des Austauschs mit anderen»[128], sagt auch Ayşe Polat.[129]

burg 2012.
121 Ebd., S. 18.
122 Vgl. ebd., S. 10.
123 Ebd., S. 18–19.
124 Kulaoğlu in: BASTARDE, DVD, TC 00:14:27–00:14:33.
125 Vgl. bspw.: EIN FEST FÜR BEYHAN (D 1994, R: Ayşe Polat); SENSIN – DU BIST ES! (D 1995, R: Fatih Akın); BERIVAN (D 1996, R: Miraz Bezar) oder DER NÖTIGE SCHNEID (D 2002, R: Özgür Yıldırım).
126 Vgl. hierzu: Becher im persönlichen Interview; vgl. auch: Kaya im Telefoninterview.
127 Vgl. hierzu: Kulaoğlu im persönlichen Interview; vgl. auch: Kaya im Telefoninterview.
128 Polat, Ayşe im persönlichen Interview mit der Verfasserin am 23.03.2011 in Nürnberg.
129 Von der Wichtigkeit des Festivals als Ort der Begegnung und des *interkulturellen Dialogs* berichtet auch Suzan Gülseren (vgl. Gülseren, Suzan und Menzel, Jochen im persönlichen Interview mit der Verfasserin am 17.03.2013 in Nürnberg) und Tunçay Kulaoğlu (vgl. Kulaoğlu im persönlichen Interview).

Und Festival Stammgästin Sibel Kekilli berichtet ebenfalls von der vertrauten Atmosphäre, die vielfältige Akteur:innen zusammenführt: «Es geht nirgendwo so familiär zu. Am späten Abend sitzen alle zusammen, Filmemacher, Journalisten, Zuschauer. Irgendwann fängt ein Türke zu singen an, dann der nächste. Und am Ende singen alle mit.»[130]

2.4.3 Eine Erinnerungskultur der Migration

Die Intentionen des FFTD sieht Kulaoğlu von Anfang an auch in der Idee verankert, die komplexe Realität der Gesellschaft zeigen und dabei den eigenen Blick auf die Migration und ihre Erfahrungen richten zu wollen.[131] Es ist ein zentraler Aspekt, der sich auch weiterführend im Prozess der ‹Gemachtheit› eines ‹deutsch-türkischen Kinos› zeigen, der aber auch immer wieder für Kontroversen in seinen Aushandlungsprozessen sorgen wird. Im Interview mit dem Magazin *fluter* hebt Kulaoğlu das kulturpolitische Element hervor, das in den Interessen des Filmfestes eine zentrale Rolle spielt. Dabei macht er auf die Festivalfunktion als Mittler für eine Mehrheitsgesellschaft aufmerksam, die noch immer in festgeschriebenen Kategorien denke. «Es gibt ja tatsächlich einen Integrationsbedarf bei der Mehrheitsgesellschaft, dort werden die Hausaufgaben seit 50 Jahren nicht gemacht, das ist ein riesengroßes Problem»[132], äußert er sich zu dieser Thematik und führt weiter aus: «Auf der anderen Seite müsste der Diskurs ganz anders geführt werden, nicht ethnisch, sondern kulturpolitisch.»[133] Auch dieser Akteur also lenkt die Aufmerksamkeit auf die aktive Teilhabe von Menschen jeglicher kultureller Herkunft am gesellschaftlichen Leben dieses Landes. In dem Jahr, in dem die provokanten und rassistischen Thesen des ehemaligen Berliner Finanzsenators und SPD-Politikers Thilo Sarrazin durch die Republik zirkulieren[134] und diskriminierende und fremdenfeindliche Bilder schüren, spricht er dem Filmfestival in Nürnberg eine wichtige Gegenposition zu:

> Sarrazins Thesen sind der Gipfel, aber das hat ja Tradition in Deutschland. Diskriminierungen dieser Art sind mir über die Jahrzehnte immer wieder begegnet. Ich hoffe, dass die Veranstaltungen in diesem Jahr zu ‹50 Jahre

---

130 Deininger, Roman: «Viele Türken sind kritikunfähig – Sibel Kekilli im Interview», in: *Süddeutsche.de*, 17.05.2010, online.
131 Vgl. Kulaoğlu im persönlichen Interview.
132 Zobl: «Ein Filmfestival als Antwort auf Sarrazin».
133 Ebd.
134 Vgl. im Kontext der Sarrazin-Debatte als Herausforderung für den ‹deutsch-türkischen Diskurs› auch Hofmann, Michael: «Handicap Islam? Die Sarrazin-Debatte als Herausforderung des deutsch-türkischen Diskurses», in: Ozil et al. (Hg.): *Türkisch-deutscher Kulturkontakt und Kulturtransfer*, S. 33–43.

türkische Migration› dazu beitragen, zurückzublicken, unter welchen Umständen die Menschen damals hierher kamen. Mitte der 1970er-Jahre hat die deutsche Politik den Aufsprung auf den Zug verpasst, auf beiden Seiten war man nicht darauf vorbereitet, dass die ‹Gastarbeiter› bleiben wollten. Den rassistischen Sarrazin-Thesen setzen wir mit dem Angebot des künstlerischen und kulturpolitischen Dialogs ein konstruktives Beispiel entgegen.[135]

Kulaoğlu bezeichnet den Dialog, den das FFTD verfolgt, daher auch als einen *künstlerischen* und *kulturpolitischen*, eine weitere mögliche Leseart des Austauschs, der jedes Jahr aufs Neue in Nürnberg stattfindet. Er bringt aber auch noch eine andere zentrale Komponente in die Diskussion ein, die im Kontext des Festivals ebenso wie für ein ‹deutsch-türkisches Kino› Bedeutung erfährt. Sie wird hier mit der Frage nach der ‹Erinnerungskultur› thematisiert, wobei unter diesem Begriff «alle denkbaren Formen der bewussten Erinnerung an historische Ereignisse, Persönlichkeiten und Prozesse zu verstehen [sind], seien sie ästhetischer, politischer oder kognitiver Natur»[136], wie der Historiker Christoph Cornelißen vorschlägt. Somit umfasse dieser Begriff «mithin neben Formen des ahistorischen oder sogar antihistorischen kollektiven Gedächtnisses alle anderen Repräsentationsmodi von Geschichte, darunter den geschichtswissenschaftlichen Diskurs sowie die nur ‹privaten› Erinnerungen, jedenfalls soweit sie in der Öffentlichkeit Spuren hinterlassen haben». Daher treten «als Träger dieser Kultur [...] Individuen, soziale Gruppen oder sogar Nationen in Erscheinung, teilweise in Übereinstimmung miteinander, teilweise aber auch in einem konfliktreichen Gegeneinander»[137]. Als eine der wichtigsten wissenschaftlichen Akteur:innen, die diesen Diskurs prägt, beschreibt auch die Kulturwissenschaftlerin Aleida Assmann, welche zentrale Rolle Erinnerungen und Erwartungen für Migrant:innen spielen. Denn «für diejenigen, die sich entscheiden, ihren Herkunftsort für immer zu verlassen und anderswo ihr Leben noch einmal neu zu beginnen, gliedert sich ihr Leben in zwei Hälften: die alte und die neue Welt»[138]. Doch wie Naika Foroutan zu Recht bemerkt, wurde die Migration bei einem Drittel der heute in Deutschland lebenden Menschen nicht mehr selbst erfahren. Sie bleibt jedoch als ein Bestandteil der «biographischen Kernnarration»[139] bestehen. Als solches zeigt sie sich

---

135 Zobl: «Ein Filmfestival als Antwort auf Sarrazin».
136 Cornelißen, Christoph: «Erinnerungskulturen», Version: 2.0, in: *Docupedia-Zeitgeschichte*, 22.10.2012, online. Zum Begriff ‹Erinnerungskultur› siehe auch: Assmann, Aleida: *Das neue Unbehagen an der Erinnerungskultur. Eine Intervention*, München 2013; auch: Eril, Astrid: *Kollektives Gedächtnis und Erinnerungskulturen. Eine Einführung*, 2. Auflage, Stuttgart/Weimar 2011.
137 Cornelißen: «Erinnerungskulturen».
138 Assmann, Aleida: «Erinnerung und Imagination», in: Ezli/Staupe (Hg.): *Das neue Deutschland*, S. 167–169; hier: S. 167.
139 Foroutan: «Neue Deutsche, Postmigranten und Bindungs-Identitäten».

«entweder durch die Familienlegende oder durch außerfamiliäre Zuschreibungen, bedingt durch phänotypische Merkmale wie Aussehen, Akzent, Kleidung oder Namen»[140]. Als nicht unmittelbar erlebte Erfahrung ist sie daher zu einem Teil des ‹kollektiven Gedächtnisses›[141] geworden, das Assmann folgend erläutert:

> Institutionen und Körperschaften wie Nationen, Staaten, die Kirche oder eine Firma ‹haben› kein Gedächtnis, sie ‹machen› sich eines und bedienen sich dafür memorialer Zeichen und Symbole, Texte, Bilder, Riten, Praktiken, Orte und Monumente. Mit diesem Gedächtnis ‹machen› sich Institutionen und Körperschaften zugleich eine Identität. Dieses Gedächtnis hat keine unwillkürlichen Momente mehr, weil es intentional und symbolisch konstruiert ist. Es ist ein Gedächtnis des Willens und der kalkulierten Auswahl. In drei der genannten Merkmale unterscheidet sich die kulturelle Gedächtniskonstruktion signifikant vom individuellen Gedächtnis. Es ist nicht vernetzt und auf Anschlussfähigkeit angelegt, sondern tendiert im Gegenteil dazu, sich von anderen Gedächtniskonstruktionen abzuschließen.[142]

Weil ein kollektives Gedächtnis durch Intention und Symbole geschaffen wird, ist es von besonderer Wichtigkeit, es den realen gesellschaftlichen Begebenheiten anzupassen, was bedeutet, auch Migration in seinen Konstruktionsprozess einzubeziehen. Die Historiker und Sozialwissenschaftler Jan Motte und Rainer Ohlinger machen darauf aufmerksam, dass die Diskussionen über Migration und Gedächtnis in Deutschland erst seit einem relativ kurzen Zeitraum zusammentreffen, und das, obwohl sie für die gesellschaftliche Selbstinterpretation Deutschlands gleichermaßen von Wichtigkeit sind.[143] Und auch Nanna Heidenreich vermerkt, dass die Migrationsgeschichte in diesem Land erst noch zu erzählen sei.[144] Dabei sei (erinnerungs-)kulturelle Homogenität keine Voraussetzung für Beziehungen in multiethnischen Gesellschaften mit unterschiedlichen biografischen Erfahrungen, betont wiederum *Transit Deutschland*, denn sie könnten dialogische Züge annehmen, solche der wechselseitigen Kommentierung.[145] Als Beitrag

---

140 Ebd.
141 Zum *kollektiven Gedächtnis* vgl. Halbwachs, Maurice: *Das Kollektive Gedächtnis*, Stuttgart: 1967, S. 35; vgl. auch: Assmann, Jan: «Kollektives Gedächtnis und kulturelle Identität», in: ders. / Hölscher, Tonio (Hg.): *Kultur und Gedächtnis*, Frankfurt a. M. 1988, S. 9–19, hier S. 15.
142 Assmann, Aleida: «Kollektives Gedächtnis», in: *Bundeszentrale für politische Bildung*, 26.08.2008, online.
143 Vgl. Motte, Jan / Ohlinger, Rainer: «Einwanderung – Geschichte – Anerkennung. Auf den Spuren geteilter Erinnerung», in: dies. (Hg.): *Geschichte und Gedächtnis in der Einwanderungsgesellschaft. Migration zwischen historischer Rekonstruktion und Erinnerungspolitik*, Essen 2004, S. 17–49; hier: S. 49.
144 Vgl. Heidenreich, Nanna: *V/Erkennungsdienste*, S. 83.
145 Vgl. Göktürk et al. «Einleitung», in: dies. et al. (Hg.): *Transit Deutschland*, S. 21–41; hier: S. 37.

zur wechselseitigen Kommentierung und zur Erinnerungskultur lässt auch ein «deutsch-türkisches Kino» begreifen, lautet eine zentrale These dieser Arbeit.[146] Zunächst geht es jedoch darum, die institutionellen – sowohl kulturpolitischen als auch filmwirtschaftlichen – Aspekte herauszuarbeiten, die für das FFTD und implizit für das untersuchte Kinophänomen von Wichtigkeit sind. Die Verflechtungen, die es in seiner institutionellen Rahmung genauer nachzuzeichnen gilt, führen zu weiteren Akteur:innen. Ihre Interaktionen spielen sowohl in kulturpolitischer Hinsicht als auch im Bereich gegenwärtiger Kultur- respektive Filmproduktion in Deutschland eine zentrale Rolle.

2.5 Institutionelle Rahmungen und *(trans-)*lokale Praktiken

2.5.1 Filmfestivals und Institutionen

Es wurde gezeigt, dass das Filmfestival Türkei Deutschland aus der Idee und der Initiative einzelner Menschen geboren wurde, die seine Umsetzung bis heute mit Einsatz, Konsequenz und Ausdauer verfolgen und sich von Krisen bisher nicht abschrecken ließen in ihrer Intention, kulturpolitisches Engagement zu zeigen und eine Plattform der künstlerischen und kulturellen Begegnung «auf Augenhöhe» zu schaffen.[147] Allerdings kommen im Rahmen einer etablierten Veranstaltung wie einem Festival auch immer institutionelle Faktoren mit ins Spiel. Zum einen dadurch, dass Festivals selbst institutionelle Gebilde repräsentieren, zum anderen dadurch, dass sie nicht nur von einzelnen Personen, sondern ebenfalls von Institutionen gestaltet und getragen werden. Auf dieser Grundlage widmet sich dieses Kapitel den Rahmenbedingungen und interagierenden Akteur:innen auf institutioneller Ebene. Sie zeigen sich in kommunaler ebenso wie in *translokaler* Ausdehnung, wobei sie verschiedene Verbindungen und Überlagerungen generieren, die auch für das Verständnis des untersuchten Kinophänomens von Wichtigkeit sind. Gefragt wird nach den Strukturen und Mechanismen, die dabei zum Tragen kommen, sowie nach den Interessen und Zielen, die verfolgt werden. Zunächst wird nach der allgemeinen Funktion von Institutionen im Kultursektor gefragt, um dann die Spezifik des FFTD herauszustellen.

2011 bringen die Wissenschaftler Yvonne Hardt und Martin Stern ein Buch auf dem Markt in der Intention, das komplexe Zusammenspiel, das zeitgenössischen Tanz und Prozesse der Institutionalisierung verbindet, zu beleuchten. Der Band reflektiert sowohl Praktiken der Produktion und Organisation, worunter Festivals, Veranstaltungsorte, Projektförderung oder Kulturmanagement ebenso

---

146 Vgl. hierzu bspw. ALMANYA, WIR HABEN VERGESSEN ZURÜCKZUKEHREN (D 2001, R: Fatih Akın) oder: MEIN VATER, DER GASTARBEITER (D 1994, R: Yüksel Yavuş).
147 Vgl. Kaya im Telefoninterview.

wie ästhetische Bildung und Ausbildung gefasst werden, als auch Formen der Institutionalisierung von Tanz durch Kritik und Wissenschaft.[148] Er erweist sich als aufschlussreich für diese Untersuchung, da sich einige ihrer grundsätzlichen Beobachtungen und Reflexionen auf den Filmsektor übertragen lassen. Von Interesse ist zunächst, dass seine Herausgeber:innen in Anlehnung an den Soziologen Pierre Bourdieu aufzuzeigen beabsichtigen, «wie Institutionen und Prozesse der Institutionalisierung in einem dynamischen Wechselspiel zwischen bereits bestehenden Strukturen und den strukturierenden Einflüssen der Akteure des Feldes verstanden werden können»[149]. Auch sie begreifen ihren Untersuchungsgegenstand – in ihrem Fall ‹Tanz› – nicht als autonomes und isoliertes Kunstwerk, das frei von Bezügen zu seiner Umwelt gedacht und betrachtet werden sollte[150], sondern als «komplexes Handlungs- und Beziehungsnetz»[151]. Dadurch lässt sich «die Dynamik von festschreibenden und traditionsgebundenen Momenten einerseits und performativen und ereignishaft-situativen andererseits, von strukturierenden und strukturierten, von geformten und formgebenden Momenten im Feld [...] betrachten»[152] und damit von vielfältigen Verflechtungen und Wechselbezügen. Für eine genauere Definition des Begriffs ‹Institution› bietet sich der Beitrag von Petra Sabisch an, in dem die Wissenschaftlerin zunächst darauf aufmerksam macht, dass das lateinische Verb *instituere* ‹etwas instituieren›, ‹einsetzen› oder auch ‹einrichten› bedeute. Daher beinhalte ‹etwas instituieren› eine gewisse Macht, «die das, wofür sie sich einsetzt, auch einrichten kann»[153]. Sabisch versteht unter Institution daher «ein im- und explizites Regelwerk, das auf eine über das Individuum hinausgehende Wunschökonomie antwortet und damit bestimmte Ordnungen in das Soziale einführt, oder besser, soziale Beziehungen organisiert»[154]. Hierbei macht auch Jennifer Elfert auf die Perspektiven aufmerksam, die Festivals im Vergleich zu institutionalisierten Gebäuden[155] als ‹flüchtige› Institutionen für den – in diesem Fall – zeitgenössischen Tanz in Deutschland eröffnen.

---

148 Vgl. Hardt, Yvonne / Stern, Martin (Hg.): *Choreographie und Institution. Zeitgenössischer Tanz zwischen Ästhetik, Produktion und Vermittlung*, Bielefeld 2011.
149 Hardt, Yvonne / Stern, Martin: «Choreographie und Institution: Eine Einleitung», in: ebd., S. 7–34; hier: S. 11.
150 Vgl. ebd.
151 Vgl. ebd., S. 13.
152 Ebd., S. 14. Um einer übergreifenden Perspektivierung des Feldes ihm Rahmen des komplexen Handlungs- und Beziehungsnetzes von Tanz zu ermöglichen, haben die Herausgeber den Begriff ‹Choreographie› gewählt.
153 Vgl. Sabisch, Petra: «Zur Choreographie der Organisation: Zeitgenössische künstlerische Praktiken», in: Hardt/Stern (Hg.): *Choreographie und Institution*, S. 35–52; hier: S. 35.
154 Ebd., S. 36.
155 Etwa Bildungsstätten wie Schulen und Universitäten oder Kultureinrichtungen wie Opern, Theater und Kinos.

Diese wirken jedoch trotz ihres flüchtigen Charakters auch stabilisierend.[156] «Festivals nutzen ihre institutionalisierte und institutionalisierende Kraft, um Experimente und Neuerungen im zeitgenössischen Tanz durchzusetzen und gegenüber den Interessen, die von Politik und Wirtschaft an Kunst herangetragen werden, zu vertreten.»[157] Daher sind sie «interpretierbar als institutionalisierte Verdichtung von Experiment, Innovation und produktivem Dissens» und «lesbar als lebendiger Rahmen, der Sicherheit bietet, aber nicht in Bürokratisierung erstarrt», weshalb ihnen die Aufgabe zukommt, «den Grenzgang zu bewältigen, das Neue unter dem Deckmantel des planmäßigen, kulturpolitisch Sinnvollen durchzusetzen [...]»[158].

2.5.2 Das Filmfestival Türkei Deutschland als flüchtige Institution

Das von Elfert diskutierte Organisationsmodell ‹Festival› lässt sich in wesentlichen Aspekten auf das FFTD und seinen Einfluss auf ein ‹deutsches›, ‹türkisches› und ‹deutsch-türkisches Kino› übertragen. Zunächst ist es die «Neigung zur Kontextualisierung»[159], die nach Elfert jedes Festival aufzeigt, da es seine Inhalte dramaturgisch aufbereitet, «um Sinn zu ergeben und den Überfluss an Eindrücken, ästhetischen Positionen und Stilrichtungen, die auf Festivals präsentiert werden, erfass- und erfahrbar zu machen»[160]. Selbst wenn es ohne explizite inhaltliche Rahmung auskäme, bringe die Zusammenstellung der einzelnen Beiträge innerhalb seiner Dramaturgie eine Umdeutung, Neugewichtung und ein Ausbalancieren der gezeigten Inhalte mit sich.[161] Bezogen auf das Filmfestival Türkei Deutschland, findet sich diese sowohl im verfolgten *interkulturellen Dialog* als auch in der Auswahl an Filmen aus unterschiedlichen Ländern, doch nehmen seine Akteur:innen darüber hinaus weitere Gewichtungen vor. «In Nürnberg tickt die Jury etwas anders als bei den meisten Festivals: DIE FREMDE beispielsweise, Feo Aladağs viel gelobter Debütfilm, der detailliert die Umstände eines ‹Ehrenmordes› erzählt, hatte wenig Chancen auf den Hauptpreis», schreibt in diesem Kontext der Kölner Filmjournalist und Islamwissenschaftler iranischer Herkunft, Amin Farzanefar, ein Fachmann und Stammgast in Nürnberg. «Publikum wie Jury sind traditionell skeptisch gegenüber Filmen, die beim voreingenommenen Betrachter negative Klischees über Migranten verfestigen könnten», erklärt er und

---

156 Vgl. Elfert, Jennifer: «Das Festival als (flüchtige) Institution. Perspektiven für den zeitgenössischen Tanz in Deutschland», in: Hardt/Stern (Hg.): *Choreographie und Institution*, S. 85–106; hier: S. 86.
157 Ebd., S. 86.
158 Ebd., S. 89.
159 Ebd., S. 91–92.
160 Ebd., S. 92.
161 Vgl. ebd.

ergänzt: «Selbst Fatih Akıns Berlinale-Sieger GEGEN DIE WAND, eigentlich der triumphale Durchbruch für das deutsch-türkische Kino, hatte 2004 wider Erwarten nicht den Hauptpreis erhalten.»[162] Dafür erhielten Sibel Kekilli und Birol Ünel den Preis als ‹Beste Darstellerin› und ‹Bester Darsteller›.[163] Gleiches gilt für den Film DIE FREMDE (D 2010), der zwar im Wettbewerbsprogramm der Spielfilme des 15. Filmfestivals Türkei/Deutschland lief[164], mit dem Preis ‹Beste Hauptdarstellerin› geehrt wurde jedoch lediglich die Schauspielerin Sibel Kekilli für ihre Rolle als Deutschtürkin Umay.[165] «Probleme mit Menschenrechten, Minderheiten und Demokratie sollten nicht ausgespart werden, es sollte aber eben auch auf die kulturelle Vielfalt im deutsch-türkischen Verhältnis hingewiesen werden»[166], erläutert Farzanefar die Rahmung, die das FFTD als Institution vornimmt. Über das Filmprogramm hinaus schafft es weitere Gewichtungen und Kontextualisierungen dadurch, dass es dieses jährlich mit einem filmübergreifenden Rahmenprogramm begleitet. In diesem kommen Künstler:innen, Publikum, Kulturbeauftragte, Politiker:innen, Medien und Diskurse zusammen und treten in einen interagierenden Austausch.[167] An dieser Stelle verknüpft sich die Form der Kontextualisierung mit der zweiten von Elfert genannten institutionellen Implikation: der «Fähigkeit zur Generierung von Aufmerksamkeit»[168]. Dadurch, dass Festivals sich als zyklisch wiederkehrende Ereignisse etablierten, schafften sie eine verbleibende Präsenz, die ihnen über die Zeit hinweg Aufmerksamkeit und Renommee zukommen ließe. Das öffentliche Ansehen und die Meinung, welche ihnen durch Presse, Berichterstattung, Besucher:innen und Öffentlichkeitsarbeit zugesprochen würde, kämen auch den Künstler:innen zugute, deren Werke hier präsentiert würden. Festivals würden daher einen sachlichen Kulturbetrieb bilden, dessen Organisation vielfältige Interaktionen beinhalte.[169]

> Zu einem geschäftsmäßigen Kulturbetrieb gehört, dass Talente rekrutiert werden, dass Veranstaltungen in der Öffentlichkeit besprochen und gewertet werden, dass Verleger erfolgversprechende Autoren entdecken und ihnen ein Forum bieten, dass sich die Kunstkritik mit Fragen des Rangs der Werke und Einordnung der Künstler beschäftigt, dass ein Ausstellungswesen funk-

---

162 Farzanefar: «Seismograph für Trends und Themen».
163 Vgl. FFTD: «Impressionen 2004», online.
164 Vgl. hierzu FFTD: «Wettbewerb der Spielfilme 2010», online.
165 Vgl. hierzu FFTD: «Preise», online.
166 Farzanefar: «Seismograph für Trends und Themen».
167 Vgl. das Rahmenprogramm aller Festivalausgaben, in: FFTD: «Archiv» verschiedener Jahre, online.
168 Elfert: «Das Festival als (flüchtige) Institution», S. 91–92.
169 Vgl. hierzu auch: Franck, Georg: *Ökonomie der Aufmerksamkeit. Ein Entwurf*, München/Wien 1998, S. 134 ff.

2.5 Institutionelle Rahmungen und *(trans-)*lokale Praktiken

tioniert, um Begabungen zum Durchbruch zu verhelfen, die wiederum das künftige Renommee der Institution begründen.[170]

In dieser Hinsicht erweist sich das Filmfestival Türkei Deutschland als flüchtige, aber zentrale Institution für die Aufmerksamkeit, die ein ‹deutsch-türkisches Kino› Ende der 1990er-Jahre auf sich zog, indem es als Implikation der Nachwuchsförderung fungierte. Es bot etwa für die erste Generation deutschtürkischer und deutschkurdischer Regisseur:innen[171], unter die sich Fatih Akın, Ayşe Polat, Yükzel Yavuz, Thomas Arslan, Su Turhan, Sinan Akkuş, Miraz Bezar, Buket Alakuş oder Sülbiye Verena Günar fassen lassen, eine förderliche Karriereschmiede.[172] Doch auch für die Folgegeneration, die ihre Filme rund zehn Jahre später in Deutschland zu platzieren begann, wie beispielsweise Özgür Yıldırım oder Hüseyin Tabak, sorgte das jährliche Ereignis in der mittelfränkischen Metropole für wichtige Impulse.[173] «Galionsfigur Fatih Akın sammelte hier mit Kurzfilmen erste Erfolge, ähnlich ging es Ayşe Polat, Thomas Arslan und vielen anderen, die seit Ende der 1990er-Jahre ein deutsches ‹Kino mit Migrationshintergrund› etablierten», schreibt in diesem Zusammenhang auch Farzanefar und stellt fest: «Inzwischen sind viele von ihnen selber ‹Paten› für den filmischen Nachwuchs.»[174] Er verweist auf das Spielfilmdebüt Mın Dît (Mın Dît – Die Kinder von Diyarbakır; D/TR 2009) des Berliner Regisseurs kurdischer Abstammung, Miraz Bezar, zu dessen Realisierung Fatih Akıns Produktionsfirma Corazón International als Koproduzent beitrug.[175] Mın Dît widmet sich dem politisch prekären und schwer belasteten türkischkurdischen Verhältnis. Erzählt wird von drei Geschwisterkindern, die auf den Straßen der südostanatolischen Stadt Diyarbakır ums Überleben kämpfen, nachdem ihre Eltern vor ihren Augen durch das Paramilitär erschossen wurden. Die deutschtürkische Koproduktion, die 2009 beim 17. Filmfest Hamburg ihre Premiere feierte,[176] lief 2010 im Wettbewerb der Spielfilme des FFTD und wurde mit dem Publikumspreis geehrt.[177] Hierbei wer-

---

170 Franck: *Ökonomie der Aufmerksamkeit*, S. 136–137.
171 Unter die erste Filmemacher:innengeneration, lassen sich vornehmlich Akteur:innen der zweiten Migrant:innengeneration und unter die zweite Filmemacher:innengeneration Akteur:innen der dritten Migrant:innengeneration fassen, wobei die Übergänge auch hier fließend sind.
172 Siehe die Kurz- und Langfilme dieser Regisseur:innen, die in Nürnberg gezeigt und platziert wurden, sowie ihre Anwesenheit, Teilnahme an Podiumsdiskussionen und als Jurymitglieder.
173 Bereits ihre Kurzfilme Der nötige Schneid (D 2002, R: Özgür Yıldırım) und Cheese (A 2009, R: Hüseyin Tabak) wurden in Nürnberg gezeigt. Ihre Kinofilmdebüts Chiko (D/I 2008, R: Özgür Yıldırım) und Deine Schönheit ist nichts wert (A/TR 2012, R: Hüseyin Tabak) liefen im Wettbewerbsprogramm und wurden ausgezeichnet.
174 Farzanefar: «Seismograph für Trends und Themen».
175 Vgl. ebd.
176 Vgl. hierzu Filmfest Hamburg: «Mın Dît», online.
177 Vgl. FFTD: «Preise». Mın Dît wurde u. a. auch beim 57. Internationalen Filmfestival San Sebas-

den die Verbindungen ersichtlich, die sich während dieses Filmfests über die Zeit ergaben, da auch Miraz Bezar seinen allerersten Filmpreis in Nürnberg erhielt, als sein Kurzfilm FERN (D 1997) im Jahr 1998 beim damaligen InterFilmFestival den ersten Preis in der Kategorie ‹Bester Kurzfilm› gewann.[178]

Doch nicht nur in seiner ‹Fähigkeit zur Generierung von Aufmerksamkeit› zeigt sich das FFTD als Institution, es bildet ebenfalls ein Element des Produktionsnetzwerkes, das wichtig ist für die Diskussion ästhetischer Perspektiven und produktiver Entwicklung, wie Elfert es für den Tanz herausgearbeitet hat.[179] Damit erzeugen Festivals trotz ihres flüchtigen Charakters eine Kontinuität. Für den Film ist diese besonders wichtig, da sich seine aufwändige und kostspielige Produktion meist nur durch die Interaktion einer Vielzahl an Akteur:innen realisieren lässt. Diese führt das FFTD als Produktionswerkstatt jedes Jahr zusammen. Ihre Verbindungen bringen wiederum neue Filme hervor. Daher lässt sich im Kontext seiner ‹institutionellen Lobbyfunktion› sagen, dass es nicht nur Aufmerksamkeit für Künstler:innen und Produktionen erzeugt sowie finanzielle Ressourcen mobilisiert und akquiriert,[180] sondern auch ein Forum darstellt, in dem «Erfahrungen ausgetauscht und Strategien entwickelt werden können, um die gemeinsame Sache durchzusetzen»[181]. Um dieses Ziel zu erreichen, agiert das Filmfest jedoch nicht nur selbst als Institution, sondern es vernetzt sich mit weiteren Institutionsträger:innen, deren Interaktionen ebenso Aufschluss über die Formationen und Transformationen des untersuchten Kinophänomens erlauben, weshalb sie folgend näher beleuchtet werden.

2.5.3 Institutionelle *transtopische* Verflechtungen

Wie in ersten Zügen skizziert, wirkt der heutige Festivalpräsident des FFTD, Adil Kaya, ebenfalls als Vorsitzender des Trägervereins InterForum – Kunst & Kultur Nürnberg International e. V., einer Institution, die im Jahre 1997 gegründet wurde und seither als sein Mitveranstalter fungiert. Der Verein InterForum präsentiert sich mit dem Vorhaben, «sich für einen geistigen und künstlerischen Austausch auf internationaler Ebene einzusetzen», und operiert dabei mit dem Leitsatz: «Die Überwindung des Partikularismus und kollektiver Abhängigkeiten auf der Ebene grenzüberschreitender Dialoge sind unermesslich für den Fortbestand

---

tian mit dem ‹Gaztea Youth Award› und beim 17. Filmfest Hamburg mit dem Nachwuchspreis ‹Die Elfe› geehrt (vgl. Ballhaus Naunynstraße: «Miraz Bezar», online).
178 Vgl. unter FFTD: «Wettbewerb der Spielfilme 2010». Miraz Bezar wirkt ebenfalls am Ballhaus Naunynstraße und ist heute für das Maxim Gorki Theater in Berlin tätig. Zu seinem beruflichen Werdegang vgl. Maxim Gorki Theater (Hg.): *Vita Miraz Bezar*, online.
179 Vgl. Elfert: «Das Festival als (flüchtige) Institution», S. 100.
180 Vgl. hierzu ebd., S. 101.
181 Ebd.

2.5 Institutionelle Rahmungen und *(trans-)*lokale Praktiken

und Weiterentwicklung offener Gesellschaften.» Das Selbstverständnis von Inter-Forum beruht daher «auf der Anerkennung der gesellschaftlichen Realitäten in der Bundesrepublik Deutschland, die neue Herausforderungen für künstlerische, kulturelle und gesellschaftspolitische Initiativen stellen»[182]. Zu seinen Anliegen zählen der *interkulturelle Dialog* und der *künstlerische Austausch*, die auch vom FFTD verfolgt werden. Ebenso greift der Verein die gesellschaftlichen Veränderungen auf, die sich in einer zunehmenden kulturellen Vielfalt und einer nationalen Öffnung widerspiegeln. Um sich diesen neuen Herausforderungen zu stellen steht er ein für die Stärkung der kulturellen Vielfalt und Teilhabe.[183] Damit trägt er gleichfalls der erläuterten Verschiebung im Integrationsgedanken Rechnung. Ein weiterer Kooperationspartner bei der jährlichen Organisation des FFTD bildet das ebenso lokal gebundene, jedoch *transnational* agierende Nürnberger KunstKulturQuartier. «Musik, Tanz, Theater, bildende Kunst, Literatur und Film gehen gemeinsame Wege, prallen derweilen aufeinander, inspirieren sich wechselseitig und geben Denkanstöße – garantiert anregend, geistreich, prickelnd und Kreativität fördernd»[184], beschreibt das Projekt seine *transmediale* Ausrichtung. Es umschließt die Kunsthalle, das Künstlerhaus, das Kunsthaus, die Kunstvilla, das historische Katharinenkloster, die Tafelhalle und das Kommunale Kino Filmhaus.[185] Diese Einrichtung agiert sowohl *transmedial, transkulturell* als auch *transnational*, weil sie in ihrem vielfältigen künstlerischen und medialen Angebot nicht nur Menschen unterschiedlicher Länder zusammenführt und in Austausch treten lässt, sondern es ihr um Prozesse der Grenzüberschreitung und Durchmischung als solchen geht.[186]

Die beschriebenen institutionellen Initiativen, die in Nürnberg entstanden sind, lassen sich in urbanen Transformationsprozessen erfassen, wie sie Städte im 21. Jahrhundert erfahren und wie sie Erol Yıldız durch seinen ‹Transtopien›-Begriff als grenzüberschreitende Verbindungen und in ihren erzeugten neuen Formen fokussiert. In der mittelfränkischen Metropole lässt sich diese durch Migration geprägte globale Stadtentwicklung erkennen, die als «Indiz für eine zukunftsweisende Urbanität» gelesen werden kann und «die [nun] Diversität und exogene Impulse als Weltoffenheit und Ressource begreift»[187]. Hier platziert sich das jährliche Filmfest, das sich in seinen Verflechtungen mit weiteren institutionellen Trägern deuten lässt. Auch ihre Interaktionen können in einer konstruktiven Weltoffenheit begriffen werden, die bisherige Deutungsmuster verändert, in-

---

182 InterForum: «Über uns», online.
183 Vgl. ebd.
184 KunstKulturQuartier: «Über uns», online.
185 Vgl. ebd.
186 Vgl. hierzu bspw. die Arbeit des Kommunalen Kinos Filmhaus oder das Programm des Künstlerhauses, wobei beide auch einen *transmedialen* Prozess in ihrer Arbeit berücksichtigen.
187 Yıldız: *Die weltoffene Stadt*, S. 9.

dem sie Diversität und Differenz nicht als Hindernis, Störung, Schwächung oder gar Bedrohung, sondern als Chance, Erweiterung, produktive Substanz und Bereicherung interpretiert.

2.5.4 Institutionelle *translokale* Vernetzungen

In den Gedanken kultureller Dynamik und Grenzüberschreitung rückt eine weitere Initiative in den Betrachtungsfokus. Diese hat sich neben ihrer Funktion als Geldgeber auch in ihrer institutionellen ‹Fähigkeit zur Generierung von Aufmerksamkeit› als wichtig für das Filmfestival Türkei Deutschland und damit implizit für ein ‹deutsch-türkisches Kino› erwiesen. Es handelt sich um die Robert Bosch Stiftung mit Sitz in Stuttgart und Berlin.[188] Diese *translokal*[189] und international[190] agierende und breit vernetzte Stiftungsinitiative hat das Filmfestival Türkei Deutschland als Hauptförderer von seinen Anfängen bis ins Jahr 2013 mit dem Leitsatz unterstützt, es sei ein Projekt, welches die Partnerschaft zwischen der Türkei und Deutschland stärke und den dauerhaft in Deutschland lebenden türkischstämmigen Menschen die Integration erleichtere.[191] Dabei hat auch die Robert Bosch Stiftung den globalen sozialen Wandel erkannt und fördert die aktive Teilhabe von Menschen am gesellschaftlichen Leben auf nationaler und internationaler Ebene: «Ohne kulturelle und religiöse Vielfalt ist Deutschland nicht mehr denkbar: Schwarz-Rot-Gold ist längst bunt. Für uns heißt das, von Sonderprogrammen für Migranten zu einer aktiven Gestaltung der kulturellen und religiösen Pluralität der Gesellschaft zu kommen»[192], so ihr Leitsatz im Kontext ihrer Förderung von Migration und Integration. In ihrem Vorhaben kann diese Stiftung als Vorreiter angesehen werden. So vergab sie von 1985 bis 2017 den ‹Adelbert-von-Chamisso-Preis› an deutsch schreibende Autor:innen nicht deutscher Muttersprache, wodurch sie an der Kategorie ‹Gastarbeiter:innenliteratur› und ihrer Entwicklung hin zur Kategorie ‹Migrationsliteratur› maßgeblich beteiligt war.[193]

---

188 Zu den Aufgaben und Zielen der Stiftung vgl. Robert Bosch Stiftung: «Wer wir sind», online.
189 *Translokal*, weil sie die Grenzen des Lokalen überschreitet.
190 International, weil es ihr in diesem Rahmen eher um die Beziehungen und den Austausch zwischen einzelnen Ländern/Nationen geht.
191 Vgl. FFTD: «Förderer 2013», online. (Aus den genannten Gründen wurde das FFTD von der Stiftung über diesen für externe Projekte ungewöhnlich langen Zeitraum von zehn Jahren unterstützt).
192 Vgl. Robert Bosch Stiftung: «Migration und Integration», online.
193 Vgl. Robert Bosch Stiftung-Pressemeldung: «Ziel erreicht – Robert Bosch Stiftung beendet Chamisso-Preis», Pressemitteilung 09/2016, online. 2017 wurde der Preis zum letzten Mal vergeben, da nun die Werke von auf Deutsch schreibender Schriftsteller:innen mit Migrationsgeschichte ein sowohl selbstverständlicher als auch unverzichtbarer Bestandteil der deutschen Gegenwartsliteratur geworden sind, hat der Preis sein Ziel erreicht. Diese Beobachtung deckt sich mit der in dieser Arbeit beschriebenen Entwicklung eines ‹deutsch-türkischen Kinos›.

2.5 Institutionelle Rahmungen und *(trans-)lokale Praktiken*

Das Projekt Filmfestival Türkei Deutschland lässt sich auch mit weiteren Handlungsgrundsätzen der Robert Bosch Stiftung zusammenführen, etwa ihrer Förderung des Gemeinwohls und der Entwicklung der Bürgergesellschaft, ihrem Aufgreifen gesellschaftlicher Herausforderungen, ihrer Ermutigung von Verantwortungsübernahme oder auch ihrer Stärkung der Verständigung zwischen Völkern und Kulturen durch Begegnung und Zusammenarbeit von Menschen.[194] Es wurde an eines der großen Themen der Stiftungsinitiative angegliedert: die Völkerverständigung, deren wichtigstes Instrument die Robert Bosch Stiftung in der «Zusammenführung von Menschen» sieht[195], «um langfristig tragfähige Grundlagen für Verständnis und Zusammenarbeit zwischen Deutschen und anderen Völkern zu legen»[196]. Unter dem Programmbereich ‹Europa und seine Nachbarn› trägt die national und international agierende Institution einen partnerschaftlichen Gedanken zwischen den Ländern und Kulturen weiter, wobei auch ihre wirtschaftlichen Interessen nicht außer Acht gelassen werden dürfen, die parallel verlaufen.[197] Sie lenken den Blick auf weitere Institutionen, die ebenfalls kulturpolitische und -wirtschaftliche Interessen verfolgen. Von 2006 bis 2018 wurde die Filmveranstaltung durch das Kultur- und Tourismusministerium der Republik Türkei gefördert.[198] Seit 2005 erhält das FFTD Gelder durch die Filmförderung des Bundes, vergeben durch den Beauftragten der Bundesregierung für Kultur und Medien (BKM). Auch wird es durch das Auswärtige Amt und das Goethe Institut unterstützt.[199] Während erstere Institution auf eine zunehmende Vernetzung zwischen Deutschland und der Türkei auf wirtschaftlicher Ebene verweist[200], lenkt letztere das Augenmerk auf einen inländischen filmkulturellen und -wirtschaftlichen Prozess. Darüber hinaus sind wechselnde regional agierende Partner:innen zu berücksichtigen, wie das Kulturreferat der Stadt Nürnberg oder der FFF Bayern, sowie Sponsoren[201] und der große Freundeskreis des Festivals[202], die das jährliche Ereignis fördern.

---

194 Vgl. Robert Bosch Stiftung: «Grundsätze unseres Handelns», online.
195 Vgl. Theiner, Peter: «Stiftungszweck Völkerverständigung. Robert Bosch und die Robert Bosch Stiftung», in: *Stiftung & Sponsoring – Rote Seiten*, 5/2009, S.18, online.
196 Ebd.
197 Vgl. hierzu: ebd, S. 7–9.
198 Die jähe und kurzfristige Absage der Festivalzuschüsse durch das türkische Kulturministerium im Jahre 2018, ist vor dem Hintergrund der aktuellen politischen Spannungen zwischen beiden Ländern und der nationalistisch ausgerichteten Politik von Recep Tayyip Erdoğan zu begreifen (siehe hierzu: Kürten, Jochen: «Start mit Hindernissen», in: *Qantara.de*, 12.03.2018, online. Diese Information wurde für die Buchpublikation dieser Forschungsarbeit aktualisierend ergänzt).
199 Vgl. FFTD: «Förderer und Sponsoren», online.
200 Und eben auch auf aktuelle politische Spannungen zwischen Deutschland und der Türkei.
201 Vgl. FFTD: «Förderer und Sponsoren», online.
202 Vgl. FFTD: «Freundeskreis», online.

2.5.5 Kommunale Kulturpolitik – Lokale Dynamiken

Das FFTD konnte sich als zentrale Institution für ein ‹deutsches›, ‹türkisches› und ‹deutsch-türkisches Filmschaffen› entwickeln und zu einer bedeutenden *interkulturellen* Veranstaltung avancieren, weil es – über die aufgezeigten Interaktionen hinaus – auf eine wohlwollende Kulturpolitik Nürnbergs stieß, wie Festivalpräsident Adil Kaya berichtet. Ihm zufolge entwickelte sich dieser bürgernahe Ansatz vor allem unter der Initiative des einstigen Schul- und Kulturdezernenten der Stadt, Prof. Dr. Hermann Glaser.[203] Als kommunaler Kulturvertreter verfolgte er bereits in den 1960er-Jahren ein innovatives Konzept mit dem Ziel, die Kulturpolitik zu den Menschen zu bringen und in einen unmittelbaren Austausch mit ihnen zu treten. Sein Ansatz führte zur Mobilisierung von Bürger:innen aus verschiedenen Vierteln und Milieus und förderte ihre Initiative, aktiv am Kulturgeschehen der Stadt mitzuwirken. Aus ihren Interaktionen entwickelten sich wiederum verschiedene Institutionen wie Kulturzentren, -vereine und -festivals. Glasers Ansatz fand seine Fortsetzung in den 1980er-Jahren, als er begann, ebenso die spezifische Kulturarbeit in Vereinen und Initiativen von Menschen mit Migrationshintergrund zu betreuen und zu fördern.[204] Gerade in Nürnberg, einer Stadt mit einer hohen Bevölkerungszahl an Menschen mit Migrationshintergrund[205], hatte diese Herangehensweise bedeutende Auswirkungen. Sie habe später in der gesamten Bundesrepublik als Vorbild für eine zukunftsweisende und integrative, bürger:innennahe Kulturpolitik gegolten, sagt Kaya.[206] In diesem Zusammenhang fasst *forum interkultur – das Portal für Austausch und Information*[207] die Entwicklungen der kulturellen Aktivitäten in Nürnberg wie folgt zusammen:

> In Nürnberg besitzt die Auseinandersetzung um Integration ein lange Tradition, so war Nürnberg 1973 eine der ersten bundesdeutschen Städten in der ein Ausländerbeirat gegründet wurde und eine der ersten Städte, die bereits Anfang der 80er Jahre erstmals ein referatsübergreifendes ‹Ausländerprogramm› verabschiedete, das sowohl den Sozial- als auch den Kulturbereich

---

203 Hermann Glaser hatte sein Amt von 1964 bis 1990 inne (vgl. hierzu auch: Glaser, Hermann: *Ach!: Leben und Wirken eines Kulturbürgers*, Essen 2011.
204 Vgl. Kaya im Telefoninterview.
205 Annähernd 40 % der rund 500.000 Bewohner:innen Nürnbergs (Stand 31.12.2010) weisen einen Migrationshintergrund auf. Von diesen sind knapp 20.000 Menschen türkischer Herkunft (vgl. Stadt Nürnberg (Hg.): *Menschen mit Migrationshintergrund in Nürnberg*, Nürnberg 2011, S. 3–19; hier: S. 11, online).
206 Kaya im Telefoninterview.
207 *forum interkultur – das Portal für Austausch und Information* ist ein Projekt, das aus der Initiative des Instituts für soziale und kulturelle Arbeit Nürnberg (ISKA), der medienagentur exmt und dem Inter-Kultur-Büro der Stadt Nürnberg hervorgegangen ist (vgl. Forum Interkultur: «Wir über uns», online).

2.5 Institutionelle Rahmungen und *(trans-)*lokale Praktiken

berücksichtigte und das 1993 fortgeschrieben wurde. Heute gibt es im sozialen als auch kulturellen Bereich vielfältige Angebote und Projekte der Stadt. Zusätzlich zu den Aktivitäten der Kommune existiert in Nürnberg eine Vielzahl von Vereinen, Initiativen und Einrichtungen in freier Trägerschaft. Dies stellt zusammen ein hohes Potential für interkulturelle Arbeit dar.[208]

Nürnberg gehört zu den Städten des 21. Jahrhunderts, in denen sich, mit Erol Yıldız gesprochen, Globalität in urbanen Kontexten zeigt und zur alltäglichen Erfahrung wird.[209] «Auf diese Weise verstärkt sich die Vielfalt kultureller Impulse in verschiedenen Bereichen, sei es in der Bildenden Kunst, im Film, in Literatur und Musik oder besonders in der populären Alltagskultur.»[210] Als interessant erweisen sich die von Yıldız ebenfalls aufgezeigten permanenten Durchmischungsprozesse auf unterschiedlichen Ebenen, die für das Verständnis eines ‹deutsch-türkischen Kinos› bedeutend sind. «Cross over, Fusion und Stilmischung werden zu gängigen Ausdrucks- und Gestaltungsmitteln», schreibt der Migrationsforscher und fährt fort: «Zweifellos sind die urbanen Stadtgesellschaften mehr denn je in der Lage, die unterschiedlichsten und zum Teil widersprüchlichsten kulturellen Impulse zu absorbieren, ohne einer letalen Krise anheimzufallen.»[211] So wird es folgend auch darum gehen, ein ‹deutsch-türkisches Kino› anhand dieser urbanen Transformationsprozesse im Kontext weiterer Städte zu denken.

Nachdem der Interaktionsrahmen skizziert wurde, in dem sich das Filmfestival Türkei Deutschland als öffentlicher Raum für ein ‹deutsch-türkisches Kino› etablieren konnte, wird das Augenmerk folgend auf die Filme gelenkt, die hier gezeigt wurden und sich unter diese Kategorie fassen lassen. Ihre eingehende Betrachtung ermöglicht weitere Aufschlüsse über ihren Fabrikationsmechanismus. Es werden fünf Werke von vier Regisseur:innen näher beleuchtet.[212] Sie unterscheiden sich in Genre, Gattung, Dramaturgie, Ästhetik, Erzählweise deutlich voneinander, sind in unterschiedlichen Jahren entstanden und beim FFTD[213] in unterschiedlichen Sektionen gezeigt worden, wodurch sie eine repräsentative Auswahl bilden. In ihrer Diversität verdeutlichen sie die Vielfalt des untersuchten Kinophänomens.

---

208 Vgl. Forum Interkultur: «Wir über uns – Projektidee – Hintergrund», online.
209 Vgl. Yıldız: *Die weltoffene Stadt*, S. 23.
210 Ebd.
211 Ebd.
212 Zur Erzeugung einer repräsentativen Auswahl werden in einem Fall zwei Filme des gleichen Regisseurs und in den anderen drei Fällen jeweils ein Film von einer Regisseurin / einem Regisseur behandelt.
213 Oder bei seinen Vorläufern, den Türkei Filmtagen (1992–1996) und dem InterFilmFestival (1998 und 2000).

2.6 Ein ‹deutsch-türkisches Kino› im Programm des FFTD

2.6.1 SENSIN – eine persönliche Liebeserfahrung

Fatih Akıns «Lichtspiel-Reich»[214], das bei seiner Ehrenpreisvergabe 2011 vom FFTD gelobt wurde, ist eines, das inzwischen eine große Fülle an Filmen aufweist. Von diesen wurden einige in Nürnberg gezeigt.[215] Einer von ihnen ist sein erster bekannter Kurzfilm SENSIN – DU BIST ES![216], den das FFTD 1996 – damals als Türkei Filmtage – in sein Programm aufnahm. Er wurde nach Akıns eigenem Drehbuch und durch die Produktionsfirma Wüste Film realisiert. Er erweist sich durch mehrfache Bezüge von Interesse für diesen Forschungskontext, wie sich folgend zeigen lässt.

Kubilay (gespielt von Fatih Akın), ist die Hauptfigur dieses Films. Er ist ein junger Hamburger und er hat ein sehr klares Bild von seiner Traumfrau: Sie soll Marlboro rauchen, für die Punkband Dackelblut schwärmen und ein Robert-De-Niro-Fan sein genau wie er. Aber die Sache hat einen Haken, denn sie soll aus der Türkei stammen genau wie er, was seine Suche enorm erschwert. Als er in einer Kellerbar auf Deniz trifft, traut er seinen Augen nicht, denn sie trägt ein TAXI DRIVER-T-Shirt und einen Nasenring, sie raucht und hat türkische Vorfahren! Doch Kubilay wäre kein Akın-Held, wenn er sein Ziel schon erreicht hätte, und er gibt auch nicht auf, nachdem sein erster Versuch, die Traumfrau zu erobern, kläglich scheitert. Er holt einen Freund ins Boot, denn zusammen ist man stark. Der Plan scheint perfekt zu sein…

Wird der Film über sein Thema erschlossen, erzählt er zunächst eine deutsch-türkische Geschichte, da seine Protagonist:innen Deutschtürk:innen sind. Wird er über seinen Produktionskontext zugänglich gemacht und sein Stab betrachtet, lässt sich feststellen, dass er auch zur untersuchten Kategorie gezählt werden kann, weil seine Darsteller:innen – und eben auch sein Drehbuchautor und Regisseur – einen türkischen Migrationshintergrund aufweisen. Es offenbaren sich bei der genaueren Betrachtung von SENSIN noch weitere interessante Verknüpfungen. Er weist bereits die *intertextuellen* Bezüge auf, die für Akıns gesamtes bisheriges Werk bezeichnend geworden sind. Ganz offensichtlich zeigt er eine Anlehnung an Martin Scorseses TAXI DRIVER (TAXI DRIVER; USA 1976). Der Kurzfilm tritt auch mit weiteren Werken, Regisseur:innen, Erzähl- und Produktionsweisen in Interaktion: «Die Erzählstruktur von Tarantino hat mir den Weg bereitet. Man könnte sagen, ich habe SENSIN durch die Tarantino-Maske gezogen: Der Film beginnt

---

214 Schmoldt: «Die Blicke der Sehnsucht».
215 Etwa SENSIN, GEGEN DIE WAND und WIR HABEN VERGESSEN ZURÜCKZUKEHREN.
216 Es gab bereits zuvor erste Versuche. Fatih Akıns allererster Kurzfilm war sein Bewerbungsfilm an der Hochschule für bildende Künste (HfbK) mit dem Titel DAS ENDE (D 1994), vgl. Behrens/Töteberg (Hg.): *Fatih Akin: Im Clinch*, S. 39.

2.6 Ein ‹deutsch-türkisches Kino› im Programm des FFTD

am Ende, es wird viel in Rückblicken erzählt, und es wird eine Menge belangloses Zeug gesabbelt»[217], berichtet Akın von der Entstehungsgeschichte seines Kurzfilms. Es lassen sich auch *transtextuelle* Beziehungen erkennen, die für die vorgeschlagene Lesart von Bedeutung sind: «Dazu kam, dass ich mich unglücklich in eine Deutsch-Türkin verliebt habe. Das war ein großes Drama: Ich war dauernd in irgendwelche Mädchen verliebt, die nicht zu bekommen waren»[218], so Akıns Schilderungen seiner gescheiterten Liebe, die schließlich zur Realisierung des Drehbuchs von SENSIN führte.[219] Sowohl die *intertextuellen* Verbindungen zu den Filmen Scorseses und Tarantinos als auch die *transtextuellen* zur eigenen Erfahrung des Regisseurs, zeigen, dass dieses Werk vornehmlich eine persönliche Motivation in sich trägt, die nicht explizit an Migration gebunden ist. Zwar nimmt Akın eine *postmigrantische Perspektive* ein, indem er die türkische Herkunft seiner Protagonist:innen in seine Geschichte integriert und sich «mit den Konflikten, Identitätsbildungsprozessen, sozialen und politischen Transformationen auseinandersetzt, die nach erfolgter Migration und nach der Anerkennung, ein Migrationsland geworden zu sein, einsetzen»[220]. Auch spielt er mit den vorherrschenden kulturellen Klischees, indem Kubilay davon ausgeht, er könne keine Deutschtürkin finden, die raucht, Punkmusik hört, amerikanisches Kino mag und einen Nasenring trägt. Im Vordergrund steht jedoch die Suche nach der großen Liebe, die auch in einem anderen Milieu angesiedelt sein könnte. Jedoch verschmilzt SENSIN unabdingbar und in *transtopischer* Weise mit Hamburg und dessen Umgebung. Die norddeutsche Metropole stellt nicht nur den Handlungs- und Drehort dieses Films dar, sie ist auch die Heimatstadt seines Regisseurs, seiner Schauspieler:innen und seines Produzenten. Und sie bildet den Standort der Firma, die ihn produziert hat. Darüber hinaus ist Hamburg auch für seine Distribution entscheidend: Nachdem SENSIN – DU BIST ES! seine Uraufführung im Oktober 1995 bei den Hofer Filmtagen feierte – dem wichtigsten Festival für den Nachwuchsfilm –, 1996 bei den 5. Türkei Filmtagen in der Sektion ‹Kurzfilm› gezeigt[221] sowie mit dem 2. Preis geehrt wurde,[222] lief er im Wettbewerbsprogramm des Hamburger Kurzfilmfestivals und gewann in der Hansestadt den Publikumspreis.[223] Daraufhin wurde er als Vorfilm in den Kinos gezeigt. Er tat sich derart hervor, dass das renommierte Hamburger Programmkino Abaton gleich einen ganzen Fatih-Akın-Abend veranstaltete und das Stadtmagazin *Szene* wiederum über den Kurzfilm berichtete.[224] Aus diesen lo-

---

217 Ebd., S. 44.
218 Ebd., S. 45.
219 Vgl. ebd., S. 45–46.
220 Foroutan: «Postmigrantische Gesellschaften», S. 232.
221 Vgl. FFTD: «Wettbewerb Fiction», online.
222 Vgl. FFTD: «Preisträger 1996», online.
223 Vgl. hierzu auch Wüste Film: «Publikumspreise», online.
224 Vgl. hierzu auch: Behrens/Töteberg (Hg.): *Fatih Akin: Im Clinch*, S. 48.

kal gebundenen Interaktionen ergaben sich weitere – wiederum *translokale* – Dynamiken: «Durch den *Szene*-Artikel von Nicolaus Schröder wurde Daniel Blum vom ZDF, damals noch Redakteur beim «Kleinen Fernsehspiel», auf uns aufmerksam. Jetzt ging es nur noch darum, wie wir den Stoff weiterentwickeln könnten [...]»[225], erinnert sich Akın an die Impulse, die sich aus den Dynamiken seines Kurzfilms ergaben. Der Film, der aus dem Stoff von SENSIN weiterentwickelt, erneut von Wüste Film produziert und vom «Kleinen Fernsehspiel» im ZDF koproduziert wurde, heißt KURZ UND SCHMERZLOS. Er ist nicht nur Akıns erster abendfüllender Spielfilm, er verbindet sich ebenso in intensiver Weise mit Hamburg und generiert dabei weitere Knotenpunkte.[226]

2.6.2 WIR HABEN VERGESSEN – Gegen das Vergessen

Als zweites Beispiel, das sich unter ein ‹deutsch-türkisches Kino› fassen lässt und in Nürnberg gezeigt sowie geehrt wurde[227], dient ein weiteres Werk Akıns: WIR HABEN VERGESSEN ZURÜCKZUKEHREN (D 2001). Der Dokumentarfilm, der sich mit dem Leben seiner Eltern auseinandersetzt, ist eine Fernsehproduktion der Megaherz GmbH in Zusammenarbeit mit dem Bayerischen Rundfunk (BR) und dem Westdeutschen Rundfunk (WDR). Er entstand sechs Jahre nach SENSIN für die Reihe «Denk ich an Deutschland» und unterscheidet sich von diesem wesentlich in Genre und Gattung.

«Was mich irgendwie dran fasziniert hat, diesen ganzen Film zu machen [...]», reflektiert Fatih Akın und erklärt: «Ich saß vor Kurzem mit meinen Eltern zusammen, und meine Mutter hat mir Anekdoten erzählt von der Zeit, wie sie frisch nach Deutschland kamen, ich war so fasziniert davon, also ich war so platt, das ist eine Zeit, über die ich so wenig weiß.»[228] Weil die Migration keine selbst erlebte Erfahrung mehr für Fatih Akın darstellt, wird sie zu einem Element der Erinnerung, das sich nur über seine Familie rekonstruieren lässt und nur noch auf diese Weise mit ihm verbunden ist. Migration ist damit zu einem Element geworden, das ihm ‹fremd› erscheint, und seine Auseinandersetzung mit dieser Thematik wird daher von einer persönlichen ‹Neu-›gierde geprägt. So nimmt der deutsch-

---

225 Ebd., S. 48.
226 Weil KURZ UND SCHMERZLOS jedoch nicht in Nürnberg gezeigt wurde, wird er erst an späterer Stelle eingehender betrachtet (siehe Kapitel 3.4.4 u. 6.5.1). Das Festival befand sich zum Erscheinungszeitpunkt des Films in einer Umbruchphase und formte sich vom InterKulturFestival hin zu seiner heutigen Form als Filmfestival Türkei Deutschland, vgl. seine Entwicklung unter: FFTD: «Archiv» verschiedener Jahre.
227 WIR HABEN VERGESSEN ZURÜCKZUKEHREN erhielt beim ersten FFTD 2003 den 1. Preis in der Kategorie ‹Odyssee – Wettbewerb der Dokumentarfilme› (vgl. «Alle Preisträger» in: FFTD: «Odyssee – Wettbewerb der Dokumentarfilme», online).
228 Akın, Fatih in: WIR HABEN VERGESSEN ZURÜCKZUKEHREN (D 2001, R: Fatih Akın), DVD: Megaherz Filmproduktion 2011, TC 00:03:04–00:03:20.

türkische Filmemacher das Schicksal seiner Eltern, die in den 1960er-Jahren als Gastarbeiter:innen nach Deutschland kamen, zum Anlass, um sich auf eine persönliche Reise zu begeben. Auf den Spuren seiner Herkunft sucht er die Orte seiner Kindheit in Hamburg auf, führt Gespräche mit seinen Eltern, reist aber auch in die Türkei, sowohl nach Istanbul, um Verwandte zu besuchen, die wieder in die ‹alte Heimat› zurückgekehrt sind, als auch in das Heimatdorf der Eltern ans Schwarze Meer. WIR HABEN VERGESSEN ZURÜCKZUKEHREN wird dadurch zu einem sehr persönlichen Film. Ebenso wird er zu einem Erinnerungsort an die Arbeitsmigration nach Deutschland. Dadurch leistet er einen Beitrag zur Erinnerungskultur dieses Landes. Dagmar Brunow hat dieses Werk ebenfalls als eines untersucht, das als Erinnerungsort für die Arbeitsmigration aus der Türkei nach Deutschland fungiert.[229] Auch sie verweist darauf, dass diese Thematik bislang unzureichend in der deutschsprachigen Geschichtsschreibung und kulturwissenschaftlichen Gedächtnisforschung berücksichtigt worden ist.[230] Brunow vertritt die These, dass Akıns Dokumentarfilm, der sich von Ort zu Ort bewegt, mit einer Vorstellung homogener, unveränderlicher und an ein Territorium gebundener ethnischer Identitäten bricht «und stattdessen Möglichkeiten für multiple, hybride Subjektpositionen eröffnet»[231]. Auch thematisiert sie mit Bezug auf Aleida Assmann, wie persönliche Erinnerungen über Kunstwerke – beispielsweise Filme und Romane – in die Öffentlichkeit treten und die erzählten Familiengeschichten dadurch zu einem Teil des kulturellen Gedächtnisses werden lassen.[232] Die von Bunow vorgeschlagene «multiple, hybride Subjektposition», die Akın in seinem Film einnimmt, korrespondiert – lautet hier die These – mit einer *postmigrantischen Perspektive*, die als kennzeichnend für die Filme erachtet wird, die sich unter der untersuchten Kategorie verhandeln lassen. Hierzu schreibt Yıldız: «Geschichten aus der Perspektive und Erfahrung von Migration zu erzählen und dabei marginalisiertes und weithin ignoriertes Wissen sichtbar zu machen, ist eine widerständige Praxis, die für das postmigrantische Denken von zentraler Bedeutung ist.»[233] Und er erläutert:

---

229 Vgl. Brunow, Dagmar: «Film als kulturelles Gedächtnis der Arbeitsmigration: Fatih Akıns DENK ICH AN DEUTSCHLAND – WIR HABEN VERGESSEN ZURÜCKZUKEHREN», in: Ozil, et al. (Hg.): *50 Jahre türkische Arbeitsmigration in Deutschland*, S. 183–203.

230 Mit ihrer Terminologie bezieht sich Dagmar Brunow vornehmlich auf die deutschsprachige kulturwissenschaftliche Gedächtnisforschung, zu deren wichtigsten Vertretern Jan und Aleida Assmann zu zählen sind (vgl. hierzu etwa: Assmann, Jan: *Das kulturelle Gedächtnis: Schrift, Erinnerung und politische Identität in frühen Hochkulturen*, München 1992; vgl. auch: Assmann, Aleida: *Der lange Schatten der Vergangenheit. Erinnerungskultur und Geschichtspolitik*, München 2006).

231 Brunow: «Film als kulturelles Gedächtnis der Arbeitsmigration», S. 188.

232 Vgl. ebd., S. 184–187.

233 Yıldız: «Postmigrantische Perspektiven auf Migration, Stadt und Urbanität», S. 22.

Das Postmigrantische fungiert damit als eine Analysekategorie für soziale Situationen von Mobilität und Diversität, macht Brüche, Mehrdeutigkeit und marginalisierte Erinnerungen sichtbar, die nicht am Rande der Gesellschaft anzusiedeln sind, sondern zentrale gesellschaftliche Verhältnisse zum Ausdruck bringen.[234]

Über diese thematische Herangehensweise hinaus lassen sich bei WIR HABEN VERGESSEN ZURÜCKZUKEHREN auch andere interessante Bezüge generieren. Nähert man sich diesem Film über seinen Produktionskontext, lässt sich abermals eine starke lokale Verankerung in Hamburg festmachen, da er dort gedreht wurde und auch seine Hauptprotagonist:innen dort leben. Im Bereich seiner Distribution spielt die norddeutschen Elbmetropole dadurch eine zentrale Rolle, dass er 2000 beim Hamburger Filmfest uraufgeführt wurde.[235] Doch lässt sich gleichfalls eine *translokale* sowie *-nationale* Ausrichtung herausstellen, da seine Produktionsgesellschaften sich an unterschiedlichen Orten befinden und seine Dreharbeiten auch in der Türkei stattfanden. Diese Ausrichtung lässt sich aber auch an Fatih Akın selbst festmachen. Als ihm seine Cousine gegen Ende des Films die Frage stellt, ob er irgendwann in die Türkei zurückkehren will, antwortet er mit «Nein». Denn die Frage «Wohin gehöre ich?» gab es für ihn eigentlich nie. «Für mich als Künstler spielen Nationalitäten keine so große Rolle. Typisch deutsche Bilder gibt es doch nicht. Heute kann ich sagen, dass das Kino meine Heimat ist»[236], sagt Akın.

2.6.3 AUS DER FERNE im Fokus der Kategoriendurchlässigkeit

Als drittes Beispiel für ein ‹deutsch-türkisches Kino›, das vom FFTD ‹gemacht› wird, dient der Dokumentarfilm AUS DER FERNE (D 2006) unter der Regie von Thomas Arslan. Er wurde wiederum fünf Jahre später als WIR HABEN VERGESSEN ZURÜCKZUKEHREN realisiert und auch von Arslan selbst produziert. Dadurch führt der Film einen weiteren zentralen Regisseur ein, der im Kontext des untersuchten Kinophänomens agiert. Auch verdeutlicht das Werk eine andere seiner Tendenzen. In seiner thematischen Annäherung bildet auch hier eine Reise den Kern der Filmerzählung, die gleichfalls durch die Türkei führt. Thomas Arslan, der auch die Kamera bedient, unternimmt sie im Mai/Juni 2005. Sie führt ihn über Istanbul und Ankara in den Südosten nach Gaziantep und von dort aus noch weiter östlich über die kurdisch besiedelten Regionen und Städte Diyarbakır und Van bis nach Doğubayazıt nahe der iranischen Grenze. In AUS DER FERNE nimmt Arslan eine *post-*

---

234 Ebd., S. 23.
235 Vgl. Behrens/Töteberg (Hg.): *Fatih Akin: Im Clinch*, S. 13.
236 Ebd., S. 31.

2.6 Ein ‹deutsch-türkisches Kino› im Programm des FFTD

migrantische Perspektive ein, dadurch, dass er sich seinem ‹zweiten Heimatland› aus der Distanz nähert und die Türkei durch die Augen eines durch Migration geprägten Menschen betrachtet. Hierbei findet sich eine Nähe zu Akıns Dokumentarfilm, jedoch weisen beide gleichfalls viele Unterschiede auf, weil sie jeweils sehr persönliche Filme von jeweils sehr unterschiedlichen Regisseuren sind. Thomas Arslan wurde 1962 als Sohn eines deutschtürkischen Paares in Braunschweig geboren und wuchs in Deutschland und in der Türkei auf (von 1963 bis 1967 in Essen und von 1967 bis 1971 in Ankara). Seit 1971 lebt er wieder in Deutschland. Nach seinem Abitur und Zivildienst in Hamburg studierte er von 1985 bis 1986 Germanistik in München, bevor er an die renommierten Deutschen Film- und Fernsehakademie Berlin (DFFB) wechselte und ein sechsjähriges Regiestudium absolvierte. Er lebt heute in Berlin und ist seit 1992 als freiberuflicher Drehbuchautor und Regisseur tätig.[237] Im Jahr 2000 hat er zur Realisierung seiner Filme eine eigene und unabhängige Filmproduktionsfirma gegründet, Pickpocket Filmproduktion mit Sitz in Berlin-Kreuzberg, die auch AUS DER FERNE produziert hat.[238] Nähert man sich diesem Film über seinen Distributionshergang, so agiert der Berliner Filmverleiher Peripher als wichtiger Mittler, wobei sich dieser mit weiteren zentralen Akteuren verbindet.[239] Dieser vernetzt sich mit dem fsk-Kino am Oranienplatz in Berlin-Kreuzberg, von dessen Kollektiv der Filmverleiher Peripher seit 1997 betrieben wird. «Der Peripher Filmverleih schließt eine wichtige Lücke in der deutschen Film- und Kinoszene, da er vornehmlich Filme in sein Programm aufnimmt, die ansonsten meist ohne deutschen Verleih geblieben waren», positioniert sich dieser. Ein Schwerpunkt bildet hierbei das ‹französische Kino›, «jedoch nicht in seiner gefälligen, affirmativen Form, sondern als radikales und sozialfokussiertes Kino, das zwar auf Filmfestivals weltweit Erfolge feiert, meist jedoch kaum Chancen auf einen regulären Verleih – und damit Verfügbarkeit für das Publikum – hat»[240].

Mit dem Begriff ‹Berliner Schule› bringen die genannten Akteure eine weitere zentrale Kategorie in die Diskussion um ein ‹deutsch-türkisches Kino› ein. Diese Stilrichtung, die seit Mitte der 1990er-Jahre von sich reden macht, lenkt das Augenmerk auf ästhetische Aspekte.[241] Daher ist eine gemeinsame Schnittmenge beider Kategorien wie im Falls Arslans möglich. Mit einem Kino der Berliner Schule hat sich in jüngster Zeit Marco Abel in intensiver Weise auseinandergesetzt, wobei er sich auf die Regisseur:innen Thomas Arslan, Christian Petzold, Angela Schanelec, Christoph Hochhäusler, Benjamin Heisenberg, Valesca Grise-

---
237 Vgl. filmportal.de: «Thomas Arslan», online.
238 Die Produktionsfirma Pickpocket verfügt über keine eigene Internetseite, Informationen zur Gesellschaft finden sich unter ihrem Eintrag auf der Internetseite Cylex: Pickpocket Filmproduktion – Berlin, online.
239 Vgl. Kollektiv Betriebe: «fsk-Kino und Peripher Filmverleih», online.
240 Fsk Kino: «Peripher Filmverleih», online.
241 Siehe hierzu bspw. Brunow: «Film als kulturelles Gedächtnis der Arbeitsmigration», S. 193.

bach, Maren Ade und Ulrich Köhler bezieht.[242] Die Werke Arslans stellt der Filmwissenschaftler zwar auch in den Kontext eines ‹deutsch-türkischen Kinos›, jedoch schlägt er eine alternative Leseart vor, und zwar eine politische, die über bisherige Deutungen hinausweist.[243] Im Kontext dieser Leseart korrespondieren die Filme einer Berliner Schule wiederum mit den Intentionen des FFTD, ein ‹Arthouse-Kino› zu fördern, weshalb es auf der Hand liegt, dass das Nürnberger Filmfest über die Jahre viele von ihnen in seinem Programm gezeigt hat.[244] Von Interesse für diesen Forschungskontext ist auch, dass Abel ‹Veränderung› als ein zentrales Element begreift, das sich in allen Werken Arslans wiederfände, so auch in AUS DER FERNE.[245] Dieses Element kann mit dem Aspekt ‹Reise› zusammengeführt werden und lässt sich ebenso mit einer *postmigrantischen Perspektive* zusammen denken. Ihnen ist der Aspekt der Mobilität gemein, der das 21. Jahrhundert charakterisiert. «Mobilität wird zum Zeichen der Zeit, Bewegung aus unterschiedlichsten Motiven zum Lebensentwurf, ob zeitweise oder dauerhaft», schreibt Yıldız und führt weiter aus: «In der globalisierten Gegenwart erfahren Phänomene wie Sesshaftigkeit und Mobilität einen Wandel. So entstehen Räume, die uns vor Ort translokale Perspektiven und Möglichkeiten eröffnen.»[246] Da Thomas Arslan sowohl in Deutschland als auch in der Türkei aufgewachsen ist und von beiden Ländern und Kulturen geprägt wurde, kann er eine *translokale* Perspektive einnehmen. Sie erlaubt es ihm, sich beide Länder mit mehr Distanz zu betrachten. Diese findet sich in der ästhetischen Ausdrucksweise seines Films: in einer langsamen, fast statischen Kameraführung und dabei erzeugten monotonen Bildern. So nähert er sich den Orten und Menschen in ruhigen Kameraeinstellungen, dokumentiert ihren Ausdruck, ihre Stimmung, ihre Tätigkeit. Er beobachtet, ohne zu werten.[247] «AUS DER FERNE ist keine journalistische Reportage. Der Film will nichts beweisen, sondern hinsehen. Es ist der persönliche Blick des Filmemachers auf dieses Land»[248], verhandelt ihn Peripher. Gemeinhin werden die Filme, die unter den Begriff ‹Berliner Schule› gefasst werden, in die Nähe der französischen Filmbewegung Nouvelle Vague gestellt, was der Berliner Schule auch die Bezeichnung ‹Nouvelle Vague allemande› eingebracht hat. Jedoch ist die Berliner

---

242 Vgl. Abel, Marco: *The Counter-Cinema of the Berlin School*, Rochester / New York 2013.
243 Siehe hierzu: Abel, Marco: «The Minor Cinema of Thomas Arslan: A Prolegomenon», in: Hake/ Mennel (Hg.): *Turkish German Cinema in the New Millennium*, S. 44–55.
244 Vgl. bspw.: BARBARA (D 2012, R: Christian Petzold); JERICHOW (D 2008, R: Christian Petzold); MARSEILLE (D/F 2004, R: Angela Schanelec); WOLFSBURG (D 2003, R: Christian Petzold); DER WALD VOR LAUTER BÄUMEN (D 2003, R: Maren Ade), DIE INNERE SICHERHEIT (D 2000, R: Christian Petzold).
245 Vgl. Abel: «The Minor Cinema of Thomas Arslan», 45–53.
246 Yıldız: «Postmigrantische Perspektiven auf Migration, Stadt und Urbanität», S. 23.
247 Vgl. AUS DER FERNE.
248 Peripher Filmverleih Berlin: «AUS DER FERNE – ein Film von Thomas Arslan», online.

Schule keine selbst definierte Bewegung, sondern ein ‹Label›, das von der Filmkritik an eine Gruppe von Regisseur:innen und ihre Werke herangetragen wird. Sie leben und wirken alle in Berlin und haben an der DFFB studiert, und sie erregten in den vergangenen Jahren internationales Aufsehen dadurch, dass sie sich einer nüchternen Filmsprache bedienen, welche die aktuelle Stimmungslage trifft.[249]

Was die Perspektive angeht, so ist auch AUS DER FERNE Erinnerungskultur und daher politisch. Zwar setzt der Film sich thematisch nicht mit türkischer Migrationsgeschichte auseinander, aber durch den persönlichen Blick Arslans erzeugt er dennoch eine durch Migration geprägten Sicht. Ästhetisch kommt sie dadurch zum Ausdruck, dass er selbst die Kamera führt und seinen Film durch eigene Gedankengänge und Kommentare begleitet. Persönlich ist sein Blick auch, weil der Deutschtürke dieses Land als Durchreisender erlebt. Doch trägt er es mit seiner Kultur und seinen Lebensweisen als Teil seiner Identität und Narration in sich. Mit der Zeit ist ‹das Türkische› jedoch ein ganzes Stück von ihm weggerückt. Dadurch schafft er in seiner Betrachtungsweise jene Verknüpfungen, die für eine zweite Migrant:innengeneration kennzeichnend geworden sind. Es sind nicht die touristischen Routen und Sehenswürdigkeiten, die Arslan bei seiner Reise interessieren, seine Beobachtungen konzentrieren sich auf Alltagssituationen, auf enge Gassen und unbekannte Nebenstraßen, die Schulhöfe, in denen Kinder während der Pause spielen, die angestrengten Gesichter arbeitender Männer, die weite, aber ebenso karge anatolische Berglandschaft. Es lässt sich spüren, dass er den unterschiedlichsten Menschen, denen er begegnet, nahe ist, und doch ist sein Blick der eines Außenstehenden, dessen Wahrnehmung auch durch ein anderes Land, eine andere Kultur, eine andere Sprache geprägt ist. Die dadurch erzeugten Überlagerungen in seinen Beobachtungen und Gedanken lassen sich nicht mehr durch homogene und an eine bestimmte Lokalität gebundene Kultur- oder Nationenbegriffe denken, sondern als offene und dynamische Prozesse, die bisherige Grenzen überwinden. In Arslans Film sind es solche des Sichtbaren, die er in seiner *postmigrantischen Perspektive* überschreitet, indem er eben diese nur auf den ersten Blick unbedeutenden Orte und unscheinbaren Menschen dokumentiert, die aber viel über die Türkei erzählen. Die Räume, in denen er sich dabei bewegt, können wiederum als »transnationale soziale Räume« bezeichnet werden.[250]

Diese transnationalen Räume sind vom geografischen Territorium unabhängige und über die nationalstaatlichen Grenzen hinausreichende Lebenskon-

---

249 Vgl. Baute, Michael et al.: «‹Berliner Schule› – Eine Collage», in: *kolik.film*, Sonderheft 6 (Oktober 2006), online; vgl. auch: Seeßlen, Georg: «Eine Schule des Sehens. Das offene cineastische Projekt der «Berliner Schule»«, in: *getidan*, 05.11.2013, online; vgl. auch: Rodek, Hanns-Georg: «Die fetten Jahre der Berliner Schule», in: *welt.de*, 15.11.2006, online; vgl. auch: Leweke, Anke: «Berliner Schule. Das Kino überraschend und gefährlich», in: *Goethe-Institut,* online.
250 Vgl. bspw.: Pusch: «Einleitung», S. 13.

texte. Damit unterscheiden sich transnationale Räume von ‹national-staatlichen Container-Raum›-Konzepten, die von einer Übereinstimmung von Flächen- und Sozialräumen ausgehen. Obwohl diese transnationalen sozialen Räume maßgeblich von nationalstaatlichen und globalen Strukturen geprägt sind, werden sie nicht von diesen gebildet, sondern von grenzüberschreitenden sozialen, ökonomischen, politischen und kulturellen Verbindungen der Betroffenen.[251]

Als solche gewinnen die Lebenskontexte deutschtürkischer Filmemacher:innen und daher auch die eingenommenen Perspektiven in ihren Filmen für die weiteren Betrachtungen des untersuchten Kinophänomens an Bedeutung.

2.6.4 Luks Glück in Interaktion mit seinem Publikum

Luks Glück (D/TR 2010) heißt der dritte Langfilm der Regisseurin Ayşe Polat, den die 16. Festivalausgabe des FFTD in ihrem Wettbewerbsprogramm präsentierte.[252] Er dient als viertes Beispiel für ein ‹deutsch-türkisches Kino›, das vom Nürnberger Filmfest verhandelt wird, wobei das Hauptaugenmerk auf den Interaktionen dieses Films mit seiner Regisseurin und seinem Publikum liegt. Dadurch, dass dieses als Akteur in seine Aushandlungsprozesse integriert wird, lässt sich das Perspektivspektrum in Bezug auf die untersuchte Kategorie noch weiter fassen.

Spätestens seit Christian Metz in den 1970er-Jahren seine Filmsemiotik etablierte und Film als kommunikatives Medium in den Fokus des Interesses rückte, bildet die Rezeption einen zentralen Bereich der klassischen Filmtheorie und -analyse.[253] Das Publikum in die Betrachtung einzubeziehen, prägt auch die neueren Forschungen im Bereich der *Media* und *Cultural Studies*.[254] In der Festivalforschung wird seine aktive und gleichwertige Rolle neben Schauspieler:innen, Regisseur:innen, Autor:innen, Produzent:innen, Organisator:innen und Jurymitgliedern gleichfalls hervorgehoben, wie etwa Daniel Dayan in seiner Sundance-Film-Festival-Studie vermerkt:

> In a sober, often Spartan setting, the festival stresses the equality of those present, whether they come as players of the enacted drama (actors, direc-

---

251 Ebd., S. 13–14.
252 Vgl. FFTD: «Wettbewerb der Spielfilme 2011», online.
253 Vgl. hierzu etwa Monaco, James: *Film verstehen. Kunst, Technik, Sprache, Geschichte und Theorie des Films und der Medien. Mit einer Einführung in Multimedia*, 4. Auflage, Reinbek bei Hamburg: 2002, S. 445–454; vgl. auch: Staiger, Janet: «The Perversity of Spectators. Expanding the History of Classical Hollywood Cinema», in: Bondebjerg, Ib (Hg.): *Moving Images, Culture and the Mind*, Luton 2000, S. 19–30.
254 Vgl. bspw.: Harbord: *Film Culture*, S. 76–91; vgl. auch: Bondebjerg, Ib: «Introduction», in: ebd. (Hg.): *Moving Images*, S. 1–16.

tors, producers, writers, organizers, jury members) or as the audience of this drama. The public is made of fellow directors, fellow actors, fellow writers, fellow critics, of all those who have, have had, would like to have, or will have, films in the competition.²⁵⁵

Festivals eignen sich auch deshalb so gut für den gewählten Fokus, da ihre Vorführungen gelegentlich von Regisseur:innen-Besuchen und Filmdiskussionen begleitet werden. Ein solches Gespräch der Regisseurin Ayşe Polat mit den Zuschauer:innen von LUKS GLÜCK liegt der folgenden Betrachtung zugrunde.

Der Film erzählt vom jungen Hamburger Luk, der nicht weiß, was er mit seinem Leben anfangen soll. Als seine Familie im Lotto gewinnt, schmiedet er Pläne, als Musikproduzent seine Angebetete Gül groß rauszubringen. Doch seinem Glück steht dasjenige seiner Eltern entgegen: Nur mit seinem Gewinnanteil kann die Familie in die Türkei zurückkehren und ein Hotel eröffnen.

Zunächst ist LUKS GLÜCK hier von Interesse, weil er mit Ayşe Polat eine weitere wichtige Akteurin in die Diskussion einbringt. Die Hamburger Filmemacherin kurdischer Abstammung wurde 1970 in Malatya in der Türkei geboren, zog jedoch bereits im Alter von acht Jahren mit ihrer Familie nach Hamburg. Erste Filmversuche unternahm sie bereits in ihrer Jugend per Video und Super-8, bevor sie von 1991 bis 1993 in Berlin und Bremen Germanistik, Philosophie und Kulturwissenschaften studierte.²⁵⁶ In ihrer Studienzeit drehte sie ihre ersten Kurzfilme, die bereits Filmpreise erhielten und Aufmerksamkeit auf sich zogen. Mit AUSLANDSTOURNEE (D 1999) gibt Ayşe Polat ihr Langfilmdebüt. Er erzählt die Geschichte der elfjährigen Senay (Özlem Blume), die mit ihrem Vater in Hamburg lebt. Als er stirbt, begibt sie sich mit dem türkischen Nachtclubsänger Zeki (Hilmi Sözer) auf eine abenteuerliche Reise nach Istanbul, um ihre Mutter zu finden, die sie nie gesehen hat. Zunächst als Fernsehfilm produziert, wird AUSLANDSTOURNEE jedoch auf nationalen und internationalen Festivals gezeigt und ausgezeichnet, beispielsweise beim Ankara Filmfestival als ‹Bestes Regiedebüt›.²⁵⁷ Ihr Kinodebüt gibt sie daraufhin mit EN GARDE (D 2004), der von der Freundschaft zweier Mädchen in einem Erziehungsheim erzählt. Er feiert seine Premiere beim Internationalen Filmfestival von Locarno und somit bei einem der großen A-Festivals, wobei er sogleich den ‹Silbernen Leoparden› in der Kategorie ‹Bester Film› gewinnt und seine Hauptdarstellerinnen Maria Kwiatkowsky und Pinar Erincin den ‹Bronzenen Leoparden› in der Kategorie ‹Beste schauspielerische Leistung› erhalten. 2005 gewinnt EN GARDE darüber hinaus den ‹Preis der deutschen

---

255 Dayan, Daniel: «Looking for Sundance: The Social Construction of a Film Festival», in: Iordanova (Hg.): *The Film Festival Reader*, S. 45–58; hier: S. 55.
256 Vgl. filmportal.de: «Biografie Ayşe Polat», online.
257 Vgl. IMDb: «Awards» von AUSLANDSTOURNEE, online.

Filmkritik›.²⁵⁸ Trotz ihres erfolgreichen Starts setzt Polat sechs Jahre mit ihrer Filmarbeit aus. Dafür inszeniert sie 2006 am Berliner Theater Hebbel am Ufer ihr erstes Theaterstück. Es heißt *Otobüs* und erzählt die Geschichte von einer Gruppe deutscher Tourist:innen, die während ihres Urlaubs in der Türkei entführt werden.²⁵⁹ Ihre Theaterarbeit führt *transmediale* Verknüpfungen vor Augen, die hier von Interesse sind. Sie zeigen auf, dass die Themen und Geschichten, welche diese Künstlerin bewegen, nicht auf das Medium Film beschränkt bleiben, sondern auch durch Bühnenstücke zum Ausdruck gebracht werden können. Umso wichtiger erscheint es, in der Betrachtung von Filmen ihre formalästhetische Gestalt mitzuberücksichtigen, um ihre Eigenheit zu erfassen.

Ayşe Polat betritt nach sechsjähriger Pause mit Luks Glück wieder die Filmszene. Ihr dritter Spielfilm wird – wie auch ihre ersten beiden – vom «Kleinen Fernsehspiel» koproduziert. Er feiert seine Weltpremiere bei den Internationalen Hofer Filmtagen, wo er den ‹Förderpreis Deutscher Film› in der Kategorie ‹Schnitt› gewinnt, bevor er im Wettbewerb des 16. FFTD gezeigt und als ‹Bester Film› nominiert wird.²⁶⁰

Was assoziiert aber das Nürnberger Festivalpublikum mit diesem Film, und wie wird er von der Regisseurin selbst verhandelt? Welche weiteren Verknüpfungen werden im Konstruktionsprozess eines ‹deutsch-türkischen Kinos› erkennbar?

Der Abspann läuft. Applaus. Die Regisseurin tritt vor und eröffnet das Gespräch. Ein erster Zuschauer bemerkt:

> Ich habe den Film jetzt dreimal gesehen und ich weiß immer noch nicht, ist es eine Komödie, eine Komödie mit ein bisschen Bitterkeit drin, ist es melancholisch? Wo ich diesen Film so für mich selber so gefühlsmäßig einordnen soll? Das er mit Luks Glück etwas, was mich sofort an Hans im Glück erinnert hat. War das auch vom Titel her diese Assoziation, die geweckt werden soll?²⁶¹

«Ja, durchaus», antwortet Polat.

> Der Plan war, dass der Film etwas Märchenhaftes haben und [...] im weitesten Sinne angelehnt sein sollte an *Hans im Glück* [...]. Und was das Genre anbelangt, ist es [...], wenn man es einordnen möchte, [...] eher eine Tragikomödie. Für mich war [es] ganz wichtig, mal wieder eine Figur zu nehmen, einen Außenseiter, der so ein bisschen in einem Schwebezustand ist und nicht

---

258 Vgl. IMDb: «Awards» von En garde, online.
259 Vgl. filmportal.de: «Biografie Ayşe Polat», online.
260 Vgl. IMDb: «Awards» von Luks Glück, online.
261 Zuschauer im Filmgespräch zu Luks Glück am 23.03.2011 in Nürnberg.

2.6 Ein ‹deutsch-türkisches Kino› im Programm des FFTD

weiß, was er will, wie die Figur in meinen vorherigen Filmen auch so war. Aber dieses Mal anders zu beleuchten, aus einer Perspektive mit einer gewissen Distanz, und Ruhe reinzubringen. Man könnte sagen, es ist ein Drama mit komischen Momenten oder eine Komödie mit tragischen Momenten.[262]

Die Regisseurin ordnet ihren Film sowohl dem Genre Drama als auch dem der Komödie zu, weil er sich der Elemente beider bedient. Dadurch unterstreicht sie den Schwebezustand ihrer Hauptfigur, die sich ebenso wenig eindeutig festlegen kann. Durch die gewählte distanzierte Perspektive auf ihre Figuren versucht sie, ihrem Film seinen Rhythmus zu geben: den eines Suchenden, für den die Dinge nicht eindeutig sind. Auch spielt Musik eine wichtige Rolle. Luk, der sich durch sein Leben in Deutschland von seiner kulturellen Herkunft entfernt hat, findet durch die Musik eine neue Verbindung zu ihr. Diese wird hier vielfach eingesetzt. Zunächst investiert der Protagonist seinen Anteil am Lottogewinn in die Gesangskarriere von Gül. Während die türkischen Lieder, die seine Geliebte singt, für ihren *YouTube*-Auftritt mit elektronischen Rhythmen unterlegt werden, verschmelzen verschiedene Stile und kulturelle Einflüsse. Eingespielt wurden die Stücke von der türkischen Sängerin Şevval Sam. Das Anfangslied, das erklingt nach dem Luk vom Lottogewinn erfährt, auf das er zu tanzen beginnt und seine Familie umarmt, ist wiederum ein kurdisches Lied, gesungen vom bekannten kurdischen Sänger Şivan Perwer. Dadurch, dass Ayşe Polat verschiedene türkische und kurdische Musikstücke zusammenbringt, nimmt sie auch in dieser Hinsicht eine vielschichtige, universelle, aber auch zusammenführende Perspektive ein und setzt ein politisches Zeichen in Bezug auf die Konflikte zwischen Kurd:innen und Türk:innen.[263] Ein Zuschauer kurdischer Abstammung wurde von dieser Musik dadurch sehr berührt, dass sie für ihn ein Symbol der Befreiung setzt, was er als große Erleichterung empfindet.[264] Polat verbindet mit ihr Freude, Kampf und Liebe.[265] Hierbei generiert Luks Glück *intertextuelle* Bezüge zu anderen Filmen, die in Nürnberg gezeigt wurden und als repräsentativ für ein ‹deutsch-kurdisches Kino› angesehen werden können. Einer von ihnen ist das Spielfilmdebüt des deutschen Regisseurs kurdisch-türkischer Herkunft, Hüseyin Tabak, Deine Schönheit ist nichts wert. Er öffnet ein ‹deutsch-kurdisches Kino› aber auch hin zu einem ‹österreichisch-kurdischen Kino› und zeigt

---

262 Polat im Filmgespräch zu Luks Glück.
263 Zur Lage und zum Konflikt zwischen Kurd:innen und Türk:innen siehe u. a. die Publikationen: Saraçoglu, Cenk: *Kurds of modern Turkey. Migration, Neoliberalism and Exclusion in Turkish Society*, London et al. 2011; vgl. auch: Dolzer, Martin: *Der türkisch-kurdische Konflikt. Menschenrechte – Frieden – Demokratie in einem europäischen Land?*, Bonn 2010.
264 Vgl. Zuschauer im Filmgespräch zu Luks Glück.
265 Vgl. Polat im Filmgespräch zu Luks Glück.

dabei die Durchlässigkeit auch dieser Kategorie.[266] Der Film wurde beim 18. Filmfestival Türkei/Deutschland gezeigt, wobei auch ein Gespräch mit seinem Regisseur stattfand.[267] Ebenso war er Teil des Programms der 26. Türkischen Filmtage in München.[268] «[...] ich bin ja Kurde, und Kurden haben immer den Hang [...] zu Geschichten, wo man gegen Unterdrückung ist, weil man ja selbst so lange unterdrückt worden ist», erklärt Hüseyin Tabak 2010 in einem Interview. Und er ergänzt: «[...] wenn man so 'ne Nähe zu den Menschen hat, dann trifft's einen härter, wenn ich zuschaue in dem Fall, und da macht man natürlich automatisch Politik. Ich denk mal, irgendwie jeder kurdische Filmemacher ist politisch in seinen Filmen.»[269] Auch DEINE SCHÖNHEIT IST NICHTS WERT thematisiert Unterdrückung, Kampf und Befreiung. Er handelt von einer kurdischtürkischen Familie[270], die nach Österreich immigriert ist und versucht, sich ein Leben in Wien aufzubauen, wobei sie mit den gewohnten Sprach-, Kultur- und Lebensdifferenzen umgehen muss, die das Leben der ungewohnten Umgebung erzeugt. Dass es sich bei der Migration dieser Familie jedoch nicht um eine türkische Gastarbeiter:inneneinwanderung handelt, sondern um eine politische Flucht und die Suche nach Asyl in einem Land, in dem ihr Leben nicht mehr auf dem Spiel steht, macht bereits zentrale Aspekte ersichtlich, die DEINE SCHÖNHEIT IST NICHTS WERT als ‹deutsch-kurdisches Kino› markieren. Das persönliche Glück dieser Familie wird durch die politische Situation von Kurd:innen in der Türkei auf die Probe gestellt. Während der kurdischstämmige Vater als Widerstandskämpfer in den Untergrund ging und daraufhin viele Jahre der Freiheitsstrafe in einem türkischen Gefängnis verbüßte, blieb die türkischstämmige Mutter mit ihren beiden Söhnen alleine zurück. Nach seiner Gefängnisentlassung fühlt sich der Vater in der Türkei weiterhin verfolgt, weshalb die Familie um Asyl in Österreich bittet. Nun lebt sie wieder vereint, doch die lange Zeit der Trennung und der politischen und sozialen Not hat tiefe Wunden hinterlassen, mit denen sie nun konfrontiert wird. Der ältere Sohn, Mazlum, kann seinem Vater die lange Zeit der Abwesenheit nicht verzeihen und lehnt sich nun gegen die Eltern auf, indem er von zu Hause wegläuft und Drogengeschäften nachgeht. Im Fokus der Geschichte steht jedoch der jüngere Bruder, der zwölfjährige Veysel. Er wurde nach dem türkischen, aus Anatolien stammenden Volksdichter und -musiker Âşık Veysel (1894–

---

266 Hüseyin Tabak ist Deutschkurde, geboren 1981 in Bad Salzuflen als Kind von Gastarbeiter:innen. Nach zahlreichen Erfahrungen am Filmset studiert er von 2006 bis 2012 an der Filmakademie in Wien Regie und Drehbuch bei Michael Haneke, was dazu führt, dass seine Filme meist österreichische Produktionen sind und dieses Land, seine Kultur und Geschichte darin einfließen (zu Tabaks Biografie vgl. La gente: «Hüseyin Tabak. Autor Regisseur», online).
267 Vgl. FFTD: «Filmgespräche», online.
268 Vgl. SinemaTürk Filmzentrum e. V. (Hg.): *Programm der 26. Türkischen Filmtage*, online.
269 YouTube: «Interview: Hüseyin Tabak – ‹Vom Innern› / ‹From the inside›», online.
270 Der Vater ist Kurde und die Mutter ist Türkin.

2.6 Ein ‹deutsch-türkisches Kino› im Programm des FFTD

1973)[271] benannt, der in der Türkei großes Ansehen erlangte. «Aşık Veysel ist in der Türkei bekannt wie in der deutschen Literatur vielleicht Goethe», sagt Tabak und erklärt: «Das Besondere an seiner Kunst war, dass er seine Gedichte mit der Saz, einem türkischen Saiteninstrument, vorgetragen hat und damit von einem Dorf zum anderen gezogen ist.»[272] Hüseyin Tabaks Familie stammt aus Ostanatolien, und er wuchs mit den Liedern Âşık Veysels auf. So hat er eine sehr persönliche Verbindung zu ihnen.[273] Er brachte die Musik und Dichtkunst Veysels in seinen Film ein, weil ihn die Frage bewegte, was die Menschen mitbringen, wenn sie ihre Heimat verlassen. «Da muss ja etwas passiert sein, was sie zu diesem Schritt gezwungen hat: entweder wurden sie weggescheucht oder sie haben schlechte Lebensbedingungen. Sie bringen ihre eigene Kultur mit, aber auch Probleme und Konflikte.»[274] DEINE SCHÖNHEIT IST NICHTS WERT trägt den Titel eines Liedes von Âşık Veysel, und ihm kommt in der Filmhandlung eine besondere Bedeutung zu. Der kleine Veysel ist unsterblich in seine Klassenkameradin Ana verliebt, und als die Schüler:innen die Aufgabe bekommen, ein Gedicht in deutscher Sprache vorzutragen, setzt Veysel alles daran, das Lied *Deine Schönheit ist nichts wert* ins Deutsche zu übersetzen, um seine Angebetete damit beeindrucken zu können. Für Hüseyin Tabak war wesentlich, dass in seinem Film ein kleiner Junge die alte Kultur, die heute viele junge Türk:innen gar nicht mehr kennen, aus seiner Heimat mitbringt. «Für mich ist DEINE SCHÖNHEIT IST NICHTS WERT vor allem ein Liebesfilm und Âşık Veysel schrieb die schönsten Liebesgedichte in der türkischen Sprache»[275], sagt Tabak.

Das Lied steht auch für die Werte, die der Dichter und Musiker Âşık Veysel vertrat, der sich für Demokratie, Solidarität und ein friedvolles Miteinander aller Menschen egal welcher Rasse oder Religion einsetzte[276] und in diesem Sinne eine kosmopolitische Haltung einnahm. Diese wird im Film befördert und öffnet das hier untersuchte ‹deutsch-kurdische Kino› hin zu einem ‹kosmopolitischen Kino›. Kosmopolitisch in der Deutung, wie der Begriff in den Überlegungen zum *interkulturellen Dialog* als wertfreies Gespräch eingebracht wurde (siehe Kapitel 2.3) und sich bei Kwame Anthony Appiah in der Vorstellung eines Welt-

---

271 Zu Aşık Veysel vgl. Bulgan, Murat: *Aşık Veysel (1894–1973): Leben und Wirken eines türkischen Volkssängers*, Köln 2004.
272 Schiefer, Karin: «Hüseyin Tabak über DEINE SCHÖNHEIT IST NICHTS WERT», in: *ASC Austrian Films.com*, online.
273 Die Saz ist ein Instrument, das Bestandteil der religiösen Riten der Aleviten ist und deren Gesänge (Nefes) und Tänze (Semah) begleitet (vgl. hierzu: Öztürk, Mürvet / Kaplan, Ismail: *Glaubenselemente im alevitischen und sunnitischen Selbstverständnis. Eine Synopse*, herausgegeben von der Alevitischen Gemeinde Deutschland e. V., Köln 2006, S. 41, online).
274 Schiefer: «Hüseyin Tabak über DEINE SCHÖNHEIT IST NICHTS WERT».
275 Ebd.
276 Vgl. die deutsche Übersetzung des Liedes *Deine Schönheit ist nichts wert* in: Bulgan: *Aşık Veysel (1894–1973)*, S. 97–98.

bürgertums wiederfindet. «Cosmopolitanism, as we've been conceiving it, starts with what is human in humanity»[277], sagt dieser. Kosmopolitismus lässt sich daher deuten als «product of an idea of the world and an ideal form of global citizenship»[278], wie ihn wiederum der australische Kultur- und Medienwissenschaftler Nikos Papastergiadis beschreibt. In diesem Zusammenhang dient Kosmopolitismus «als Inbegriff einer bestimmten Haltung zur Welt, zu internationalen Verflechtungen sowie Geld- und Menschenströmen, die Kontinente und Nationen Grenzen überschreiten und miteinander verbinden»[279].

Indem Hüseyin Tabak seine Protagonist:innen in ein familiäres Umfeld situiert, das einen türkischen und einen kurdischen Hintergrund in sich vereint, zeigt er auf, dass ein Zusammenfinden beider Kulturen zwar schwierig, aber möglich ist. Dabei vermag es der Film «weit auseinander liegende [kulturelle] Räume und Zeiten auf der Leinwand zu verdichten, eigene Welten zu schaffen und zugleich eine Haltung zur Welt außerhalb des Kinosaals auszubilden»[280]. Schließlich handelt auch Tabaks Film von universellen Werten wie Liebe, Glück, Freude, Freiheit, Mut ebenso wie von Anerkennung, Geborgenheit, Zusammenhalt, Freundschaft, Verständnis und Vergebung. Sie setzen sich über kulturbedingte Unterschiede hinweg und können daher als *transkulturell* angesehen werden. Diese Botschaft transportiert auch das Lied *Deine Schönheit ist nichts wert* durch seinen universellen und kulturübergreifenden Charakter.[281]

Kehren wir zurück zum Filmgespräch in Nürnberg, so wird im weiteren Diskussionsverlauf deutlich, dass deutschtürkische respektive deutschkurdische Filme sich jedoch auch in zeitgenössischen Diskursen um Migration und Integration verhandeln lassen. Ein Zuschauer fragt, ob der Film LUKS GLÜCK vielleicht als eine milde Form der Abrechnung mit den Träumen vieler Deutschtürkinnen und -türken betrachtet werden kann, erfolgreich in ihre Heimat zurückzukehren.[282] Ayşe Polat antwortet:

> Es war schon im Kern diese Story [von Luk] und letztendlich, wenn man es so sehen möchte, natürlich die Lesart, dass er schon sehr fremd ist, auch dort [in der Türkei], und eigentlich ein Hamburger ist, der irgendwie ganz andere Fantasien hat. […]. Und wen man es im Kontext der Frage der Integration und so weiter betrachtet, ist es natürlich schon so, dass es nicht thematisiert

---

277 Appiah: *Cosmopolitanism*, S. 134.
278 Papastergiadis, Nikos: *Cosmopolitanism and Culture*, Cambridge 2012, S. 81.
279 Christen/Rothemund: «Das kosmopolitische Kino. Eine Einleitung», S. 9.
280 Christen/Rothemund: «Für eine Theorie des kosmopolitischen Kinos», S. 81.
281 Aşık Veysel verbindet sich noch über einen weiteren Film mit dem FFTD, und zwar über den Dokumentarfilm ANATOLIA BLUES – IN MEMERIAM AŞIK VEYSEL (D 2010, R: Suzan Gülseren und Jochen Menzel), der beim 15. FFTD gezeigt wurde (vgl. transfers-film: online).
282 Vgl. Zuschauer im Filmgespräch zu LUKS GLÜCK.

2.6 Ein ‹deutsch-türkisches Kino› im Programm des FFTD

wird und das ist ja ein Statement [...]. Die [Figuren] sind ein Teil der Gesellschaft und versuchen auf ihre eigene Art ihr Glück zu finden.[283]

Auch Polat betont, dass Filme heterogene Gebilde präsentieren, die verschiedene Lesarten beinhalten und sich erst durch die jeweilige Perspektive konstruieren, die an sie herangetragen wird. Ebenso macht die Regisseurin darauf aufmerksam, dass die Hauptfigur ihres Films sich weniger auf die Suche nach seiner kulturellen Herkunft als vielmehr auf die nach seinem persönlichen Glück begibt. Denn seine ‹Heimat› hat Luk in Hamburg gefunden. Er ist in der ‹deutschen Gesellschaft› angekommen. Die Suche nach dem persönlichen Glück macht den Film jedoch zu einem ‹transkulturellen Kino›, so sieht auch ein Zuschauer hier auch weniger eine politische als vielmehr eine menschliche Geschichte erzählt.[284]

Da während des FFTD «nicht nur Künstler und Publikum, sondern die Filme selbst [...] in einen Dialog [treten]»[285], lässt sich ein *intertextueller* Bezug von LUKS GLÜCK zu ALMANYA herstellen.[286] Dieser führt gleichfalls vor Augen, dass Menschen mit türkischem Migrationshintergrund in der hiesigen Gesellschaft angekommen sind.[287]

Trotz der Universalität und *Transkulturalität*, die LUKS GLÜCK transportiert, sieht Polat wiederkehrende Elemente in den Filmen gegeben, die sich unter einem ‹deutsch-türkischen Kino› fassen lassen, die sie folgend beschreibt:

Ja, also eine Gemeinsamkeit ist sicherlich die Musik und ich glaub- auch, dass das für uns, die der zweiten Generation angehören, dass man natürlich so ein bisschen eine Sehnsucht, auch durch die Musik so erfahren hat, weil auch Musik sehr abstrakt ist und auf ganz andere- Ebenen anspricht. Und bei allen ist auch auffällig, dass viel Musik benutzt wird, in allen Filmen, auch türkischkurdische Musik benutzt wird, da seh- ich Parallelen. Und, dann eben auch diese Orte, dass man immer wieder in Deutschland und Türkei dreht [...], das ist auch eine Parallele in diesen Filmen [...], dass [die]Türkei auftaucht, sozusagen, sei es als eine Heimat – in Anführungsstrichen – wo man am Ende zurück möchte oder wo man merkt, dass man nicht mehr hingehört

---

283 Polat im Filmgespräch zu LUKS GLÜCK.
284 Zuschauer im Filmgespräch zu LUKS GLÜCK.
285 Aue, Michael, zitiert nach: Berns, Bettina: «Leuchtturm des Miteinanders – Das *Filmfestival Türkei/Deutschland* in Nürnberg», in: *Magazin der Robert Bosch Stiftung*, Nr. 04, 2. Jahrgang (2008), S. 18–20; hier: S. 19.
286 ALMANYA wurde jedoch nicht beim FFTD gezeigt, was daran lag, dass sein Verleiher ihn bereits ins Kino gebracht hatte, wie Frank Becher in einem Interview erklärt (vgl. Susemihl: «Das Filmfestival Türkei/Deutschland braucht kreative Köpfe»).
287 Vgl. bspw.: die Artikel Sadigh: «Integration zum Lachen»; vgl. auch: kino-zeit.de: «Migration und Integration – einmal ganz anders», online.

[...], also man hat schon eine Bindung, die ist vorhanden, aber die ist auf eine ganz anderen Art und Weise. Und dann kommt noch hinzu, dass Zweisprachigkeit natürlich auch wichtig ist, das taucht oft in all diesen Filmen auf. Ja, das sind so die Parallelen, die Drehorte, die Sprache und die Musik.[288]

In seinen Aushandlungsprozessen durch Ayşe Polat treten trotz der Vielfalt, die auch diese Akteurin dem Phänomen zuschreibt, verschiedene charakteristische Elemente hervor. Neben Migration, Erinnerungskultur, Musik, Orten, und Reise, taucht hierbei noch eine weitere Komponente auf, diejenige der Zweisprachigkeit.

2.6.5 WIR SITZEN IM SÜDEN im Zeichen einer *transnationalen* Migration

Dem Element ‹Zweisprachigkeit› lässt sich im fünften Filmbeispiel genauer folgen, dem Dokumentarfilm WIR SITZEN IM SÜDEN der deutschen Journalistin und Filmemacherin Martina Priessner. Zwar weist sie keinen Migrationshintergrund auf, allerdings lebt sie sowohl in Deutschland als auch in der Türkei und arbeitet seit vielen Jahren im Bereich der deutschtürkischen Migration,[289] wodurch sich der Film im Rahmen der Durchlässigkeit der untersuchten Kategorie diskutieren lässt.

WIR SITZEN IM SÜDEN ist eine Koproduktion des «Kleinen Fernsehspiels». Er wird in der Rubrik ‹Filmlandschaften› beim 16. FFTD gezeigt[290] sowie im Programm anderer nationaler und internationaler Filmfeste.[291] Nähert man sich ihm über sein Thema, fügt er sich in die Vorstellung einer grenzüberschreitenden Migration ein.[292] Werden zunächst die klassischen Theorien betrachtet, so begreifen diese «internationale Migrationsbewegungen als einmalige Ortsveränderung von A nach B», sagt Pusch, und sie konzentrieren «sich primär auf die Erforschung der Begleitumstände und Integrationsmechanismen in den Ankunftsregionen».[293] Im Vergleich zu diesen herkömmlichen Forschungsansätzen erweitert die *transnationale* Migrationsforschung die Perspektive um einen neuen und wichtigen Aspekt. Sie geht von der Globalisierung und *Transnationalisierung* der Welt aus, die sich sowohl in einer weltweiten Zirkulation von Kapital und Gütern als auch deutlichen Zunahme menschlicher Mobilität manifestiert. Daher

---

288 Polat im persönlichen Interview.
289 Vgl. Priessner, Martina: «About», online.
290 Unter der Rubrik ‹Filmlandschaften› präsentiert das FFTD jedes Jahr Spiel- und Dokumentarfilme aus Deutschland und der Türkei [sowie weiteren Ländern], «die für das jeweilige Kino repräsentativ sind» (vgl. FFTD: «Festivalprofil», online).
291 Vgl. Misselwitz, Anne: «WIR SITZEN IM SÜDEN», online.
292 Diese wurde in ersten Zügen anhand zeitgenössischer Migrationsforschung bereits in die Diskussion eingeführt (siehe 1.4.3), wobei sich ihre zentralen Ansätze hier weiterdenken lassen.
293 Pusch: «Einleitung», S. 12.

2.6 Ein ‹deutsch-türkisches Kino› im Programm des FFTD

betrachtet sie «grenzüberschreitende Migration heute nicht mehr als uni-direktorale[n] Ortswechsel [...]», sondern als *transnationale* Migration, «das heißt verstärkte dauerhafte Mobilität sowie enge Verbindung zu Residenz- und Herkunftsgesellschaften»[294]. In dieser Perspektivweitung, die auch die ‹türkische Heimat› berücksichtig, situiert sich WIR SITZEN IM SÜDEN. Er thematisiert die Rückkehr von in Deutschland sozialisierten Menschen mit türkischem Migrationshintergrund in ihre ‹fremde› Heimat. Es sind die Schicksale von vier Menschen, welche Priessner in ihrem Film begleitet. Aus unterschiedlichen Gründen wurden sie aus Deutschland in die Türkei abgeschoben und arbeiten nun in ausgelagerten, deutschsprachigen Callcentern in Istanbul. Was sie vereint, ist ihre Sehnsucht nach ihrer Heimat in Deutschland, denn hier in der Türkei fühlen sie sich als Fremde. Eine mögliche Rückkehr ist ihnen jedoch alles andere als gewiss. Das Heimweh, das sie alle auf ihre Weise verspüren, bringt der 39-jährige Murat Demirel besonders augenscheinlich zum Ausdruck, indem er seine Wohnung in Istanbul als ‹50 m² Deutschland› bezeichnet. In diesem engen Raum hortet er allerhand Erinnerungen an sein vergangenes Leben. So schafft die Figur in Priessners Film *intertextuelle* Bezüge zum Film 40 M² DEUTSCHLAND. Der deutschtürkische Filmklassiker fungiert hier als Spiegelung, denn die Enge, Einsamkeit und Fremde, die Başer in seinem bedrückenden Kammerspiel im Deutschland der 1980er-Jahre inszenierte, findet hier ihre räumliche Umkehrung und zeigt dabei, dass Migration im 21. Jahrhundert eben als komplexes und vielschichtiges Gebilde zu betrachten ist. In einem weiteren *intertextuellen* Bezug lässt sich sagen, dass der Sehnsuchtsort, den die Türkei für den Deutschtürken Luk herausbildet, für die Protagonisten von Priessners Film Deutschland geworden ist. WIR SITZEN IM SÜDEN stellt die Frage nach Heimat in einer aktuellen Art und Weise, denn «Heimat, das ist eben schon längst nicht mehr das Herkunftsland der Vorfahren, sondern die Gesellschaft, in der man sozialisiert wurde»[295]. Mit ihr verbunden ist das Element der Sprache, dessen identitätsstiftende, aber auch -dekonstruierende Funktion in diesem Film hervorgehoben wird. Identitätsstiftend, weil sie – in diesem Fall die deutsche Sprache – die Protagonist:innen mit ihrer ‹alten› Heimat verbindet, identitätsdekonstruierend, weil diese sie in der ‹neuen› Heimat spüren lässt, dass sie nicht wirklich dazugehören. Die türkische Sprache verbindet sie wiederum mit dem Land ihrer Vorfahren, die sie in Deutschland einst ihre Andersartigkeit spüren ließ. Ebenso lässt sich sagen, dass Mehrsprachigkeit als solche identitätsstiftend ist, weil sie die Menschen, die ihrer mächtig sind, mit unterschiedlichen Orten verbindet. Sie ist aber auch identitätsdekonstruierend, weil sie dafür an keinem dieser Orte ‹komplett› sind. Die Mehrsprachigkeit der Protagonisten in WIR SITZEN IM SÜDEN zeigt die vielfachen Kombinationsmöglichkei-

---
294 Ebd., S. 12–13.
295 Penning, Lars: «WIR SITZEN IM SÜDEN, im Kino», in: *tip Berlin*, 15.11.2010, online.

ten auf, welche die Elemente Sprache, Herkunft, Aussehen und Namen aufweisen können. Als solche situieren sie sich in das Spannungsfeld, in welchem sich der durch Migration geprägte Mensch bewegt. Und so heißen die Protagonisten in Priessners Film zwar Bülent, Murat, Fatoş und Çiğdem, sprechen aber Fränkisch, Badisch oder auch Hochdeutsch. Rosi Braidotti bezeichnet den polyglotten Menschen als einen ‹linguistischen Nomaden›.[296] «The polyglot is a specialist of the treacherous nature of language, of any language. Words have a way of not standing still, of following their own ways. They come and go, pursuing present semantic trails, leaving behind acoustic, graphic, or unconscious traces.»[297] Mit Braidottis Betrachtungen lässt sich auf den prozesshaften Charakter der Sprache verweisen und auf den Transitstatus von Identitäten, die sich mehrerer Sprachen bedienen. Dieser verleiht ihnen eine Instabilität, Beweglichkeit und Durchlässigkeit:

> The polyglot surveys this situation with the greatest critical distance; a person who is in transit between the languages, neither here nor there, is capable of some healthy scepticism about steady identities and mother tongue. In this respect, the polyglot is a variation on the theme of critical nomadic consciousness: being in between languages constitutes a vantage point in deconstructing identity.[298]

Sowohl durch die Thematisierung von Mehrsprachigkeit und einer *transnationalen, multi-direktoralen* Migration als auch durch die zunehmenden Bewegungs- und Austauschprozesse zwischen den Ländern Deutschland und Türkei fügt sich WIR SITZEN IM SÜDEN in die Intentionen des Filmfestivals Türkei Deutschland ein. Der Film lässt sich durch die proklamierte ‹Weitung des Blicks› und den Einbezug beider Länder verhandeln, die für ein zeitgenössisches ‹deutsch-türkisches Kino› kennzeichnend sind. Er lässt sich also aufgrund seines behandelten Themas unter die untersuchte Kategorie fassen, aber auch dadurch, dass Priessner durch ihre Lebensweise als *Transmigrantin* bezeichnet werden kann. Als solche nimmt auch sie eine *postmigrantische Perspektive* auf das Geschehen ein, das heißt auf die türkische Migration nach Deutschland, aber auch auf die deutsche Migration in die Türkei. Wird der Film nun vonseiten seiner Produktionspraxis her betrachtet, lässt sich ein weiterer Aspekt herausstellen: der Migrationshintergrund unterschiedlicher Akteur:innen, die an ihm mitgewirkt haben und die hier ebenso ihre Erfahrungen einbringen. Zu nennen sind zunächst seine vier Protagonist:innen, doch auch andere Akteur:innen wie Tunçay Kulaoğlu, der als Übersetzer agiert

---

296 Vgl. Braidotti, Rosi: *Nomadic Subjects. Embodiment and Sexual Difference in Contemporary Feminist Theory*, New York 2011, S. 29.
297 Ebd., S. 29–30.
298 Ebd., S. 39.

hat, können hier aufgeführt werden.²⁹⁹ Dadurch, dass der Film sowohl in Deutschland als auch in der Türkei gedreht wurde, generiert er *Transnationalität* und lässt sich ebenso in dieser Hinsicht zum untersuchten Kinophänomen zählen.

2.7 *Inter-/transtextuelle* und *inter-/transmediale* Dynamiken

2.7.1 Filme im Zeichen der Völkerverständigung und der Menschenrechte

Das FFTD fungiert nicht nur als ein zentraler öffentlicher Raum für den Austausch zwischen Deutschland und der Türkei. Es manifestiert sich auch als Treffpunkt für den Dialog mit weiteren Filmländern und -kulturen, die es in seine ‹Weitung des Blicks› einbezieht. Hierbei lassen sich wiederum *inter-* und *transtextuelle* Bezüge zum untersuchten Kinophänomen herausstellen.

Während der 16. Ausgabe werden beispielsweise Beiträge verschiedener Nationen präsentiert und diskutiert, die sich zum ‹Arabischen Frühling› positionieren. Ein anderes zentrales Thema ist die gesellschaftliche und politische Umbruchsituation im Iran. Hierbei manifestiert sich THE GREEN WAVE (D 2010) unter der Regie des deutschen Regisseurs, Drehbuchautors und Cutters iranischer Herkunft, Ali Samadi Ahadi,³⁰⁰ als wichtiger Film, der sich thematisch mit dem demokratischen Widerstand und den Demonstrationen in diesem Land im Sommer 2009 auseinandersetzt. Er berichtet von der Mobilisierung zur Präsidentschaftswahl, als zahlreiche Iraner:innen hofften, den fanatischen Präsidenten Ahmadinedschad durch ihre Wahlstimmen stürzen zu können, und erzählt dann vom Umschwung ihrer Gefühle, die sich in Wut ausdrückten, als dieser sein Amt gegen ihre Erwartungen beibehielt, bis hin zu ihren erneuten Hoffnungen hinsichtlich der Wirkung ihrer Protestbewegung. Diese wird schließlich brutal niedergeschlagen. Ästhetisch bedient sich Ali Samadi Ahadis Film eines Collagestils, indem er seine fiktive Handlung durch reale *Facebook-* und *Twitter*-Botschaften ergänzt, Interviews von Zeitzeugen und -zeuginnen benutzt, aber auch an manchen Stellen einen Comicstil einflicht, der die Brutalität der Ereignisse untermauert.³⁰¹ THE GREEN WAVE ist ein sozialpolitischer Beitrag, der sich dadurch in die Intentionen

---

299 Pangeafilm: «Team» von WIR SITZEN IM SÜDEN, online.
300 Ali Samadi Ahadi erregte mit seinem Dokumentarfilm LOST CHILDREN (D 2004, R: Ali Samadi Ahadi / Oliver Stoltz) bereits Aufmerksamkeit, der sich einer ebenso politischen wie schwierigen Thematik widmet. Er wurde in Uganda gedreht und erzählt vom grausamen Schicksal der Kinder, die in die Front zwischen der ugandischen Regierung und den Rebellen der Lord's Resistance Army (LRA) geraten sind. Weitere Bekanntheit erlangte der Filmemacher mit seiner ‹Culture-Clash-Komödie› SALAMI ALEIKUM (D 2009, R: Ali Samadi Ahadi). Erzählt wird hier die Geschichte einer persischen Familie aus Köln, die nach Ostdeutschland reist und dort sowohl einen Kulturschock erlebt als auch selbst hervorruft.
301 Vgl. THE GREEN WAVE.

des FFTD fügt, das ihn als «hoch aktuelle Chronik des sich entwickelnden Massenwiderstands» und als «ein Denkmal für all jene, die an mehr Freiheit glaubten und dafür ihr Leben ließen»[302] angekündigt. Er wird in der Programmsparte ‹Filmlandschaften› gezeigt.[303] Anhand dieses Beispiels lässt sich zeigen, dass sowohl sozialpolitisches Engagement als auch Völkerverständigung, Menschenrechte, Freiheit und Authentizität Komponenten sind, die Filmen von Menschen mit Migrationshintergrund anderer Länder als der Türkei ebenfalls zugesprochen werden können. Hierbei erweisen sich *transnationale* und *-kulturelle* Ansätze als geeignet, die den Blick auf migrantisch geprägte Kinophänomene in einem europäischen Kontext richten. Auch Thomas Elsaesser erweitert in seinem Beitrag «Transnationales Kino in Europa» seinen Betrachtungsrahmen, indem er europäische Filmemacher:innen unterschiedlicher ethnischer und religiöser Abstammung in seine Untersuchung einbezieht, worunter sich einige iranischer Herkunft befinden.[304] Dieses ‹deutsch-iranische Kino› in die Betrachtungen eines ‹deutsch-türkischen Kinos› miteinzubeziehen, ist bisher vom wissenschaftlichen Diskurs weitestgehend vernachlässigt worden. Einen Versuch in diese Richtung hat der deutsche Journalist und Islamwissenschaftler iranischer Herkunft, Amin Farzanefar, mit seiner Publikation *Kino des Orients – Stimmen aus einer Region* (2005) unternommen.[305] Er setzt dem ‹Orient›, den er als ein westliches Konstrukt thematisiert, eine Vielzahl von Bildern, Stimmen und Perspektiven einer sich als heterogen und polyphon präsentierenden Welt eines ‹islamischen Kinos› entgegen.[306] Versucht wird ein facettenreiches und authentisches Bild einer Region zu vermitteln, die von der westlichen Welt noch immer mit zahlreichen, oft realitätsfernen Klischees versehen wird.[307] Aber «im Film – durch seine Unmittelbarkeit und Direktheit noch immer eines der wirkungsmächtigsten Medien – erfolgt die Verdichtung und Zuspitzung der politischen, sozialen, religiösen Gegebenheiten einer Kultur, äußern sich Krisen und Gründungsmythen, kollektive Utopien und Ängste»[308]. Auf diese möchte Farzanefar aufmerksam machen. Hierbei widmet sich der Autor auch einem Kino der Migration, worunter er eben nicht nur ein ‹deutsch-türkisches›, sondern gleichfalls ein ‹deutsch-iranisches› oder ‹schweizer-irakisches Kino› u. a. begreift. Wird das untersuchte Kinophänomen also nicht in einer einzigen Kategorie und nicht in Isolation, sondern in verschie-

---

302 FFTD: «Filmlandschaften 2011», online.
303 Vgl. ebd.
304 Vgl. Elsaesser: «Transnationales Kino in Europa», S. 28.
305 Vgl. Farzanefar, Amin (Hg.): *Kino des Orients – Stimmen aus einer Region*, Marburg 2005; explizit zu einem ‹deutsch-iranischen Kino› vgl. Shabazi, Solmaz / Zolghadr, Tirdad: «Was für ein Bild vom Iran bedienen wir?», in: ebd., S. 215–232.
306 Vgl. Farzanefar, Amin: «Einleitung», in: ebd., S. 7–16; hier: S. 9–10.
307 Vgl. ebd., S. 8.
308 Ebd.

2.7 Inter-/transtextuelle und inter-/transmediale Dynamiken

nen Überschneidungs- und Durchmischungsprozessen betrachtet, werden neue Erkenntnisse möglich: Das Kino des Maghreb und des Nahen und Mittleren Ostens, vermittelt als Gesamtes vornehmlich Themen der Weltgemeinschaft, findet Farzanefar in der gewählten Betrachtungsperspektive heraus. «Es geht um Spannungen zwischen Ethnien, Kulturen und Klassen, Generationen und Geschlechtern, um Globalisierungseffekte wie Migration oder Fundamentalismus.»[309] Und diese Themen würden nicht erst seit dem Ereignis des 11. Septembers behandelt, das von der westlichen Welt als derart einschneidend erfahren wurde, dass sich der Blick erstmals in Intensität auf die östlichen Regionen der Welt richtete, jedoch meist mit negativen Klischees und Vorurteilen behaftet.[310] Ihnen setzt er seinen Beitrag entgegensetzt.

Im Zeichen der Völkerverständigung und der Menschenrechte wird beim FFTD 2011 ein weiterer Dokumentarfilm gezeigt, der sich für diese Arbeit als interessant erweist: DAS HERZ VON JENIN (D 2008) des Regisseurs deutschtürkischer Herkunft, Marcus Attila Vetter, und des israelischen Filmemachers Leon Geller. Er erzählt vom Palästinenser Ismail Khatib, dessen elfjähriger Sohn Ahmed im Flüchtlingslager von Dschenin von israelischen Soldaten getötet wird. Ismail entscheidet sich daraufhin, diesem tragischen Schicksal nicht mit Hass, sondern Vergebung zu begegnen und die Organe seines Sohnes an Kinder in Israel zu spenden, damit sie ihnen das Weiterleben ermöglichen. Zwei Jahre später begibt er sich auf die Reise, um die Kinder zu treffen, die durch den Tod seines eigenen Sohnes leben können. Die Filmemacher Marcus Vetter und Leon Geller haben Ismail Khatib auf seiner Reise begleitet. Diese führt sie durch vereinsamte Landschaften und verwüstete Ortschaften. Hautnah erleben sie Hass, Gewalt und Tod und begegnen Menschen, die durch Angst und Verzweiflung geprägt sind. All diesem Grauen setzt Ismail Khatib ein Zeichen der Versöhnung und Menschlichkeit entgegen, das aufs Tiefste berührt. Zusammen mit dem Element der Reise verbindet er dieses mit einem sozialpolitischen Engagement und einer persönlichen Lebensgeschichte. DAS HERZ VON JENIN macht verschiedene Parallelen zu den Filmen deutlich, die sich unter ein ‹deutsch-türkisches Kino› fassen lassen, obwohl er kein deutsch-türkisches Migrationsthema behandelt. In einer *intertextuellen* Betrachtung zeigen sich weitere Gemeinsamkeiten in einer *Transkulturalität* und *Transnationalität*. Diese generiert er dadurch, dass er sich nicht nur über kulturelle Differenzen hinwegsetzt, sondern es gar vermag, große kulturelle Klüften zu überwinden. Der Film wurde 2011 mit dem vom Filmfestival Türkei Deutschland jährlich verliehenen ‹Öngören Preis für Menschenrechte und Demokratie› ausgezeichnet und damit für seinen Beitrag zum Frieden und zur Völkerverständigung gewürdigt.[311]

---

309 Ebd., S. 10.
310 Vgl. hierzu auch: ebd., S. 8–16.
311 Vgl. FFTD: «Die Jurys haben ihre Entscheidung getroffen», online.

Er generiert auch *transtextuelle* Bezüge, wodurch ebenfalls eine Nähe zum untersuchten Kinophänomen erzeugt wird. Aus der Bekanntschaft und Zusammenarbeit Marcus Vetters mit dem Protagonisten des Films, Ismail Khatib, entstand das im Jahr 2008 initiierte kulturelle Projekt *Cinema Jenin*. Dieses hatte sich – in Interaktion mit einer Gruppe von enthusiastischen Einheimischen und internationalen Unterstützern – zur Aufgabe gemacht, mit der Botschaft «eines Kinos des Friedens und der Hoffnung»[312] nicht nur die einzige Filmspielstätte der Stadt wieder zu eröffnen, sondern insgesamt das regionale Kino im nördlichen Westjordanland wiederaufzubauen.[313] DAS HERZ VON JENIN schafft aber auch in der Verknüpfung mit seinem Regisseur *transtextuelle* Bezüge zu einem ‹deutsch-türkischen Kino›, da Marcus Attila Vetter als Sohn einer deutschen Mutter und eines türkischen Vaters einen entsprechenden Migrationshintergrund aufweist.

2.7.2 *Inter-* und *transmediale* Dynamiken im Rahmenprogramm des FFTD

Die *inter-* und *transtextuellen* Bezüge, die in den Verhandlungen um ein ‹deutschtürkisches Kino› sichtbar wurden, werden folgend durch *inter-* und *transmediale* bereichert. Diese lassen sich anhand des Rahmenprogramms des Nürnberger Filmfestes diskutieren. Bezogen auf die Funktion von Festivals thematisiert Jennifer Elfert, dass spartenübergreifende Kontextualisierung hervorriefen, indem sie ihr präsentiertes Produkt ins ästhetische Verhältnis zu anderen Künsten setzten. So würden sie den Horizont der Besucher:innen erweitern, indem sie ihnen die Möglichkeit böten, neue Referenzpunkte zu finden und sich über ihre jeweilige Kunstsparte hinaus inspirieren zu lassen.[314] Zwar versteht sich das FFTD nicht explizit als ein spartenübergreifendes, jedoch als ein solches, das nach dem Motto «Kultur ist auch Politik»[315] operiert, wodurch es «als Brücke, Schmelztiegel und Experimentierfeld zwischen Kunst, Politik und Gesellschaft»[316] agiert. Es erweitert daher sein Filmprogramm durch Ausstellungen und Beiträge, die Bezüge zu anderen Kunstsparten wie Literatur oder Fotografie schaffen, sowie durch Vorträge und Podien, die sich auf politische und gesellschaftliche Diskurse beziehen.[317]

---

312 Vgl. Auswärtiges Amt: «Palästinensische Gebiete: Cinema Jenin – Das Kino der Hoffnung», Pressemitteilung vom 03.03.2011, online.
313 Vgl. Auswärtiges Amt: «Auswärtiges Amt unterstützt Eröffnung des «Cinema Jenin»«, Pressemitteilung vom 04.08.2010, online. (Das Projekt fand jedoch im Jahr 2016 sein Ende, weil es sich in diesem Krisengebiet nicht auf Dauer etablieren konnte. Sein Gelände wurde verkauft, sein Gebäude abgerissen (siehe hierzu die Medienberichterstattung, bspw. Rodek, Hanns-Georg: «Das Herz von Palästina schlägt nicht mehr», in: welt.de, 15.12.2016, online).
314 Vgl. Elfert: «Das Festival als (flüchtige) Institution», S. 92–93.
315 Nüchterlein: «Nürnberger Filmfest: Kultur ist auch Politik».
316 Farzanefar: «Seismograph für Trends und Themen».
317 Vgl. FFTD: Rahmenprogramme verschiedener Jahre, online.

2.7 Inter-/transtextuelle und inter-/transmediale Dynamiken

Im Rahmenprogramm der 16. Ausgabe wird beispielsweise zum Gedenken an 50 Jahre Migration in Deutschland ein Podium unter dem Titel «50 Jahre türkische Migration – Eine kulturpolitische Bilanz» eröffnet. Es diskutierten der Publizist und Schriftsteller Zafer Şenocak, der Generalsekretär des internationalen Filmkritiker- und Filmjournalistenverbandes FIPRESCI, Klaus Eder, der Programmleiter der Akademie der Künste Berlin, Johannes Odenthal, und die Leiterin des Goethe-Instituts Istanbul, Claudia Hahn-Raabe, gemeinsam mit dem Publikum aktuelle Fragen und zentrale Aspekte zu diesem Thema. Moderiert wird das Podium durch den Chefredakteur der *Nürnberger Nachrichten*, Heinz-Joachim Hauck.[318] Auch in diesem Rahmen werden also die Interaktionen unterschiedlicher Akteur:innen auf lokaler und *translokaler* Ebene ebenso wie ein *interkultureller Dialog* zwischen den Ländern Deutschland und Türkei sichtbar. In diesem Sinne sind die zentralen Themen der Diskussion die kulturpolitische Bilanz nach 50 Jahren Gastarbeiteranwerbung, die Spuren, die die türkischen Einflüsse in der Kulturszene Deutschlands hinterlassen haben, und der gegenwärtige Kulturaustausch zwischen beiden Ländern.[319] Filmisch begleitet wird die Veranstaltung in der beschriebenen Perspektivweitung, das heißt durch den Einbezug von Geschichten und Topografien anderer Länder und Zusammenhänge. So etwa durch den Film ALMANYA, ACI VATAN (DEUTSCHLAND, BITTERE HEIMAT; TR 1979) des preisgekrönten türkischen Regisseurs Serif Gören. Der türkische Filmklassiker erzählt von Güldane (Hülya Koçyiğit), einer selbstbewussten jungen Türkin, die alleine nach Deutschland auswandert, um ihr Glück zu finden. Während eines Urlaubs in ihrer türkischen Heimat lernt sie Mahmut (Rahmi Saltuk) kennen und geht eine Scheinehe mit ihm ein, damit auch er nach Deutschland kann. Doch das gemeinsame Leben in der neuen ‹Heimat› gestaltet sich als schwierig und konfliktreich. Nicht nur der Inhalt, sondern auch der Titel dieses Films schaffen einen intermedialen Bezug zum gleichnamigen eines türkischen Volksliedes, das «zum geflügelten Wort für eine ganze Generation türkischer Migranten [avancierte]»[320], beschreibt das FFTD die Botschaft, die dieses Lied transportiert.

Ein anderes Podium findet im Jahre 2011 zum Umbruch in der islamischen Welt und Europa statt, wobei es sich in einen *transnationalen* Rahmen einfügt, da sowohl die islamisch geprägte Politik der Türkei als auch die demokratischen Forderungen und Aufstände in den islamischen Ländern Nordafrikas thematisiert werden. Die Situation der europäischen Nationen wird gleichfalls einbezogen, die immer stärker mit den Forderungen nach mehr Anerkennung ihrer islamischen

---

318 Vgl. FFTD: «Rahmenprogramm 2011: 50 Jahre türkische Migration – eine kulturpolitische Bilanz», online.
319 Vgl. ebd.
320 Ebd.

Minderheiten konfrontiert seien. Im Fokus der Diskussion stehen Fragen um die traditionellen Werte Europas, die durch einen zunehmenden Einfluss des Islams in Gefahr seien. Um die Welt, die gerade eine Renaissance der Menschenrechte im Sinne des europäischen Selbstverständnisses erlebe, und um die mögliche Erwartung einer größeren Herausforderung als derjenigen, die sich nach dem 11. September als Furcht vor einem Konflikt der Kulturen breitgemacht habe.[321]

Im Jahr des Gedenkens an 50 Jahre türkische Migration in Deutschland finden auch Rahmenveranstaltungen in Nürnberg statt, die *transmediale* Bezüge sichtbar machen. Etwa der Videovortrag von Tunçay Kulaoğlu und Martina Priessner. Er zeigt verschiedene Facetten der deutschtürkischen Arbeitsmigration. Beispielsweise wie sie sich seit den 1970er-Jahren sowohl in der Kinokunst Deutschlands als auch in derjenigen der Türkei widerspiegelt. Dadurch wird ein Blick auf die Thematik möglich, der sich wiederum in einer *postmigrantischen Perspektive* deuten lässt, wobei er die Wechselbezüge beider Länder einbezieht. Hierbei wird deutlich, dass, während in deutschen Filmen der 1970er-Jahre das Klischee des ‹Ausländers› dominiert, es in türkischen Filmen das Bild des ‹Almancı›, des ‹Deutschländers›, ist. Das ‹Fremde› ist also eine Kategorie, die in dieser Zeit in beiden Ländern präsent ist, wodurch ihr *transkultureller* Konstruktionsprozess zutage tritt. Der Videovortrag thematisiert aber auch, dass seit den 1990er-Jahren Filmemacher:innen eines ‹deutsch-türkischen Kinos› mit ihren Erzählungen genau diese Stereotypen ins Wanken bringen, indem sie Bilder der Migration entwerfen, die sich abseits von Opferdasein begreifen lassen. Diesem Entwicklungsprozess, den die Migration in beiden Ländern erfahren hat, ist der Videovortrag gewidmet, wobei er verschiedene Motive wie Aufbruch, Unterwegssein, Ankommen und Rückkehr zeigt.[322] *Stationen der deutsch-türkischen Migration im Film* liefert daher ebenfalls einen Beitrag zur Erinnerungskultur, auch in dieser Hinsicht generiert er *transmediale* Wechselbezüge. Schließlich finden im Rahmenprogramm des 16. FFTD auch ein Vortrag, eine Lesung und ein Gespräch mit dem deutschen Soziologen, Publizisten und Übersetzer türkischer Herkunft, Hasan Çil statt. Betitelt mit *Anfänge einer EPOCHE* wie auch sein Buch, lässt sich diese Veranstaltung jedoch nicht nur in einem *transmedialen* Bezug interpretieren, sondern wird als historisches Dokument, als Zeitreise in die Anwerberphase und damit in die Anfänge der türkischen Arbeitsmigration nach Deutschland verstanden.[323] Nach der Präsentation seiner Doku-Collage unternimmt Çil den Versuch, über den viel zitierten Satz von Max Frisch aus dem Jahre 1965, «*man hat Arbeitskräfte gerufen, und es kommen Menschen*»[324], zu reflektie-

---

321 Vgl. FFTD: «Rahmenprogramm 2011: Umbruch in der islamischen Welt», online.
322 Vgl. Kulaoğlu, Tunçay / Priessner, Martina: *Stationen der deutsch-türkischen Migration im Film*, ein Videovortrag.
323 Vgl. FFTD: «Rahmenprogramm 2011: Anfänge einer EPOCHE», online.
324 Frisch, Max: *Öffentlichkeit als Partner*, Frankfurt a. M. 1967, S. 100.

ren. Dieser sei ein fester Bestandteil des Kollektivgedächtnisses der Migrationsgesellschaft in der Bundesrepublik geworden. Seine Erklärung sei aber bis heute unterblieben, so die Meinung des FFTD.[325] Dieser fehlenden Explikation setzt es jedes Jahr auf Neue sein umfassendes Programm entgegen. Auch Çils Beitrag trägt zur Erinnerungskultur bei, wobei er zeigt, dass dieses Thema nicht auf den Film beschränkt bleiben muss, sondern sich in seiner Komplexität erst über vielfältige Referenzpunkte rekonstruiert.

Das Rahmenprogramm des FFTD manifestiert sich jedoch nicht immer so gesellschaftskritisch wie 2011. In den Jahren 2012 und 2013 beispielsweise wird es überwiegend durch Lesungen von Filmemacher:innen und Literat:innen gestaltet, wodurch es sich in erster Linie der Kunst und ihrer Produktion widmet.[326] Es wird also auch hierbei deutlich, dass sich ein ‹deutsch-türkisches Kino› nicht nur unter dem Gesichtspunkt sozialpolitischer Themen, sondern ebenso als Filmkunst mit einem narrativen und ästhetischen Ausdruck betrachten lässt. Daher sind Künstler:innen und Kreative ebenso Teil der inzwischen großen Anzahl geladener internationaler Gäste, die jährlich nach Nürnberg reisen, um durch Lesungen, Diskussionsrunden und Filmgespräche dazu beizutragen, die gezeigten Werke in einem sich weitenden Horizont zu situieren.[327] Dieses Festival bildet daher im Sinne des Wissenschaftlers und Kritikers Christian Jungen einen privilegierten Ort für die Darbietung und Verbreitung von Filmen, weil es seinen Besucher:innen mehr Informationen ermöglicht als gewöhnlichen Kinogängern.[328] Es ermöglicht neue Filmzugänge.

2.8 Deutschtürkische Festivaldynamiken über Nürnberg hinaus

Das Filmfestival Türkei Deutschland stellt zwar einen *obligatorischen Passagepunkt* für ein ‹deutsch-türkisches Kino› dar, was jedoch nicht ausschließt, dass nicht auch andere Filmfeste von Bedeutung für sein Erscheinen und seine Weiterentwicklung sind. Diese werden hier zwar nicht in Ausführlichkeit betrachtet, jedoch ist ihnen eine kurze Überblicksdarstellung gewidmet. Der Fokus liegt vornehmlich auf ihrer Ausbreitung innerhalb Deutschlands. Prinzipiell lässt sich zwischen zwei Arten unterscheiden: einerseits denjenigen, die sich als Gesamtereignis – wie das FFTD – in einem explizit deutschtürkischen Kontext verorten. Andererseits denjenigen, die als Gesamtevent vielfältige Filmkulturen bedienen,

---

325 Vgl. FFTD: «Rahmenprogramm 2011: Anfänge einer EPOCHE».
326 Vgl. FFTD: «Rahmenprogramm 2011: Lesung: Deutschsein?», online.
327 In den Jahren 2012 und 2013 wurden jeweils an die 10.000 Gäste empfangen (vgl. Susemihl, Thomas: «Rund 10.000 Besucher beim Filmfestival Türkei/Deutschland. Preise und Bilanz beim interkulturellen Nürnberger Spektakel», in: *nordbayern.de*, 24.03.2013, online.
328 Jungen: *Hollywood in Cannes*, S. 36–37.

2 Kartierung der Landschaft: Das Filmfestival Türkei Deutschland

dem untersuchten Kinophänomen jedoch in ihrem Programm einen besonderen Platz einräumen.

Zur Kategorie ‹interkulturelle Filmfeste›, die den Wandel und das Bedürfnis innerhalb der ‹deutschen Gesellschaft› erkannten und sich in ihrer Gesamtausrichtung einem ‹deutsch-türkischen›, einem ‹türkischen› und/oder einem ‹transnationalen Kino› widmen, lassen sich inzwischen mehrere in verschiedenen deutschen Städten zählen. Unter ihnen findet sich das Türkische Filmfestival Frankfurt, das seit 2000 jährlich in der hessischen Mainmetropole und der Rhein-Main-Region stattfindet.[329] Auch dieses jährliche Ereignis hat sich inzwischen in der bundesdeutschen Festivallandschaft etabliert und bildet heute – gleich nach dem Filmfestival Türkei Deutschland – das zweitgrößte ‹türkische Filmfestival›.[330] Es dauert jeden Herbst sieben Tage an und eröffnet neben seinem Film- ebenso ein Rahmenprogramm mit Foren, Podiumsdiskussionen, Vorträgen, Konzerten sowie Filmvorführungen in Frankfurter Schulen und in der Justizvollzugsanstalt Preungesheim.[331] Seine Hauptintention lässt sich gleichfalls durch einen *interkulturellen Dialog* formulieren, den das Ereignis verfolgt und der eine ‹Brücke zwischen den Kulturen› schaffen sowie Vorurteile abbauen möchte.[332] Zwei deutschtürkische Filme, die jüngst dort gezeigt wurden, sind etwa EINMAL HANS MIT SCHARFER SOSSE und FACK JU GÖHTE.[333]

Ein drittes Event, das in diesem Kontext nicht mehr von der Festivallandkarte wegzudenken ist, sind die Türkischen Filmtage München. Sie werden auch nach dem veranstaltenden Verein SinemaTürk genannt. Dieser wurde 1989 gegründet und hat sich zur Aufgabe gemacht, künstlerisch und inhaltlich hochwertige türkischsprachige Filme und solche des türkischen Kulturkreises der hiesigen Öffentlichkeit vorzustellen, um eine bessere Verständigung zwischen ‹deutschen› und ‹türkischen› Mitbürger:innen zu ermöglichen.[334] Im Jahr 1989 wurden ebenso die ersten Türkischen Filmtage veranstaltet, die mit ihrem jährlichen siebentägigen Film- und Rahmenprogramm inzwischen ein fester Bestandteil des kulturellen Lebens der Stadt München geworden sind. Auch sie werden durch kommunale Institutionen wie das Kulturreferat der Stadt München gefördert. Sie haben sich zur Aufgabe gemacht, jedes Jahr Filme aus der Türkei und solche von noch jungen und unentdeckten deutschen Regisseur:innen mit türkischem Migrationshintergrund zu präsentieren. Dieses Festival trägt also ebenfalls zur Verbreitung eines ‹türki-

---

329 Vgl. Türkisches Filmfestival Frankfurt: «Über das Festival», online.
330 Vgl. bspw.: Gedziorowski, Lukas: «Kino, das Menschen zusammenbringt», in: *journal-frankfurt.de*, 29.08.2014, online.
331 Vgl. bspw.: Türkisches Filmfestival Frankfurt: «14. Türkischen Filmfestivals Frankfurt 2014», online.
332 Türkisches Filmfestival Frankfurt: «Über das Festival».
333 Vgl. Türkisches Filmfestival Frankfurt: «14. Türkischen Filmfestivals Frankfurt 2014».
334 Vgl. hierzu: SinemaTürk Filmzentrum e. V.: «Über uns», online.

schen Kinos› in Deutschland bei, das bis in die späten 1990er-Jahre noch nicht am internationalen Markt orientiert war. Daher präsentierten sich während der ersten Filmtage untertitelte Filmkopien noch als eine Seltenheit. Dialoge wurden durch die Festivalmacher im Vorfeld selbst übersetzt und daraufhin über eine Synchronanlage und Kopfhörer eingesprochen.[335] Die Ausrichtung der Türkischen Filmtage bleibt durch ihren Fokus auf ein ‹türkisches Kino› stärker einer homogen-national geprägten Kulturvorstellung verhaftet als die ‹Weitung des Blicks›, die das FFTD oder das Türkische Filmfestival Frankfurt vornehmen. Diese ‹Weitung des Blicks› wird dadurch gegeben, dass sie – wenn der Kontext passt – auch in einem kleineren Rahmen Filme anderer Länder und ihre Filmkulturen, etwa aus Griechenland, europäischer Nachbarländer, dem Balkan oder der USA, einbeziehen.[336] Für ein ‹deutsch-türkisches Kino› erweist sich auch das Ereignis der bayerischen Landeshauptstadt als wichtige Bühne und dient der Vernetzung und dem Austausch seiner Filmakteur:innen. Deutschtürkische Filme, die hier gezeigt wurden, sind beispielsweise WIR SITZEN IM SÜDEN, ALMANYA, ANAM, EVET, ICH WILL! (D/TR 2008, R: Sinan Akkuş)[337] oder KARAMUK (D 2001, R: Sülbiye Verena Günar)[338].

Schließlich lassen sich in der Kategorie ‹türkische Filmfestivals in Deutschland› und ‹deutschtürkische Filmfestivals› noch das Türkische Filmfest Ruhr[339], die Türkische Filmwoche in Berlin[340], die Deutsch-Türkischen Filmtage SiNEMA in Stuttgart[341] oder die Filmreihe «Tüpisch Türkisch» in Köln nennen. Letztere wurde 2006 von Amin Farzanefar in Leben gerufen und findet seither jährlich in Köln statt.[342] Auch diese Festivals betonen die Verortung des untersuchten Kinophänomens im Kontext des ‹Arthouse-Kinos› und des ‹anspruchsvollen

---

335 Vgl. ebd.
336 Die Türkischen Filmtage München erweitern ihre Perspektive nicht auf ein ‹deutsches› und ‹europäisches Kino›, dennoch beziehen sie vereinzelt auch andere Filmländer wie den Iran, Griechenland oder die Schweiz in ihr Programm mit ein (vgl. SinemaTürk Filmzentrum e. V.: «Programmarchiv», online).
337 Vgl. ebd.
338 Sülbiye Verena Günars Filme SANIYES LUST (D 2004) und ABGEBRANNT (D 2011) wiederum wurden vom «Kleinen Fernsehspiel» produziert und spielen in seinen Aushandlungsprozessen der Kategorie eine Rolle. ABGEBRANNT dient als Beispiel für eine Fernsehauftragsproduktionen, die dann doch im Kino lief und SANIYES LUST als Beispiel für ein ‹deutsch-türkisches Kino›, das stärker in Deutschland angekommen ist (vgl. hierzu Tronnier im persönlichen Interview mit der Verfasserin am 21.06.2012 in Mainz).
339 Vgl. Türkisches Filmfest Ruhr: «News/Home», online.
340 Vgl. Berliner Filmfestivals: «Türkische Filmwoche – Gegenwart und Zukunft», 15.03.2013, online.
341 Vgl. SiNEMA: online.
342 Vgl. hierzu Farzanefar, Amin im persönlichen Interview mit der Verfasserin am 21.03.2011 in Nürnberg; vgl. auch die offizielle Internetseite von «Tüpisch Türkisch», online. (Hier gilt es noch anzumerken, dass das Festival sein Programm 2021, aufgrund der weltweiten Corona-Pandemie, erstmalig als Online-Ausgabe präsentiert).

Films›.[343] Ebenso lassen sie sich als solche beschreiben, die den Wandel und das Bedürfnis innerhalb der ‹bundesdeutschen Gesellschaft› erkannten, ihr Augenmerk auf andere Länder und ihre Filmkulturen zu richten sowie der Vielfalt der eigenen Kinokunst Rechnung zu tragen.

Neben den Genannten, die sich als Gesamtereignis einer *interkulturellen* und dabei insbesondere einer ‹deutschtürkischen› und ‹türkischen Filmkultur› widmen, lässt sich eine zweite Gruppe nennen. Diese richtet sich nicht spezifisch auf den genannten *interkulturellen* Kontext aus, ist aber dennoch von Bedeutung für die Herausbildung und Fortentwicklung des untersuchten Kinophänomens, indem sie deutschtürkischen Filmen eine besondere Aufmerksamkeit widmet. In die Mitglieder dieser Gruppe reiht sich an vorderster Front das Filmfest Hamburg ein, das in *transtopischer* Weise mit einem ‹deutsch-türkischen Kino› verwoben ist. Zahlreiche der hierunter subsumierten Filme feierten bei dem jährlichen Ereignis in der norddeutschen Hansestadt ihre Premiere und wurden in seinem Rahmen verhandelt.[344] Schließlich lässt sich noch auf die großen A-Festivals verweisen, die sich in den vergangenen Jahren zunehmend deutschtürkischen und türkischen Filmproduktionen zuwenden und dazu beitragen, es als ‹transnationales Kino› zu platzieren.

2.9 Zusammenfassung

Der expositorische Charakter dieser ersten Studie liegt darin, dass die wesentlichen Akteur:innen und zentralen Elemente in den Aushandlungsprozessen um ein ‹deutsch-türkisches Kino› herausgestellt werden konnten. Sie zeigen sich beim Filmfestival Türkei Deutschland in besonders konzentrierter Dichte und geben dadurch wichtige Einblicke in den ‹Prozess der Gemachtheit› dieser Kategorie. Fokussiert wurde das Programm im Jahr 2011, in dem erste «Bewegungen des Sozialen»[345] sichtbar gemacht wurden. In der Kategoriendurchlässigkeit, die ein ‹deutsch-türkisches Kino› aufweist, zeigte es sich durch einen der bedeutendsten Filmemacher eines sowohl ‹deutschen› als auch ‹europäischen Kinos›, der durch eine tiefgreifende Auseinandersetzung mit den Menschen, durch visuelle Stärke und durch Grenzüberschreitung überzeugt. Sein Filmschaffen gewinnt in den institutionellen Verhandlungen in Nürnberg ebenso eine kultur- und sozialpolitische

---

343 Vgl. hierzu Filmhauskino Köln: «Tüpisch Türkisch 2016», online; und: Berliner Filmfestivals: «Interview mit Türkische Filmwoche-Leiter Selcuk Sazak», 01.06.2010, online.

344 Als Beispiele lassen sich sowohl ältere Filme wie Kurz und schmerzlos, Aprilkinder oder Ich Chef, du Turnschuh als auch Filme jüngeren Datums wie Soul Kitchen, Einmal Hans mit scharfer Sosse oder The Cut aufführen (vgl. Filmfest Hamburg: «Suche & Film-Archiv», online).

345 Latour: *Eine neue Soziologie für eine neue Gesellschaft*, 50–75.

2.9 Zusammenfassung

Komponente, die sich in einem *interkulturellen Dialog* manifestiert, den das FFTD verfolgt. Dieser lässt sich als offenes, wertfreies Gespräch deuten, das die Vielfalt an Menschen, Kulturen und Lebensweisen schätzt und in einem ständigen Prozess der Selbstreflexion geschieht. Der ‹Andere› wird nicht als ‹fremde› Größe, sondern als Teil der eigenen Entwicklung und Gestaltung aufgefasst. Ein so verstandener *interkultureller Dialog* geht zwar (noch) von einzelnen, homogenen Ländern und ihren Kulturen aus und kann daher in dieser Perspektive nicht als *transkultureller Dialog* bezeichnet werden, doch öffnet er sich den gegenseitigen Austauschprozessen dieser Länder und Kulturen und findet in diesem Sinne seine Verwendung auf institutioneller Ebene. Indem das *interkulturelle* Filmfest nicht nur mit einem ‹deutschen›, sondern ebenso mit einem ‹türkischen Kino› zusammengedacht wird, schafft es eine perspektivische Weitung und eröffnet einen neuen Raum für die Verhandlungen des untersuchten Kinophänomens. Es wurde auch untersucht, wie Filmfestivals als Institutionen fungieren und wie sie ihre Veranstaltungsorte in ihre Handlungen einbeziehen. Hierbei wurde die Bedeutung ersichtlich, die ihnen für die Entstehung und Verbreitung von Kinokulturen im 21. Jahrhundert zukommt.

Das Ereignis in Nürnberg wurde ebenso durch sein engagiertes Festivalteam näher beschrieben. Es sind Akteur:innen, die an der Konstitution eines ‹deutsch-türkischen Kinos› beteiligt sind, indem sie einen öffentlichen Raum für seine Zirkulationen geschaffen haben. In ihren Interaktionen zeigt sich die Wichtigkeit, Integration nicht mehr als Assimilation einer Minderheits- an eine Mehrheitsgesellschaft, sondern durch politische Teilhabe am gesellschaftlichen Leben zu begreifen. Die veränderten Konzepten und Wahrnehmungsmuster, die damit verbunden sind, deuten in ihren Durchmischungsprozessen auf ein zunehmendes Angekommensein von Menschen mit Migrationshintergrund in der ‹deutschen Gesellschaft› hin. Durch die Handlungsinitiativen der Filme- und TheatermacherIn Tunçay Kulaoğlu und Şermin Langhoff wurde auch ein ‹Prozess der *Transmedialität*› erkennbar. Dieser zeigt gegenwärtige Tendenzen und Verschiebungen des untersuchten Kinophänomens auf, die nach neuen Denkansätzen verlangen. Ein solcher Ansatz lässt sich anhand des Begriffs *postmigrantisch* diskutieren. Er bringt eine durch Migration veränderte Zeit und Perspektive zum Ausdruck und zeigt sich in den Erfahrungen einer zweiten, dritten und vierten türkische Migrant:innengeneration in Deutschland. Diese Generationen haben Migration nicht mehr unmittelbar erlebt, wodurch diese ins kollektive Gedächtnis rückt. Sie lässt sich anhand der Erinnerungskultur beleuchten, die ihr in Deutschland erst allmählich ihren gebührenden Platz einräumt. Der Begriff ‹postmigrantisch› findet auch Verwendung in den Forschungen von Erol Yıldız. Dieser nutzt ihn, um sein Konzept einer durch Migration geprägten ‹offenen Stadt› zu diskutieren, wobei er den ‹eigenen Blick› der Betroffenen hervorhebt. Auf dieser Basis wurde der Terminus ‹postmigrantisches Kino› vorgeschlagen, der in Bezug auf das das Phänomen eine angemessenere Bezeichnung verspricht, weil er nicht auf einer nationalen Kategorisierung beruht und auch weil es dem Prozess der türkischen Einwanderung in Deutschland Rechnung trägt.

Anhand von fünf Filmbeispielen, die in verschiedenen Jahren beim FFTD gezeigt wurden, ließ sich zeigen, dass sich ein ‹deutsch-türkisches Kino› zwar in Vielfalt und Offenheit präsentiert, aber dennoch durch bestimmte, wiederkehrende Elemente erfahrbar wird: Intensität, Ausdruckskraft, Authentizität, Menschlichkeit, Heimat, Identität, Reise, Suche, Musik, Sprache, Grenzüberwindung, *Postmigration*, Erinnerungskultur, persönliche Erfahrungen und ein sozialpolitisches Engagement. In vier der fünf Beispiele[346] richtet sich der Blick auch auf die ‹türkische Heimat›, wobei die Themen Rückkehr, Veränderung, Fremdheit und Neufindung eine Rolle spielten.[347]

Insgesamt ließ sich in dieser Studie die zentrale These bestätigen, dass Filmkulturen im 21. Jahrhundert als komplexe Handlungs- und Beziehungsnetzwerke hervortreten, die erst in der Zusammenführung verschiedener Konzepte und Perspektiven greifbar werden. Dadurch erzeugen sie Uneinheitlichkeit und Mehrdeutigkeit, die aber nicht als hinderliche Kontroversen, sondern als fruchtbarer Nährboden für eine heutige *transnationale* Geografie der Filmproduktion, -distribution und -rezeption gelesen werden können. Hierbei wurde beim FFTD vornehmlich dem Distributions- und Rezeptionsprozess eines ‹deutsch-türkischen Kinos› Rechnung getragen. Im Folgenden wird es darum gehen, dieses auch in anderen Aushandlungsprozessen zu untersuchen, um weitere Bilder davon zu generieren, was es umfassen kann. In diesem Sinne lässt sich diese Studie mit einem Zitat beenden, welches die Verwobenheit von Filmfestivals und Filmen abschließend zusammenfasst:

> Seit über 100 Jahren ist Film ein zentraler Bestandteil moderner Gesellschaften und eine der wichtigsten Komponenten ihrer Kommunikationskultur. Mehr noch: Film ist Kommunikation – Kommunikation zwischen den Machern und dem Publikum, zwischen den Zuschauern und den Figuren auf der Leinwand und nicht zuletzt zwischen den Filmliebhabern untereinander. Film schafft für Zuschauer eine gemeinsame Erlebniswelt – er artikuliert und kommuniziert immer wieder aufs Neue unsere unausgesprochenen Lebenskonzepte, Hoffnungen und Ängste. Für all diese Leistungen des Mediums Film gibt es keine geeignetere Plattform als ein internationales Filmfestival.[348]

---

346 Wir haben vergessen zurückzukehren, Aus der Ferne, Luks Glück und Wir sitzen im Süden.

347 In diese Tendenz eines ‹deutsch-türkischen Kinos› reihen sich weitere Filme ein, die im Laufe dieser Arbeit besprochen werden. Auch lässt sich auf das Drama Die Erbin (D/TR 2013, R: Ayşe Polat), das beim 19. FFTD gezeigt wurde (vgl. FFTD: «Filmlandschaften 2014», online) oder Sivas (D/TR 2014), dem preisgekrönten Debütfilm des deutschtürkischen Filmemachers Kaan Müjdeci verweisen.

348 Türkisches Filmfestival Frankfurt: «Über das Festival».

3 «Das kleine Fernsehspiel» als Wegbereiter

3.1 *(Trans-)*nationale Praktiken der Filmfinanzierung

Bevor Filme auf Festivals in Umlauf treten können, benötigen sie erst einmal das nötige Geld, um realisiert zu werden, und Filme zu machen, ist ein teures Unterfangen.[1] Ihre Finanzierung ist daher ein wesentlicher Schritt in ihrem Produktionsverlauf und ebenso aufwändig und vielschichtig wie ihr Distributionshergang.[2] Sie schließt daher gleichfalls eine ganze Reihe sehr unterschiedlicher Akteur:innen und ihre Interaktionen ein und ist ein nationaler, zunehmend aber auch *transnationaler* Prozess. Werden diese zunächst auf nationaler Ebene betrachtet, so sind, neben Produzent:innen, Banken, öffentliche Filmförderungen, Filmverleih, Filmvertrieb sowie teilweise den Filmemacher:innen mit Eigenmitteln, in Deutschland wesentlich Fernsehsender an der Filmfinanzierung beteiligt.[3]

---

1 Ein durchschnittlicher deutscher Kinofilm benötigt in etwa ein Gesamtbudget von zwei bis drei Mio. Euro, wenngleich das nur ein Bruchteil amerikanischer Filmherstellungskosten ist (in Hollywood kostet ein Kinofilm etwa 50 Mio. Dollar) (vgl. hierzu: Wendling, Eckhard: *Filmproduktion. Eine Einführung in die Produktionsleitung*, Konstanz 2008, S. 20; vgl. auch: Clevé, Bastian: *Gib niemals auf. Filmökonomie in der Praxis*, Konstanz 2004, S. 105).

2 Wie jedoch in der Einleitung erläutert, wird die klassische filmwissenschaftliche Einteilung in die Bereiche Filmproduktion, -distribution und -rezeption in dieser Arbeit nur bedingt eingehalten, da diese als dynamische Prozesse mit gegenseitigen Überschneidungen gedacht werden. Daher umfassen die Dynamiken, die im Rahmen der Filmfestivalstudie herausgestellt wurden (siehe Kapitel 2), auch nur einen Ausschnitt des vielschichtigen Distributionsprozesses von Filmen.

3 Siehe hierzu auch Castendyk, Oliver: *Die deutsche Filmförderung. Eine Evaluation*, Konstanz 2008, S. 54.

3 «Das kleine Fernsehspiel» als Wegbereiter

Daher kann diesen institutionellen Akteuren in Bezug auf die Herausbildung und Fortentwicklung der untersuchten Kategorie Handlungsmacht zugesprochen werden, und sie gewinnen an Wichtigkeit in ihren Verhandlungen. Auch die Fernsehwissenschaftlerin Irmela Schneider macht darauf aufmerksam, dass eine Beschreibung der Positionen der Filmwirtschaft gegenüber dem Fernsehen von vornherein eine Unterscheidung zwischen verschiedenen Interessenvertreter:innen verlange, und verweist auf die unterschiedlichen Interagierenden, die in diesen Prozess involviert sind.[4] Die Beteiligung von TV-Sendern an der Filmproduktion ist vielschichtig. Sie hat sowohl Befürworter:innen als auch Kritiker:innen,[5] doch kommt die Filmwirtschaft in Deutschland nicht ohne Fernsehgelder aus, eine Feststellung, die der Produzent Bernhard Stampfer wie folgt erläutert:

> Sagen Sie mal einem Amerikaner, dass ein Großteil Ihrer Finanzierung vom Fernsehen bezahlt wird. Er wird Sie einigermaßen perplex anschauen. In den USA wird ein Film für den Kinomarkt hergestellt und dann in den Medien Video und TV verwertet. Kein Sender käme auf die Idee, in eine Spielfilmproduktion zu investieren. In Deutschland ist das undenkbar, ein Film ohne Förderung ist ebenso unwahrscheinlich wie ein Film ohne Fernsehgelder.[6]

Die Fernsehinstitutionen, die hierzulande wesentlich in die Filmproduktion investieren, sind sowohl die öffentlich-rechtlichen Rundfunkanstalten – vornehmlich ARD (Arbeitsgemeinschaft der öffentlich-rechtlichen Rundfunkanstalten der Bundesrepublik Deutschland) und ZDF (Zweites Deutsches Fernsehen) – als auch die drei großen privaten Fernsehsender Sat.1, ProSieben und, in geringerem Umfang, auch RTL.[7] In den vergangenen 20 bis 30 Jahren lässt sich jedoch auch eine

---

4 Vgl. Schneider, Irmela: *Film, Fernsehen & Co. Zur Entwicklung des Spielfilms in Kino und Fernsehen. Ein Überblick über Konzepte und Tendenzen*, Heidelberg 1990, S. 72.
5 Die prominenteste Debatte im Kontext der Befürwortung oder Ablehnung der Filmfinanzierung durch Fernsehsender in Deutschland entzündete sich durch den deutschen Filmproduzenten Günter Rohrbach. Dieser bringt in den 1970er-Jahren den Begriff «amphibischer Film» in die Diskussion ein, um jene Werke zu bezeichnen, die sowohl im Kino als auch im Fernsehen ausgewertet werden könnten und sich dadurch an einer ‹zweischneidigen›, angepassten Ästhetik orientierten. Rohrbachs Essay mit dem Titel «Das Subventions-TV. Plädoyer für den amphibischen Film», erscheint im Mai 1975 in der *epd Film*. Er wird über 30 Jahre später neu abgedruckt in: Prinzler, Hans Helmut (Hg.): *In guter Gesellschaft. Günter Rohrbach. Texte über Film und Fernsehen*, Berlin 2008, S. 206–211 (siehe im Kontext der Debatte auch: Mikos, Lothar: «Amphibischer Film versus transmediale Erzählung. Zu den komplexen Wechselbeziehungen von Film und Fernsehen», in: Ebbrecht/Schick (Hg.): *Kino in Bewegung*, S. 137–154; zur Dominanz des Fernsehens siehe auch: Castendyk: *Die deutsche Filmförderung*, S. 17–18).
6 Stampfer, Bernhard: «Filmfinanzierung zwischen Deutschland und Hollywood», in: Hennig-Thurau, Thorsten / Henning, Victor (Hg.): *Die deutsche Filmindustrie im 21. Jahrhundert*, Marburg 2009, S. 162–174; hier: 170–171.
7 Vgl. Castendyk: *Die deutsche Filmförderung*, S. 56.

zunehmende Öffnung hin zu einer *transnationalen* Filmfinanzierung beobachten. Hierbei kann der europäische Kulturkanal arte genannt werden, der seit seiner Gründung Anfang der 1990er-Jahre an der Koproduktion zahlreicher kulturell und wirtschaftlich erfolgreicher Filme beteiligt ist[8], wobei er sich auch für die Entwicklungen der Kategorie ‹deutsch-türkisches Kino› als wichtig erweist (siehe Kapitel 4). Die Filmfinanzierungen von Sendern sind in der Regel im Rahmen von Koproduktions- oder Auftragsabkommen möglich. Eine Fernsehanstalt kann aber auch als Lizenznehmer fungieren, wobei sich die Senderechte eines Films bereits vor seiner Fertigstellung erwerben lassen. Bei dieser Form der Beteiligung an der Filmproduktion wird von direkter Finanzierung gesprochen im Unterschied zur indirekten Finanzierung; darunter die Einzahlung von Geldern durch Fernsehsender in die Töpfe der Filmförderinstitutionen verstanden wird.[9]

Auf dieser Vorstellungsgrundlage widmen sich die folgenden zwei Fallstudien jeweils einem *Akteur:innen-Netzwerk* und seinem Handlungspotenzial, das Bedeutung für ein ‹deutsch-türkisches Kino› aufweist. In seine Aushandlungsprozesse einbezogen werden die Filmredaktionen zweier Fernsehsender. Die erste Fallstudie zum «Kleinen Fernsehspiel», der Nachwuchsredaktion im ZDF, wird in Ausführlichkeit betrachtet, während die darauf folgende zu den Finanzierungspraktiken und Verhandlungen der Hauptabteilung «Spielfilm- und Fernsehfilm» von ARTE G.E.I.E. als kompakt gefasste Erweiterung in den Entwicklungen des Phänomens begriffen und präsentiert wird. Im Zentrum beider Studien stehen die Fragen, wie sich diese Akteure präsentieren, welche Interessen sie verfolgen und wie sie die Kategorie verhandeln. Welche Formationen und Tendenzen eines ‹deutsch-türkischen Kinos› zeichnen sich ab, und welche weiteren Verknüpfungen werden in die Aushandlungsprozesse integriert? Durch welche Elemente, theoretische Konzepte und Begrifflichkeiten lässt es sich dadurch noch eingehender beschreiben?

3.2 Die Intentionen des «Kleinen Fernsehspiels»

Bevor sich deutschtürkische Filme als ein ‹nationales› und ‹transnationales Kino› entwickeln konnten, benötigten sie eine Finanzierungsgrundlage, um erstmals produziert werden zu können. Eine solche fanden sie in den 1990er-Jahren maßgebend beim «Kleinen Fernsehspiel». Einige von ihnen waren im Programm des Filmfestivals Türkei Deutschland zu sehen. Bei seiner 16. Ausgabe traten beispielsweise LUKS GLÜCK und seine Regisseurin in verschiedenen Handlungsmomenten hervor. Wäh-

---

8   Als Beleg für den wirtschaftlichen Erfolg vgl. etwa die Zuschauerzahlen der von arte koproduzierten Filme in: FFA: online. Als Beleg für den kulturellen Erfolg dieser Filme vgl. ihre Filmfestivalpräsenzen und ihre Auszeichnungen, bspw. ARTE G.E.I.E.: «10 ARTE-Koproduktionen bei den diesjährigen OSCAR-Vornominierungen», 17.10.2014, online.
9   Vgl. Castendyk: *Die deutsche Filmförderung*, S. 56–57.

3 «Das kleine Fernsehspiel» als Wegbereiter

rend der Film im Abspann auf seine Koproduktion durch die Nachwuchsredaktion im ZDF verweist, betont Ayşe Polat 2011 in einem Interview seine Wichtigkeit für die Hervorbringung des untersuchten Kinophänomens.[10] WIR SITZEN IM SÜDEN wurde hier koproduziert sowie eine Reihe weiterer deutschtürkischer Filme, die in anderen Jahren oder auf anderen Filmfestivals zu sehen waren.[11] FFTD-Organisator Frank Becher hebt die Wichtigkeit der Nachwuchsredaktion im ZDF für das Aufkommen eines ‹deutsch-türkischen Kinos› hervor[12] und auch Deniz Göktürk betont die zentralen Handlungsinitiativen, die von Mainz ausgingen und in den 1990er-Jahren einen Nährboden für die Entwicklung deutschtürkischer Filme schufen. Allerdings macht die Medienwissenschaftlerin auch darauf aufmerksam, es handle sich bei den durch öffentliche Filmförderung und Fernsehsender finanzierten Projekte um solche, «die nach einer neuen Rhetorik über ethnische Differenzen und Minderheitenkulturen suchten»[13] und daher weiterhin in Abgrenzung und Ausdifferenzierung situiert waren.[14] Daher lässt sich folgend danach fragen, welche Filmstoffe tatsächlich Eingang in die Nachwuchsredaktion im ZDF fanden? Thomas Elsaesser widmet dem «Kleinen Fernsehspiel» in seiner Publikation *European Cinema. Face to Face with Hollywood* (2005) ein ganzes Kapitel und diskutiert die Handlungsinitiativen der Redaktion im ZDF auf dem Hintergrund eines ‹Autorenkinos› in Deutschland, das im Kontext der historischen Entwicklung der öffentlichen Filmförderung sowie der -finanzierung durch Fernsehsender eine entscheidende Rolle spielt.[15] Auf die Relevanz des «Kleinen Fernsehspiels» für den Fortgang der untersuchten Kategorie macht nicht zuletzt der 2017 erschienene Band *Deutsch-Türkische Filmkultur im Migrationskontext* aufmerksam, in dem ein Interview mit Redaktionsleiterin Claudia Tronnier[16], ein Rückblick auf hier (ko-)produzierte deutschtürkische Projekte und eine Filmografie dieser Werke publiziert worden sind.[17]

Dem «Kleinen Fernsehspiel» kann starke Handlungsmacht in Bezug auf die Entstehung und Entwicklung der Kategorie zugesprochen werden. Daher wid-

---

10 Vgl. Polat im persönlichen Interview.
11 Bspw. AUSLANDSTOURNEE, EN GARDE, ANAM, SOMMER IN MEZRA (D 1991, R: Hussi Kutlucan), ICH CHEF, DU TURNSCHUH (D 1998, R: Hussi Kutlucan), DREI GEGEN TROJA (D 2005, R: Hussi Kutlucan), KURZ UND SCHMERZLOS, MEIN VATER, DER GASTARBEITER, APRILKINDER, KLEINE FREIHEIT (D 2003, R: Yüksel Yavuş), MACH DIE MUSIK LEISER (D 1994, R: Thomas Arslan), GESCHWISTER – KARDEŞLER und DEALER.
12 Vgl. Becher im persönlichen Interview.
13 Göktürk: «Migration und Kino», S. 333.
14 Vgl. ebd.
15 Vgl. Elsaesser: *European Cinema*, S. 212–218.
16 Claudia Tronnier ist seit 2008 Redaktionsleiterin des «Kleinen Fernsehspiels», nachdem sie bereits in den 1990er-Jahren als freie Mitarbeiterin für die Nachwuchsredaktion im ZDF tätig gewesen ist (vgl. ZDF: «Das kleine Fernsehspiel stellt sich vor», online).
17 Vgl. Alkın, Ömer / Tronnier, Claudia: «Ein Interview, ein Rückblick und eine Filmographie», in: ders. (Hg): *Deutsch-Türkische Filmkultur im Migrationskontext*, S. 383–406.

3.2 Die Intentionen des «Kleinen Fernsehspiels»

met sich diese Fallstudie seinen Handlungsinitiativen, wobei sich ein Netzwerk an Regisseur:innen, Redakteur:innen, Stoffen, Themen, Autor:innen, Drehbüchern, Stilen, Geschichten, Kategorien, Konzepten, Medien und Diskursen aufspannen lässt. Ausgangspunkt der Betrachtungen bildet die Rheinland-Pfälzische Landeshauptstadt Mainz, in der die Redaktion situiert ist. Von Interesse sind zunächst ihre Intentionen.

«Wir sehen uns nicht als Programmexklave, als Alibi, als Spielwiese. Wir wollen Argumente beisteuern (und seien es ausgefallene, exzentrische) zur allgemeinen Diskussion»[18], sagt Eckart Stein, damaliger Leiter des «Kleinen Fernsehspiels», Mitte der 1980er-Jahre. «Unser Interesse gilt dem Normalfall, allerdings nicht vom Zentrum aus betrachtet, sondern von den Rändern, von den Grenzen her.»[19] Daher habe die Nachwuchsredaktion im ZDF und in der Medienlandschaft nur Sinn «als Werkstatt, im Kontext mit dem Gesamtprogramm, auch im Kontrast dazu, auf jeden Fall in der Reibung, in der gegenseitigen Herausforderung, in der fruchtbaren Zusammenarbeit mit Übergängen, Querverbindungen, Berührungspunkten, Überschneidungen»[20]. In diesem formulierten Sendungsbewusstsein wurde die Nachwuchsredaktion im ZDF 1962 durch den TV-Journalisten, Drehbuchautor und Regisseur Hajo Schedlich begründet, der von 1962 bis 1974 auch ihr Redaktionsleiter war. Er schuf schon früh die Voraussetzungen für Privilegien, die es ihr erlaubten, in ihrer Programmentwicklung relativ frei von Sachzwängen zu arbeiten.[21]

Rund 30 Jahre später präsentiert sich «Das kleine Fernsehspiel» weiterhin als Nachwuchsredaktion, die zusammen mit Film- und Fernsehmacher:innen «von morgen»[22] – Autor:innen, Regisseur:innen, Produzent:innen sowie Schauspieler:innen – ihre ersten Filme[23] realisiert. Sie fördert dokumentarische, fiktionale oder crossmediale Produktionen ab 40 Minuten Länge, die einen «jungen und frischen Blick auf die Welt werfen»[24]. Ihr Sendeplatz – montags im Spätprogramm des ZDF – ermöglicht also immer wieder neue Überraschungen und Entdeckungen.[25] Hajo Schedlichs Nachfolger wurde Eckart Stein, der 1975 die Redaktionsleitung des Fernsehspiels übernahm.[26] In einem 1986 zusammen mit Andreas

---

18 Stein, Eckart: «Unser Aufgabenbuch», in: Schreitmüller, Andreas / ders. (Hg): *Freispiele. Das kleine Fernsehspiel – Freiraum im Programm*, München 1986, S. 10–17; hier: S. 10.
19 Ebd.
20 Ebd.
21 Vgl. ebd., S. 11.
22 ZDF: «Das kleine Fernsehspiel stellt sich vor».
23 «Das kleine Fernsehspiel» koproduziert maximal die ersten drei Filme einer Regisseurin / eines Regisseurs (vgl. Tronnier im persönlichen Interview).
24 ZDF: « Das kleine Fernsehspiel stellt sich vor».
25 Vgl. dazu ebd.
26 Vgl. ZDF-Pressemeldung: «Eckart Stein, Leiter der Redaktion Das kleine Fernsehspiel, verabschiedet sich nach 38 Jahren vom ZDF», Pressemitteilung vom 02.05.2000, online.

Schreitmüller[27] herausgegebenen Sammelband hebt Stein hervor, dass der Standort der Redaktion am Rande des Fernsehprogramms es dieser ermögliche, frei vom Marktdruck Ansprüche des Alternativen, des Vielfältigen, des Ungewohnten, des Unvorhergesehenen zu formulieren.[28]

> Da wir die wenig rentablen Ränder bearbeiten, unwegsames Gelände, steinigen Boden, können wir große Traditionen in kleinen Nischen pflegen, mit der geduldigen Kunst des Unterscheidens, mit zeitraubenden Gesprächen, mit intensivem Erfahrungsaustausch sind wir in der Lage, gegen die allgemeine Sprachlosigkeit anzuspielen, mit Ausdruck von Erlebtem, so gut wie von Ersehntem und Erhofftem, mit sehr persönlichen Zeugnissen und kollektiver Erinnerung.[29]

In dieser Selbstpositionierung zeichnen sich bereits einige zentrale Förderkriterien der Redaktion ab, wie das Agieren gegen die Sprachlosigkeit und die Hinwendung zu Neuem, Alternativem und Ungewohntem. Es sind Kriterien, die zur Produktion der Filme führten, die sich unter die untersuchte Kategorie fassen lassen. Es wird sich zeigen, dass die benannten Aspekte wie ‹persönliche Zeugnisse› und ‹kollektive Erinnerung› eine Rolle in ihrem Finanzierungsprozess spielen (siehe Kapitel 3.4).

In den 1980er-Jahren konstatiert der damalige Intendant des ZDF, Dieter Stolte, dass die medienpolitische Umbruchsituation – in dieser Zeit bedingt durch die neue Bildübertragung von Video, Kabel und Satelliten – das öffentlich-rechtliche Fernsehen vor neue Herausforderungen stelle, so auch seine Nachwuchsredaktion. Es könne die Leistungsfähigkeit seines Programms nur dann weiterführend unter Beweis stellen und seinen Platz in der Gesellschaft, im Kulturbetrieb und auf dem Unterhaltungssektor behaupten, «wenn es nach wie vor die Vielfalt zum Programm macht und dem Trend der bunten Bilder damit ein Schnippchen schlägt»[30]. In einer zunehmenden Schnelllebigkeit und vor dem Hintergrund von Umbrüchen in der Medienlandschaft, sieht Stolte einen besonderen Bedarf an Widersprüchen und Anachronismen, an anderen Rhythmen, Innovationen und neuen Bewegungen in freien Räumen und bezieht sich dabei auf die Initiativen des «Kleinen Fernsehspiels»[31]. «Die kleinen Unebenheiten der Wirklichkeit sind

---

27 Andreas Schreitmüller war von 1984 bis 1991 Redakteur beim «Kleinen Fernsehspiel» im ZDF und ist seit 1991 Leiter der Fernsehfilm- und seit 2000 auch Spielfilmredaktion von ARTE G.E.I.E. in Straßburg. Seit Januar 2013 ist er Leiter der neuen Hauptabteilung «Spielfilm und Fernsehfilm» von ARTE G.E.I.E. in Straßburg.
28 Vgl. Stein: «Unser Aufgabenbuch», S. 11.
29 Ebd.
30 Stolte, Dieter: «Anstoß», in: Schreitmüller/Stein (Hg): *Freispiele*, S. 7–9; hier: S. 7.
31 Vgl. ebd.

3.2 Die Intentionen des «Kleinen Fernsehspiels»

es, die dort bemerkt, die leisen Erdstöße, die dort wie von einem Seismographen registriert werden»[32], beschreibt er die Impulse der Nachwuchsredaktion.

Nicht das gewichtige Hollywood-Epos mit Starbesetzung, sondern die ruhige und leise Geschichte wird hier erzählt. Hier wird nicht das gewohnte perfekte Spektakel mit garantiertem Augenkitzel zelebriert, sondern ein Experimentierfeld beackert, das trotz geringer Saat vielfältige Ernte bringt. «Das kleine Fernsehspiel» im ZDF ist eine Werkstatt für Themen und Macher, für neue Programmkategorien, Produktionsweisen und administrative Methoden. Wenn vom Erfolgsdruck des Marktes, Schnelllebigkeit der Moden und von der Macht der Einschaltquoten die Rede ist – hier trifft dies nicht zu. Sicherlich ist «Das kleine Fernsehspiel» privilegiert, weil es in einem Freiraum arbeitet, dessen Gestaltung nicht nur dem zügellosen Zeitgeist anvertraut ist.[33]

In den Explikationen Stoltes positioniert sich «Das kleine Fernsehspiel» als institutioneller Akteur, der entgegen einer beschleunigten sowie komplexen Welt und einer rasanten sowie kommerziellen Entwicklung der Medien nach einem alternativen Gegenpol suchte und daher ein Programm etablieren wollte, das auf Innovation, Experiment, Debüt, Grenzüberschreitung und Perspektivwechsel setzt.[34] Mit diesem alternativen Programmentwurf wandte es sich Filmstoffen zu, die als solche und in dieser Art und Weise in der ‹deutschen Gesellschaft› noch nicht behandelt worden waren. «Fernsehspiele», schreibt der Film- und Fernsehwissenschaftler Werner Faulstich in seinem Standardwerk *Grundkurs Fernsehanalyse* «[…] stellen Versuche von Sinnstiftung, Engagement, Gesellschaftskritik, Aufklärungsarbeit und ästhetische Innovationen dar.»[35] Die zeitliche und räumliche Situierung einer Filmgeschichte könne dabei variieren, aber die gewählten Themen würden meist die kulturelle Befindlichkeit der Gesellschaft zu einer bestimmten Zeit widerspiegeln.[36] Im Falle des «Kleinen Fernsehspiels», das sich als alternativer Entwurf begreift, kann diese kulturelle und gesellschaftliche Befindlichkeit auch eine sein, die sich erst erahnen lässt. Hierzu äußert sich die heutige Redaktionsleiterin, Claudia Tronnier: «Uns ist wichtig, dass in den Filmen zeitgenössische Themen oder gesellschaftspolitische Veränderungen thematisiert werden, ja dass sie über gesellschaftliche Relevanz verfügen»[37], wobei sie auf die Frage, woran sie gesellschaftliche Relevanz festmache, hinzufügt:

---

32 Ebd.
33 Ebd.
34 Vgl. hierzu auch: Schreitmüller, Andreas: «Der subjektive Faktor. Statements der Redakteure», in: ders./Stein (Hg): *Freispiele*, S. 82–84; hier: S. 83.
35 Faulstich, Werner: *Grundkurs Fernsehanalyse*, Paderborn 2008, S. 119.
36 Vgl. ebd.
37 Alkın/Tronnier: «Ein Interview, ein Rückblick und eine Filmographie», S. 384.

3 «Das kleine Fernsehspiel» als Wegbereiter

> An dem, was wir aus den Nachrichten erfahren, worüber man spricht und aus eigenen Erfahrungen und Wahrnehmungen. Manchmal kann es sich aber auch um neue Themen handeln, die in der Luft liegen und schwer zu greifen sind. Es ist dann eher eine Ahnung oder ein Gefühl, dass ein Thema in Zukunft mehr Relevanz bekommen wird. Wir versuchen das seismografisch irgendwie zu erfassen und in Projekten umzusetzen, die dann auch ein Wagnis sein können.[38]

Auch die einstige «Kleines Fernsehspiel»-Redakteurin Brigitte Kramer erläutert:

> Wir möchten neue Menschen in Sachen Film zum Zuge kommen lassen, die durch ungewöhnliche Perspektiven auf vielleicht Bekanntes, vielleicht Neues aufmerksam machen. Wir wollen neues Programm zeigen, damit auch der Cineast, der sich um 20 Uhr nicht ins Kino aufraffen konnte, um 22 Uhr im Fernsehen mal «was ganz Neues» sieht.[39]

Im Laufe dieses Kapitels lässt sich zeigen, wie die Filme der untersuchten Kategorie gesellschaftliche und kulturelle Gegebenheiten aufzeigen und reflektieren, wobei sie ungewöhnliche Perspektiven auf Bekanntes oder Neues einbringen.

3.3 Institutionelle Weltoffenheit und persönliche Motivation

Im beschriebenen Freiraum und Kontext des Neuen und Ungewohnten nimmt also die heutige Redaktionsleiterin des «Kleinen Fernsehspiels» die ersten deutschtürkischen Filme wahr. Sie sieht ihren Nährboden in einer Tradition von Weltoffenheit ihrer Redaktion gegeben.[40] Diese habe von Anbeginn auch mit Regisseur:innen aus dem Ausland zusammengearbeitet und ihre Projekte gefördert und koproduziert. Auch Tronnier definiert die untersuchte Kategorie durch die Filme einer zweiten türkischen Migrant:innengeneration, die in Deutschland aufgewachsen – oder teilweise aufgewachsen – ist und sich hier anders entwickeln konnte als ihre Elterngeneration. Viele von ihnen konnten studieren, verfügten aber dennoch über andere Erfahrungen als Gleichaltrige deutscher Herkunft.[41] Mit diesen ‹anderen Erfahrungen› begannen sie sich künstlerisch auseinander-

---

38 Ebd.
39 Ebd.
40 Tronnier vergleicht die Weltoffenheit des «Kleinen Fernsehspiels» mit der Ausrichtung von Nachwuchsredaktionen anderer öffentlich-rechtlicher TV-Sender, bspw. der ARD (vgl. Tronnier im persönlichen Interview). Bzgl. der Nachwuchsförderung der ARD und der dritten Programme vgl. Das Erste.de: «20 Jahre Filmdebüt im Ersten», online.
41 Vgl. Tronnier im persönlichen Interview.

3.3 Institutionelle Weltoffenheit und persönliche Motivation

zusetzen und brachten dabei Geschichten hervor, die bis dahin in Deutschland unbekannt waren.[42]

> Jetzt sagen wir [...], Parallelwelten [...], den Begriff gab es da ja noch gar nicht, aber [wir hatten] schon den Eindruck [...], das erzählt uns was aus einer Welt in Deutschland, die wir eigentlich [...] nicht kennen. Und das haben auch viele in der Presse [...] geschrieben. Ich erinnere mich an [...] einen Artikel [in dem] jemand geschrieben hat [...] bestenfalls halten wir mal ein Schwätzchen mit dem türkischen Gemüsehändler [...] an der Ecke, und mehr wissen wir eigentlich gar nicht über Türken, die hier in Deutschland leben, wie sie hier in Deutschland leben, wir kennen keinen [...]. Und ich habe das [...] als Möglichkeit gesehen, diese Welt wirklich kennenzulernen und darüber mehr zu zeigen.[43]

Die Anfänge eines ‹deutsch-türkischen Kinos› lassen sich in seinen Aushandlungsprozessen durch «Das kleine Fernsehspiel» in die 1990er-Jahre und damit in eine Zeit situieren, in der die Bundesrepublik noch nicht als Einwanderungsland anerkannt worden war und ihren Mitbürger:innen türkischer Herkunft mit Unwissen und Fremdheit begegnete.[44] Daher brachten sie bis dahin unbekannte Bilder und Perspektiven eines möglichen Lebens in Deutschland in Umlauf. In dieser Hinsicht lassen sie sich mit den Intentionen der Akteur:innen vergleichen, die das Filmfestival Türkei Deutschland hervorgebracht haben und die sich – wie gezeigt – als Engagement zur gesellschaftlichen und politischen Teilhabe und zum kulturellen Austausch begreifen lassen. «Unser Blick auf die deutsche Gesellschaft ist ein anderer. Und dadurch auch der auf das Kino»[45], erläutert Fatih Akın 2002 in einem Interview das Neue im Vergleich zum ‹herkömmlichen› ‹deutschen Kino› dieser Zeit.[46] «Wir haben noch einen zweiten Blick, den unserer Herkunftsländer. Dann sehen wir das Land durch ganz andere Augen. Wir sehen Sachen, die andere Leute nicht mehr wahrnehmen. Das macht unsere Filme anders», so seine Feststellung, wobei er ergänzt: «Nicht, dass sie dadurch besser würden, das ist keine Frage der Qualität. Aber wir bringen einfach eine andere

---

42 Vgl. ebd.
43 Ebd.
44 Zur Debatte um Deutschland als *Einwanderungsland* und zum Begriff *Parallelgesellschaft* vgl. bspw.: Kaschuba, Wolfgang: «Wie Fremde gemacht werden», in: *Der Tagesspiegel*, 14.01.2007, online; vgl. auch: Crolly, Hannelore et al.: «Einwanderungsrepublik Deutschland beliebt wie nie», in: *Die Welt*, 25.05.2014, online.
45 Ranze, Michael: «Heimat ist ein mentaler Zustand – ‹Solino›, Scorsese und die Globalisierung: Fatih Akın im Gespräch», in: *epd Film*, Nr. 11, November 2002, S.51.
46 Zu einem ‹herkömmlichen› ‹deutschen Kino› der 1990er-Jahre und seinen Wandlungen zur Jahrtausendwende vgl. bspw.: Hake: *German National Cinema*, S. 190–223.

Perspektive ein.»⁴⁷ Diese ‹andere Perspektive› auf ein Thema bildet ein zentrales Förderkriterium⁴⁸ für die Nachwuchsredaktion im ZDF, wobei Tronnier hervorhebt, dass die Pioniere bei ihren Projekten aus einer persönlichen Motivation heraus agierten und ihre Stoffe sich aus ihren individuellen Migrationserfahrungen formten. Die meisten von ihnen wollten zunächst Geschichten im Kontext der Migration erzählen. Eine allmähliche Emanzipation von diesem Sujet sieht sie erst in der Weiterentwicklung des Phänomens gegeben. Der Umstand lässt sich als ein zunehmendes Angekommensein von Menschen mit türkischem Migrationshintergrund in Deutschland deuten. Dadurch weisen ihre Geschichten nicht mehr unbedingt ein Einwanderungsthema auf. Insgesamt beobachtet Tronnier, dass Regisseur:innen und damit ihre eingereichten Projekte stets professioneller werden, was sich durch eine zunehmend qualitativ hochwertige Ausbildung an immer zahlreicher werdenden deutschen Filmhochschulen erklären lässt.⁴⁹

3.4 Deutschtürkische Produktionen des «Kleinen Fernsehspiels»

3.4.1 MEIN VATER, DER GASTARBEITER – In der Erinnerung

Der erste Regisseur, dessen Filme gemeinhin unter ein ‹deutsch-türkisches Kino› gefasst werden und den Tronnier redaktionell betreut hat, ist Yüksel Yavuz mit MEIN VATER, DER GASTARBEITER (D 1994)⁵⁰. Als ZDF-Auftragsproduktion wurde der Dokumentarfilm von der Berliner Produktionsfirma zero one film GmbH realisiert⁵¹ und 1995 auf dem DOK.fest, dem internationalen Dokumentarfilmfestival Münchens, gezeigt, wo er mit dem ‹Fuji-Preis› ausgezeichnet wurde.⁵² Er behandelt ein Migrationsthema, gleichzeitig veranschaulicht er auch, dass die untersuchte Kategorie verschiedene Facetten aufweist, die es zu berücksichtigen gilt. Bis heute werden unter ihr auch die Filme deutschkurdischer Filmemacher:innen gefasst, was eine der Problematiken der Kategorie ‹deutsch-türkisches Kino› sichtbar macht, da sie nicht ausreichend detailliert differenziert und dadurch nicht allen darunter subsumierten Filme gerecht wird. Aufgrund ihrer gemeinsamen Geschichte einer Migration nach Deutschland gibt es zwar Parallelen zwischen der Lebenssituation von Menschen mit türkischem und kurdischem Migrationshintergrund in Deutschland, jedoch sollten aufgrund der eigenen eth-

---

47 Ranze: «Heimat ist ein mentaler Zustand».
48 Wie eine Filmförderung durch «Das kleine Fernsehspiel» aussieht, wird in Kapitel 3.5 erläutert.
49 Vgl. Tronnier im persönlichen Interview.
50 Wie in der Einleitung erläutert, wird das jeweilige Produktionsjahr der in dieser Arbeit behandelten Filme einheitlich nach ihren auf IMDb aufgeführten Jahreszahlen angegeben, obwohl zero one film im Falle von MEIN VATER, DER GASTARBEITER das Jahr 1995 aufführt.
51 Vgl. Zero One Film: «Mein Vater der Gastarbeiter», online.
52 Vgl. Internationales Dokumentarfilmfestival München e. V.: «Preisträger 1989 bis heute», online.

3.4 Deutschtürkische Produktionen des «Kleinen Fernsehspiels»

nischen und damit geschichtlichen, sozialen und kulturellen Zugehörigkeit der Kurd:innen auch ihre Eigenständigkeit sowie ihre Eigenheiten berücksichtigt werden. Sie zeigen sich in ihrer Sprache, ihrer Kultur, ihrer Religion, in Festen, Bräuchen und Zeremonien ebenso wie in ihrer sozialen und politischen Situation. So weisen deutschkurdische Filme sowohl Gemeinsamkeiten als auch Unterschiede zu deutschtürkischen Filmen auf. Sie lassen sich anhand des folgenden Beispiels diskutieren, dessen Regisseur Deutschkurde ist.

«Das Laufen auf nackte Erde ist etwas, was man in Deutschland kaum noch kennt. Es heißt hier ‹spazieren gehen›, und man tut es nur, wenn man nicht gerade fährt»[53], beginnt Yavuz als Ich-Erzähler in seinem Film über die Unterschiede zu reflektieren, die es zwischen dem städtischen Leben im Deutschland der 1990er-Jahre und dem ländlichen Leben seiner Familie im türkischen Gebiet Kurdistans gibt. «Es war vor fünfzehn Jahren, dass ich von einem Tag zum andren meine Füße fast nur noch in Autos, Busse und Züge setzte»[54], führt er seine Erzählung fort. «Es war der Tag, an dem ich nach Deutschland kam. Mein Vater hatte mich geholt, damit ich an seiner Einsamkeit in der Fremde Teil hatte. Mein Vater, der Gastarbeiter.»[55] Gemeinsam bewegten sie sich nun täglich in einer Landschaft, in der man nicht laufen könne, ohne überfahren zu werden, so seine Erinnerungen.[56] Aus dem Anlass heraus, dass sein Vater vor seiner Pensionierung in die Türkei zurückkehrte und auf seine Rente verzichtete, weil er es in Deutschland nicht mehr aushielt, begann der Filmemacher, sich intensiv mit dem Leben und Aufwachsen zwischen zwei Welten und Kulturen auseinanderzusetzen. Diese Erfahrungen stellte er dann in einen breiteren gesellschaftlichen Kontext[57], erklärt Tronnier, doch der Anfangsimpuls für diesen Film sei ein sehr persönlicher gewesen.[58] In der Betrachtung der migrationsgeschichtlichen Gemeinsamkeiten von Kurd:innen und Türk:innen in Deutschland gliedert sich MEIN VATER, DER GASTARBEITER an die Reihe von Filmen an, die sich unter dem Thema Erinnerungskultur behandeln lassen. Dadurch liest er sich als persönliches Zeugnis und als Beitrag zum kollektiven Gedächtnis, Aspekte, die – lautet eine These – «Das kleine Fernsehspiel» beförderte.

«Mein Vater hielt es schließlich nicht mehr aus und kehrte zurück zu meiner Mutter in die Heimat. Aber für mich war es zu spät. Ich hatte das Laufen verlernt und konnte noch nicht Auto fahren»[59], thematisiert Yavuz sowohl die Situation

---

53 Yavuz, Yüksel in: MEIN VATER, DER GASTARBEITER, (D: 1994; R: Yüksel Yavuz), DVD: Ansichtskopie zero one film GmbH 2014, TC 00:01:08–00:01:14.
54 Ebd., TC 00:01:28–00:01:35.
55 Ebd., TC 00:01:37–00:01:49.
56 Vgl. ebd., TC 00:01:55–00:02:01.
57 Yavuz stellt bspw. die individuelle Lebenssituation seines Vaters in den Kontext der allgemeinen Situation von Gastarbeiter:innen im Deutschland dieser Zeit (vgl. ebd., TC 00:22:48–00:24:50).
58 Vgl. Tronnier im persönlichen Interview.
59 Yavuz in: MEIN VATER, DER GASTARBEITER, DVD, TC 00:02:02–00:02:13.

seines Vaters als auch die eigene und markiert damit die Unterschiede, die sich wiederum zwischen den Migrationsgenerationen ausmachen lassen. Während sein Vater als Zugehöriger der ersten kurdischen Einwanderinnen und Einwanderer durch Einsamkeit und Fremde fernab der vertrauten Heimat charakterisiert wird, bewegt sich sein Sohn, der bereits mit 15 Jahren nach Deutschland zog[60], in einem Zwischenraum. Dieser wird zwischen Laufen und Autofahren erfahrbar. Yıldız interpretiert die Lebensentwürfe der zweiten und dritten Migrant:innengeneration[61] als *postmigrantische*, die sich in ihren eigenen Geschichten äußern.[62] «Darin werden unterschiedliche Elemente zu hybriden Lebensentwürfen zusammengefügt, ergeben kulturelle Überschneidungen, Irritationen, Grenz- und Zwischenräume und simultane Zugehörigkeiten», so der Migrationsexperte, der ergänzt: «Ihre Lebenswirklichkeit deutet darauf hin, dass sie mit den von außen zugeschriebenen ethnischen Sortierungen kreativ und subversiv umzugehen wissen.»[63] Ein *postmigrantischer* Lebensentwurf lässt sich in MEIN VATER, DER GASTARBEITER erkennen, wenn Yavuz in seiner Erzählung fortfährt: «All die Jahre nach seiner Rückkehr versuchte ich, [das Autofahren] zu lernen, und erst als ich es beherrschte, kam der Gedanke an das Laufen zurück. Seitdem lief es in meinem Kopf.»[64] Er kehrte 1984 nicht mit seinem Vater zurück in die kurdische Heimat, er blieb in Hamburg, um sich hier ein ‹besseres› Leben aufzubauen. Doch die Erfahrungen der Kindheit und frühen Jugend sind ein Teil von ihm geblieben, und im Erwachsenenalter kehren die Erinnerungen zurück und lassen «neue Unterschiede zu Tage treten, die übliche Differenzauffassungen fraglich erscheinen lassen»[65]. Yavuz beschreibt die Erfahrung des Autofahrens aus seiner persönlichen Wahrnehmung heraus, die eine neue Sicht auf vermeintliche Selbstverständlichkeiten wirft. Da er bis ins Jugendalter nur das Laufen kannte, erfährt er das Autofahren nicht in der für junge Deutsche gewohnten Vertrautheit, sondern als Grenzerfahrung, die ihn mehrere Jahre des Erlernens kostet. «Schließlich fuhr ich los, meine Eltern wiederzusehen und sie noch einmal hierher zu bringen»[66], schließt er seinen kurzen Prolog ab, und es beginnt eine Reise zwischen Orten, Zeiten und Kulturen. Die Zuschauer:innen begleiten ihn auf seiner Autofahrt

---

60 Vgl. MEIN VATER, DER GASTARBEITER.
61 Zwar spricht Erol Yıldız von einer zweiten und dritten Migrant:innengeneration als von Menschen, die selbst nicht eingewandert sind (vgl. Yıldız: *Die weltoffene Stadt*, S. 179). Diese *postmigrantischen* Lebensentwürfe – lautet hier eine These – lassen sich auch bei einer zweiten Migrant:innengeneration herausstellen. Es sind Menschen, die als Kinder oder Jugendliche nach Deutschland gezogen sind, bspw. Ayşe Polat, Buket Alakuş, Yüksel Yavuz oder Hussi Kutlucan.
62 Vgl. Yıldız: *Die weltoffene Stadt*, S. 179.
63 Ebd.
64 Yavuz in: MEIN VATER, DER GASTARBEITER, DVD, TC 00:02:14–00:02:26.
65 Yıldız: *Die weltoffene Stadt*, S. 177.
66 Yavuz in: MEIN VATER, DER GASTARBEITER, DVD, TC 00:02:27–00:02:32.

3.4 Deutschtürkische Produktionen des «Kleinen Fernsehspiels»

nach Anatolien in das heimatliche Dorf, in das der Vater nach 16 Jahren zurückgekehrt ist. Die Kamera fängt in weiten, ruhigen Einstellungen die sich verändernde Landschaft ein. Der Regisseur spricht davon, wie die Zeit auch seine Wahrnehmung verändert und seine Grenzen erweitert hat. Das einfache Leben in Anatolien bildet einen starken Unterschied zum Leben in einer westlichen Metropole der 1990er-Jahre. Yavuz filmt die Menschen bei der täglichen Arbeit auf den Feldern, mit den Tieren[67] und in ihrer schlichten Behausung, welche diesen Kontrast besonders augenscheinlich zutage befördert. Das alltägliche Leben fängt er in Nahaufnahmen ein. Er lässt seine Eltern zu Wort kommen, stellt ihnen Fragen, möchte verstehen, was die lange Lebenszeit zwischen den Orten und kulturellen Unterschieden für seine Familie bedeutet hat und wie diese sie bis heute prägt. Um sich mit dieser Lebenserfahrung intensiv auseinanderzusetzen und einen authentischen Blick auf die Migration nach Deutschland zu richten, lädt Yüksel Yavuz seine Eltern auf eine Reise nach Hamburg ein. Diese bedeutet ebenso eine Zeitreise zu den Erinnerungen des Vaters an sein Dasein als Gastarbeiter in Deutschland und äußert sich an dieser Stelle wiederum durch eine *postmigrantische Perspektive*, die sich mit Rekurs auf Yıldız deuten lässt. «Auf Deutschland bezogen, heißt postmigrantisch zunächst, dass die deutsche Migrationsgeschichte neu erzählt wird», sagt der Migrationsforscher und fügt hinzu: «Der Blick richtet sich dann auf das Ungesagte, Unsichtbare und Marginalisierte, Migration wird zu einem konstitutiven Moment in der Geschichte der Bundesrepublik.»[68] Daher geht es in einer *postmigrantischen Perspektive* darum, «ein neues Verständnis der Migration zu erzeugen und die Praxis der Migration und die damit verbundenen Erfahrungen und Kompetenzen aus der Binnensicht in den Vordergrund zu rücken»[69]. In diesem Zusammenhang müsse auch die Geschichte der Gastarbeiter:innen neu erzählt werden.[70] Dadurch, dass sich die Menschen der zweiten und dritten Einwanderer:innengeneration nach Deutschland mit den Erfahrungen ihrer Eltern auseinandersetzten, aber auch mit der Gesellschaft, in der sie aufgewachsen sind, entstünden neue symbolische Welten. Die Rekonstruktionsarbeit, die dabei geleistet werde, fungiere als eine Art ‹Erinnerungsarchäologie›, in der Erlebtes, das bisher entweder nicht erzählt, bagatellisiert oder abgewertet wurde, in das öffentliche Gedächtnis gehoben werde. Auf dieses Art und Weise ließen sich binäre Oppositionen aufbrechen und neue Perspektiven auf die Migrationsgesellschaft eröffnen, so Yıldız.[71] Das Interesse, welches «Das kleine Fernsehspiel»

---

67 Die Schafherde des Vaters wurde in den 16 Jahren seiner Abwesenheit durch die Kuhherde seiner Mutter ersetzt.
68 Yıldız: *Die weltoffene Stadt*, S. 178.
69 Ebd.
70 Vgl. ebd.
71 Ebd.

diesem Filmstoff entgegenbrachte, basierte zwar nicht explizit auf der Intention, einen Beitrag zur Erinnerungskultur zu leisten, doch wie Tronniers erläutert, ging es der Redaktion darum, die deutschen Mitbürger:innen mit Migrationshintergrund näher kennenzulernen.[72] Dadurch, dass das ZDF die Realisierung dieses Films ermöglichte, hat es implizit einen Beitrag zur Erinnerungskultur geleistet. Und indem Yüksel Yavuz seine persönliche Familiengeschichte erzählt und seine Eltern selbst zu Wort kommen lässt, zeigt er auf, dass es nicht nur eine Sicht auf die Migration nach Deutschland gibt, sondern sie in unterschiedlichen Facetten erfahrbar wird. Individuelle Schicksale eröffnen unterschiedliche ‹Möglichkeitsräume›, deren Variationen, Kombinationen und Übergänge vielfältig sind. Dadurch werden starre Lebenskonzepte aufgebrochen, nationale Räume verlassen, und der Fokus wird auf grenzüberschreitende menschliche Beziehungen und Verbindungen gerichtet.[73] In den biografischen Brüchen und Widersprüchen werden andere Geschichten, Sprachen und Lebensentwürfe nachvollziehbar, sagt Yıldız. ‹Das Leben zwischen Welten› wird zur passenden Metapher für kreative, teils subversive Grenzbiografien. «Grenzen werden von Barrieren zu Schwellen, Orten des Übergangs, der Bewegung.»[74] In diesem fortwährenden Prozess der grenzüberschreitenden Bewegung lässt sich MEIN VATER, DER GASTARBEITER deuten, wie bereits die Filme, die beim Filmfestival Türkei Deutschland in Umlauf traten.

Durch die *postmigrantische Perspektive*, die in diesem Film eingenommen wird, gewinnen jedoch noch andere Aspekte Konturen, die das Leben in Anatolien charakterisieren. Es geht in diesem Film – wenngleich nur am Rande – auch um das Leben von Kurd:innen in einem Land, das ihnen nicht wohlgesonnen ist. Dass die Idylle und Ruhe der Berglandschaft durch vorbeirollende türkische Militärpanzer gestört wird, deutet die konfliktbeladene Situation jedoch nur vorsichtig an. Doch auch in einem Gespräch mit Yüksel Yavuz' Mutter erfahren die Rezipient:innen vom Verschwinden kurdischer Verwandter und von Morden, die verübt wurden. So eröffnet diese Perspektive auch eine Möglichkeit, über bisherige Tabuisierungen zu sprechen. Da der Blick aus einer Distanz geschieht, die das Leben in Deutschland mit sich brachte, kann der Filmemacher die schwierigen Umstände beleuchten.

3.4.2 ICH CHEF, DU TURNSCHUH – Humor als *transkulturelles* Element

Die Anfänge eines ‹deutsch-türkischen Kinos› thematisiert Tronnier auch durch Filme, die sich mit der Asylproblematik auseinandersetzen.[75] Hierbei fand sich die innovative Dramaturgie, die «Das kleine Fernsehspiel» bei der Auswahl sei-

---

72 Vgl. Tronnier im persönlichen Interview.
73 Vgl. Yıldız: *Die weltoffene Stadt*, S. 181.
74 Ebd.
75 Vgl. Tronnier im persönlichen Interview.

3.4 Deutschtürkische Produktionen des «Kleinen Fernsehspiels»

ner Stoffe sucht, Mitte der 1990er-Jahre in einem des deutschtürkischen Regisseurs Hussi Kutlucan: ICH CHEF, DU TURNSCHUH. Es ist ein Werk, das Eingang in eine Mehrzahl wissenschaftlicher Abhandlungen gefunden hat.[76] In ihrem Fokus stehen seine humoristischen Züge. Sie trügen dazu bei, die Migrationsthematik aus ihrer ‹Betroffenheitsperspektive› zu heben, wie sie ein ‹Migrationskino› der 1970er- und 1980er-Jahre bestimmte.[77] In diesem Sinne wurde der Film von Jochen Neubauer als «humoristische Umspiegelung»[78] diskutiert, der als einer der ersten eines ‹deutsch-türkischen Kinos› einen «satirischen Blick auf die Migrations- und Asylproblematik wagt»[79], wie Diana Schäffler betont. Maha El Hissy bezeichnet das Werk als «anarchistische Komödie»[80]. Deniz Göktürk verwendet einen fast identischen Terminus.[81] Hier würden die «rhetorische[n] Strategien im Umgang mit Ethnizität und Minderheiten» durchgespielt und «fixe Positionen unterlaufen», indem «Ethnizität karnevalistisch als Maskerade und Rollenspiel inszeniert wird.»[82]

Wie nun die unterschiedlichen Begriffe ‹Karneval›, ‹Satire›, ‹Ironie›, ‹Groteske› und ihre Konzepte zueinander stehen, die im wissenschaftlichen Diskurs eingebracht wurden, lässt sich in seiner weitergehenden Betrachtung aufzeigen.[83]

ICH CHEF, DU TURNSCHUH erzählt vom armenischen Asylbewerber Dudie (gespielt von Hussi Kutlucan), der – verlassen von seiner Freundin – von einem Containerschiff im Hamburger Hafen mit gefälschten Papieren nach Berlin flüchtet. In der deutschen Hauptstadt wird er in vielerlei Abenteuer verstrickt, während er mit allen Mitteln versucht, der Abschiebung zu entkommen. Es ergibt sich ein wildes Spiel des Rollentauschs, das die gesamte Filmhandlung bestimmt. Als ein Bus mit indischen Flüchtlingen eintrifft, verkleidet sich beispielsweise ein türkischer Asylbewerber als Inder, um von ihren Rechten zu profitieren. In eine ähnliche Verkleidung, die sich als Maskerade deuten lässt, schlüpft auch der türkischstämmige Hussi Kutlucan selbst, und zwar in die Rolle des armenischen Dudie[84], und «positioniert sich damit in einer weltweit anerkannten Diasporakultur, de-

---

76 Vgl. Göktürk: «Migration und Kino», S. 343; vgl. auch: Neubauer: *Türkische Deutsche, Kanakster und Deutschländer*, S. 212 f.; vgl. auch: Hissy: GETÜRKTE *Türken*, S. 212–239.
77 Vgl. Neubauer: *Türkische Deutsche, Kanakster und Deutschländer*, S. 214.
78 Ebd.
79 Schäffler: «*Deutscher Film mit türkischer Seele*», S. 41.
80 Hissy: GETÜRKTE *Türken*, S. 214. Über die wissenschaftlichen Abhandlungen hinaus findet der Ausdruck auch durch die Filmjournalisten Romain Geib und Margret Köhler Verwendung (vgl. Geib/Köhler: «Der andere Blick», S. 92).
81 Sie spricht von einer «anarchischen Komödie» (Göktürk: «Migration und Kino», S. 342).
82 Ebd.
83 Eingehend setzt sich auch das genannte, aktuelle und interdisziplinäre Handbuch zur Komik mit diesen Begrifflichkeiten auseinander (vgl. Wirth (Hg.): *Komik. Ein interdisziplinäres Handbuch*).
84 Vgl. ICH CHEF, DU TURNSCHUH.

ren Nachkommen sich als Opfer der Türken verstehen»[85], beschreibt Göktürk die Szene. In dieser Zuspitzung und Übertreibung lässt sich ICH CHEF, DU TURNSCHUH als Satire deuten. In seiner Umkehrung der Verhältnisse zeigt er an dieser Stelle aber auch Ironie und in der Zusammenführung von Gegensätzen Groteske. Durch seinen Humor, der in der amüsanten Darstellung seines Themas zum Ausdruck kommt, überwindet er das frühe ‹Migrationskino› der 1970er- und 1980er-Jahre in Deutschland, das durch ‹Problemfilme› hervorgebracht wurde. Hierzu schreibt Neubauer trefflich:

> Indem die Probleme des Protagonisten sowie die Darstellung der Figuren insgesamt ins Groteske überzeichnet werden, Dudie jedoch nie als hilfloses, bemitleidenswertes Opfer erscheint, sondern als cleverer und selbstbewusster Überlebenskünstler, gelingt es dem Film, auf soziale und politische Missstände aufmerksam zu machen, ohne dabei moralisch anklagend zu wirken oder in die Muster des ‹Problemfilms› zurückzufallen.[86]

Der humoristische Effekt des Films, den der wissenschaftliche Diskurs ebenfalls erörtert hat, lässt sich folgendermaßen zusammenfassen: Dadurch, dass er unterschiedliche Migrant:innengruppen und ihre Konflikte untereinander thematisiert, bricht er die ‹Black Box› Migration auf. Er zeigt ihre Vielschichtigkeit und schafft ein Bewusstsein für eine differenzierte Betrachtungsweise. Er bezieht den gesellschaftlichen Umgang mit Migration in dessen Darstellung ein, wodurch er ein Bewusstsein für diesen schafft. Und weil er sein Thema auf humorvolle Weise präsentiert, werden seine Zuschauer:innen unterhalten und lassen sich ein auf diese amüsante Geschichte.

ICH CHEF, DU TURNSCHUH macht durch Humor aber nicht nur Multikulturalismus und kulturelle Vielfalt – und damit zwar unterschiedliche, aber geschlossene – nebeneinander bestehende Kultursysteme sichtbar. Er schafft auch – und vielmehr – eine *transkulturelle Perspektive*. Diese vermag statische, homogene und nationalbasierte Kulturvorstellungen nicht nur zu entlarven, sondern durch die soziale Funktion des Lachens zu überwinden, lautet hier eine These. Das Lachen ist die körperliche Reaktion, die durch Humor hervorgerufen werden kann, dadurch, dass wir etwas als komisch empfinden. Es hat eine soziale Funktion und wirkt verbindend. Der französische Philosoph und Literaturnobelpreisträger Henri Bergson hat sich bereits vor über 100 Jahren eingehend mit diesem Phänomen auseinandergesetzt. Seine Gedanken erweisen sich auch heute noch als aufschlussreich. «Pour comprendre le rire», schreibt Bergson in seinem 1900 erschienen Essay über die Bedeutung des Komischen. «Il faut le replacer dans son milieu

---

85 Göktürk: «Migration und Kino», S. 342.
86 Neubauer: *Türkische Deutsche, Kanakster und Deutschländer*, S. 214.

3.4 Deutschtürkische Produktionen des «Kleinen Fernsehspiels»

naturel, qui est la société; il faut surtout en déterminer la fonction utile, qui est une fonction sociale.»[87] Die soziale Funktion des Lachens liege in seiner korrektiven Fähigkeit:

> Le rire est, avant tout, une correction. Fait pour humilier, il doit donner à la personne qui en est l'objet une impression pénible. La société se venge par lui des libertés qu'on a prises avec elle. Il n'atteindrait pas son but s'il portait la marque de la sympathie et de la bonté.
>
> Dira-t-on que l'intention au moins peut être bonne, que souvent on châtie parce qu'on aime, et que le rire, en réprimant les manifestations extérieures de certains défauts, nous invite ainsi, pour notre plus grand bien, à corriger ces défauts eux-mêmes et à nous améliorer intérieurement?[88]

Das Korrektiv, das hier erzeugt wird, liegt darin, dass es bei der- oder demjenigen, über die/den gelacht wird, Demut und Peinlichkeit hervorruft. Die Unannehmlichkeit kann ihr/ihm dazu verhelfen, Schwächen zu erkennen und zu beheben. In Bergsons Beispiel lacht die Gesellschaft über einen Einzelnen, doch ebenso lässt sich der Sachverhalt umkehren, und der Einzelne (oder eine Gruppe) kann sich über die Gesellschaft als komisches Gebilde amüsieren. Diese nützliche Funktion erzeugt die Komik in diesem Film. Indem problembehaftete Themen wie Migration, Asyl, Abschiebung oder Diskriminierung ironisch unterwandert werden, wird Rache an der gesellschaftlichen Betrachtungsweise und ihrem Umgang mit diesen geübt. In der erzeugten Absurdität und Peinlichkeit wird die Notwendigkeit eines sozialen Korrektivs ersichtlich.

Schließlich lässt sich durch Humor Annäherung befördern, wenn sich ein gemeinsamer Anlass zum Lachen findet. Weil in diesem Film sowohl die Migrant:innen als auch die Gesellschaft mit ihnen ins Lächerliche gezogen werden, können alle zusammen lachen. Das Lachen zeigt sich hierbei als universell-menschliches

---

87 Bergson, Henri: *Le rire. Essai sur la signification du comique* (1900), édition électronique réalisée à partir du livre d'Henri Bergson: *Le rire. Essai sur la signification du comique*, Paris 1924, S. 12, online; dt. Übersetzung: «Um das Lachen zu verstehen, müssen wir es wieder in sein angestammtes Element versetzen, und das ist die Gesellschaft; wir müssen seine nützliche Funktion bestimmen, und das ist eine soziale Funktion.» (Bergson, Henri: *Das Lachen. Ein Essay über die Bedeutung des Komischen*, übersetzt von Roswitha Plancherel-Walter, Hamburg 2011, S. 17).

88 Ebd., S. 83; dt. Übersetzung: «Das Lachen ist, ich wiederhole es, ein Korrektiv und dazu da, jemanden zu demütigen. Infolgedessen muß es in der Person, der es gilt, eine peinliche Empfindung hervorrufen. Durch ihr Gelächter rächt sich die Gesellschaft für die Freiheiten, die man sich ihr gegenüber herausgenommen hat. Das Lachen würde seinen Zweck verfehlen, wenn es von Sympathie und Güte gekennzeichnet wäre. Man wird nun behaupten, zumindest die Absicht könne gut sein, oft züchtigt man, weil man liebe, und indem das Lachen die äußeren Anzeichen gewisser Charaktermängel aufdecke, verhelfe es uns zu unserem eigenen Besten dazu, diese Fehler abzulegen und bessere Menschen zu werden.» (Ebd. S. 134)

3 «Das kleine Fernsehspiel» als Wegbereiter

Phänomen, das sich über kulturelle Zugehörigkeiten hinwegsetzt, auch darin liegt sein *transkultureller* Charakter. Die Distanz, die wir Fremdem oder Problematischem gegenüber gerne einnehmen, wird überwunden.

> Le personnage comique est souvent un personnage avec lequel nous commençons par sympathiser matériellement. Je veux dire que nous nous mettons pour un très court instant à sa place, que nous adoptons ses gestes, ses paroles, ses actes, et que si nous nous amusons de ce qu'il y a en lui de risible, nous le convions, en imagination, à s'en amuser avec nous: nous le traitons d'abord en camarade. Il y a donc chez le rieur une apparence au moins de bonhomie, de jovialité aimable, dont nous aurions tort de ne pas tenir compte. Il y a surtout dans le rire un mouvement de *détente*, souvent remarqué, dont nous devons chercher la raison.[89]

In der erzeugten Entspannung wird ein konstruktiver Austausch in einem friedvollen Miteinander möglich. Dies schafft ICH CHEF, DU TURNSCHUH durch seinen Humor, was dem Film seine Vorreiterrolle bezogen auf ein ‹deutsch-türkisches Kino› zuspricht und ihm seine Finanzierung durch das ZDF ermöglichte.

Hussi Kutlucan selbst positioniert sein Werk in den Kontext von drei anderen deutschtürkischen Filmen: APRILKINDER, LOLA + BILIDIKID und KURZ UND SCHMERZLOS. Auch sie wurden – wie ICH CHEF, DU TURNSCHUH – auf dem Hamburger Filmfest gezeigt.[90] So hebt Kutlucan ebenfalls die Handlungsmacht hervor, die Festivals in der Verbreitung von Filmen zugesprochen werden kann, wobei auch er die genannten Werke als solche beschreibt, die sich ihren Themen auf andere Art und Weise näherten, als man es bisher von Migrationsfilmen gewohnt war. Sie erzählten ihre Geschichten nicht nach dem Motto «Armer, Hilfloser»[91], sondern geistmutig und authentisch, sagt Kutlucan.[92] Mit ihrer Unangepasstheit an die deutschen Konventionen fügten sie sich ebenso in das Sendungsbewusstsein des «Kleinen Fernsehspiels» und erhielten eine Finanzierung.[93] Das Dreh-

---

89 Ebd., S. 82; dt. Übersetzung: «Oft hegen wir für eine komische Gestalt zunächst viel Sympathie. Jedenfalls versetzen wir uns vorübergehend an ihre Stelle, wir nehmen ihre Gebärden, ihre Redensarten, ihre Handlungsweisen an, und wenn uns das Lächerliche an ihr belustigt, so fordern wir sie im Geiste auf, mit uns darüber zu lachen. Wir behandeln sie als Kameraden. Dem Lachen ist also zumindest ein Anschein von Wohlwollen, von liebenswürdiger Leutseligkeit eigen, und es wäre falsch, dieser Tatsache nicht Rechnung zu tragen. Vor allem aber enthält das Lachen ein Element der *Entspannung*. Das hat sich nirgends deutlicher gezeigt als in unseren letzten Beispielen. Dort finden wir übrigens auch die Erklärung dafür.» (Ebd. S. 133)
90 Ebenso ist von Interesse, dass APRILKINDER und KURZ UND SCHMERZLOS gleichfalls Kopdroduktionen des «Kleinen Fernsehspiels» sind.
91 Kutlucan, Hussi im persönlichen Interview mit der Verfasserin am 17.09.2010 in Berlin.
92 Vgl. ebd.
93 ICH CHEF, DU TURNSCHUH ist eine Auftragsproduktion des «Kleinen Fernsehspiels», APRIL-

buch von ICH CHEF, DU TURNSCHUH fand also durch seinen Humor Anklang in Mainz. Hierbei verweist Tronnier auf einen weiteren Aspekt, der in den hiesigen Förderkriterien eine Rolle spielt: die persönliche Handschrift einer Regisseurin / eines Regisseurs. Bei Kutlucan zeige sie sich in einem komödiantischen Filmstil, bei anderen fände sie sich etwa im Spiel mit verschiedenen Genres.[94]

3.4.3 APRILKINDER – Eine persönliche Familiengeschichte

Bevor das Spiel mit verschiedenen Genres näher betrachtet wird, steht folgend eine ZDF-Koproduktion im Betrachtungsfokus, die sich ebenso mit der Asylproblematik auseinandersetzt, jedoch in einer gänzlich anderen Art und Weise als ICH CHEF, DU TURNSCHUH. Die Rede ist von APRILKINDER, dem zweiten Spielfilm von Yüksel Yavuz. Erzählt wird vom Schicksal einer kurdischen Familie, die in Hamburg ihr Glück versucht und sich mit kultureller Identität und Differenz auseinandersetzen muss, bezogen auf Deutsche und der Türk:innen, aber auch bezogen auf Kurd:innen und Türk:innen. Im Mittelpunkt der Geschichte steht Cem, der älteste Sohn, der als Metzger arbeitet und danach trachtet, sich von seiner Familie und ihren Problemen abzugrenzen. Als er sich in Kim verliebt, scheint er sein Glück gefunden zu haben. Bald gerät er jedoch erneut unter familiären Druck, da seine Heirat mit einer kurdischen Cousine aus der Heimat vorgesehen ist. Dass sich diese gerade auf der Flucht vor dem türkischen Militär befindet und um Asyl in Deutschland bittet, macht die Situation noch schwieriger für den Deutschkurden. Schließlich bricht er mit seinen eigenen Bedürfnissen und beugt sich denen seiner Familie.

APRILKINDER hat Eingang in einige wissenschaftliche Arbeiten gefunden. Er wird durch seinen Fokus auf Migration verhandelt, der den Blick für Differenzen schärfe. Er wecke eine Sensibilität für die Art und Weise, wie «Objekte, Phänomene und Menschen in Repräsentationsordnungen verortet werden»[95], schreiben die Autor:innen der Publikation *Transkulturalität. Türkisch-deutsche Konstellationen in Literatur und Film*. Sie beziehen sich u. a. darauf, dass die ‹Black Box› Migration in diesem Film aufgebrochen und ihre Vielschichtigkeit gezeigt wird, indem eine kurdische Identität von einer türkischen unterschieden wird, was sich – vergleichbar mit LUKS GLÜCK – durch Sprache, Musik, Hochzeitszeremonie, hier aber auch in der thematisierten Asylsuche zeigt. Jochen Neubauer gliedert APRILKINDER die Kategorie ‹Familiengeschichten› ein, worunter er ebenfalls LOLA + BILIDIKID und

---

KINDER und KURZ UND SCHMERZLOS sind Koproduktionen und damit Gemeinschaftsarbeiten, bei denen weitere Produktionspartner beteiligt sind (zu den konkreten Finanzierungspraktiken des «Kleinen Fernsehspiels» siehe Kapitel 3.5).
94 Vgl. Tronnier im persönlichen Interview.
95 Blumentrath et al.: *Transkulturalität*, S. 96.

3 «Das kleine Fernsehspiel» als Wegbereiter

GESCHWISTER – KARDEŞLER[96] fasst.[97] Er macht dadurch auf eine Kategorie aufmerksam, die in dieser Arbeit ebenfalls Bedeutung gewinnt.[98] Daniela Berghahn wiederum bezieht sich in ihren Überlegungen auf APRILKINDER, indem sie diesen Film ‹sozial-realistischen Dramen› bzw. ‹sozialen Problemfilmen› zuordnet, wie sie ein ‹Migrationskino› im Deutschland der 1970er- und 1980er-Jahre dominierten.[99] Ihre Zuweisung lässt sich begreifen, wenn berücksichtigt wird, dass er in einem gesellschaftlichen Randmilieu angesiedelt ist und mit Stereotypen wie ‹kriminellen Migrant:innen› oder ‹Zwangsheirat› operiert. Auch lässt sich Berghahns Eingliederung verstehen, wenn das Augenmerk auf das Genre Drama lenkt wird, das in diesem Film bedient wird. Da dieses die Krise fokussiert, die seine Protagonisten durchleben, wird das Problembehaftete in den Vordergrund gerückt.[100] Im Vergleich schafft eine Komödie wie beispielsweise ICH CHEF, DU TURNSCHUH einen neuen, eben leichteren Zugang zur Thematik. Doch obwohl APRILKINDER die festgeschriebene gesellschaftliche Ordnung nur in einzelnen Momenten durchbricht[101], lässt er sich in einer *postmigrantischen Perspektive* deuten, so hier die These. Durch seine Unterscheidung einer kurdischen Ethnizität und Kultur von einer türkischen schafft er ein Bewusstsein für die Komplexität kultureller Ausprägungen und Zugehörigkeiten. Die Homogenisierung der ‹türkischen Community› und die einseitige Sichtweise auf Migration werden aufgelöst. Auch dadurch, dass Cems Cousine um Asyl in Deutschland bittet, weil sie sich auf der Flucht vor dem türkischen Militär befindet, zeigt, dass Einwanderung unterschiedliche Motive haben kann. Der Film nimmt eine durch Migration geprägte Sicht ein, indem seine fiktive, aber biografisch angelehnte Geschichte[102] eine Binnensicht auf Einwanderung eröffnet und eine konkrete ihrer vielen Facetten erfahrbar macht. Weil Einwanderung hier aus einer neuen Perspektive behandelt wird, wurde das Projekt vom ZDF zur Koproduktion angenommen.[103]

---

96 GESCHWISTER – KARDEŞLER ist ebenfalls eine Koproduktion des «Kleinen Fernsehspiels».
97 Vgl. Neubauer: *Türkisch Deutsche, Kanakster und Deutschländer*, S. 218.
98 Nicht nur die bereits eingeführten Filme ALMANYA, WIR HABEN VERGESSEN ZURÜCKZUKEHREN, LUKS GLÜCK und MEIN VATER, DER GASTARBEITER lassen sich unter der Kategorie ‹Familiengeschichten› diskutieren. Auch in ANAM, SOLINO, GEGEN DIE WAND, AUF DER ANDEREN SEITE, EINMAL HANS MIT SCHARFER SOSSE oder VON GLÜCKLICHEN SCHAFEN ist Familie ein zentrales Element der Erzählung, wie im Laufe dieser Forschung ersichtlich wird. So verhandeln auch weitere Akteur:innen ein ‹deutsch-türkisches Kino› unter diesem Aspekt (siehe Kapitel 6.5.1).
99 Vgl. Berghahn, Daniela: «My Big Fat Turkish Wedding: From Culture Clash to Romcom», in: Hake/Mennel (Hg.): *Turkish German Cinema in the New Millennium*, S. 19–31.
100 Zum Filmgenre Drama siehe Weidenfeld, Nathalie: *Das Drama der Identität im Film*, Marburg 2012.
101 Vgl. hierzu auch: Blumentrath et al.: *Transkulturalität*, S. 97.
102 Biografisch angelehnt ist die Geschichte dadurch, dass Yüksel Yavuz selbst kurdischer Abstammung ist, als Kind nach Deutschland immigrierte und in Hamburg aufgewachsen ist, wie in MEIN VATER, DER GASTARBEITER bereits thematisiert wurde.
103 Vgl. Tronnier im persönlichen Interview.

3.4.4 KURZ UND SCHMERZLOS – Ein ‹Genrekino› in Zirkulation

Die besondere filmische Handschrift, die ein weiteres Finanzierungskriterium für «Das kleine Fernsehspiel» darstellt, zeigt sich durch das Spiel mit verschiedenen Genres. Ein Regisseur, dessen Werk sich hierdurch beschreiben lässt, ist Fatih Akın. Dieser wollte sein Langfilmdebüt KURZ UND SCHMERZLOS bereits im Genre Gangsterfilm realisieren, in einer Zeit, in der wenige Filmemacher:innen ein ‹Genrekino›[104] bedienten, weshalb sich das Projekt als innovativ und daher finanzierungswürdig für die Nachwuchsredaktion präsentierte. Akın sei seine Geschichten aber auch dadurch anders angegangen als andere deutschtürkische Regisseur:innen, dass er seine Sujets ‹multikultureller› anlegte. Die Protagonisten in diesem Film haben einen türkischen, einen serbischen und einen griechischen Migrationshintergrund. Außerdem bediene er nicht ausschließlich das klassische ‹Arthouse-Kino›, auch in dieser Hinsicht fand sein Stoff Anklang in Mainz. Er lässt sich für Tronnier daher einem ‹deutsch-türkischen Kino› am wenigsten klar zuordnen, stattdessen aber unter die Kategorie ‹Genrekino› fassen.[105] Er handelt von den drei Freunden Gabriel (Mehmet Kurtuluş), einem Deutschtürken, Bobby (Aleksandar Jovanovic), einem Deutschserben, und Costa (Adam Bousdoukos), einem Deutschgriechen. Sie leben in Hamburg am Rande der Kriminalität, was Gabriel schließlich ins Gefängnis bringt. Wieder auf freiem Fuße, möchte er ein neues Leben beginnen, doch das erweist sich als schwieriger als gedacht. Dass sich obendrein Gefühle zwischen ihm und Bobbys Freundin Alice (Regula Grauwiller) entwickelt, macht die gesamte Situation noch verzwickter. Der Film fügt sich aufgrund seiner Geschichte, die vom Aufstieg und Fall eines Verbrechers handelt, unter das Genre Gangsterfilm. Er lässt sich diesem aber auch aufgrund seiner formalen Aspekte, beispielsweise des eingesetzten Lichts, zuordnen.[106] Seine Anfangsszenen spielen etwa am Tag, weil hier die Welt noch in Ordnung scheint. Sie werden jedoch durch zunehmende Dunkelheit

---

104 In seiner klassischen filmwissenschaftlichen Definition beruht ein Genre auf einer Sammlung von Filmen, die dadurch verbunden sind, dass sie bestimmte Konventionen bündeln, die eine bestimmte Erwartungshaltung bei der Zuschauerin / beim Zuschauer hervorrufen. Genres dienen der Klassifizierung und verweisen auf standardisierte Geschichten mit vorgezeichneten Stoffen und Handlungsmustern, mit bestimmten Leitmotiven und ästhetischen Hierarchien. Oftmals entstehen neue Genrefilme durch Bezugnahme auf bereits bestehende, in neuer Variation. Einen Film im Genre zu realisieren, bedeutet, sich dabei eines bestimmten etablierten Genres zu bedienen wie des Melodrams, der Komödie, des Western, des Thrillers, des Liebesfilms u. a. (vgl. Altman, Rick: «Film und Genre», in: Nowell-Smith, Geoffrey (Hg.): *Geschichte des internationalen Films*, Stuttgart/Weimar 1998, S. 253–259).
105 Vgl. Tronnier im persönlichen Interview.
106 Zum Genre Gangsterfilm vgl. Wilson, Ron: *The Gangster Film. Fatal Success in American Cinema*, London / New York 2015; vgl. auch: Nirmalarajah, Asokan: *Gangster Melodrama. «The Sopranos» und die Tradition des amerikanischen Gangsterfilms*, Bielefeld 2012; vgl. auch: Gabree, John: *Der klassische Gangster-Film*, München 1981.

3 «Das kleine Fernsehspiel» als Wegbereiter

abgelöst, die den Fall des Protagonisten begleitet.[107] Diese Technik unterstreicht die genretypischen Elemente, so die zwielichtige Figur des Gangsters, der sich in einer pflichtvergessenen und düsteren Umgebung bewegt, schreibt John Gabree in seiner frühen Studie zum klassischen Gangsterfilm.[108] Fatih Akın erläutert seinen Lichteinsatz wie folgt: «Das Konzept war, dass der Film immer dunkler wird: Am Anfang gibt es Farben und Licht, die Hochzeit ist sehr bunt, die Szene am Elbstrand spielt am helllichten Tag. Dann wird es immer mehr Nacht – in der Geschichte wie im Bild.»[109] KURZ UND SCHMERZLOS zeigt ebenso durch eindeutige *intertextuelle* Verweise zu anderen Gangsterfilmen seine Zuordnung zu diesem Genre. Insbesondere zu Matin Scorseses MEAN STREETS (HEXENKESSEL; USA 1973). Im «Little Italy» der 1960er-Jahre arbeitet Charlie Cappa (Harvey Keitel) im kriminellen Milieu. Er treibt für seinen Onkel, den Mafiaboss Giovanni, die Gelder seiner Schuldner ein. Macht er seine Sache gut, erwartet ihn zur Belohnung die Übernahme von Giovannis Restaurant. Doch da gerät Charlies Freund Johnny Boy (Robert De Niro) in Schwierigkeiten. Dass sich Charlie in seine Cousine verliebt hat, macht die Situation auch in dieser Geschichte noch verstrickter. Die inhaltliche Nähe, die KURZ UND SCHMERZLOS mit MEAN STREETS teilt, ist offensichtlich: Das Milieu, in dem beide Geschichten angesiedelt sind, die Gangster, deren Aufstieg und Fall sie thematisieren, aber auch die Freundschaft, von der sie erzählen, und die Liebe zu einer Frau, die unerreichbar scheint. Es findet sich aber auch eine Nähe in ihrer formalästhetischen Umsetzung, beispielsweise in der düsteren Stimmung, die beide Filme transportieren, in ihrer Figurenzeichnung, so etwa in der Direktheit, in der ihre Charaktere handeln, und durch ihr Leben auf den Straßen einer Stadt, die sie porträtieren, einmal Hamburg und einmal New York. «Die Stadt bietet dem Verbrecher den aktuellen Hintergrund und ist in ihrer Trostlosigkeit zugleich Zeichen für sein Werden und das Ausmaß seiner Brutalität», erläutert John Gabree die Bedeutung, die der Stadt im klassischen Gangsterfilm zukommt, wobei er sich insbesondere auf das Aufkommen des Genres im Amerika der 1930er-Jahre bezieht. «Der Gangster lebt in einer Welt der Polizeisirenen, der verlassenen Straßen, in einer Welt, die aus schäbigen Apartmenthäusern und billigen Hotels besteht», schreibt er weiter, «aber auch aus Luxusgegenständen und Penthäusern, aus Busstationen, Hafengebieten und Lagerschuppen, Bars aus der Zeit der Prohibition und Polizeirevieren»[110]. MEAN STREETS hat Akın ebenso dramaturgisch in seiner Gangstergeschichte beeinflusst. Beispielsweise bei der Schlussszene, die in beiden Filmen einen Kampf mit tödlichem Ende darstellt. Hierzu erklärt der Hamburger Filmemacher: «Die beiden kämpfen miteinander, dabei fällt ein Schuss, und Bobby sackt tot zusammen.

---

107 Vgl. KURZ UND SCHMERZLOS.
108 Vgl. Gabree: *Der klassische Gangster-Film*, S. 80.
109 Behrens/Töteberg (Hg.): *Fatih Akin: Im Clinch*, S. 62.
110 Vgl. Gabree: *Der klassische Gangster-Film*, S. 22.

3.4 Deutschtürkische Produktionen des «Kleinen Fernsehspiels»

Dann macht Muhamer ihm die Augen zu. Man weiß nicht, wie viel Zeit vergangen ist. Fünf Minuten? Eine Stunde? Egal.» Und Akın ergänzt: «Das ist die Technik, die ich heute noch benutze: innerhalb einer Einstellung in der Zeit zu springen. [...], das habe ich von Scorsese und all den New-Hollywood-Haudegen gelernt.»[111] KURZ UND SCHMERZLOS entfaltet sich als ein Film, der Selbsterlebtes verarbeitet. «Der Stoff basiert auf einer Anekdote», erklärt sein Regisseur, «die reale Geschichte ist eigentlich noch viel besser [...]. Wir waren drei beste Freunde: Adam Bosdoukos, Tommy und ich. Adam ist sitzengeblieben und kam in die Klasse von Tommy», so seine Erinnerungen: «Der interessierte sich für Gangsterfilme wie SCARFACE [SCARFACE; USA 1983, R: Brian De Palma] oder DER PATE [THE GODFATHER; USA 1972, R: Francis Ford Coppola], wollte selber unbedingt Gangster werden.»[112] Nicht nur der junge Akın, auch seine Freunde waren begeisterte Filmfans, die ihre Helden im amerikanischen Actionkino fanden[113], hierbei finden sich gleichfalls biografische Bezüge.

Das ‹Genrekino›, unter das die Werke Akıns vom «Kleinen Fernsehspiel» gefasst werden, zeigt sich also ebenfalls in seinen eigenen Schilderungen. Es verbindet sich auch mit den Aushandlungsprozessen von KURZ UND SCHMERZLOS durch Feuilleton und Filmkritik: «Hexenkessel Hamburg-Altona» betitelt etwa *Der Spiegel* im Oktober 1998 einen Artikel. Und die Headline lautet: «Ein Thriller ohne Multi-Kulti-Kitsch: Der deutschtürkische Regisseur Fatih Akin erzählt in seinem preisgekrönten Debütfilm von Ganoven und solchen, die es lassen wollen.»[114] Der zu diesem Zeitpunkt erst 25-jährige Fatih Akın wird gelobt, weil er «mit einem Millionenetat sein eigenes Drehbuch verfilmen durfte und dafür auch noch einen renommierten englisch-amerikanischen Verleiher fand. Und weil er garantiert der jüngste deutschtürkische Regisseur ist, der auf dem Festival in Locarno ausgezeichnet wurde», heißt es weiter, «gilt Akın seit ein paar Wochen als neue Kinosensation»[115], wobei er die Geschichte der drei Jungs aus Hamburg-Altona roh und schnell erzähle:

> Die Gewaltszenen folgen der knappen Choreographie, die er schon in seiner Jugend in den Kung-Fu-Filmen seines Vorbilds Bruce Lee bewundert hat, und die Dialoge hat die Straße geschrieben. Es sind stolpernde, kurze Sätze, die Akins Helden sprechen, sie haben das Pathos trauriger Macho-Sprüche, und wenn sie auch nicht immer die Regeln der Grammatik befolgen, auf eine Pointe verzichten sie nie. Es ist das Deutsch, das Akin und seine Helden von schlecht synchronisierten Hollywoodfilmen gelernt haben.[116]

---

111 Behrens/Töteberg (Hg.): *Fatih Akin: Im Clinch*, S. 63–64.
112 Ebd., S. 35.
113 Vgl. hierzu auch: ebd., S. 29.
114 Fokuhl, Jörg: «Hexenkessel Hamburg-Altona», in: *Kultur Spiegel* 10/1998, S. 19–21; hier: S. 19.
115 Ebd.
116 Ebd.

3 «Das kleine Fernsehspiel» als Wegbereiter

In den Formationen eines ‹deutsch-türkischen Kinos› durch Feuilleton und Filmkritik wurde Akıns ‹Genrekino› also gleichfalls erkannt und hervorgehoben, dass es sich bei seinem ersten Spielfilm gerade nicht um ein Sozialdrama handle.[117] «Er wollte einfach nur einen dreckigen Thriller drehen. Und dachte dabei an den französischen Film beur oder an Martin Scorseses HEXENKESSEL über ein paar Verlierer in Little Italy»[118]. Das Feuilleton verweist auch erneut auf die Wichtigkeit, die Festivals bei der Etablierung von Filmen spielen, und hebt *intertextuelle* Bezüge hervor, welche die Arbeiten Akıns charakterisieren. Neben seinem Vorbild Scorsese wird hier auf das ‹Cinéma beur› referiert, das ein ‹deutsch-türkisches Kino› mit einem französischen ‹Migrationskino› verknüpft und es als ‹transnationales›, ‹europäisches Kino› verortet.[119] Es wurde in dieser Arbeit durch die Filme eingeführt, die in Frankreich seit den 1970er-Jahren von Filmemachern mit nordafrikanischem Migrationshintergrund realisiert wurden. Die Themen, die diese ersten ‹Migrationsfilme› der 1970er-Jahre behandelten, siedeln sich ebenfalls in einem gesellschaftlichen Randmilieu an und betreffen die Probleme von Einwanderer:innen einer ersten und zweiten Generation.[120] Als Beispiele ließen sich LE THÉ AU HAREM D'ARCHIMÈDE und LA HAINE anführen (siehe Kapitel 1.1.5). Hier nun ist LA HAINE von Interesse, da er *intertextuelle* Bezüge zu KURZ UND SCHMERZLOS aufweist. Auch Kassovitz' Spielfilm erzählt die Geschichte einer Freundschaft. Diese besteht ebenfalls zwischen drei jungen Männern mit unterschiedlichem Migrationshintergrund, die sich in einem kriminellen Milieu bewegen. Auch sie träumen von einem besseren Leben und sind bereit, dafür zu kämpfen. In seiner formalästhetischen Umsetzung lässt sich LA HAINE gleichfalls dem Genre Gangsterfilm zuordnen, indem er eine düstere, trostlose Stimmung erzeugt, nicht zuletzt dadurch, dass er in Schwarz-Weiß gedreht wurde. Er spielt ebenfalls auf den Straßen einer Stadt, und seine Charaktere agieren schonungslos und direkt.

Schließlich hat auch der wissenschaftliche Diskurs Akıns ‹Genrekino› erkannt und anhand einzelner Beispiele herausgearbeitet. Deniz Göktürk beispielsweise beschreibt seine Handlung durch seine Figurenkonstellation, die aus drei wütenden jungen Männern mit unterschiedlichem Migrationshintergrund bestünde, wobei auch sie Akıns Spielfilmdebüt mit LA HAINE vergleicht. Denn Kassovitz' Film fokussiere ebenso wenig eine ethnische Gruppe, sondern die soziale Position der Protagonisten am Rande der Stadt und der Legalität sowie deren mediale Wahrnehmung.[121] Von Wichtigkeit erscheint auch ihr, wie «die Ästhetik

---

117 Vgl. ebd.
118 Ebd., S. 21.
119 Als ‹transnationales, europäisches Kino› und in Vernetzung zu einem ‹Migrationskino› anderer europäischer Länder wird ein ‹deutsch-türkisches Kino› in seinen Aushandlungsprozessen durch den europäischen Kulturkanal arte noch genauer betrachtet werden (siehe Kapitel 4).
120 Vgl. bspw.: LE THÉ AU HAREM D'ARCHIMÈDE oder LA HAINE.
121 Vgl. Göktürk: «Migration und Kino», S. 341.

3.4 Deutschtürkische Produktionen des «Kleinen Fernsehspiels»

von Gangsterfilmen à la Martin Scorsese in die Straßen Hamburgs transponiert [wird]»[122]. Stan Jones hat auf die Verbindungen von KURZ UND SCHMERZLOS zum ‹Neuen Deutschen Film› und Fassbinders frühem Filmwerk hingewiesen und Akıns Langfilmdebüt als «a straight sub-genre derived from the crime thriller»[123] definiert. Auch Jochen Neubauer thematisiert in seinem Überblick über die Entwicklungstendenzen eines ‹deutsch-türkischen Kinos› zwischen 1990 und 2005, dass sich dessen Regisseur:innen verschiedener Genres und Gattungen bedienten.[124] In diesem Kontext führt er Akıns zweiten regiegeführten Spielfilm auf, IM JULI (D 2000), den er dem Genre des Roadmovies zuordnet.[125] Er handelt von Daniel (Moritz Bleibtreu), einem jungen angehenden Lehrer aus Hamburg, der sich in die schöne Türkin Melek (Idil Üner) verliebt. Als diese zurück nach Istanbul reist, beschließt Daniel kurzerhand, ihr mit dem Auto zu folgen. Bei seiner Fahrt begleitet wird Daniel von Juli (Christiane Paul), einer Schmuckverkäuferin, die er zuvor kennengelernt und die sich in ihn verliebt hat, ohne dass Daniel etwas davon bemerkt. Es beginnt eine abenteuerliche Reise von Hamburg nach Istanbul, quer durch Südosteuropa, auf der sich nicht nur die Landschaften verändern, sondern auch die Protagonist:innen eine Wandlung durchlaufen. IM JULI lässt sich durch sein Motiv des Unterwegsseins dem Genre Roadmovie zuordnen. Es ist Sinnbild eines Lebensgefühls, wie es die Schmuckverkäuferin Juli bereits kennt und wie es Daniel zunehmend für sich entdeckt. Er lässt sich auch durch die Suche seiner Protagonist:innen nach Liebe, nach ihrer Identität und nach ihrem Platz in der Welt als Roadmovie beschreiben.[126] Die Autor:innen Blumentrath et al. haben IM JULI ebenfalls diesem Genre zugesprochen, wobei auch sie betonen, dass Akın in seinen Werken in vielfacher Hinsicht auf Modelle des ‹Neuen Deutschen Films› zurückgreife, weshalb er sich durch verschiedene *intertextuelle* Bezüge, aber auch eine *transkulturelle* Figuren- und Handlungskonzeption charakterisieren lasse.[127] «In KURZ UND SCHMERZLOS ging es um Realität, in Im Juli um Illusion. Ich will nicht in eine Schublade gesteckt werden. Denn ich will den Cross-over, will raus aus der Nische und ein kommerzieller Filmemacher sein»[128], äußert sich wiederum Akın selbst zur Vielfalt seines Schaffens, das auch fortführend Rekurs auf

---

122 Ebd.
123 Jones, Stan: «Turkish-German Cinema Today: A Case Study of Fatih Akin's KURZ UND SCHMERZLOS (1998) and *Im Juli* (2000)», in: Rings/Morgan-Tamosunas (Hg.): *European Cinema*, S. 75–91; hier: S. 81.
124 Vgl. Neubauer: *Türkische Deutsche, Kanakster und Deutschländer*, S. 201–223.
125 Vgl. ebd., S. 216.
126 Zum Genre Roadmovie siehe: Wilkins, Heidi: *Talkies, Road Movies and Chick Flicks. Gender, Genre and Film Sound in American Cinema,* Edinburgh 2016; vgl. auch: Grob, Norbert / Klein, Thomas (Hg.): *Road Movies*, Mainz 2006.
127 Vgl. Blumentrath et al: *Transkulturalität*, S. 110–111.
128 Senator Film (Hg.): *Presseheft von IM JULI,* Berlin 2001, S. 20.

165

verschiedene Genres und Gattungen nimmt. Er lässt sich auf keine bestimmte Tendenz festlegen. Ebenso wenig wirkt er ausschließlich als Regisseur, sondern gleichfalls als Schauspieler, Drehbuchautor, Produzent und Lehrbeauftragter an Filmhochschulen und erschafft dabei ein vielfältiges Werk, das eine polyzentrische Ausrichtung aufweist. Diese künstlerische Vielfalt lässt sich auch bei anderen Filmemacher:innen sowie Kultur- und Medienschaffenden mit Migrationshintergrund beobachten, beispielsweise bei Hussi Kutlucan, Thomas Arslan, Neco Çelik, ebenso bei Şermin Langhoff oder Tunçay Kulaoğlu. Es ist eine Dynamik, Hybridität und Wandelbarkeit, die *postmigrantische* Identitäten und Lebensweisen in sich tragen, so die These, die auf vielschichtigen Ebenen erkennbar werden. «Unsere Biographien sind sperrige Hybriden, die für die Eindeutigkeit nicht taugen»[129], schreiben Bota, Pham und Topçu. Die Kulturwissenschaftlerin Aleida Assmann hat sich in diesem Kontext auf den britisch-indischen Schriftsteller Salman Rushdie bezogen, um die Verschränkung kultureller Gedächtnisse zu studieren und ein Bild des heutigen durch Migration geprägten Menschen zu zeichnen. «Man gehört nicht mehr nur einer Welt an, alles ist doppelbödig geworden und in einer permanenten Bewegung, in der unterschiedliche Elemente neue kreative Verbindungen eingehen. Es sind eben diese Mischungsverhältnisse, aus denen das Neue entsteht [...]»[130], schreibt Assmann.

3.4.5 Luks Glück – Eine besondere filmische Handschrift

Nicht nur Fatih Akın, ebenso andere deutschtürkische Filmemacher:innen brachten in den 1990er-Jahren neue Geschichten und andere Erzählweisen in das ‹deutsche Kino› ein und bildeten dadurch förderungswürdige Stoffe für «Das kleine Fernsehspiel». Als weiteres Beispiel für eine besondere filmische Handschrift treten an dieser Stelle Luks Glück und seine Regisseurin Ayşe Polat erneut in Interaktion. Polats Handschrift zeichnet sich nach Auffassung Tronniers durch die tragisch-, absurd-, traurig-komischen Momente ihrer Filme aus. Während Auslandstournee und En garde jedoch dem Genre Drama zugeordnet werden könnten, wende sich die deutschkurdische Filmemacherin mit ihrem dritten Langfilm nun dem Genre Komödie zu.[131] Da im Zentrum ihrer ersten beiden Filme Figuren stehen, die eine Lebenskrise durchmachen und aufgrund von Verlust vor einer Entscheidung stehen, weisen sie Elemente des Dramas auf.[132] Ihr Spielfilmdebüt Auslandstournee lässt sich jedoch aufgrund seiner klassischen, genretypischen

---

129 Bota et al.: *Wir neuen Deutschen*, S. 11.
130 Assmann: «Erinnerung und Imagination», S. 169.
131 Vgl. Tronnier im persönlichen Interview.
132 Zum Genre Drama siehe etwa Bleisteiner, Angela: *Literatur im Medienwechsel. Eine Studie zur filmischen Adaption von Dramen*, Heidelberg 2001, S. 24–60.

3.4 Deutschtürkische Produktionen des «Kleinen Fernsehspiels»

Motive des Unterwegsseins und der Suche seiner Protagonist:innen unter die Kategorie Roadmovie fassen. Als solcher wird dieser Film auch vom wissenschaftlichen Diskurs verhandelt.[133] Dass Tronnier ihn als Drama definiert, macht deutlich, dass manchmal die Zuordnung eines Werkes zu verschiedenen Genres möglich ist. Der Tatbestand verweist aber auch auf die besondere Handschrift Polats, die sich eben dadurch auszeichnet, dass die Regisseurin in ihren Filmen verschiedene Elemente mischt. Sie lassen sich daher nicht immer eindeutig einem bestimmten klassischen Filmgenre zuordnen.[134] Rick Altman, der in seinem prominenten strukturalistischen Genre-Modell aus dem Jahre 1984 versucht hat, Filmtypen nach semantisch-syntaktischen Elementen zu definieren,[135] erweiterte sein Modell in seiner Monografie *Film/Genre* (1999) um eine dritte Dimension, die Pragmatik. Sie orientiert sich an der Handlungspraxis. Genres würden zwar Kategorien bilden, die in ihrer Statik eine Orientierung ermöglichten, allerdings befänden sich ihre Konventionen im Laufe ihrer Historisierung in einem fortwährenden dynamischen Prozess. Es würden daher immer wieder neue Formen hervorgebracht, die mit den bisher bekannten Strukturen brechen, wie er in einem Artikel von 1998 schreibt:

> Genres are not just post facto categories, then, but part of the constant category-splitting/category-creating dialectic that constitutes the history of types and terminology. Instead of imaging this process in terms of static classification, we might want to see it, in terms of a regular alternation between an expansive principle – the creation of a new cycle – and a principle of contraction – the consolidation of a genre [...].[136]

Indem Ayşe Polat in ihren Werken verschiedene Elemente zusammenbringt, die gewöhnlich unterschiedlichen Genres zugeordnet werden, erzeugt sie eine individuelle, innovative Filmsprache, die ihre persönliche Handschrift ausmacht. Diese wurde von der Nachwuchsredaktion im ZDF wahrgenommen, weshalb ihre Projekte koproduziert wurden. Die Hybridität, die sie dabei filmisch erzeugt, lässt sich durch ihre *postmigrantische* Identität erklären.

Hinzu kam bei LUKS GLÜCK aber noch ein produktions- und finanzierungspraktischer Grund, der über seine Qualität hinausweist. Da er der dritte Spielfilm

---

133 Vgl. bspw.: Priessner, Martina: «Im Schwebezustand Reisen», in: Alkın (Hg.): *Deutsch-Türkische Filmkultur im Migrationskontext*, S. 317–333; hier: S. 317; vgl. auch: Neubauer: *Türkische Deutsche, Kanakster und Deutschländer*, S. 216.
134 Siehe hierzu die Aushandlungsprozesse von LUKS GLÜCK beim FFTD, Kapitel 2.6.4.
135 Vgl. Altman, Rick: «A Semantic/Syntactic Approach to Film Genre», in: *Cinema Journal*, vol. 23, no. 3 (1984), S. 6–18.
136 Altman, Rick: «Reusable Packaging. Generic Products and the Recycling Process», in: Browne, Nick (Hg.): *Refiguring American Film Genres: History and Theory*, Berkeley et al. 1998, S. 1–41; hier: S. 18.

Polats ist, ist er der letzte, der in Koproduktion mit der Nachwuchsredaktion im ZDF realisiert werden konnte, da diese maximal die ersten drei Werke einer Regisseurin / eines Regisseurs fördert.[137] Daher erschien es dem «Kleinen Fernsehspiel» von Wichtigkeit, ein breiteres Spektrum des Könnens Polats zu zeigen, um ihre künftigen Chancen einer Filmfinanzierung durch andere Redaktionen und Förderinstitutionen zu erhöhen. Da sie die tragisch-komischen Momente darin besonders herausgearbeitet hat, unterscheidet dieser Film sich wesentlich von ihren ersten beiden. Dadurch brachte sie einen dritten finanzierungswürdigen Stoff nach Mainz. In thematisch-inhaltlicher Hinsicht sieht Tronnier seine Originalität darin gegeben, dass er von einer deutschtürkischen Familie[138] handelt, die stärker in Deutschland angekommen ist, als das in Filmen bisher der Fall war.[139] Das beschriebene Angekommensein zeigt sich darin, dass Luk sich vornehmlich als Hamburger fühlt oder darin, dass er nur noch gebrochen Türkisch spricht.[140]

3.5 Praktiken und Vernetzungen des «Kleinen Fernsehspiels»

Die Intentionen des «Kleinen Fernsehspiels» wurden durch die Fürsprache für neuartige Stoffe und besonderer Handschriften erkennbar. Diese Kriterien wurden anhand von vier Beispielen aufgezeigt, die eine Unterstützung erhielten. Wie aber sehen die konkreten Finanzierungs- und Förderungspraktiken der Nachwuchsredaktion aus? Mit welchen Akteur:innen vernetzt sie sich, und welche neuen Erkenntnisse lassen sich hierbei über die untersuchte Kategorie gewinnen?

Zunächst stellt sich die Frage, wie Filmstoffe nach Mainz gelangen. Im Wesentlichen unterscheidet Tronnier zwei Arten von Projekten: erstens diejenigen, die vom «Kleinen Fernsehspiel» akquiriert, jedoch nicht initiiert werden, und zweitens diejenigen, welche die Nachwuchsredaktion im ZDF durch eigene Aktivitäten gewinnt. Zur ersten Art von Projekten gehören die Vorschläge, die von Filmemacher:innen oder Produzent:innen direkt zugeschickt werden. Da sie nicht durch Produzent:innen eingereicht werden müssen, sondern auch von seiner Regisseurin / seinem Regisseur vorgelegt werden können, ergibt sich ein interaktives Netzwerk der kooperativen Zusammenarbeit. Beispielsweise empfiehlt «Das kleine Fernsehspiel» Regisseur:innen bei Bedarf eine Produzentin / einen Produzenten, die/der den Film realisieren könnte. Bezogen auf ein ‹deutsch-türkisches Kino› ergaben sich etwa Impulse in den Beziehungen bereits mit der Redaktion

---

137 Zu den Förderpraktiken des «Kleinen Fernsehspiels» siehe Kapitel 3.5.
138 An dieser Stelle zeigt sich, dass eine Betrachtungsweise von Migration vonseiten der Fernsehredaktion nicht immer in derart differenzierten Art und Weise vorgenommen wird. So wird an dieser Stelle nicht von einer deutschkurdischen Familie gesprochen.
139 Vgl. Tronnier im persönlichen Interview.
140 Vgl. LUKS GLÜCK .

3.5 Praktiken und Vernetzungen des «Kleinen Fernsehspiels»

in Verbindung stehender Filmemacher:innen zu noch unbekannten Regisseur:innen. Von ihnen kamen viele aus Hamburg und kannten sich untereinander, etwa Fatih Akın, Ayşe Polat, Yüksel Yavuz und Buket Alakuş. Da die Nachwuchsredaktion maximal die ersten drei Werke einer Regisseurin / eines Regisseurs unterstützt, liegt ihr Fokus auf der Gewinnung neuer Talente. Hinweise sind willkommen. Hierbei erläutert die einstige Redakteurin Brigitte Kramer bereits in den 1980er-Jahren: «Festivals, Mund-zu-Mund-Propaganda unter Filminteressierten und Filmstudent:innen und die unzähligen von uns sehr geschätzten Empfehlungen von Leuten, die bereits mit uns gearbeitet haben, ergibt schon viele Einsendungen.»[141]

Zur zweiten Art von Projekten, denjenigen, welche die Nachwuchsredaktion im ZDF aktiv aquiriert, gehören die Stoffe, die beispielsweise durch Austausch mit deutschen Filmhochschulen gefunden werden. Die meisten von ihnen organisieren einmal im Jahr ein Screening, bei dem ihre Student:innen ihre Arbeiten zeigen. Die angehenden Regisseur:innen und Drehbuchautor:innen werden von den Redakteur:innen angesprochen oder kommen wiederum in Eigeninitiative auf sie zu, wodurch sich gleichfalls Koproduktionen ergeben können. «Das kleine Fernsehspiel» ist auch auf Festivals anwesend, vor allem dann, wenn ein hier geförderter Film seine Uraufführung dort feiert. Meist sind es Nachwuchsfestivals wie die Hofer Filmtage, das Filmfestival Max-Ophüls-Preis, das Internationale Leipziger Festival für Dokumentar- und Animationsfilm, die Internationalen Filmfestspiele Berlin oder das Internationale Filmfestival Mannheim-Heidelberg. Von diesen werden Koproduktionstreffen veranstaltet, bei denen Redakteur:innen zugegen sind und Autor:innen und Produzent:innen ihre Projekte präsentieren (pitchen).

«Das kleine Fernsehspiel» bevorzugt es, wenn Stoffe in einem frühen Stadium ihrer Entwicklung in die Redaktion gelangen – also im Exposé- oder Treatmentstadium – damit noch genügend Raum für gemeinsame Entwicklungen bleibt. Das gilt sowohl für Eigenproduktionen – genannte Auftragsproduktionen – bei denen der Fernsehsender den gesamten Film produziert und finanziert, als auch für Koproduktionen, bei denen weitere Finanzierungs- und Fördermittel involviert sind. Die Betreuung, Beratung und Mitgestaltung eines Projektes erfolgt auf inhaltlicher und formaler Ebene. Inhaltlich etwa bei dramaturgischen Fragen in der Buchentwicklung und formal etwa bei Finanzierungsfragen, die spätere Realisierung des Stoffes betreffend.[142] Die Projekte, die in Mainz eingereicht werden, durchlaufen also verschiedene Entwicklungsphasen. «Wenn das eingereichte Drehbuch oder Exposé vielversprechend ist, zu den Kriterien der Redak-

---

141 Kramer, Brigitte: «Dear Kleines! Papier – Produktion – Programm», in: Schreitmüller/Stein (Hg.): *Freispiele*, S. 48–55; hier: S. 50.
142 Vgl. Tronnier im persönlichen Interview.

tion passt und mindestens einen/eine Redakteur:in überzeugt, wird es von allen Kolleg:innen gelesen.»[143] Über eine mögliche Förderung wird in den alle drei bis vier Monate stattfindenden Stoffsitzungen entschieden, bei denen dann alle Redakteur:innen in Austausch über den jeweiligen Stoff treten. Kurzlektorate, die zuvor alle Redakteur:innen dazu verfasst haben, werden in der Sitzung vorgelesen und bilden die Basis für die Diskussion. Zusätzlich werden vor der Stoffsitzung Arbeitsproben mit vorigen (Kurz-)filmen der entsprechenden Regisseurin / des entsprechenden Regisseurs gesichtet, um einen umfassenden Eindruck ihres/seines bisherigen Schaffens zu gewinnen. Ob ein Projekt schließlich angenommen wird oder nicht, entscheidet sich entweder auf der Grundlage eines eindeutigen Stimmungsbildes, das die Lektorate ergeben oder durch Kontroversen bis hin zu einer Einigung. In seltenen Fällen wird abgestimmt, bei einer Pattsituation entscheidet die Redaktionsleitung. Hierbei kommen auch Kriterien zum Tragen, die nicht die Qualität des Stoffes betreffen, sondern sich etwa darauf beziehen, welche Themen oder Genres die Redaktion bereits mehrfach im Programm hat oder ob Etats für eine Auftragsproduktion oder eine Kinokoproduktion frei sind. Die Redaktion kann im Anschluss an eine Stoffsitzung auch einen Vertrag zur Buchentwicklung mit der Autorin / dem Autor abschließen oder einen Projektentwicklungsvertrag mit der Produzentin / dem Produzenten. Der Entwicklungsprozess wird wird redaktionell-dramaturgisch begleitet, ebenso wie der gesamte Herstellungsprozess bis zur TV-Ausstrahlung des Films.[144]

Es wird ersichtlich, dass sowohl die Filmemacher:innen die Produktion ihrer Filme mitgestalten als auch die Fernsehredakteur:innen Einfluss auf den Produktionsverlauf haben und bei der jeweiligen Filmgestaltung mitwirken, sowohl in der Drehbuchphase als bei den Dreh- und Schnittarbeiten. Daher sind die Werke, die wir schließlich auf der Leinwand oder am Bildschirm sehen, immer beeinflusst von vielen interagierenden Akteur:innen, ihren Interessen, Vorlieben, Kontakten und Beziehungen.

3.6 Zusammenfassung

In dieser ersten Fallstudie zeigte sich, wie ein ‹deutsch-türkisches Kino› in den 1990er-Jahren durch (Ko-)Produktionen des «Kleinen Fernsehspiels» entstehen konnte. Die Intentionen der Nachwuchsredaktion im ZDF sind das Agieren gegen die Sprachlosigkeit, also gegen die Tabuisierung von Themen in der Gesellschaft und die Hinwendung zu Neuem und Alternativem. Sie äußern sich durch Reibung, in Übergängen, Querverbindungen, Überschneidungen und Grenz-

143 Ebd.
144 Vgl. ebd.

3.6 Zusammenfassung

erfahrungen, die deutschtürkische Filme durch ihre *postmigrantische Perspektive* offenbaren. Sie lassen sich mit ihren Filmfinanzierungskriterien verbinden, etwa mit der Förderung von Regisseur:innen, die einen «jungen und frischen Blick auf die Welt werfen»[145]. Exemplarisch wurden vier Koproduktionen zur Diskussion herangezogen. Sie machen trotz der Vielfalt des untersuchten Phänomens einzelne Tendenzen ersichtlich: als Beitrag zur Erinnerungskultur, als humoristisches Kino, als ‹deutsch-kurdisches Kino› und als ‹Genrekino›. Zwar ließen sich keine narrativen oder ästhetischen Übereinstimmungen aller unter die Kategorie gefassten Filme herausstellen, jedoch finden sich Gemeinsamkeiten in ihren innovativen Geschichten, ihrer ungewöhnlichen Perspektive und ihrer besonderen filmischen Handschrift. Ein anderer Fokus lag hier auf den konkreten Finanzierung- und Förderungspraktiken des «Kleinen Fernsehspiels» sowie seinen Vernetzungen mit anderen Akteur:innen, die an seiner Konstitution beteiligt sind. Hierbei spielen sowohl Festivals als auch Filmhochschulen eine zentrale Rolle.

---

145 Vgl. ZDF: «Das kleine Fernsehspiel stellt sich vor».

4 Der europäische Kulturkanal arte als Koproduzent

Die Entwicklungen eines ‹deutsch-türkischen Kinos› hin zu einem ‹transnationalen›, ‹europäischen Kino› wurden im Finanzierungsprozess durch arte mitgeprägt – lautet eine These –, weshalb diesem Akteur die zweite Fallstudie dieser Arbeit gewidmet ist.

Der europäische Kuturkanal arte wurde als öffentlich-rechtlicher Fernsehsender auf der Grundlage eines Abkommens zwischen Deutschland und Frankreich ins Leben gerufen. Den Gründervätern – François Mitterrand, Helmut Kohl und Lothar Späth – schwebte ein gemeinsames Programm vor, das die beiden Länder über ihre Kulturen näher zueinander bringen sollte, wodurch gegenseitiges Verständnis entwickelt und eine gemeinsame europäische Identität bestärkt werden sollte.[1] Daher ist es das Bestreben des Senders «Fernsehsendungen zu gestalten und auszustrahlen, die das Verständnis und die Annäherung der Völker in Europa fördern»[2]. Auf dieser Basis unterzeichneten die Vertreter der französischen Republik und der westdeutschen Bundesrepublik[3] nach jahrelangen Verhandlungen am 02. Oktober 1990 in Berlin einen zwischenstaatlichen Vertrag über die neue, gemeinsam getragene Institution. Dass diese Begebenheit am Abend vor

---

1 Vgl. Rothenberger, Liane: *Von elitär zu populär? Die Programmentwicklung im deutsch-französischen Kulturkanal arte*, Konstanz 2008, S. 17.
2 Vgl. arte: «Wer wir sind», in: *arte.tv*, online.
3 Der Vertrag wurde durch die Ministerpräsidenten der – damals noch elf – Bundesländer und den französischen Kulturminister Jack Lang unterzeichnet. Die neuen ostdeutschen Bundesländer traten dem Vertrag später bei.

dem Tag der deutschen Wiedervereinigung stattfand, ist als politische Geste zu verstehen. Die Gründungsinteressen verbanden sich mit der Demonstration einer klar erkennbaren Westorientierung der Bundesrepublik Deutschland.[4] Dass der Vertrag am 02. Oktober 1990 unterzeichnet wurde, hatte aber auch ganz pragmatische Gründe: Zur Wiedervereinigung befanden sich ohnehin alle zentralen Akteure in Berlin und außerdem hätten die fünf am 03. Oktober neu gebildeten Bundesländer die Verhandlungen weiter verkompliziert, da neue Akteure hinzugekommen wären.[5] Mit dem Gründungsvertrag wurde arte (Association Relative à la Télévision Européenne) schließlich am 30. April 1991 in Form einer Europäischen Wirtschaftlichen Interessenvereinigung – EWIV (Groupement Européen d'Intérêt Economique – G.E.I.E.) ins Leben gerufen.[6] 1992 ging arte erstmals auf Sendung. Die arte-Gruppe besteht aus drei Einheiten mit Standorten in beiden Ländern: 1. der europäischen Interessenvereinigung ARTE G.E.I.E. mit Sitz in Straßburg und den Mitgliedern, 2. der arte Deutschland TV GmbH mit Sitz in Baden-Baden sowie 3. arte France in Paris. Darüber hinaus bestehen Partnerschaften mit mehreren öffentlich-rechtlichen Sendern aus ganz Europa. Finanziert wird arte zu 95 % über die in den Partnerländern erhobenen Fernsehgebühren.[7]

In seinem genannten Auftrag agiert der europäische Kulturkanal auf verschiedenen Ebenen und im Rahmen verschiedener Abteilungen und Redaktionen, die für einen jeweiligen Bereich und seinen Kontext verantwortlich sind.[8] Im Fokus der vorliegenden Fallstudie stehen die Handlungsinitiativen der Hauptabteilung «Spielfilm und Fernsehfilm» von ARTE G.E.I.E. in Straßburg. Sie befindet sich im neuen Gesellschaftssitz der Einheit. Dieser wurde am 13. Oktober 2003 in einem modernen Glasgebäude auf dem quai du Chanoine Winterer am Ufer der Ill eingeweiht, in direkter Nachbarschaft zum europäischen Parlament, dem Europarat und dem Europäischen Gerichtshof für Menschenrechte. Seine Lage trägt ein dreifaches Sinnbild: Erstens repräsentiert sie die inzwischen unumstrittene Festigung des europäischen Kulturkanals in der europäischen Medienlandschaft. Zweitens stellt sie das Symbol einer ergiebigen deutschfranzösischen Freundschaft dar, und drittens steht sie für die Offenheit des Senders gegenüber Euro-

---

4   Vgl. Schubert, Klaus: *Freundschaft auf dem Prüfstand? Deutsch-französische Beziehungen nach dem Ende der Teilung Deutschlands und Europas*, Regensburg 1996, S. 13 f.

5   Zur Gründungsgeschichte von arte siehe auch: Gräßle, Inge: *Der Europäische Fernseh-Kulturkanal Arte. Deutsch-französische Medienpolitik zwischen europäischem Anspruch und nationaler Wirklichkeit*, Frankfurt a. M. / New York 1995; siehe auch: Schreitmüller, Andreas: «Am seidenen Faden. Medienpolitische Vision, realpolitische Taktik: Lothar Späth und die Gründung von Arte», in: *Medienkorrespondenz*, 27.05.2016, online.

6   Zwei Wochen zuvor, am 13. März 1991, war die deutsche Koordinierungsstelle von arte, die arte Deutschland TV GmbH, in Baden-Baden gegründet worden (vgl. Rothenberger: *Von elitär zu populär?*, S. 34).

7   Vgl. arte: «Wer wir sind».

8   arte: «Unsere Organisation», in: *arte.tv*, online.

pa.⁹ Die Spielfilm- und die Fernsehfilmredaktion wurden 2001 zusammengefasst und 2013 als Hauptabteilung «Spielfilm und Fernsehfilm» umbenannt.¹⁰ Sie sind nicht nur für die deutsche Filmprogrammierung und -ausstrahlung des Senders zuständig, sondern betreuen auch Filmprojekte, die in Form von Koproduktionen eine Förderung und Teilfinanzierung für ihre Realisierung erhalten.¹¹ Ihre Initiativen bilden – vergleichbar denen des «Kleinen Fernsehspiels» – eine formierende Kraft für nationale und internationale Filmproduktionen. «Kinofilme aus aller Welt finden auf arte ihre Bühne»¹², positioniert der europäische Kulturkanal sich selbst und seine Spielfilmprogrammierung, wobei er betont, dass rund ein Viertel dieser ausgestrahlten Filme arte-Koproduktionen seien. «Autorenfilme, Filmklassiker, Kurzfilme, Stummfilme in restaurierter Fassung – arte zeigt herausragende Produktionen aus Europa und der Welt, darunter viele Erstausstrahlungen und eigene Koproduktionen. Wann immer möglich, wird die Originalfassung ausgestrahlt»¹³, beschreibt wiederum das ZDF die Filmprogrammierung des europäischen Kulturkanals. Ebenso erläutert das ZDF die gemeinsame Arbeit auf europäischer Ebene: «Die ZDF/arte-Spielfilmredaktion bringt jährlich rund 54 Spielfilme auf arte ein, darunter rund 40 Lizenzankäufe sowie 4 Stummfilme und rund 10 Koproduktionen.»¹⁴ Unter den Spielfilm-Koproduktion fänden sich drei sogenannte «Grand Accords» pro Jahr¹⁵, die gemeinsam mit arte France koproduziert würden. Die Kosten pro Film würden marktbedingt variieren in Abhängigkeit von Lizenzumfang, -dauer und Anzahl der Ausstrahlungen.¹⁶ Die finanzielle Unterstützung talentierter Filmemacher:innen sei von Anbeginn ein fester Part im Engagement von arte gewesen, so die Eigenpositionierung des europäischen Kulturkanals.¹⁷ Im Rahmen des «Grand Accords», bei dem insgesamt jährlich sechs neue europäische Filmproduktionen entstehen, finden sich solche wie

---

9   Vgl. arte: «Der Gesellschaftssitz», in: *arte.tv*, online.
10   Vgl. dapd-Meldung: «ARTE strukturiert die Programmdirektion um», in: *welt.de*, 04.07.2012, online.
11   In dieser Fallstudie ist zu beachten, dass auch Informationen und Beobachtungen einfließen, die auf den eigenen Erfahrungen der Verfasserin während ihrer Tätigkeit in der Spielfilmredaktion von ARTE G.E.I.E. basieren.
12   ARTE G.E.I.E. (Hg.): *Der Europäische Kulturkanal*, Presse & PR (Mai 2007), S. 10–13; hier: S. 11.
13   ZDF: «arte» in: *zdf.de*, online.
14   Ebd.
15   Es sind insgesamt sechs Produktionen, die in diesem Rahmen entstehen, davon drei gemeinsam mit dem ZDF. Zum Thema deutsch-französische TV- und Kino-Koproduktionen vgl. auch: Schreitmüller, Andreas: «TV-Koproduktionen zwischen Deutschland und Frankreich», in: Palmer, Christoph E. (Hg.): *Dokumentation Dialogue. Deutsch-französische Koproduktionen für Film & Fernsehen*, Berlin 2015, S. 15–18.
16   Vgl. «arte», in: *zdf.de*, online.
17   Vgl. ARTE G.E.I.E. (Hg.): *Der Europäische Kulturkanal*, S. 11.

der mit einer ‹Goldenen Palme› prämierte Film DANCER IN THE DARK (DK/E/D/ NL/I/USA/GB/F/S/FIN/IS/N 2000), unter der Regie des dänischen ‹Dogma›-Filmemachers Lars von Trier. INTIMACY (F/GB/D/E 2001), ein Film des französischen Regisseurs Patrice Chéreau, dem 2001 der ‹Goldene Bär› in Berlin zuerkannt wurde, oder LA PIANISTE (DIE KLAVIERSPIELERIN; A/F/D 2001) unter der Regie Michael Hanekes, können hier ebenfalls genannt werden. Als weiteres Beispiel für einen prämierten Film, der in diesem Rahmen entstanden ist, dient EN DUVA SATT PÅ EN GREN OCH FUNDERADE PÅ TILLVARON (EINE TAUBE SITZT AUF EINEM ZWEIG UND DENKT ÜBER DAS LEBEN NACH; S/D/N/F/DK 2014) unter der Regie des schwedischen Filmemachers Roy Anderson. Er erhielt zahlreiche Nominierungen und gewann bedeutende Filmpreise unter ihnen den ‹Goldenen Löwen› bei den Internationalen Filmfestspielen von Venedig.[18] Zu den erfolgreichen europäischen Filmproduktionen gehört auch THE SQUARE (S/D/F/DK/USA 2017, R: Ruben Östlund), also ebenso ein Film eines schwedischen Regisseurs, der die ‹Goldene Palme› in Cannes gewann und sogar für einen ‹Oscar› nominiert wurde.[19] Der Fokus von arte liegt bei diesen Produktionen auf einem ‹europäischen Autorenkino›, wie der Sender in seiner Selbstbeschreibung hervorhebt:

> Tatsächlich ist arte seit seiner Geburtsstunde ein starker Partner für das Autorenkino. Regisseure wie Lars von Trier, Andreas Dresen […] oder Claire Denis sind mit dem Sender gewachsen. Heute koproduziert arte jedes Jahr 40 bis 45 Kinofilme mit dem ausdrücklichen Ziel, junge Filmschaffende zu unterstützen und das Werk herausragender Filmemacher in Europa und international zu fördern. Von Tom Tykwers LOLA RENNT (1998) über Fatih Akins GEGEN DIE WAND (2004) bis hin zu dem israelischen LEMON TREE (2008) oder dem […] Berlinale-Gewinner BAL [(2010)] des türkischen Regisseurs Semih Kaplanoglu gestaltet arte so die internationale Filmlandschaft maßgeblich mit.[20]

Auch in der Kategorie ‹Fernsehfilm› hat er sich das Ziel gesetzt, die qualitativ besten Werke zu präsentieren, die das ‹deutsche›, ‹französische› und ‹europäische› Filmschaffen auf diesem Gebiet zu bieten haben. Diese würden «ihre Kraft aus den Abenteuern des Lebens schöpfen: Gefühle, Spannung, Action, Alltagsszenen, Rassenkonflikte, kleine Glücksmomente des täglichen Lebens und große Schicksalsdramen»[21], verortet sich der europäische Kulturkanal sowohl im Rahmen

---

18 Vgl. IMDb: «Awards» von EN DUVA SATT PÅ EN GREN OCH FUNDERADE PÅ TILLVARON, online.
19 Vgl. IMDb: «Awards» von THE SQUARE, online.
20 Schellhammer, Simone: «Kutschfahrt ins Ungewisse», in: *arte Magazin* (11/2010), S. 11–13; hier: S. 11.
21 ARTE G.E.I.E. (Hg.): *Der Europäische Kulturkanal*, S. 13.

seiner Ausstrahlung als auch seiner Produktion von Fernsehfilmen. Und auch diese würden die persönliche Handschrift von Regisseur:innen aus Deutschland, Frankreich und vielen anderen Regionen der Welt aufweisen.[22] Allerdings ist die Anzahl der internationalen Koproduktionen im Rahmen von Fernsehfilmen bisher (noch) im Vergleich zu internationalen Koproduktionen von Kinofilmen gering, wie es der Leiter der Hauptabteilung «Spielfilm und Fernsehfilm» bei ARTE G.E.I.E. in Straßburg, Andreas Schreitmüller[23], in seinem Aufsatz aus dem Jahre 2015 diskutiert.[24]

Insgesamt lässt sich festhalten, dass arte in seiner Weltoffenheit – sowohl in seiner Programmpolitik als auch im Rahmen von Filmproduktionen – nicht nur zu einem nationalen, sondern gleichfalls zu einem ‹transnationalen› und ‹transkulturellen Kino› beiträgt.[25] Deutschtürkische Filme, die hierbei in Koproduktion mit arte entstanden, sind beispielsweise ANAM, SOLINO (D 2002, R: Fatih Akın), GEGEN DIE WAND, DIE FREMDE, EVET, ICH WILL!, KEBAB CONNECTION, DREIVIERTELMOND und EINMAL HANS MIT SCHARFER SOSSE. Von Interesse ist auch, dass arte sich seit einigen Jahren gleichfalls an der Koproduktion türkischer Filme beteiligt. Zu nennen sind an dieser Stelle etwa BAL (BAL – HONIG; TR/D/F 2010, R: Semih Kaplanoğlu) und KIŞ UYKUSU (WINTERSCHLAF; TR/F/D 2014, R: Nuri Bilge Ceylan). Beide wurden auf den europäischen A-Festivals gezeigt und ausgezeichnet.[26] Hierbei zeigt sich, dass einem ‹türkischen Kino› auch auf europäischer Ebene Rechnung getragen wird, was einen produktiven Austausch zwischen der Türkei und Europa und damit gegenseitige Annäherung fördert. Es lässt sich daher in der Ausrichtung artes dem Gedanken weiter folgen, dass sich nationale Kategorien zunehmend in Auflösung befinden, da Filme verhandelt werden, die länderübergreifend produziert und vermarktet werden.

---

22 Vgl. ebd.
23 Andreas Schreitmüller war von 1984 bis 1991 Redakteur beim «Kleinen Fernsehspiel», leitete seit 1991 die Fernsehredaktion von ARTE G.E.I.E. und seit 2001 zusätzlich die Spielfilmredaktion. Beide Redaktionen wurden im gleichen Jahr zusammengefasst. 2013 wurde Andreas Schreitmüller zum Leiter der umbenannten Hauptabteilung «Spielfilm und Fernsehfilm». Er ist u. a. Vorsitzender des Stiftungsrats des Kuratoriums Junger Deutscher Film und Mitglied der Europäischen Filmakademie (EFA) Berlin (vgl. Mediabiz: «Prof. Dr. Andreas Schreitmüller», in: *mediabiz.de*, online). Als Redakteur war Schreitmüller an der Koproduktion mehrerer deutsch-türkischer Filme beteiligt (vgl. filmportal.de: «Filmografie Andreas Schreitmüller», online und vgl. IMDb: «Andreas Schreitmüller Filmography», online).
24 Vgl. Schreitmüller: «TV-Koproduktionen zwischen Deutschland und Frankreich», S. 15–18.
25 Der finanzielle Anteil, den TV-Sender für eine Koproduktion einbringen, liegt bei rund 25 % der gesamten Produktionskosten dieses Films (vgl. Castendyk: *die deutsche Filmförderung*, S. 54).
26 Vgl. IMDb: «Awards» von BAL und vgl. IMDb: «Awards» KIŞ UYKUSU (WINTERSCHLAF), online.

4.1 Die Filmfinanzierungskriterien und -praktiken von arte

In der Betrachtung der Aushandlungsprozesse eines ‹deutsch-türkischen Kinos› durch arte interessieren zunächst die Auswahlkriterien, die zu einer Finanzierung in Form einer Koproduktion führen. Da der finanzielle Erfolg eines Films sich nicht mit Gewissheit voraussagen ließe, seien diese vornehmlich künstlerische, schreibt die Kritikerin Simone Schellhammer. Hierbei seien sowohl die Geschichte als auch die Vision einer Regisseurin oder eines Regisseurs von Wichtigkeit.[27] Der Leiter der Hauptabteilung «Spielfilm und Fernsehfilm», Andreas Schreitmüller, betont gleichfalls, dass ein Filmstoff neben der Relevanz seines Themas durch seine Geschichte überzeugen müsse, um eine Finanzierung zu erhalten.[28] Zu berücksichtigen ist dabei, dass die Wahrnehmung und Beurteilung hier aus der Perspektive der TV-Produktion geschieht. Caldwell hat sich mit derjenigen des US-Fernsehens befasst, wobei er der Frage nachgegangen ist, welche Auswirkungen ihre Selbstanalyse und -präsentation hat. Diese hänge etwa von ökonomischen Strukturen oder Publikumserwartungen ab.[29] In Europa ist das nicht wesentlich anders. Daher ist auch ‹spannend› hier ein Kriterium der Stoffauswahl, das sich eben nach den Maßstäben von Fernsehsendern und ihren Redakteur:innen richtet. Es bemisst sich etwa daran, was arte-Zuschauer:innen gerne sehen wollen, da der koproduzierte Film sich ja auch für eine spätere Auswertung eignen sollte. Auch Oliver Schütte hebt hervor, dass eine der Hauptaufgaben von Fernsehredakteur:innen in der Stoffauswahl und -entwicklung darin bestünde, für das Senderprofil einzustehen.[30]

Bezogen auf das untersuchte Kinophänomen lässt sich dieses Kriteriums in der Darstellung eines Kulturkonfliktes finden. Dieser werde in deutschtürkischen Filmen nicht nur thematisch behandelt, sondern sei auch das handlungsauslösende Moment der Geschichte. In GEGEN DIE WAND beispielsweise entstünde er dadurch, dass die Hauptfigur Sibel, die in Deutschland aufgewachsen sei, sich nicht mehr an die traditionellen türkischen Vorstellungen ihrer Familie anpassen wolle und die Handlung dadurch auslöse, dass sie gegen diese rebelliere.[31] Trotz der Beurteilung nach eigenen Maßstäben, ist ‹spannend› aber auch ein Kriterium, das sich als ein dramaturgisches Grundelement begreift, wobei der Konflikt wesentlich zum Gelingen einer Filmerzählung beiträgt. «Manchmal hat eine Geschichte eine interessante Hauptperson mit einem gut aufgebauten Ziel, und trotzdem ist das Drehbuch langweilig. Die Ursache dafür ist oft ein fehlender Konflikt»[32], be-

---

27 Schellhammer: «Kutschfahrt ins Ungewisse», S. 11.
28 Vgl. Schreitmüller im persönlichen Interview.
29 Vgl. bspw.: Caldwell: *Production Culture*, S. 1–36.
30 Vgl. Schütte, Oliver: *Die Kunst des Drehbuchlesens*, 3. Auflage, Bergisch Gladbach 2003, S. 160.
31 Vgl. Schreitmüller im persönlichen Interview.
32 Schütte: *Die Kunst des Drehbuchlesens*, S. 41.

4.1 Die Filmfinanzierungskriterien und -praktiken von arte

schreibt Schütte die Wichtigkeit, die diesem filmischen Element zukommt. Es trägt wesentlich dazu bei, dass die beabsichtigte emotionale Reaktion beim Publikum hervorgerufen wird. Jochen Brunow hat dies folgend ausformuliert:

> Darüber, ob ein Film im Kino funktioniert, entscheidet nicht der technische Aufwand, nicht die Summe investierten Geldes, sondern einzig und allein, ob es dem Film gelingt, eine emotionale Beziehung zwischen dem Geschehen auf der Leinwand und dem Zuschauer herzustellen. Ganz egal, in welchem Land ein Film hergestellt wird, und ganz egal, wo er gezeigt wird, er wird nur dann zu einem Kinoerlebnis, wenn es gelingt, einen emotionalen Fluss aus Empathie und Antizipation zwischen filmischer Darstellung und Betrachter herzustellen. Es muss einen Dialog zwischen Leinwand und Publikum geben. Dieses Gesetz gilt in Lappland wie in China. Auch in Hollywood gilt es [...].[33]

Der Dialog zwischen Leinwand und Publikum lässt sich jedoch nicht nur durch den handlungsauslösenden Konflikt herstellen. Eine Antizipation kann beider Zuschauer:innen – oder Leser:innen des Drehbuchs – ebenso durch andere Elemente hervorgerufen werden. Beispielsweise fand sich ein ausschlaggebendes Kriterium für die Koproduktion von GEGEN DIE WAND in seinem emotionalen Schlussmoment.

> Ich kann mich noch genau daran erinnern, wie ich das Drehbuch von GEGEN DIE WAND gelesen habe. Dabei hat mich ganz persönlich die Schlussszene des Films sehr berührt. Als Cahit an der Landungsbrücke in Istanbul sitzt (im Film wurde es dann aus Umsetzungsgründen bei den Dreharbeiten ein Busbahnhof) und auf Sibel (die zum damaligen Zeitpunkt noch Lelya hieß)[34] wartet, um mit ihr in seiner türkischen Heimat ein neues Leben zu beginnen. Doch Sibel erscheint nicht am vereinbarten Ort. Während die Zeit verrinnt, wird Cahit klar, dass sie nicht kommen wird. Traurig fährt er alleine los. Diesen Schluss fand ich unheimlich schön, wenn auch sehr traurig, ein Moment, der mir sehr ans Herz ging. Die geschilderte Szene, die auch sehr anschaulich und präzise beschrieben war im Drehbuch, hat mich an diesem Film besonders interessiert, weil sie universell wirkt.[35]

Deutschtürkische Filmstoffe finden also ebenfalls bei diesem Sender vornehmlich durch ihre filmische Qualität Anklang. Doch kommt dem behandelten Thema bei der Auswahl auch Bedeutung zu. Dieses sollte – vergleichbar den Kriterien des

---

33 Brunow: «Bündnis für Film», S. 9–10.
34 Warum die Figur später den Namen Sibel bekam wird in Kapitel 6.5.2 erläutert.
35 Schreitmüller im persönlichen Interview.

«Kleinen Fernsehspiels» – gesellschaftliche Relevanz besitzen.[36] Was die Finanzierungspraktiken betrifft, wird auch bei arte in regelmäßig stattfindenden Sitzungen auf Basis von Lektoraten über Drehbücher diskutiert, die bei Annahme von einem Redakteur oder einer Redakteurin betreut werden. Dieser/diese begleitet die weitere Filmentwicklung über die Dreharbeiten und den Schnitt bis zu seiner Fertigstellung und seiner Premiere im Kino oder auf einem Festival.[37]

Gründe für das Aufkommen eines ‹deutsch-türkischen Kinos› Ende der 1990er-Jahre ließen sich darin finden, dass gesellschaftliche Phänomene oftmals viele Jahre benötigten, bevor sie eine fiktionale Form des Ausdrucks fänden. In den 1990er-Jahren sei jedoch allmählich die Erkenntnis über die Relevanz der Migrationsthematik in Deutschland erwacht und der Bedarf aufgekommen, diese Geschichten in Film und Fernsehen abzubilden. Damit wird der Zirkulationsbeginn des untersuchten Kinophänomens auch von arte in die 1990er-Jahre und bezogen auf seine gesellschaftspolitischen Verflechtungen verortet. Schreitmüller macht jedoch auch darauf aufmerksam, dass zwar eine Reihe deutschtürkischer Filme Ende der 1990er für Aufsehen sorgte,[38] es aber nur vereinzelte Werke in Relation zu ihrer jährlichen Gesamtproduktion in Deutschland waren und das auch heute nicht wesentlich anders sei. Während diese bei mehreren 100 pro Jahr läge, würden deutschtürkische Filme davon lediglich einen Prozentsatz von etwa vier bis fünf Filmen ausmachen. Allerdings würden sie durch ihre aktuellen Themen und spannenden Geschichten oft bemerkt, im Gegensatz zu vielen anderen, die untergingen.[39]

4.2 Ein ‹deutsch-türkisches Kino› als Generationsauftrag

Auch in den Aushandlungsprozessen von arte lässt sich ein ‹deutsch-türkisches Kino› als Teil eines sowohl ‹deutschen› als auch ‹europäischen Kinos› begreifen, das überwiegend von einer zweiten türkischen Migrant:innengeneration hervorgebracht wird. Diese zeichne sich, bedingt durch die Einwanderungsgeschichte ihrer Eltern, durch Ehrgeiz und Strebsamkeit aus. Sie trage den ‹Migrationsauftrag› noch immer in sich, im einstigen ‹Gastland› – das inzwischen allerdings zur Heimat geworden sei – etwas erreichen zu wollen, Geld zu verdienen und Erfolg zu erzielen. Ein Grund für die Herausbildung eines ‹deutsch-türkischen Kinos› sei das Heranwachsenden dieser Menschen, die bessere Bildungschancen hat-

---

36 Vgl. ebd.
37 Die Erläuterungen basieren auf eigenen Erfahrungen und Beobachtungen der Verfasserin während ihrer Tätigkeit in verschiedenen Redaktionen von arte.
38 Bspw. KURZ UND SCHMERZLOS, ein Film, den Schreitmüller in diesem Kontext benennt.
39 Vgl. Schreitmüller im persönlichen Interview.

ten als ihre Eltern.[40] Es ist eine Feststellung, die sich mit derjenigen des «Kleinen Fernsehspiels» deckt (siehe Kapitel 3.3). Auch lässt sie sich mit der Beobachtung des Filmjournalisten Jochen Schütze zusammenbringen, der in einem Interview mit Rekurs auf Fatih Akın dessen bürgerlich Herkunft betont,[41] die dem angehenden Regisseur die Weichen für sein Leben stellte.[42] Betrachtet man die Biografien anderer deutschtürkischer/-kurdischer Regisseur:innen, Schauspieler:innen oder Kultur- und Medienschaffender, so lässt sich auch bei ihnen beobachten, dass sie zum Teil zwar aus bescheideneren familiären Verhältnissen stammen, jedoch meist ebenso eine höhere Bildung genossen haben.[43] Ihre Biografien weisen die Merkmale derjenigen von *Transmigrant:innen* auf, wie sie Hartmut M. Griese beschrieben hat.[44] Diese könnten nicht eindeutig sagen, wo sie in naher Zukunft leben und arbeiten wollten. Sie seien sehr gut ausgebildet, meist hätten sie studiert und wiesen Expertenkompetenzen und besondere Qualifikationen wie Zwei- oder Mehrsprachigkeit auf. Sie würden sich oftmals emotional weniger mit Ländern, Religionen oder Ethnien, sondern eher mit den Städten und Regionen, in denen sie sozialisiert wurden, identifizieren.[45] All dies sind Merkmale, die auf viele der deutschtürkischen Filmemacher:innen zutreffen.[46]

4.3 Ein ‹europäisches Migrationskino› in Zirkulation

Ein ‹deutsch-türkisches Kino› wird durch arte nicht nur durch spannende Filmgeschichten, in seiner Auseinandersetzung mit Kulturkonflikten, seiner gesellschaftlichen Relevanz, dem ‹Migrationsauftrag› seiner Regisseur:innen sowie ihrer Möglichkeiten der Bildung und Entfaltung verhandelt, sondern auch in Beziehung zu den Entwicklungen eines ‹Migrationskinos› in anderen europäi-

---

40 Vgl. ebd.
41 Zwar kam Akıns Vater, ein Seemann, 1966 als Gastarbeiter nach Deutschland und fand Arbeit in einer Fabrik, doch seine Mutter, eine Lehrerin, bekam 1978 die Möglichkeit, auch in Deutschland wieder in ihrem Beruf zu arbeiten (vgl. Behrens/Töteberg (Hg.): *Fatih Akin: Im Clinch*, S. 8–33).
42 Vgl. Schütze, Jochen im persönlichen Interview mit der Verfasserin am 22.02.2011 in Hamburg.
43 Vgl. bspw. die Biografien von Ayşe Polat, Buket Alakuş, Nursel Köse u. a.
44 Zum Begriff «Transmigrant:in» siehe auch die einleitenden Überlegungen in Kapitel 1.4.3.
45 Vgl. Griese: «Hochqualifizierte TransmigrantInnen», S. 190
46 Bezogen auf die Identifikation mit Städten vgl. bspw. Fatih Akıns, Ayşe Polats oder Yüksel Yavuzs Verbundenheit mit ihrer Heimatstadt Hamburg, die sie in Interviews immer wieder betonen. Gerade auf die (inzwischen überholte) Standartfrage, ob sie sich eher als deutsch oder türkisch/kurdisch einordnen würden, antworteten sie, dass sie sich als Hamburgerin fühlten (vgl. hierzu bspw. Behrens, Volker: «Ich bin eine Lokalpatriotin», in: *Hamburger Abendblatt*, 11.12.2004, online).

schen Ländern gesetzt.⁴⁷ Es wird etwa mit der Entwicklung eines ‹Cinéma beur› in Frankreich in Verbindung gebracht, dessen Durchbruch sich durch den Film LE THÉ AU HAREM D'ARCHIMÈDE markieren lässt⁴⁸, der in Frankreich und Europa für großes Aufsehen sorgte.⁴⁹ Er wurde mit zahlreichen Preisen auf nationaler und internationaler Ebene versehen, wodurch er sich kulturelles Prestige sicherte. 1985 wurde er in Cannes in der Sektion ‹Un Certain Regard› gezeigt und mit dem ‹Preis des jungen französischen Kinos› geehrt, erhielt aber auch die nationale französische Auszeichnung ‹César› in der Kategorie ‹Bestes Erstlingswerk›.⁵⁰ Es zeigt sich auch bei diesem Werk, das es sich sowohl als ‹europäisches› als auch ‹französisches Kino› und daher in verschiedenen Kategorien begreifen lässt. Der Film handelt von den schwierigen Lebensumständen zweier Jugendlicher in einem der grauen Hochhausviertel der Pariser Banlieus. Madjib, Sohn einer algerischen Migrantenfamilie, und sein bester Freund, ein Franzose namens Pat, sind ohne Schulabschluss, arbeitslos und mit einem trostlosen Leben zwischen Drogen, Gewalt und Prostitution konfrontiert. LE THÉ AU HAREM D'ARCHIMÈDE weist *intertextuelle* Bezüge zu deutschtürkischen Filmen etwa zu KURZ UND SCHMERZLOS, APRILKINDER oder CHIKO (D/I 2008)⁵¹ auf. Thematisch, indem er seine Geschichte – in der es auch um Freundschaft geht – ins gesellschaftliche Randmilieu und im Bereich der Kriminalität platziert, aber auch ästhetisch, indem er den tristen Alltag auf den Straßen einer Großstadt und ihrer Randbezirke fokussiert. Auch sein Regisseur nimmt eine *postmigrantische Perspektive* ein, indem er seine Geschichte aus der Perspektive eines durch Migration geprägten Menschen erzählt, der sie in Überschneidung und Überlagerung mit einem Leben am Rande der französischen Metropole erfährt. In *Fatih Akin: Im Clinch* erläutert er, dass ihm dieser Film eine Inspiration für KURZ UND SCHMERZLOS gewesen sei.⁵²

In den Initiativen von arte lässt sich ebenso die Entwicklung erkennen, die ein ‹französisches Migrationskino› in dieser Zeit erfahren hat. Hier lassen sich beispielsweise Filme von Tony Gatlif und Rachid Bouchareb nennen, die eine Teilfinanzierung vom Sender erhielten, allerdings von französischer Seite, das heißt von arte France Cinéma.⁵³ Wie in der Einleitung dieser Arbeit bereits aufgeführt,

47 Zur Wichtigkeit, ein ‹deutsch-türkisches Kino› in einen europäischen ebenso wie in einen türkischen Kontext zu situieren, vgl. auch: Göktürk, Deniz im persönlichen Interview mit der Verfasserin am 27.07.2012 in Konstanz.
48 LE THÉ AU HAREM D'ARCHIMÈDE wurde als Pionier dieses Kinophänomens in Kapitel 1.1.5 bereits eingeführt.
49 Vgl. Schreitmüller im persönlichen Interview; vgl. auch: Ruhe: *Cinéma beur*, S. 67–97; vgl. auch: Austin, Guy: *Contemporary French Cinema: an Introduction*, S. 42 ff.
50 Vgl. IMDb: «Awards» von LE THÉ AU HAREM D'ARCHIMÈDE, online.
51 Zum Film CHIKO siehe Kapitel 7.1.2.
52 Vgl. Behrens/Töteberg (Hg.): *Fatih Akin: Im Clinch*, S. 37.
53 Vgl. bspw. die Koproduktionen von arte France Cinéma VENGO und LA ROUTE D'ISTANBUL (DER KRIEG MEINER TOCHTER; F/B 2016, R: Rachid Bouchareb).

4.3 Ein ‹europäisches Migrationskino› in Zirkulation

tauchen in Gatlifs Werken die Themen Reise, Migration, Liebe, Musik, Mehrsprachigkeit, Freundschaft, sowie Grenzen und deren Überschreitung immer wieder auf.[54] Auch in denjenigen Boucharebs lassen sich diese Komponenten finden. Sie zeichnen sich zudem durch thematische Aktualität, sozialpolitische Relevanz und Gesellschaftskritik aus.[55]

Im europäischen Kontext, in den ein ‹deutsch-türkisches Kino› durch arte situiert wird, lässt es sich ebenso mit einem ‹Migrationskino› aus England zusammenbringen, das unter der Kategorie ‹Black British Film› zirkuliert. Seine Herausbildung lässt sich durch den Film MY BEAUTIFUL LAUNDRETTE (MEIN WUNDERBARER WASCHSALON; GB 1985) markieren[56], der in den Aushandlungsprozessen des Senders arte als wichtig erachtet wird.[57] Regie führte bei diesem Drama der britische Filmemacher Stephen Frears nach dem gleichnamigen Theaterstück des pakistanischbritischen Roman-, Theater- und Drehbuchautors Hanif Kureishi, der auch die Drehbuchvorlage verfasste.[58] Aufgrund der Qualität seines Drehbuchs wurde MY BEAUTIFUL LAUNDRETTE – neben anderen gewonnenen Preisen – 1985 für einen ‹Oscar› in der Kategorie ‹Bestes Original-Drehbuch› nominiert.[59] Der Film setzt sich thematisch mit Migration auseinander und situiert seine Geschichte wiederum in die Straßen einer europäischen Metropole – dieses Mal ist es London. Dort lebt der junge Pakistani Omar, der sich mit harten Lebensumständen auseinandersetzen muss. Nachdem seine Mutter Selbstmord begangen hat, pflegt er nun seinen alkoholkranken Vater. Er hat jedoch einen reichen Onkel, der sich seines Neffen annimmt, weil er ihn als Bräutigam für seine Tochter auserwählt hat. Er überträgt ihm einen heruntergekommenen Waschsalon, den Omar wieder zum Laufen bringen soll. Sein Geschäfts- und Liebespartner wird Johnny, der aus seiner Gang und seinen kriminellen Geschäften ausgestiegen ist. Es scheint für alle eine gute Entwicklung zu nehmen, doch dann sind die Umstände doch alle viel verzwickter ... Auch dieser Film generiert aufgrund seines behandelten Migrationsthemas eine Verbindung zu einem ‹deutsch-türkischen Kino›, aber auch durch seine Geschichte, die von Freundschaft und Liebe handelt. Gesellschaftliches Randmilieu, Kriminalität und das Leben auf den Straßen einer Metropole spielen zwar hier ebenfalls eine Rolle, jedoch stehen die zwischenmenschlichen Beziehungen im Vordergrund, die auf humorvolle Weise un-

---

54 Vgl. etwa VENGO, EXILS, KORKORO oder GERONIMO.
55 Vgl. etwa LITTLE SENEGAL (DZ/F/D 2001, R: Rachid Bouchareb), INDIGÈNES oder LA ROUTE D'ISTANBUL.
56 Vgl. Barrow, Sarah: «Stretching the Limits: Hybridity as Cultural and Artistic Strategy in Contemporary British Cinema», in: Rings/Morgan-Tamosunas (Hg.): *European Cinema*, S. 27–43; hier: S. 29–30.
57 Vgl. Schreitmüller im persönlichen Interview.
58 Zu Hanif Kureishis Leben und Wirken vgl. Fischerverlag (Hg.): *Vita Hanif Kureishi*, online.
59 Vgl. IMDb: «Awards» von MY BEAUTIFUL LAUNDRETTE, online.

tereinander verknüpft werden. Hierbei betont Schreitmüller, dass die Filme, die sich in den 1980er-Jahren im britischen Migrationskontext herausbildeten, viel ironischer mit diesem Thema umgegangen seien, als es in Deutschland der Fall gewesen wäre. Allerdings ließe sich in den letzten Jahren auch bei deutschen Filmproduktionen eine Auflockerung hinsichtlich dieser Thematik beobachten.[60] Dieser Feststellung wird folgend durch die arte-Koproduktion 300 WORTE DEUTSCH genauer nachgegangen.

4.4 Deutschtürkische Koproduktionen von arte

4.4.1 300 WORTE DEUTSCH – Vom Culture-Clash zur ‹Integrationskomödie›

In der zweiten Dekade des 21. Jahrhunderts lässt sich bei einem ‹deutsch-türkischen Kino› ein Trend zur Komödie beobachten – lautet eine These. In seinen Aushandlungsprozessen durch arte zeigt sich die damit einhergehende Auflockerung in einer komödiantischen Form, die eine neue Stufe erreicht habe. Diese spiele auf besonders ironische Art und Weise mit dem Rollenverhalten sowohl ‹türkischer› als auch ‹deutscher› Lebenswelten, wobei Klischees nicht mehr nur einfach abgerollt, sondern in Übertreibung und Persiflage auf die Spitze getrieben würden.[61] Veranschaulichen lässt sich die beschriebene Entwicklung anhand der Komödie 300 WORTE DEUTSCH. Es handelt es sich um einen Film des deutschen Regisseurs, Drehbuchautors und Produzenten türkischkurdischer Abstammung, Züli Aladağ[62], eine arte-Koproduktion, die ihre Premiere 2013 am Filmfest München und ihren deutschen Kinostart am 05.02.2015 feierte.[63] Erzählt wird die Geschichte von Lale (Pegah Ferydoni), einer jungen, selbstbewussten Kölnerin mit türkischem Migrationshintergrund, die Germanistik studiert, in ihrem traditionsbewussten türkischen Elternhaus aber auch die angepasste muslimische Tochter repräsentiert, um den Vorstellungen ihres Vaters Cengiz (Vedat Erincin) zu entsprechen. Als Cengiz junge Frauen aus Anatolien nach Deutschland holt, um sie als ‹Importbräute› an deutsche Männer zu vermitteln, gerät Lale in einen Konflikt. Um die jungen Türk:innen vor ihrer Abschiebung in die Türkei zu bewahren, hilft sie den Frauen, die Vorschriften für eine Aufenthaltsgenehmigung in Deutschland zu erfüllen und den dafür erforderlichen Test von 300 Worten Deutsch zu bestehen. Im gleichen Zug verhilft sie den türkischen Frauen zu mehr Selbstbewusstsein, Durchsetzungsvermögen und Emanzipation. Dass Lale bei diesem Auftrag mit ihren eigenen Werten und Moralvorstellungen, den Interes-

---

60 Vgl. Schreitmüller im persönlichen Interview.
61 Vgl. ebd.
62 Zu Züli Aladağs Leben und Werk vgl. IMDb: «Züli Aladağ», online.
63 Vgl. bspw.: IMDb: «Release Info» von 300 WORTE DEUTSCH, online.

sen ihres Vaters, den Hindernissen, die ihnen der ausländerfeindliche Amtsleiter Ludwig Sarheimer (Christoph Maria Herbst) in den Weg legt, und ihren Gefühlen für den jungen Beamten Marc (Christoph Letkowski) jonglieren muss, liefert den Zündstoff für diese Komödie. Hierbei wird sowohl mit deutschen als auch mit türkischen Klischees und Vorurteilen gespielt, indem diese auf die Spitze getrieben und damit ad absurdum geführt werden.[64] Mit ihrem Humor bedient der Film beide Kulturen, wodurch sie auf die gleiche Ebene gestellt werden. Durch diese Begegnung auf Augenhöhe lässt sich gemeinsam lachen, und gegenseitige Annäherung wird möglich. In diesem Sinne lässt sich dieses Werk mit den Erkenntnissen zusammenbringen, die anhand von Bergsons Überlegungen zum Lachen getätigt wurden. Auch zeigt sich, dass der Kulturkonflikt hier wiederum das Handlungsauslösende Moment seiner Geschichte bildet, jedoch in der von Schreitmüller beschriebenen weiteren Stufe. Diese wird etwa in der humorvollen Weise deutlich, in der mit gesellschaftlichen Debatten um Migration und Integration umgegangen wird. Sie zeigt sich auch darin, wie die Charaktere genretypisch überzeichnet werden und im Zusammenprall der Kulturen dennoch Verständnis für einander aufbringen können. Dadurch lässt sich 300 WORTE DEUTSCH weniger als ‹Culture-Clash-Komödie›, sondern vielmehr als ‹Integrationskomödie› begreifen. Als solche wurde der Film auch vom Feuilleton verhandelt, wobei seine Sympathie erzeugenden Charaktere hervorgehoben wurden und die gegenseitige Annäherung, die durch das Lachen ermöglicht werde. Er setze trotz der teilweise politisch unkorrekten und ausländerfeindlichen Äußerungen der Figur Sarheimer ein Zeichen gegen Einwanderungsgegner:innen und gegenwärtige Pegida-Demonstrationen, heißt es, und halte der ‹deutschen Gesellschaft› einen Spiegel vor.[65] «Komödie ist ein sehr schönes Format, Konflikte oder schwierige Themen einem breiten Publikum zugänglich zu machen»[66], erklärt sein Regisseur in einem Interview. Es sei im Film manchmal leichter, etwas zu bewirken sowie Vorurteile aufzubrechen, als in einem langen Gespräch, in dem man versuche, Menschen von einer anderen Ansicht zu überzeugen. 300 WORTE DEUTSCH solle den Menschen etwas von ihrer Verkrampfung zum Thema Einwanderung in Deutschland nehmen und sie zum Lachen bringen, auch über sich selbst, so die Meinung Aladağs.[67] Sein Film sei ein Beispiel, um zu zeigen, «dass Deutsche und Türken und Muslime und Christen doch sehr viele Werte teilen und sich vielleicht ähnlicher sind, als sie denken»[68].

---

64 Vgl. bspw. das klischeebesetzte Rollenverhalten von Frauen und Männern in diesem Film oder auch die Figur Murat, ein potenzieller Bräutigam für Lale, die von Züli Aladağ selbst gespielt wird, womit die Fugur einen spießigen, schwäbelnden Türken repräsentiert.
65 Vgl. bspw.: Cords, Suzanne: «300 Worte Deutsch – eine Integrationskomödie», in: *dw.de*, 05.02.2015, online.
66 Cords, Suzanne: «Züli Aladağ: «Lachen gegen Vorurteile»», in: *dw.de*, 02.02.2015, online.
67 Vgl. ebd.
68 Cords: «Züli Aladağ», online.

Er zeigt also eine Tendenz des untersuchten Kinophänomens, die – trotz des thematisierten Kulturkonfliktes – als *transkulturell* gedeutet werden kann. Ebenso zeichnet er interessante Spuren eines ‹deutsch-türkischen Kinos›, das zunehmend in der ‹deutschen Gesellschaft› angekommen ist, eine Beobachtung, der sich im nächsten Beispiel noch genauer folgen lässt.

4.4.2 DREIVIERTELMOND – Ein ‹deutsch-türkisches Kino› wird evident

Gegenwärtige Entwicklungen und Wandlungen eines ‹deutsch-türkischen Kinos› lassen sich in seinen Aushandlungsprozessen durch arte ausgehend von seiner Problembehaftung hin zu einer zunehmenden Souveränität und Selbstverständlichkeit deuten, Geschichten zu erzählen und Themen zu behandeln. Diese Entwicklung ließe sich durch komödiantische Formate veranschaulichen. Sie ließe sich aber auch darin beobachten, dass bei einigen ‹jüngeren› Produktionen deutschtürkische Elemente nur noch als Hintergrundfolie auftauchten, etwa wenn eine Filmfigur einen türkischen Hintergrund habe, was sich aber als normale Realität in Deutschland präsentiere, ohne eine deutschtürkische Begegnung als Konflikt zum Thema zu machen.[69] An dieser Stelle lässt sich die arte-Koproduktion DREIVIERTELMOND unter der Regie von Christian Zübert in die Diskussion einbringen, die ihre Premiere im September 2011 beim Filmfest Hamburg erlebte, am 13. Oktober in den deutschen Kinos startete.[70] Das Werk wurde vielfach ausgezeichnet und sogar für den ‹Deutschen Filmpreis› nominiert.[71] Erzählt wird von der sechsjährigen Hayat (Mercan-Fatima Türkoğlu), einem türkischen Mädchen, das von ihrer deutschtürkischen Mutter Gülent für einige Zeit bei ihrer Großmutter in Nürnberg untergebracht wird. Kaum dass Gülent sich auf den Weg zurück in die Türkei begeben hat, erleidet die Großmutter einen Schlaganfall, und die kleine Hayat, die kein Wort Deutsch spricht, ist auf sich allein gestellt in der unbekannten Stadt. Ein Glück, dass sie auf den Mittsechziger und Taxifahrer Hartmut (Elmar Wepper) trifft, der sie und ihre Mutter zum Flughafen gefahren hatte und den Hayat auch sogleich wiedererkennt. Der ist alles andere als erfreut, sich nun um das kleine Mädchen kümmern zu müssen, schließlich ist sein Leben schon turbulent genug, nachdem ihn seine Frau verlassen hat. Aber Hayat lässt nicht locker, und so erbarmt sich Hartmut schließlich und nimmt sie bei sich auf. Und, Hayat erobert nicht nur das Herz des mürrischen Taxifahrers, sie krempelt auch sein Leben um und verhilft ihm dazu, sein Weltbild zu korrigieren. Seine berührende Geschichte und seine liebenswerten Charaktere machen DREIVIERTELMOND zu einem Film, der nicht nur eine vereinende Geste in sich

---

69 Vgl. Schreitmüller im persönlichen Interview.
70 Vgl. bspw.: IMDb: «Release Info» von DREIVIERTELMOND, online.
71 Vgl. IMDb: «Awards» von DREIVIERTELMOND, online.

trägt, sondern auch ein unterhaltendes Kinoerlebnis darstellt. Er verbuchte insgesamt über 300.000 Kinozuschauer:innen in Deutschland und nimmt damit den 20. Platz der wirtschaftlich erfolgreichsten deutschen Filme des Jahres 2011 ein.[72] Obwohl Christian Zübert keinen türkischen Migrationshintergrund aufweist, lässt sich sein Film aufgrund seiner Erzählung unter die untersuchte Kategorie fassen. Er behandelt das Thema Migration jedoch nur beiläufig und mit der Natürlichkeit, dass sie zu Deutschland dazugehört. Auch zeigt sich bei näherem Hinsehen, dass Hayat ebenso Giuseppina oder Xiaomeng heißen und aus einem anderen Land als der Türkei stammen könnte, es würde wenig an der Geschichte verändern. Es bildet auch kein Kulturkonflikt den handlungsauslösenden Moment, sondern im Vordergrund steht die Begegnung zweier Menschen, die unterschiedlicher kaum sein könnten, nicht einmal die gleiche Sprache sprechen und doch zueinander finden, weil sie sich im Grunde genommen wunderbar ergänzen. In diesem Sinne transportiert DREIVIERTELMOND eine universelle Botschaft und lässt sich als ‹transkulturelles Kino› deuten.

4.5 ‹Deutsch-türkisches Kino› und ‹Ethno-Comedy›

In seiner komödiantischen Tendenz lässt sich das untersuchte Kinophänomen schließlich auch in seinen Aushandlungsprozessen durch den europäischen Kulturkanal mit *transmedialen* Entwicklungen[73] zusammenbringen, die sich in unterschiedlichen Bereichen der Kunstproduktion beobachten lassen. Im Fernsehen kann es etwa in Interaktion mit der Kunstform Comedy betrachtet werden, wobei sich hier – neben Comedy-Stars wie Django Asül, Bülent Ceylan oder dem bekannten Komikerduo Erkan und Stefan – auf den Erfolg und die Beliebtheit des deutschtürkischen Komikers und Fernsehmoderators Kaya Yanar deuten lässt[74], den auch ARTE in diesem Zusammenhang benennt.[75] Kaya Yanar wurde 1973 in Frankfurt am Main geboren und wuchs in der hessischen Metropole auf. Er hat einen türkischen Migrationshintergrund, fühlt sich selbst aber als Deutscher, jedoch mit türkischen Wurzeln, sagt er. Ein Deutschtürke oder auch ‹Hessetürk›. Daher fühle er sich auch ab und zu so, als würde er zwischen statt auf den Stühlen sitzen.[76] Hier zeigt sich also ebenfalls ein Spiel mit verschiedenen Begriffen und Kategorien. Das beschriebene ‹Dazwischen› nutzt der Komiker für seinen künst-

---

72 Vgl. FFA: «Jahreshitliste (national) 2011».
73 Im Sinne eines Transmedialitätsbegriffes, wie er hier definiert wurde (siehe Kapitel 1.4.4).
74 Vgl. hierzu: Boran, Erol M.: *Eine Geschichte des türkisch-deutschen Theaters und Kabaretts*, Columbus, Ohio 2004, S. 272–282.
75 Vgl. Schreitmüller im persönlichen Interview.
76 Vgl. Yanar, Kaya: *Made in Germany*, München 2011, S. 6.

lerischen Ausdruck. «Ich gebe zu: Zwischen den Stühlen zu sitzen ist manchmal gar nicht so schlecht. Sich in beiden Welten zu bedienen, von zwei verschiedenen Kulturen beeinflusst zu sein, sowohl über die einen als auch über die anderen sich lustig zu machen – das hat schon was!»[77] Besondere Beliebtheit erlangte der Comedy-Künstler durch seine Sat.1-Sendung WAS GUCKST DU?! – die zwischen 2001 und 2005 in 120 Folgen ausgestrahlt wurde. In ihr spielt Yanar mit Klischees und Stereotypen verschiedener Nationalitäten und Kulturen, wobei er selbst in die unterschiedlichen Rollen schlüpft.[78] Eine Nähe zum untersuchten Kinophänomen lässt sich dabei in der *Transkulturalität* wiederfinden, welche diese Sendung erzeugt – lautet hier die These. Sie wird wiederum durch Humor hervorgerufen, der verschiedene Kulturen – vornehmlich die ‹deutsche› und die ‹türkische› – bedient, wodurch gemeinsames Lachen möglich wird und dadurch wiederum gegenseitige Annäherung. Zu ähnlichen Ergebnissen ist Maha El Hissy gekommen. Sie hat sich ebenfalls mit den *transmedialen* Bezügen befasst, die sich zwischen einem ‹deutsch-türkischen Kino› und der ‹Ethno-Comedy›[79] beobachten lassen. Auch sie nimmt Bezug zu Kaya Yanar und beschreibt sein Spiel mit Stereotypen und Klischees, das zur Auflockerung der Migrationsthematik beigetragen habe.[80]

Abschließend für diese Fallstudie lässt sich eine allgemeine Einschätzung aufführen, in welche Richtung sich das untersuchte Kinophänomen in den nächsten Jahren entwickeln könnte. Die Prognose von arte lautet, dass die Kategorie weiterhin Bestand haben wird. «Ausgeschöpft ist ein Thema oder ein spezifischer Hintergrund einer Filmgeschichte nie», erklärt Schreitmüller und ergänzt: «[Auch] den ältesten Genres und den ältesten Konstellationen [lässt sich] immer noch etwas Neues abgewinnen.»[81]

4.6 Zusammenfassung

Insgesamt ließ sich in dieser Fallstudie zeigen, dass arte an der Entwicklung eines ‹deutsch-türkischen Kinos› Anteil hat. Indem der europäische Kulturkanal sich an der Filmproduktion beteiligt und dabei seinen Fokus auf ein ‹europäisches Autorenkino› richtet, gestaltet er die jeweils nationale, aber auch *transnationale* Filmlandschaft maßgeblich mit, unter die sich das Phänomen gruppiert. Es äußert sich in den Verhandlungen des Senders in verschiedenen Konstellationen,

---

77 Ebd.
78 Vgl. WAS GUCKST DU?! (D 2001–2005, Moderation: Kaya Yanar).
79 Zur Kategorie ‹Ethno-Comedy› siehe auch: Boran: *Eine Geschichte des türkisch-deutschen Theaters und Kabaretts*, S. 272–282.
80 Hissy: GETÜRKTE *Türken*, S. 74.
81 Schreitmüller im persönlichen Interview.

die es als lebendige Filmkunst charakterisieren. Als ‹nationales Kino› setzt es sich in seiner gesellschaftspolitischen Relevanz mit aktuellen Themen, mit Kulturkonflikten, Migration und Integration in Deutschland auseinander. Ebenso transportiert es als ‹transkulturelles Kino› universelle, kulturübergreifende Werte, die nicht an ein einziges Land und eine einzige Kultur gebunden sind. Es lässt sich auch mit einem ‹Migrationskino› anderer europäischer Länder wie Frankreich und England zusammenbringen und weiterdenken. In den betrachteten Beispielen wird eine *postmigrantische Perspektive* erkennbar. Anhand von 300 WORTE DEUTSCH und DREIVIERTELMOND lässt sich das untersuchte Kinophänomen in seiner Tendenz hin zur ‹Culture-Clash-Komödie› betrachten, wobei es sich in seiner *Transkulturalität* zeigt. Doch auch in der Selbstverständlichkeit, in der es mit dem Thema Einwanderung umgeht, und in seinen Vermischungsprozessen, die es in seine Geschichten integriert, wird es als ein Kino erkennbar, das zunehmend in der ‹deutschen Gesellschaft› angekommen ist. Schließlich lassen sich *transmediale* Bezüge zu anderen Bereichen der Kunstproduktion finden, im gewählten Beispiel zur ‹Ethno-Comedy›. Hier zeigen sich vergleichbare Tendenzen im spielerischen Umgang mit Klischees und Tabus und der humoristischen Auseinandersetzung mit Ethnizität und Identität, die insgesamt zur Auflockerung der Migrationsthematik beitragen.

5 Die Film- und Medienstiftung NRW als Förderer

5.1 *(Trans-)*nationale Praktiken der Filmförderung

Zum Filmfinanzierungsverfahren gehören in Europa – respektive in Deutschland – weitere institutionelle Akteure, die hierbei Relevanz gewinnen: die öffentliche Filmförderung. Ihren Handlungsinitiativen widmet sich diese Studie, indem sie diese anhand einer konkreten Einrichtung untersucht: der Film- und Medienstiftung NRW. Zuvor wird ein Blick auf die allgemeine Situation der Filmsubventionierung geworfen, um das Fallbeispiel in aktuelle Entwicklungen in diesem Bereich einzuordnen.

«Der deutsche Film kann ohne Filmförderung nicht leben! Das muss allen klar sein», äußert sich Bernd Eichinger Ende der 1990er-Jahre und ergänzt: «Bei kleinen Projekten ist die Bewilligung der Förderung oft existenziell, bei großen, auch internationalen Koproduktionen hilft sie wesentlich, das Vorhaben auch tatsächlich in absolut höchster Qualität zu realisieren.»[1] In der Regel wird mehr als die Hälfte der Produktionskosten eines deutschen Kinofilms von dieser Beihilfe finanziert. Das ist mehr Geld, als von allen anderen Investoren, Koproduzenten und Lizenznehmern zusammen in das Projekt fließt. Daher hat auch die öffentliche Filmsubventionierung hierzulande ihre Befürworter:innen und Kritiker:innen. Letztere werfen den staatlich bezuschussten Filmen Publikumsferne vor. Ein anderer Vorwurf lautet, sie nehme den Produzent:innen den Anreiz, einen erfolgreichen Film zu realisieren, da sie auch von

---

1 Eichinger, Bernd: «Der deutsche Film kann ohne Förderung nicht leben!», in: Filmförderungsanstalt – Bundesanstalt des öffentlichen Rechts (Hg.): *1968–1998 FFA 30 Jahre Filmförderungsanstalt*, Berlin 1998, S. 49.

ihrem Metier leben könnten, wenn keine ihrer Produktionen gewinnbringend sei.[2] Aber «um Gottes Willen: Rüttelt nicht an der Filmförderung», konstatiert wiederum der Drehbuchautor, Produzent und heutige Professor der Abteilung für Produktion und Medienwirtschaft an der Hochschule für Fernsehen und Film München, Ulrich Limmer, 2008 in einem Interview und fügt hinzu: «Ohne Filmförderung gibt es keine Filmindustrie. Das muss jedem klar sein. Wir produzieren Kino für den deutschen Markt. Und der ist klein. [...] Und deshalb brauchen wir die Filmförderung.»[3] Ganz gleich wie scharf sich die Kontroversen um diese Maßnahme äußern, die Lage der Filmwirtschaft in Deutschland präsentiert sich in aller Regel so, dass die Filmproduktion mit dem mühsamen Zusammentragen von regionalen und bundesweiten, staatlichen Zuschüssen einhergeht.[4] Hierbei präsentiert sich dieses *Akteur:innen-Netzwerk* als «komplizierte[r] Mechanismus von Kontroll-, Prädikatisierungs-, Prämierungs-, Preis- und Förderungsmaßnahmen»[5]. Mit diesem werden Regisseur:innen, Drehbuchautor:innen und Produzent:innen konfrontiert, wenn sie hierzulande Projekte realisieren wollen. Träger sind staatliche Institutionen, Wirtschaftsverbände oder Stiftungen, die sich auf regionaler, bundesweiter und zunehmend auch *transnationaler* Ebene etabliert haben, auf der sie jeweils nach eigenen Maßstäben agieren.[6] Auf Bundesebene zeichnet sich die öffentliche Filmförderung im Wesentlichen durch die Filmförderungsanstalt (FFA), den Beauftragten der Bundesregierung für Angelegenheiten der Kultur und Medien (BKM) und den im Jahr 2007 ins Leben gerufenen Deutschen Filmförderungsfonds (DFFF)[7] ab. Die einzige von allen Bundesländern gemeinsam getragen Organisation ist das Kuratorium junger deutscher Film. Seine wesentliche Aufgabe besteht in der filmkünstlerischen Unterstützung des Nachwuchses.[8] Auf regionaler Ebene können der FilmFernsehFonds (FFF) Bayern, das Medienboard Berlin-Brandenburg, die Filmförderung Hamburg (FFHH) und die Film- und Medienstiftung NRW genannt werden, die Ende der 1970er-Jahre ihren Anfang nahmen.[9] Hinzu kommen zwei Programme auf europäischer Ebene: MEDIA[10]

2 Vgl. Castendyk: *Die deutsche Filmförderung*, S. 9–13.
3 Birkenstock, Arne: *Autoren und Drehbuchförderung in Deutschland. Dokumentation und Wirkungs-analyse der bestehenden Instrumente*, Eine Studie des KunstSalon e. V. im Auftrag der Staatskanzlei NRW, Endfassung vom 01.07.2008, S. 18.
4 Vgl. Stampfer: «Filmfinanzierung zwischen Deutschland und Hollywood», S. 170.
5 Leonhard, Joachim-Felix et al. (Hg.): *Medienwissenschaft. Ein Handbuch zur Entwicklung der Medien und Kommunikationsformen*, 3. Teilband, Berlin 2002, S. 1837.
6 Vgl. hiezu die Förderungsziele und -richtlinien der jeweiligen Institutionen.
7 Zum Deutschen Filmförderungsfonds vgl. Castendyk: *Die deutsche Filmförderung*, S. 46–47.
8 Vgl. Kuratorium junger deutscher Film: «Über uns», online.
9 Vgl. Castendyk: *Die deutsche Filmförderung*, S. 48; zur Förderung der Bundesländer vgl. Castendyk: *Die deutsche Filmförderung*, S. 47–52.
10 MEDIA steht für französisch: Mesures pour Encourager le Développement de l'Industrie Audiovisuelle; deutsch: Maßnahmen zur Förderung der Entwicklung der audiovisuellen Industrie.

5.1 (Trans-)nationale Praktiken der Filmförderung

und EURIMAGE.[11] Dabei rücken diese eine zunehmend *transnational* ausgerichtete Filmwirtschaft in den Fokus, wie sie sich auch als bedeutend für die Entwicklungen erweist, die ein ‹deutsch-türkisches Kino› in den vergangenen Jahren erfährt. Der US-amerikanische Film- und Kulturwissenschaftler Randall Halle macht hierbei auf die Wandlungen aufmerksam, die nicht nur Filme, sondern ebenso ihre Subventionsbedingungen in den vergangenen Jahren in Deutschland und seinen Nachbarländern – bei Halle mit gewähltem Fokus auf Polen – im Zuge der Europäisierung und eines sich zunehmend global ausrichtenden Marktes durchlaufen.[12] Als Beispiel führt auch er das Modell von EURIMAGE auf, das 1989 als Fonds vom Europarat ins Leben gerufen wurde mit der Intention, Filme zu würdigen, die «eine gemeinsame Identität für das vereinte Europa [...] stiften»[13]. Daher unterstützt er Projekte, die nationale Grenzen überschreiten und zugleich die kulturelle Vielfalt Europas wahren.[14] Im Jahr 2017 gehören EURIMAGE 47 europäische Mitgliedsstaaten an.[15] Von Interesse erweisen sich ebenso Halles Beobachtungen, dass sich in Europa inzwischen eine Fülle von Förderungsanstalten wiederfänden, die jedoch nicht nur auf überstaatlicher, europäischer, sondern ebenso auf nationaler und regionaler Ebene organisiert seien, sich aber dennoch dem *transnationalen* Gedanken verpflichtet fühlten.[16] Die gegenseitigen Einflüsse von Globalem und Lokalem, wie sie anhand des Begriffs ‹Glokalisierung› eingeführt wurden (siehe Kapitel 1.1.5), spielen also auch in diesem Bereich eine Rolle.

Im neuen Europa leisten Filme weit mehr als nur die Erzählung (nationaler) Geschichten. Sie entstehen mittlerweile fast immer im Kontext transnationaler Netzwerke von Fördergeldern, Institutionen, Filmwochen, Filmfestivals, staatlichen, öffentlichen und privaten Institutionen. Filmemacher und Kulturpolitiker arbeiten so gemeinsam an einem erweiterten Konzept von Kino, das neue kulturelle Räume schaffen soll.[17]

Wird dieses inzwischen breite Spektrum an Filmunterstützungsarten in Europa respektive in Deutschland betrachtet, kann also zwischen regionalen, nationalen und *transnationalen* Praktiken unterschieden werden. Des Weiteren lässt

---

11 EURIMAGE steht für European Cinema Support Fund.
12 Vgl. Halle, Randall: «Die deutsch-polnische Interzone. Kino als transnationaler Apparat in der Europäischen Union», in: Schick, Thomas / Ebbrecht, Tobias (Hg.): *Kino in Bewegung*, Wiesbaden 2011, S. 185–205.
13 Ebd., S. 185.
14 Vgl. Council of Europe: «European Convention on Cinematographic Co-Production», Referenz ETS No.147 vom 02.10.1992, online.
15 Vgl. EURIMAGE: online.
16 Vgl. Halle: «Die deutsch-polnische Interzone», S. 188.
17 Ebd., S. 185.

5 Die Film- und Medienstiftung NRW als Förderer

sich zwischen kultureller und wirtschaftlicher Hilfe differenzieren. Abgesehen von Ausnahmen, etwa dem Kuratorium junger deutscher Film, etablierte sich die Filmsubventionierung in Deutschland vornehmlich als Wirtschaftsförderung, während sie als Kulturhilfe[18] nur am Rande Bedeutung erfuhr.[19] In den vergangenen Jahren spielt sie jedoch eine wesentlichere Rolle, so auch in der Etablierung und Entwicklung der untersuchten Kategorie. Beiden Modellen liegt die Erkenntnis zugrunde, dass Film sich als vielschichtiges Medium begreift, das auf der einen Seite «zwischen dem sich gegenseitig bedingenden Begriffspaar Publikumsgeschmack und Marktfähigkeit als Warenprodukt ökonomischen Bedingungen folgt» und auf der anderen Seite «als ästhetisches Gebilde, als Kunstform und als Vermittler von unterhaltenden, informativen und bildenden Inhalten kulturellen Ausdruckswert besitzt.»[20] Dieser Dualismus bestimmte als ‹Entweder-oder› viele Jahre das deutsche Filmförderungssystem. Erst Ende des 20. Jahrhunderts setzte sich durch, dass beide miteinander vereinbar sind, was zu Strukturveränderungen führte. Auf Bundesebene etwa zur Übertragung der Zuständigkeit für die kulturelle und wirtschaftliche Filmsubvention vom Innen- und Wirtschaftsministerium auf den Beauftragten der Bundesregierung für Angelegenheiten der Kultur und Bildung im Jahre 1998.[21]

Bei der Frage, wie subventioniert wird, lässt sich im Wesentlichen zwischen drei Arten, den Zuschüssen, den Darlehen und den Ausfallbürgschaften, unterscheiden. Als Erstere werden die Gelder bezeichnet, die nicht zurückgezahlt werden müssen. Hierzu gehören u. a. die Referenzförderung[22] und Auszeichnungen wie der ‹Deutsche Filmpreis›. Bei der zweiten Art wird zwischen unbedingt rückzahlbaren und bedingt rückzahlbaren differenziert. Letztere müssen nur erstattet werden, wenn der geförderte Film Gewinne erzielt. Ähnlich verhält es sich mit Ausfallbürgschaften, bei denen es sich um ein Darlehen einer Geschäftsbank für

---

18 Im Rahmen der kulturellen Filmförderung spielt das kulturelle Renommee eines Films eine wichtige Rolle, also bspw. ob der Film auch im Ausland Bekanntheit erlangt hat oder wie er von Kritiker:innen und Festivaljurys geschätzt wird. Der kulturelle Erfolg wird daher an gewonnenen Preisen und der Einladung zu bestimmten Festivals bzw. in ihr Wettbewerbsprogramm bemessen und daraufhin auf der Basis eines Punktesystems berechnet (vgl. Castendyk: *Die deutsche Filmförderung*, S.148–150).
19 Vgl. Castendyk: *Die deutsche Filmförderung*, S. 26.
20 Leonhard et al. (Hg.): *Medienwissenschaft*, S. 1837.
21 Vgl. ebd., S. 1838.
22 Unter Referenzförderung – vs. Projektförderung – versteht man die nachträgliche Förderung für Filme, die an der Kinokasse (Zuschauer:innenerfolge) bzw. bei Festivals (Preise) besonderen Erfolg erzielten. Die Referenzförderung wurde eingeführt, um sowohl die Wirtschaftlichkeit der Filmförderung zu bestärken als auch den Produzent:innen und Regisseur:innen mehr Unabhängigkeit gegenüber den Entscheidungsgremien zu gewährleisten (vgl. Castendyk: *Die deutsche Filmförderung*, S. 151; in Ausführlichkeit zur Referenzförderung vgl. Castendyk: *Die deutsche Filmförderung*, S. 151–155; zur Referenz- und Projektförderung vgl. auch: FFA: «Produktionsförderung», online).

5.1 *(Trans-)nationale Praktiken der Filmförderung*

die Unterstützten handelt, das von einer Institution verbürgt wird. Nur bei Gewinnen wird diese zurück an die Bank gezahlt, ansonsten wird die bürgende Institution von dieser beansprucht.[23] Es lässt sich resümieren, dass die öffentliche Filmförderung in Deutschland und Europa Filme durch verschiedene Programme und in unterschiedlichen Bereichen wie der Drehbuch- und Stoffentwicklung, der Produktion, dem Verleih oder auch dem Film- und Kinobetrieb[24] teilfinanziert.[25] Ein genauerer Blick lässt sich auf Subventionsarten der FFA werfen, die durch ihre Rechtsform[26], ihre Bedeutung auf bundesweiter Ebene und die Größe ihres Fördervolumens eine übergeordnete Position einnimmt.[27] Ihre Hauptsubvention liegt im Bereich der Produktion von programmfüllenden deutschen Kinofilmen.[28] Darüber hinaus fördert sie die Entwicklung von Drehbüchern, die Realisierung von deutschfranzösischen Koproduktionen, den Filmverleih und das Filmmarketing, Kinos, Zusatzkopien, Kurzfilme, Videos, die Digitalisierung des deutschen Filmerbes und durch den Deutsch-Italienischen Co-Production Development Fonds die Zusammenarbeit dieser Länder.[29] Die Förderung deutschfranzösischer und deutsch-italienischer Produktionen verdeutlicht dabei die *transnationale* Ausrichtung, die auch hier verfolgt wird.

In der föderal strukturierten Bundesrepublik kommt den regionalen Institutionen ein kaum geringeres Spektrum an Förderungsarten zu als der FFA. Auch sie unterstützen Arbeiten über eine mögliche Drehbuch-, Produktions- und Verleihförderung hinaus durch zusätzliche Subventionsarten wie beispielsweise jene für Projektentwicklungen.[30] Eines ihrer weiteren zentralen Tätigkeitsfelder – das sich für die Herausbildung eines ‹deutsch-türkischen Kinos› von Wichtigkeit darstellt – ist die Nachwuchsförderung. Vergleichbarer den Initiativen von Fernsehredaktionen, entwickelten auch diese Länderanstalten Programme der Zusammenarbeit mit weiteren institutionellen Akteuren wie beispielsweise Filmhochschulen, um Absolventen und Quereinsteiger:innen den Weg in ein selbst-

---

23 Vgl. Castendyk: *Die deutsche Filmförderung*, S. 71–72.
24 Nicht nur im Rahmen des unmittelbaren Filmherstellungsprozesses lässt sich eine Förderung erhalten, auch die Filmverwerter:innen der ‹zweiten Auswertungsstufe›, bspw. Videotheken und Firmen, die den Handel von Videorechten betreiben, können eine Förderung bekommen, ebenso wie Kinobetreiber:innen finanzielle Zuschüsse bspw. für die Anschaffung neuer Technik oder die Herstellung zusätzlicher Filmkopien erhalten können (vgl. ebd., S. 70).
25 Vgl. ebd.
26 Die Filmförderungsanstalt wurde am 06.03.1968 im Zuge des ersten Filmförderungsgesetzes als Verwaltungsbehörde der Filmabgabe in Form einer Anstalt des öffentlichen Rechts mit Sitz in Berlin gegründet (vgl. ebd., S. 37–38).
27 Vgl. ebd., S. 65.
28 Vgl. FFA: «Produktionsförderung».
29 Vgl. FFA: «Förderbereiche der FFA», online.
30 Vgl. Castendyk: *Die deutsche Filmförderung*, S. 73.

ständiges Filmschaffen zu erleichtern, etwa durch die Unterstützung von Abschluss- und Debütfilmen. Die Bestrebungen der Länderorgane werden durch den Gedanken der Standortförderung bestimmt. Daher ist der Regionaleffekt eines ihrer zentralen Kriterien bei der Vergabe ihrer Gelder.[31] Dieses gilt es zu berücksichtigen, wenn ein ‹deutsch-türkisches Kino› in diesem Kontext diskutiert wird. Auf regionaler Ebene weisen der Medienboard Berlin-Brandenburg, die Filmförderung Hamburg Schleswig-Holstein (FFHSH) sowie die Film- und Medienstiftung Nordrhein-Westfalen besonders zahlreiche Verflechtungen in seiner Herausbildung und Entwicklung auf, weshalb sie in der vorliegenden Forschung Bedeutung gewinnen.

Das Medienboard Berlin-Brandenburg unterstützt Filmschaffende bei der Stoff- und Projektentwicklung, der Produktion, beim Verleih und Vertrieb. Förderungswürdig sind Produktionen von Mainstream- und Arthouse-Filmen über Produktionen von Animations- und Kinderfilmen bis hin zu Produktionen von Dokumentar- und Kurzfilmen. 2017 beispielsweise subventionierte die Institution insgesamt 212 Projekte mit einem Fördervolumen von insgesamt 23,1 Millionen Euro.[32] Zu den deutschtürkischen Filmen, die mithilfe des Medienboards entstanden sind, lassen sich sowohl Thomas Arslans IM SCHATTEN (D 2010) und GOLD (D/CAN 2013) als auch Fatih Akıns AUF DER ANDEREN SEITE und THE CUT zählen. Als interessant erweist sich darüber hinaus der 2011 aus den Initiativen der regionalen Organe Medienboard Berlin-Brandenburg und Filmförderung Hamburg Schleswig-Holstein sowie des Istanbuler Filmfestivals – Meetings on the Bridge (beauftragt vom Türkischen Ministerium für Kultur und Tourismus) hervorgegangene Deutsch-Türkische Co-Production Development Fonds. Er ermöglicht die Zusammenarbeit von Filmemacher:innen aus Deutschland und der Türkei bereits im frühen Stadium eines Projektes.[33] Dabei führt auch diese Initiative die Öffnung eines ‹deutschen Kinos› hin zu einem ‹türkischen Kino› und zunehmenden Durchmischung mit diesem vor Augen. Und auch diese Zusammenarbeit verdeutlicht, dass die nationalen Grenzen im Kontext der Filmproduktion durchlässig geworden sind und Filme sich zunehmend in einer *transnationalen* Geografie verorten lassen.

Die Handlungsinitiativen, die von diesem Fonds ausgehen, verbinden sich mit denen der Filmförderung Hamburg Schleswig-Holstein. Auch diese Einrichtung mit Sitz in der norddeutschen Hansestadt unterstützt Kinofilme und außergewöhnliche Fernsehfilme aller Genres. Die Förderung, Betreuung und Beratung von Arbeiten reicht vom ersten Drehbuchentwurf über die Produktion bis hin zum Verleih und Vertrieb und der Festivalpräsentation eines Films. Die Subventio-

---

31 Vgl. ebd., S. 74.
32 Vgl. Medienboard Berlin-Brandenburg, «Förderentscheidungen 2017», online.
33 Vgl. Medienboard Berlin-Brandenburg, «Deutsch-Türkischer Co-Production Development Fonds», online.

nierung von internationalen Koproduktionen ist ebenfalls möglich, wobei auch ihr Ziel in der Standortunterstützung liegt. Hamburg und Schleswig-Holstein sollen von den Mitteln profitieren. Es sollen sowohl Produzent:innen und potenzielle Produktionspartner:innen aus der Gegend gestärkt als auch bestehende Kooperationen fortgeführt werden.[34] Es lassen sich eine ganze Reihe deutschtürkischer Filme aufzählen, die mit finanzieller Hilfe durch die Filmförderung Hamburg Schleswig-Holstein entstanden sind. Sowohl Fatih Akıns IM JULI, AUF DER ANDEREN SEITE, SOUL KITCHEN (D 2009), THE CUT und TSCHICK lassen sich nennen. Buket Alakuşs ANAM und EINMAL HANS MIT SCHARFER SOSSE und Ayşe Polats EN GARDE und LUKS GLÜCK sind dazuzuzählen. Özgür Yıldırıms CHIKO und BOY 7 gehören ebenfalls dazu.[35]

Es gibt noch eine weitere Länderinstitution, der Wichtigkeit für ein ‹deutschtürkisches Kino› zugesprochen werden kann: die Film- und Medienstiftung NRW. Sie erweist sich auch deshalb als interessant, weil sie mit der Region Nordrhein-Westfalen eine weitere lokale Verortung des untersuchten Kinophänomens vor Augen führt. So bilden ihre Handlungsinitiativen die Grundlage der fünften Fallstudie.

5.2 Die Intentionen der Film- und Medienstiftung NRW

Die Film- und Medienstiftung NRW mit Sitz in Düsseldorf wurde 1991 gegründet und stellt mit einem jährlichen Budget von 35 Millionen Euro die finanzstärkste Länderförderung der Bundesrepublik Deutschland dar. Zu ihren Gesellschaftern zählen weitere institutionelle Akteur:innen wie der Westdeutsche Rundfunk (WDR), das Land Nordrhein-Westfalen, die Fernsehanstalten ZDF und RTL. 2020 kamen neben ProSiebenSat.1, MagentaTV und Sky als neue Förderpartner hinzu. Das Ziel der Film- und Medienstiftung NRW besteht in der Unterstützung der Film- und Medienkultur ebenso wie der Film- und Medienwirtschaft im Bundesland Nordrhein-Westfalen. Sie fördert Kino- und Fernsehfilme, Serien, Games, Webcontent, die Modernisierung von Kinos und die Entwicklung von Hörspielen. Sie unterstützt den Film- und Mediennachwuchs in NRW. Standortmarketing und -entwicklung gehören ebnso zu ihren Aufgaben, wie die Präsentation des Medienlandes im In- und Ausland.[36] Sie fördert Filme für Kino und Fernsehen in allen Entstehungs- und Verwertungsphasen. Diese reichen von der

---

34 Vgl. FFHSH: «Förderung», online.
35 Vgl. jeweils den Abspann dieser Filme; für eine Übersicht über die genaue Summe und die jeweiligen Bereiche, die gefördert wurden, vgl. FFHSH: «Geförderte Projekte der FFHSH ab 2002», online (nur zugänglich für Filme, die seit 2002 produziert wurden).
36 Vgl. Film- und Medienstiftung NRW: «Über uns: Unternehmen», online.

5 Die Film- und Medienstiftung NRW als Förderer

Stoff- und Projektentwicklung bis hin zur Produktion, dem Verleih und Weltvertrieb.[37] Die Stiftung verfolgt das Ziel der Standortförderung. Daher sollen Mittel weitestgehend in NRW ausgegeben werden. Bei der Filmförderung liegen die Schwerpunkte der Film- und Medienstiftung NRW auf Kino- und Fernsehfilmen, sowie internationalen Koproduktionen.[38] In ihren Intentionen vernetzt sich die Film- und Medienstiftung NRW mit weiteren Institutionen wie der ifs internationale filmschule köln gmbh,[39] dem Mediengründerzentrum NRW[40] und German Films,[41] um weitreichende Interaktionen zu erzielen.[42] «Nicht nur Erfolgsregisseure wie Ron Howard, Tom Tykwer, Sönke Wortmann, Jim Jarmush, Wim Wenders und Lars von Trier drehen in NRW, auch zahlreiche Newcomer finden hervorragende Fördermöglichkeiten vor»[43], bewirbt die Stiftung ihren Standtort, ihre Reichweite und ihren Einfluss auf die Verbreitung deutscher und ausländischer Filme. In ihrer über 20-jährigen Arbeit seien u. a. 93 ‹Deutsche Filmpreise›, 16 ‹Deutsche Fernsehpreise›, sieben ‹Palmen›, acht ‹Bären› drei ‹Golden Globes›, 33 ‹Europäische Filmpreise›, ein ‹Emmy› und sogar ein ‹Oscar› nach NRW gegangen.[44]

---

37 Vgl. Film- und Medienstiftung NRW: «Förderung: Film/Fernsehen/Serien», online.
38 Vgl. bspw. Film- und Medienstiftung NRW: «Produktion», online; vgl. auch: Film- und Medienstiftung NRW: «Projektentwicklung», online.
39 Die ifs internationale filmschule köln gmbh ist eine anerkannte Institution für die Aus- und Weiterbildung des Mediennachwuchses, die auf Initiative der Landesregierung NRW und der Film- und Medienstiftung NRW im Jahr 2000 als gemeinnützige GmbH gegründet wurde. Ihr alleiniger Gesellschafter ist die Film- und Medienstiftung, vgl. ifs: «Über die ifs», online.
40 Das Mediengründerzentrum NRW will zur Zukunftsfähigkeit des Medienstandortes Nordrhein-Westfalen beitragen. Dabei berücksichtigt es zwei Aspekte, einen wirtschaftlichen, womit auch eine nachhaltige Standortanbindung einhergeht, zum anderen nimmt das Mediengründerzentrum NRW eine beratende Aufgabe wahr, da es sich mit seinem Angebot an den spezifischen Bedürfnissen des Mediensektors orientiert. Seine Ziele setzen sich daher zusammen aus der Sicherung der Vielfalt unternehmerischer Selbstständigkeit, der Förderung moderner Unternehmen im Mediensektor und einer nachhaltigen Standortanbindung von Unternehmen (vgl. Mediengründerzentrum NRW: «Auf-gaben & Ziele», online).
41 German Films ist die Abkürzung für German Films Service + Marketing GmbH, die als nationales Informations- und Beratungszentrum für die internationale Verbreitung deutscher Filme zuständig ist. Das Unternehmen wurde 1954 unter dem Namen Export-Union des Deutschen Films als Dachverband für den Verband Deutscher Spielfilmproduzenten, die Arbeitsgemeinschaft Neuer Deutscher Spielfilmproduzenten und den Verband Deutscher Filmexporteure gegründet und erst 1997 in eine GmbH mit vier Gesellschaftern umgewandelt. Die Arbeit von German Films umfasst heute neben der Betreuung von Spiel- auch diejenige von Dokumentar-, Kurz-, und Fernsehfilmen (vgl. German Films Service + Marketing: «Unternehmensprofil», online).
42 Vgl. Film- und Medienstiftung NRW: «Über uns: Unternehmen».
43 Film- und Medienstiftung NRW: «Förderung: Film/Fernsehen/Serien», online.
44 Vgl. ebd.

5.3 Die Förderkriterien der Film- und Medienstiftung NRW

Wenden wir uns den konkreten Kriterien zu, die zur Unterstützung deutschtürkischer Filme geführt haben, tritt die Prokuristin und Leiterin des Filmförderbereichs, Christina Bentlage, als Akteurin hervor.[45] Sie betont die regionale Verankerung der Film- und Medienstiftung und, dass bei ihrer Auswahl sowohl filmkulturelle als auch -wirtschaftliche Aspekte eine Rolle spielen. Projekte könnten aufgrund unterschiedlichster Kriterien eine Hilfe erhalten, zum Beispiel für die Stärke und Originalität ihrer Stoffe, für ihre Publikumsaffinität, ihren künstlerisch innovativen Anspruch, ihre regionale Verortung oder ihre zu erwartende, gute Vertriebsmöglichkeit. All diese Aspekte ließen sich in der Regel nicht in einem einzigen Entwurf unterbringen, jedoch versuche die Stiftung, möglichst viele von ihnen zusammenzutragen und über das Jahr hinweg in einem Portfolio unterschiedlich stark abzudecken. Sie erspüre hierbei relativ schnell Trends, da Ideen nicht nur auf regionaler, sondern auch auf bundesweiter Ebene eingereicht würden und sie in der Auseinandersetzung mit diesen vielfältigen Stoffen merke, wo gerade der Bedarf an spannenden Geschichten liege. Es bleibt auch hier zu berücksichtigen, dass die Selbstreflexivität dieses institutionellen Akteurs nach eigenen Maßstäben erfolgt und ‹spannend› nach den Kriterien bemessen wird, die in diesem Fall von Interesse sind. Durch die Bedeutung der Stadtortförderung wird sich die Film- und Medienstiftung bei ihrer Auswahl etwa danach richten, wie das Projekt sich sowohl inhaltlich als auch strukturell mit der Region NRW verbindet. Von Wichtigkeit zeigt sich auch hier die gesellschaftliche Relevanz eines Themas. Diese erläutert die Prokuristin anhand der Aktualität, die ein Stoff haben kann. Da Migration als Teil der deutschen Identität aufgefasst wird, der nach Auseinandersetzung verlangt, zeigten viele Projekte dadurch Aktualität, dass sie sich mit Migration auseinandersetzen. Diese Einschätzung stützt die These, dass Deutschland als Einwanderungsland dahin drängt, sich mit Migration auseinanderzusetzen, da sie Teil dieser Gesellschaft geworden ist. Da Nordrhein-Westfalen ein großes Bundesland mit einer klaren Einwanderungsstruktur darstellt, ließen sich viele Anknüpfungspunkte in diesem Bereich finden, was auch erklärt, warum diese Institution zu einem wichtigen Handlungsträger bei der Förderung deutschtürkischer Filme geworden ist. Da das oberste Kriterium der Förderung der filmkünstlerische Aspekt eines Werkes ist, unterstützt die Stiftung bevorzugt Projekte, die sich unter ein ‹Autorenkino› oder ein ‹europäisches Arthouse-Kino› subsumieren lassen. Ein ‹deutsch-türkisches Kino› wird jedoch durch Filme begriffen, die sich in die hiesigen gesellschaftlichen Wandlungen situieren lassen. Es seien daher ‹deutsche Filme›, die auch nicht anders behandelt würden als andere. Zu fragen bleibt, wie sich die Kategorie ‹deutsches

---

45 Auf ihren Aushandlungsprozessen der untersuchten Kategorie basiert diese Fallstudie.

Kino› hier definiert? Sie wird wiederum durch Werke begriffen, deren Regisseur:innen in Deutschland leben und arbeiten und die in diesem Land realisiert werden. «Es gibt in der Branche eine große Diskussion, was ist deutscher Film»[46], sagt Bentlage. Es gebe unterschiedliche Ansätze der Definition. Ein erster richte sich nach formalen Kriterien und frage nach dem Ursprung des Films, ein zweiter nach finanziellen Kriterien, also danach, in welchem Land er finanziert und produziert wurde, und ein dritter bemesse sich nach seinem Inhalt und frage danach, worüber erzählt werde. Es gebe aber auch Fälle, bei denen diese verschiedenen Definitionskriterien nicht mehr klar und eindeutig funktionieren würden. Ein ‹deutsch-türkisches Kino› sei vielmehr in der Abbild einer gegenwärtigen ‹deutschen Gesellschaft› zu begreifen, die sich in Wandlung befände. Daher sei es bisher auch gar nicht als eigene Kategorie wahrgenommen und als solche gekennzeichnet worden. Die Feststellung der Prokuristin macht ein weiteres Mal ersichtlich, dass verschiedene Akteur:innen das Phänomen auf unterschiedliche Arten und Weisen verhandeln, was in Kontroversen und Widersprüchen ersichtlich wird. Auch seine Kategoriendurchlässigkeit wird dadurch ein weiteres Mal vor Augen geführt. Es seien die Regisseur:innen selbst, die mit deutschtürkischen Themen ins Kino drängten und ihre Stoffe über ihre eigene Biografie und Identität finden würden. Sie würden einer zweiten, inzwischen auch dritten Migrant:innengeneration in Deutschland angehören. Da Menschen türkischer Herkunft die größte Gruppe von Einwanderer:innen in diesem Land darstellten, zeichne sich hier die augenscheinlichste Größe ab. Dies bedeute aber nicht, dass es Filme anderer Migrant:innengruppen nicht gebe, sie würden nur nicht so offensichtlich zutage treten. Ebenso fänden sich deutschtürkische Filme, deren Regisseur:innen keinen türkischen Hintergrund hätten. An dieser Stelle kommt SOLINO ins Spiel. Er dient als erstes Beispiel, das eine Unterstützung aus Düsseldorf erhielt.[47]

5.4 Deutschtürkische Projekte der Film- und Medienstiftung NRW

5.4.1 SOLINO – In der Kategoriendurchlässigkeit

SOLINO handelt von einer italienischen Einwanderungsfamilie, die im Ruhrgebiet der 1960er-Jahre ihr Glück sucht und dort eine Pizzeria eröffnet. Er erzählt eine persönliche Familiengeschichte und leistet einen Beitrag zur Erinnerungskultur, wobei es hierbei um die italienische Migration nach Deutschland geht. Der Film wurde unter der Regie von Fatih Akın in Szene gesetzt, sein Drehbuch – das unter anderem mit dem NRW Drehbuchpreis ausgezeichnet wurde – schrieb jedoch

---

46 Bentlage im Telefoninterview.
47 Vgl. ebd.

5.4 Deutschtürkische Projekte der Film- und Medienstiftung NRW

die deutsche Drehbuchautorin Ruth Toma.[48] Es entstand nach den biografischen Erinnerungen ihres Ehemannes Sebastiano Toma, dessen Eltern tatsächlich die erste Pizzeria des Ruhrgebiets in Oberhausen eröffneten.[49] Damit weist SOLINO einen der möglichen regionalen Bezüge zu NRW auf, wodurch er, zusätzlich zu seinem behandelten Thema, seiner Geschichte und seiner Stoffqualität, ein zentrales Förderkriterium der Film- und Medienstiftung erfüllte. Produziert von Wüste Film und den Fernsehsendern WDR und arte, macht er die Interaktionen dieser unterschiedlichen Akteure deutlich. Er führt auch erneut die Dynamiken eines ‹deutsch-türkischen Kinos› vor Augen, die seine genaue kategoriale Eingrenzung unterlaufen. Deutsch-türkische Elemente lassen sich in SOLINO nicht inhaltlich, sondern allein durch den türkischen Migrationshintergrund seines Regisseurs festmachen. Er gehört daher nicht zur Kategorie im engeren Sinne, lässt sich aber als Ausdruck einer in Wandlung begriffenen ‹deutschen Gesellschaft› begreifen, wie von der Stiftung in Düsseldorf vorgeschlagen wird. Als solcher lässt er sich wiederum unter die Kategorie ‹postmigrantisches Kino› fassen, lautet hier eine These. Denn diese beinhaltet eben keine nationale Einteilung, die sich hier als besonders problematisch herausstellt. Dafür lassen sich mit diesem Terminus die Gemeinsamkeiten betonen, die in den Einwanderungsgeschichten verschiedener Nationen erkennbar werden. Auch Drehbuchautorin Ruth Toma[50] antwortet auf die Frage, ob sich eine Erzählung über italienische Einwanderer:innen durch die Mitwirkung eines jüngeren Regisseurs mit türkischen Migrationshintergrund nicht verändern würde: «Die Konflikte sind dieselben, die Gefühle, die Zerrissenheit, die Fremdheit. Fatih würde sagen: Anatolien und Apulien, wo ist der Unterschied?»[51]

Die Kategoriendurchlässigkeit, die anhand von SOLINO ersichtlich wurde, aber auch die hier beobachtete Vielfalt eines ‹deutsch-türkischen Kinos›, wird im folgenden Kapitel beleuchtet. Es fokussiert drei weitere subventionierte Filme.

5.4.2 Von BOY 7 bis VON GLÜCKLICHEN SCHAFEN – In der Vielfalt

Die Werke, die von der Film- und Medienstiftung NRW gefördert werden, sind sehr unterschiedlich. Sie entstehen sowohl im fiktionalen als auch den dokumentarischen Bereich, und sie bedienen unterschiedliche Genres. Im Sommer 2013 beispielsweise wurden drei Projekte angenommen, die sich trotz ihrer Verschie-

---

48 Allerdings arbeitete Fatih Akın wiederum an der Überarbeitung der ersten Drehbuchfassung mit und war daher durchaus bereits an der finalen Version des Filmstoffes von SOLINO beteiligt.
49 Vgl. hierzu auch Bentlage im Telefoninterview; vgl. auch: Verlag der Autoren: «Ruth Toma: SOLINO», in: *Film, TV, Radio*, online.
50 Ruth Toma hat bis dato zahlreiche Drehbücher für Film und Fernsehen geschrieben, worunter sich jene für bspw. KEBAB CONNECTION, FREUNDINNEN FÜRS LEBEN oder EINMAL HANS MIT SCHARFER SOSSE finden.
51 Verlag der Autoren (Hg.): «Ruth Toma im Interview: SOLINO», Programmheft 2/2002, S. 4, online.

denheit alle drei durch ganz unterschiedliche Aspekte unter ein ‹deutsch-türkisches Kino› gruppieren lassen und gleichsam die Überwindung einer solchen Kategorie vor Augen führen.[52] Einer von ihnen ist BOY 7. Der Actionthriller unter der Regie von Özgür Yıldırım nach dem gleichnamigen Bestseller der niederländischen Romanautorin Mirjam Mous wurde von der Hamburger Produktionsfirma Hamster Film realisiert und in der Programmreihe «Neues deutsches Kino» bei der 33. Ausgabe des Filmfests München im Frühsommer 2015 gezeigt, bevor er am 20.08. 2015 seinen deutschen Kinostart feierte. Er handelt von Sam (David Kross), der in einer Bonner U-Bahn zu sich kommt und sich an nichts mehr erinnern kann, weder an seinen Namen, noch wer er ist, noch was passiert oder wie er dorthin gekommen ist. Als er sein Gesicht auf einem Fahndungsbild entdeckt, begreift er, dass er sich in großer Gefahr befindet. Er muss so schnell wie möglich herausfinden, was passiert ist. Dieser Film ist ein gelungenes Beispiel für ein ‹Genrekino›, das Migration nicht mehr explizit behandelt und dabei eine aktuelle Tendenz eines ‹deutsch-türkischen Kinos› vor Augen führt, so die These. Dennoch finden sich darin Elemente, die sich mit einer *postmigrantischen Perspektive* zusammenbringen lassen. Die Geschichte ist von der Identitätssuche seiner Protagonist:innen getragen, die sich in ihrer Wandelbarkeit äußert. Etwa in ihrer Fähigkeit, in den unterschiedlichen Welten, in denen sie sich bewegen, denken und handeln zu können. Aus ihren Erfahrungen, die sich in Verschränkungen und Überschneidungen äußern, entwickeln sie immer wieder neue Ideen. Im öffentlichen Diskurs wird der Film vornehmlich als ‹Genrekino› verhandelt. «Özgür Yildirim hat mit «Boy 7» einen von der ersten bis zur letzten Minute packenden Thriller gedreht»[53], schreibt die deutsche Filmkritik zum Zeitpunkt seines Kinostarts. So müssten «deutsche Kinofilme [...] nicht immer leichte Komödien sein»[54], um spannend zu sein, wobei sich dieses Kriterium hier wiederum an den Maßstäben der Filmkritiker:innen bemisst. Dass sich in Deutschland das Genre Komödie großer Beliebtheit erfreut, lässt sich jedoch nicht nur durch die Geschichte des ‹deutschen Films› hindurch bestätigen,[55] sondern auch anhand aktueller Studien zu den Vorlieben des ‹deutschen Kinopublikums› belegen.[56] Daher ist die Anmerkung von Hauptdarsteller David Kross passend, der in einem Interview die Beherztheit seines Regisseurs betont: «Einen Genrefilm wie BOY 7 in Deutschland zu realisieren, ist ein mutiges Experiment», sagt Kross und ergänzt: «Ich bin stolz auf das Ergebnis und sehr gespannt auf die Reaktionen. Und ich bin sicher, dass

---

52 Vgl. Bentlage im Telefoninterview.
53 Gangloff, Tilmann P.: «Ich bin du», in: *Südkurier*, 19.08.2015, online.
54 dpa-Meldung: «Spannender Thriller mit dem «Vorleser»» in: *Focus Online*, 17.08.2015, online.
55 Siehe hierzu bspw. Hake: *Film in Deutschland*, S. 307–320.
56 Vgl. etwa FFA: «Die Komödie spielt im Kino die Hauptrolle/Neuauflage einer FFA-Studie analysiert Genrevielfalt», 11.02.2013, online.

5.4 Deutschtürkische Projekte der Film- und Medienstiftung NRW

BOY 7 mit der internationalen Konkurrenz mithalten kann»[57]. Auch die Film- und Medienstiftung NRW erörtert ihn als Actionthriller.[58] Insgesamt ist er ein gelungenes Beispiel dafür, dass deutschtürkische Regisseur:innen unabhängig von einem Migrationsthema spannende Filme realisieren können.

Ganz anders präsentiert sich das Spielfilmdebüt der jungen türkischstämmigen, in Istanbul lebenden und arbeitenden Regisseurin Emine Emel Balcı mit dem Titel NEFESIM KESILENE KADAR (UNTIL I LOSE MY BREATH; TR/D 2015), das ebenfalls eine Förderung in Düsseldorf erhalten hat. Es ist ein Gemeinschaftsprojekt der türkischen Produktionsfirma Prolog Film mit Sitz in Istanbul und dem deutschen Produktionshaus unafilm mit Sitz in Köln und Berlin. Es erhielt darüber hinaus Unterstützung durch den Deutsch-Türkischen Co-Production Development Fonds, EURIMAGE und das Türkische Kulturministerium.[59] Es dient als Beispiel, um die Intensivierung der Durchdringung zu veranschaulichen, die sich in den vergangenen Jahren im Rahme eines ‹deutschen› und ‹türkischen› Filmschaffens zeigen. Seine Geschichte ist in Istanbul angesiedelt, womit die türkische Metropole sowohl seinen Handlungsort als auch seinen Drehort bildet und sich auch als Standort seiner Produktionsfirma manifestiert. In ihrem Zentrum steht Serap (Esme Madra), die bei ihrer Schwester und ihrem Schwager in Istanbul lebt und ihr Geld als Näherin in einer Textilfabrik verdient. Alles, was die junge Frau von ihrem bescheidenen Verdienst ersparen kann, versteckt sie im Lager der Nähfabrik. Dort findet sie auch Unterschlupf, als sie vor der Gewalt ihres Schwagers und der beklemmenden Stimmung im Hause ihrer Schwester flüchtet. Ihr größter Traum ist es, endlich mit ihrem Vater zusammenzuziehen, der als Fernfahrer arbeitet. Doch dieser hat seine eigenen Zukunftsvorstellungen ... Obwohl NEFESIM KESILENE KADAR teilweise mit deutschen Geldern finanziert wurde, ist er, möchte man ihn unter eine nationale Kategorie fassen, ‹türkisches Kino›. Argumentiert wird, dass sowohl seine Regisseurin Türkin ist als auch seine Geschichte eine ‹türkische›, weil sie von einer Lebenswirklichkeit in diesem Land erzählt. Sie situiert sich ins gegenwärtige Istanbul und setzt sich mit existenziellen Themen wie Liebe, Sehnsucht, Traum, aber auch Lüge, Verrat und Enttäuschung auseinander. Auch in der Einfachheit, die er ästhetisch generiert – durch seine langsame, statische Kameraführung oder seine gewählten Motive, etwa die Fabrik oder die schlichte Behausung seiner Protagonist:innen –, zeigt er eine Nähe zu einem ‹türkischen Kino›.[60] «Es hat mich schon immer interessiert, wie wir von jener Realität

---

57 Klatsch-tratsch.de: «Das Interview: David Kross über seinen ersten Thriller «Boy 7»» in: *klatsch-tratsch.de*, 14.08.2015, online.
58 Vgl. Bentlage im Telefoninterview.
59 Vgl. bspw.: Unafilm: «UNTIL I LOSE MY BREATH», online.
60 Vgl. Klassiker des ‹türkischen Kinos› wie bspw. YOL (YOL – DER WEG; TR 1982, R: Şerif Gören); SÜRÜ (DIE HERDE; TR 1979, R: Zeki Ökten) oder ALMANYA ACI VATAN (DEUTSCHLAND, BITTERE HEIMAT; TR 1979, R: Şerif Gören). Vgl. aber auch zeitgenössische türkische Filme wie

5 Die Film- und Medienstiftung NRW als Förderer

abhängen, die wir uns selbst schaffen», erläutert Emine Emel Balcı die zentralen Themen, die sie bei ihrem Spielfilmdebüt geleitet haben, und ergänzt: «Gerade die Impulsivität und Zweideutigkeit, mit der wir unsere eigene Moral, unser Gewissen und unsere Vorbilder schaffen, hat mich dazu gebracht, viele Fragen zu stellen.»[61] In seiner Auseinandersetzung mit existenziell-menschlichen Fragen lässt sich dieser Film aber auch als ‹transkulturelles›, ‹transnationales Kino› deuten. Er wurde denn auch auf nationalen – sowohl deutschen als auch türkischen – und internationalen Festivals gezeigt und in verschiedenen Preiskategorien nominiert.[62] Hierbei haben beispielsweise die 66. Internationalen Filmfestspiele Berlin ihn in der Sektion ‹Forum›[63] gezeigt, die für neue Bewegungen eines ‹Weltkinos›, innovative Erzählformen, Avantgarde, Experiment, Essay, Langzeitbeobachtungen, politische Reportagen sowie die Präsentation noch unbekannter Kinematografien steht. Es werden dort Werke präsentiert, die neue, unkonventionelle Wege jenseits des Mainstreams bestreiten.[64] Die Film- und Medienstiftung NRW wiederum verhandelt NEFESIM KESILENE KADAR durch seine Auseinandersetzung mit der Identität und Rolle der Frau und ihrer Emanzipation zwischen Tradition und Moderne.[65] In dieser Betrachtung zeigt er sich der Film sozial-kritischer, wobei die Verortung seiner Geschichte ins gegenwärtige Istanbul, die Global City zwischen Orient und Okzident, dieses Spannungsverhältnis unterstreicht.

Die Vielfalt eines gegenwärtigen ‹deutsch-türkischen Kinos› lässt sich schließlich durch ein drittes Beispiel veranschaulichen, das Drama VON GLÜCKLICHEN SCHAFEN (D 2015) unter der Regie des Kölner Regisseurs und Produzenten mit türkischem Migrationshintergrund, Kadir Sözen. Es erhielt 2013 eine Förderung in Höhe von 600.000 Euro durch die Film- und Medienstiftung NRW.[66] Erzählt wird von der alleinerziehenden Deutschtürkin Elmas, die mit ihrem 16-jährigen Sohn Can und ihrer neunjährigen Tochter Sevgi in Köln lebt. Um ihren Kindern ein glückliches Leben und eine gute Zukunft zu bieten, arbeitet Elmas als Prostituierte in einem Bordell, wovon ihre Kinder jedoch nichts wissen. Als Can seiner Mutter auf die Schliche kommt, gerät die Familie in einen schweren Konflikt, und beide Kinder ziehen zu ihrem Großvater. Nach vielen Anstrengungen scheint eine

---

bspw. BIR ZAMANLAR ANADOLU'DA (ES WAR EINMAL IN ANATOLIEN; TR/BIH 2011, R: Nuri Bilge Ceylan) oder SÜT (SÜT – MILCH; TR 2008, R: Semih Kaplanoğlu).
61 Film- und Medienstiftung NRW (Hg.): *Das Magazin*, 1/2015, S. 10, online.
62 Vgl. etwa IMDb: «Awards» von NEFESIM KESILENE KADAR, online.
63 Die Berlinale-Sektion ‹Forum› heißt in voller Bezeichnung ‹Internationales Forum des Jungen Films›. Sie ist eine Veranstaltung von Arsenal – Institut für Film und Videokunst e. V., die jedes Jahr im Rahmen des Festivalprogramms stattfindet, wobei sie durch ihren Fokus als «risikofreudigste Sektion» gilt (vgl. Arsenal – Institut für Film und Videokunst e.V.: «Berlinale Forum», online).
64 Vgl. ebd.
65 Bentlage im Telefoninterview.
66 Vgl. Film- und Medienstiftung NRW: «Am Set VON GLÜCKLICHEN SCHAFEN» online.

5.4 Deutschtürkische Projekte der Film- und Medienstiftung NRW

Wiederannäherung endlich möglich zu werden, doch dann bahnt sich eine weitere große Katastrophe an... Der Film feierte seine Deutschlandpremiere beim 28. Filmfest Braunschweig am 12. November 2014[67], bevor er im ‹Wettbewerb der Spielfilme› beim 20. Filmfestival Türkei/Deutschland in Nürnberg präsentiert wurde.[68] Produziert wurde er von Sözens eigener Firma Filmfabrik mit Sitz in Köln und damit am Standort Nordrhein-Westfalen. Koproduziert wurde er von arte und dem WDR.[69] Seine Handlung spielt in der Region, wodurch dieses Werk in zweifacher Hinsicht das Kriterium der Standortförderung erfüllt. Seine Familiengeschichte zeigt den unterschiedlichen Einfluss von Einwanderung durch drei Generationen hindurch. In dieser Hinsicht lässt er sich wiederum unter ein ‹deutsches Kino› fassen, das die in Wandlung begriffene Gesellschaft dieses Landes reflektiert.

Nach Betrachtung dieser drei Beispiele wenden wir uns den Verhandlungen der untersuchten Kategorie als gesamter zu. Hier interessiert die Beobachtung Bentlages, Regisseur:innen mit türkischem Migrationshintergrund würden keine ‹Community› bilden, sondern sich eher regional oder filmgebunden zusammenfinden. Beispielsweise Fatih Akın in einer Hamburger Filmszene oder Kadir Sözen, aus dem Bereich des Dokumentarfilms kommend, in einer solchen. Ein ‹deutsch-türkisches Kino› sei daher keine einheitliche Gruppierung oder gar Bewegung wie die Berliner Schule, deren Werke sich über ästhetische Kriterien verbinden ließen.[70] Das untersuchte Kinophänomen – will man es weiterhin als eigene Kategorie benennen – zeigt sich also auch in diesen Aushandlungsprozessen in verschiedenen Tendenzen, die seine Dynamik, Offenheit und Wandelbarkeit vor Augen führen.

Abschließend für diese Fallstudie lässt sich vermerken, dass die Prokuristin ein ‹deutsch-türkisches Kino› so lange bestehen sieht, wie der Bedarf nach diesen Geschichten in diesem Land zu finden ist. Seine zukünftigen Entwicklungen ließen sich in einer zunehmenden kulturellen Durchmischung und wachsenden Selbstverständlichkeit vermuten, mit der Regisseur:innen – einer dritten und vierten Migrant:innengeneration – ihre Erzählungen platzieren werden. Dadurch, dass sie mehr Anstand zu den Einwanderungsgeschichten ihrer Eltern und nun auch Großeltern gewonnen haben, wird ihnen eine zunehmende Freiheit gegeben sein, diese in unterschiedlichen Genres zu erzählen.[71] Diese Prognose lässt sich mit einem gegenwärtigen ‹deutsch-türkischen Kino› zusammenbringen, wie es anhand von ALMANYA oder DREIVIERTELMOND diskutiert wurde.

67 Vgl. Filmfabrik: «Neues», online.
68 Vgl. FFTD: «Wettbewerb der Spielfilme 2015», online.
69 Vgl. Filmfabrik: «VON GLÜCKLICHEN SCHAFEN», online.
70 Vgl. Bentlage im Telefoninterview.
71 Vgl. ebd.

5 Die Film- und Medienstiftung NRW als Förderer

5.5 Zusammenfassung

In den Handlungsinitiativen der Film- und Medienstiftung NRW zeigt sich das untersuchte Kino als eines, das vornehmlich – aber nicht ausschließlich – durch Regisseur:innen einer zweiten und dritten türkischen Migrant:innengeneration in Deutschland hervorgebracht wird. Es lässt sich durch Werke beschreiben, die über eine eindeutige Kategorisierung hinausweisen. Eher können sie unter ein ‹deutsches Kino› subsumiert werden, das eine in Wandlung begriffene Gesellschaft reflektiert. Allerdings ist ihre Einordnung in nationale Kategorien an sich problematisch, weil sie auch zunehmend in einer *transnational* agierenden Filmwirtschaft entstehen. Trotz der regionalen Verankerungen der Film- und Medienstiftung NRW ließ sich ein ‹deutsch-türkisches Kino› herausstellen, das sich als ‹postmigrantisches›, ‹transnationales› und ‹transkulturelles Kino› zeigt. Als solches behandelt es universelle Themen, die nicht an ein bestimmtes Land oder eine bestimmte Kultur gebunden sind. Im Rahmen ihrer Förderkriterien lässt sich ebenso ein ästhetischer Anspruch ausmachen, der sich in ihrer Affinität zu einem ‹Autorenkino› und einem ‹europäischen Arthouse-Kino› zeigt. Die untersuchte Kategorie tritt hierbei in ihrer Vielfalt in Erscheinung, wobei dennoch einzelne Tendenzen erkennbar werden, die sich anhand von drei Beispielen aufzeigen lassen. Erstens anhand des Actionthrillers BOY 7 von Özgür Yıldırım, der keine direkte Spur von Migration mehr in sich trägt. Zweitens anhand des sozialkritischen ebenso wie existenziellen Dramas der türkischen Regisseurin Emine Emel Balcı, das die Durchmischung eines ‹deutsch-türkischen› mit einem ‹türkischen Kino› vor Augen führt. Drittens anhand des Familiendramas VON GLÜCKLICHEN SCHAFEN des Deutschtürken Kadir Sözen, das wiederum in einem Migrationskontext situiert ist und Fragen nach religiös und kulturell geprägten Normen und Moralvorstellungen stellt.

6 Wüste Film als Produzent

6.1 *(Trans-)*nationale Praktiken der Filmproduktion

«Film ist ein Geschäft und wird es auch in 100 Jahren noch sein»[1], erklärt der deutsche Filmproduzent Andreas Bareiss im Rahmen der Vortrags- und Diskussionsreihe «Guru Talk» in den Jahren 2006 und 2007 an der Fakultät für Medien der Bauhaus-Universität Weimar.[2] Und er fügt hinzu: «Wir brauchen aber zunächst eine Standortbestimmung, um überhaupt die nächsten 100 Jahre überleben und daraus ein Geschäft machen zu können.»[3] Die Fragen, die ihn dabei bewegen, kreisen sowohl um die Veränderungen, welche die Filmproduktion als auch das Berufsbild von Filmproduzent:innen in den vergangenen Jahren erfahren. Darüber hinaus bezieht er Auswirkungen in seine Überlegungen mit ein, welche die technischen Entwicklungen, etwa die Digitalisierung, für das Fernseh- und Kinoprogramm zu Beginn des 21. Jahrhunderts mit sich bringen.[4] Denn «die deutsche Filmindustrie steht vor großen Herausforderungen, die der Branche

---

1 Bareiss, Andreas: «Kinofilm in Deutschland zu machen ist Wahnsinn», in: Hennig-Thurau/ Henning, (Hg.): *Guru Talk*, S. 23–36; hier: S. 23.
2 Die in diesem Rahmen gehaltenen Vorträge sowie geführten Gespräche und Diskussionen mit zentralen Akteur:innen der Filmwirtschaft haben in den Jahren 2006 und 2007 in Weimar stattgefunden. Sie verfolgten das Ziel, einen Beitrag dazu zu leisten, angehenden Medienökonomen ein Verständnis der Denkweise ebenso wie der Aufgaben und Herausforderungen der deutschen Filmindustrie zu vermitteln (vgl. Hennig-Thurau, Thorsten / Henning, Victor: «Vorwort der Herausgeber», in: dies. (Hg.): *Guru Talk*, S. 9–11; hier: S. 10–11).
3 Bareiss, Andreas: «Kinofilm in Deutschland zu machen ist Wahnsinn», S. 23.
4 Vgl. ebd.

ebenso viele Chancen bieten, wie sie Risiken beinhalten»[5], konstatiert auch der Medienökonom Thorsten Hennig-Thurau, Organisator der genannten Vortrags- und Diskussionsreihe. Die Herausforderungen für Produzent:innen und Verleiher:innen bestünden in Deutschland im 21. Jahrhundert etwa darin, größere Organisationseinheiten zu schaffen, um Managementvorteile zu generieren, die sich im Prinzip der Arbeitsteilung wiederfänden. Diese Strukturen seinen vom amerikanischen Studiosystem her bekannt, jedoch hierzulande bisher zu wenig ausgebaut worden. Nur auf diesem Wege aber sieht Hennig-Thurau eine Möglichkeit gegeben, die Vielfalt deutscher Filmherstellung zu steigern.[6] Es sind Strukturen, wie sie sich im Konzept erfolgreicher deutscher Filmproduktionsfirmen wiederfinden, als eines ihrer prominentesten Beispiele kann die X Filme Creative Pool GmbH genannt werden. Die Betrachtung ihrer Formationen liefert interessante Einblicke in die Funktionsmechanismen der Filmherstellung in Deutschland, die sich dann im Rahmen derjenigen von deutschtürkischen Filmen weiterverfolgen lassen. «Gemeinsam ist man stärker, man kommt aus der Vereinzelung heraus, es gibt ein konstruktives Korrektiv, das notwendige Feedback»[7], berichtet Regisseur Wolfgang Becker Ende der 1990er-Jahre von der günstigen Konstellation und der systematischen Arbeitsteilung, die bei der X Filme Creative Pool GmbH vorherrschen. Die Berliner Produktionsfirma hat er 1994 zusammen mit seinen Regiekollegen Dani Levy und Tom Tykwer sowie dem Filmwirtschaftler Stefan Arndt gegründet. «Normalerweise ist die Filmbranche ein Haifischbecken: Jeder bemüht sich, dem anderen die Flosse abzubeißen»[8], meldet sich auch Stefan Arndt zu Wort. «Das Gute bei X-Filme ist, daß wir über unsere Projekte in aller Freundschaft reden können. Durch diese Konstellation können wir auch schwierige Stoffe durchsetzen, Geschichten, die über das Alltägliche hinausgehen und international verständlich sind.»[9] Das Konzept machte sich im Falle von X Filme Creative Pool schnell bezahlt, und so waren bereits Ende der 1990er-Jahre sechs Filme produziert, ein ‹First-Look-Deal› mit einer der führenden amerikanischen Produktions- und Verleihgesellschaften, der Miramax, abgeschlossen und gemeinsam mit der deutschen und ebenso in Berlin ansässigen Plattenfirma Motor Music das Label X Music ins Leben gerufen.[10] Für die hauseigene Filmvermarktung und den hauseigenen Filmvertrieb sorgt seit 2000 die Marke X Verleih. Ob Kino, DVD,

---

5   Hennig-Thurau, Thorsten: «Die deutsche Filmindustrie im 21. Jahrhundert. Ökonomische Betrach-tungen aus wissenschaftlicher Sicht», in: ders./Henning (Hg.): *Guru Talk*, S. 12–22; hier: S. 12.
6   Vgl. ebd., S. 16.
7   X-Filme Creative Pool: «Eins, zwei, drei... x Filme», in: Töteberg (Hg.): *Szenenwechsel*, S. 40–43; hier: S. 41.
8   Ebd.
9   Ebd., S. 41–42.
10 Vgl. ebd., S. 40.

6.1 *(Trans-)nationale Praktiken der Filmproduktion*

VoD und neue sowie ungewöhnliche Auswertungskanäle und Kooperationen, der Fokus richtet sich darauf, dass die Filme, die in diesem kreativen Pool entstehen, eine Einheit bilden von der Idee über die Herstellung bis zur Auswertung.[11] Auch schafften es diese Akteure mit ihrem Konzept schon bald, sich eine Produktionsheimat zu gestalten, wie sie sich diese wünschen. Sie haben Kontrolle über die Budgets und können selbst entscheiden, wie sie ihr Geld verwenden möchten.[12] «Wir haben niemanden auf der anderen Seite des Tisches, der in seine eigene Tasche wirtschaften will, dessen Interesse in erster Linie ein finanzielles und nicht ein inhaltliches ist»[13], betont ebenso Dani Levy die Freiheit und Unabhängigkeit, die sie durch das Betreiben ihrer eigenen Gesellschaft genießen. Diese benötigen sie auch, um nach dem Vorbild der US-amerikanischen Filmgesellschaft United Artists zu belegen, «dass die Idee funktioniert, international verwertbare Filme unter deutscher Federführung zu produzieren, die gleichzeitig anspruchsvoll und publikumsnah sind»[14], so die Selbstpositionierung von X Filme. Und tatsächlich, was einst mit LOLA RENNT vielleicht noch wie eine Ausnahmeerscheinung gewirkt haben könnte, ist inzwischen mit vielen weiteren X-Filmen belegt worden. Das bezeugen sowohl zahlreiche Auszeichnungen, die sie eingeholt haben und die für ihr kulturelles Prestige sprechen, als auch ihre große Publikumswirksamkeit, die ihnen ihren wirtschaftlichen Erfolg garantiert.[15] In den ersten beiden Dekaden des 21. Jahrhunderts stehen hierfür repräsentativ die X-Filme-Creative-Pool-Koproduktionen des europäischen Regisseurs Michael Haneke, zum Beispiel AMOUR (LIEBE; D/F/A 2012) und DAS WEISSE BAND – EINE DEUTSCHE KINDERGESCHICHTE (D/A/F/I 2009). Der länderübergreifend produzierte Kinofilm CLOUD ATLAS (D/USA/HK/SGP 2012) unter der Regie von Tom Tykwer sowie der US-amerikanischen Regisseur:innen Lana und Andy Wachowski lässt sich hier ebenfalls aufführen. Letztgenannter geht als bis dato teuerste unabhängig finanzierte deutsche Produktion in die Filmgeschichte ein.[16]

Eine inter- und zunehmend *transnationale* Ausrichtung, eine angemessene, partnerschaftliche Arbeitsteilung sowie ein kollegiales Arbeitsklima, freie und unabhängige Produktionsbedingungen und ein filmischer Anspruch gepaart mit einer angestrebten Publikumsnähe sind Kriterien, die sich hier veranschaulichen

---

11 Vgl. X Filme Creative Pool: «Profil», online.
12 Vgl. X-Filme Creative Pool: «Eins, zwei, drei ... x Filme», S. 43.
13 Ebd.
14 X Filme Creative Pool: «Profil».
15 Bzgl. ihrer Auszeichnungen vgl. «Awards» der jeweiligen Filme auf IMDb und bzgl. ihrer Zuschauer:innenzahlen in Europa und den USA vgl. die Einträge der jeweiligen Filme in: Lumiere – Datenbank für Filmbesucherzahlen in Europa: online.
16 Siehe hierzu die zahlreichen Pressemeldungen und Berichte, bspw. dpa-Meldung: «Der teuerste deutsche Film aller Zeiten, CLOUD ATLAS: Tom Tykwers Magischer Trip», in: *Focus Online* 14.11.2012, online.

lassen. Ebenso lassen sich anhand der Herstellungsbedingungen deutschtürkischer Filme diskutieren, wie sich in dieser Fallstudie zeigen lässt. X Filme Creative Pool dient als Beispiel für eine Variante des proklamierten Standortes, wie er sich anhand der Filmherstellung im 21. Jahrhundert definieren lässt und ebenso durch andere Produktionsgesellschaften in diesem Land geprägt wird. «Heute hat sich die Filmlandschaft radikal gewandelt, Risikokapital ist auf dem Markt und sucht nach Investitionsmöglichkeiten», schreibt Michael Töteberg bereits 1999 in seiner Publikation *Szenenwechsel – Momentaufnahmen des jungen deutschen Films* und verweist auf eine neue Generation von Regisseur:innen, die «mit Mut und Leidenschaft, Respektlosigkeit und Phantasie dem Kino einen kreativen Schub verpaßt [hat]»[17]. Es ist eine Generation, unter die auch viele der gegenwärtigen deutschtürkischen gruppiert werden können und die sich als eine solche charakterisiert lässt, die «das Leben jenseits der nationalen Entitäten [erkundet]»[18]. In dieser Weise betonen wiederum Ebbrecht und Schick den Aufbruch, der sich seit der Jahrtausendwende im ‹deutschen Kino› beobachten lässt. In ihren Filmen sei Deutschland nicht mehr der einzige Bezugspunkt, doch auch im Rahmen ihres Herstellungsprozesses könnten vermehrte länderübergreifende Interaktionen beobachtet werden.[19] Diese hat Randall Halle als «transnationale Experimente»[20] beschrieben. Sie beschränkten sich eben nicht nur auf Leinwandbilder, sondern würden den Einbezug von «Kino als Apparat»[21] erfordern, wozu neben den Filmen selbst auch Themen der Vorproduktion, etwa das Drehbuch, die Stoffentwicklung oder Förderungsentscheidungen, gehören. Ebenso lassen sich die Dreharbeiten, etwa der Drehort oder die Aufstellung der Crew, miteinbeziehen. Die Postproduktion, die Lokalität und Art ihrer Vorführung, ob diese etwa im Kino oder auf einem Festival stattfände, spiele dabei gleichfalls eine Rolle, da sich auch diese auf ihre Rezeption und ihren Eindruck auf verschiedene Kinoöffentlichkeiten auswirken würde. Auf diese Weise vereine Kino vielfältige Produktivkräfte, die über die europaweiten Leinwandprojektionen hinausreichen wür-

---

17 Töteberg, Michael: «Vorwort», in: ders. (Hg.): *Szenenwechsel*, S. 7–8; hier: S. 7.
18 Ebbrecht/Schick: «Perspektiven des deutschen Gegenwartskinos», S. 14.
19 Vgl. ebd., S. 15.
20 Halle: «Die deutsch-polnische Interzone», S. 186–187.
21 Ebd., wobei Halle den Ausdruck in Anlehnung an Tinsobin versteht (vgl. Tinsobin, Eva: *Das Kino als Apparat. Medientheorie und Medientechnik im Spiegel der Apparatusdebatte*, Boizenburg 2007). Zum ‹Kino als Apparat›, womit ebenso die Dispositivdebatte einhergeht, haben sich auch Wissenschaftler auseinandergesetzt wie bspw. Hartmut Winkler (vgl. Winkler, Hartmut: *Der filmische Raum und der Zuschauer: ‹Apparatus› – Semantik – ‹Ideology›*, Heidelberg 1992), Jean-Louis Baudry (vgl. Baudry, Jean-Louis: *Das Dispositiv. Metapsychologische Betrachtungen des Realitätseindrucks*, in: *Psyche. Zeitschrift für Psychoanalyse* 48/11 (1994), S. 1047–1074) oder jüngst auch Wissenschaftler:innen wie Irmela Schneider (vgl. Schneider/Epping-Jäger: «Einleitung») und Jan Distelmeyer (vgl. Distelmeyer: *Das flexible Kino*).

den.[22] Auch Halle betont, dass es in unserer gegenwärtigen Epoche der Globalisierung als zentrale Institution fungiere, welche die Bildung von sozialen sowie kommunikativen Netzwerken befördere, und lenkt damit den Blickwinkel auf jene unterschiedlichen Elemente und Betrachtungsebenen, die in einem vergleichbaren Ansatz hier Bedeutung erfahren.

Auf Basis dieser einleitenden Überlegungen zu den Gegebenheiten, Entwicklungen und Herausforderungen, welche die Filmherstellung in Deutschland im 21. Jahrhundert bestimmen, widmet sich diese Fallstudie einer Produktionsfirma, deren Handlungsinitiativen als wegweisend für die Herausbildung eines ‹deutsch-türkischen Kinos› angesehen werden: Wüste Film. Zuvor wird der Blick jedoch auf eine Stadt gerichtet, die sich hier ebenso als relevant erweist, weil sie sich – lautet eine These – in besonders intensiver Weise mit dem untersuchten Kinophänomen verbindet: Hamburg. Dadurch bildet sie einen zentralen Knotenpunkt,[23] an dem sich die fokussierten *Akteur:innen-Netzwerke* lokal verorten.

6.2 Hamburg, eine Stadt in Bewegung – Verwobene Dynamiken

Die Vorstellung, dass sich Kulturkontakt als *dynamisches Geschehen* begreifen lässt, das neue Formen der Begegnung ermöglicht, und die Bedeutung, die Lokalitäten dabei als wichtige Knotenpunkte gewinnen, wurde in ersten Ansätzen ausgeführt (siehe Kapitel 1.1 und 2.1). Anhand Nürnbergs konnte gezeigt werden, dass sich durch globale Entwicklungen geprägte urbane Zentren im 21. Jahrhundert als *Transtopien*, als *Ethnoscapes* begreifen lassen (siehe Kapitel 2.5). Als *soziale Gebilde* spiegeln sie gesellschaftliche, politische und kulturelle Entwicklungen wider, deren Erfahrbarkeit sich, mit Deuleuze und Guattari gesprochen, als «eine Reise an Ort und Stelle»[24] immer in Übergängen, Transformationen und Umkehrungen zeigt.[25] Hier entwickle sich Einwanderung zu einem «neuen Vergesellschaftungsmodus»[26], schreibt Yıldız, da (Post-)Migrant:innen durch ihre Handlungsinitiativen auf kultureller, ökonomischer und politischer Ebene ebenso die vorherrschenden Deutungsmuster verändern würden.[27] Diese Durchmischungsprozesse finden auch in deutschtürkischen Filmen ihren Ausdruck. Hierbei spielt Hamburg eine zentrale Rolle, da das untersuchte Phänomen von dort aus einen entscheidenden Ausgang nahm. Zahlreiche seiner Akteur:innen

---

22 Halle: «Die deutsch-polnische Interzone», S. 187.
23 Und damit einen weiteren *obligatorischen Passagepunkt*.
24 Deleuze/Guattari: *Tausend Plateaus*, S. 668.
25 Vgl. ebd.
26 Yıldız: *Die weltoffene Stadt*, S. 10.
27 Vgl. ebd.

verknüpfen sich mit der norddeutschen Hansestadt. Etwa über ihre Geschichten, Dreh- und Handlungsorte, Bücher, Autor:innen, Schauspieler:innen, Regisseur:innen, Produzent:innen, Produktionsfirmen. Beispiele sind APRILKINDER, ICH CHEF, DU TURNSCHUH, KURZ UND SCHMERZLOS, ANAM, KLEINE FREIHEIT, KEBAB CONNECTION, EINE ANDERE LIGA, CHIKO, SOUL KITCHEN oder EINMAL HANS MIT SCHARFER SOSSE. Auch verschiedene Folgen der TV-Kriminalreihe TATORT können hier aufgeführt werden: FEUERTEUFEL (D 2012) und ZORN GOTTES (D 2015), beide unter der Regie von Özgür Yıldırım, sind zwei anschauliche Beispiele. Schließlich lassen sich Institutionen nennen, die sich mit Hamburg und mit einem ‹deutsch-türkischen Kino› verbinden: die Filmförderung Hamburg Schleswig-Holstein, das Filmfest Hamburg oder die Agentur für Drehbuch, Regie und Kamera, la gente. In ihren urbanen Transformationsprozessen ist die norddeutsche Elbmetropole mit ihrem Hafen – einem Transit-Ort par excellence – repräsentativ für eine *weltoffene Stadt*, die sich in den vergangenen Jahren rapide entwickelt hat.

Mit der Aussage «Wirtschaft, Kultur, Heimat. Die Freie und Hansestadt Hamburg ist sehr facettenreich»[28] präsentiert sich die Elbmetropole selbst auf ihrer offiziellen Internetseite und zeichnet ihr Eigenporträt. Sie überzeuge durch eine große Mischung von Talenten aus der Medien- und Kreativwirtschaft, und ihr vielfältiges kulturelles Angebot reiche von Architektur über bildende Kunst und Design bis hin zu Kino, Literatur und Museen. Es gebe Konzerte, Sportveranstaltungen und unter anderem ein buntes Programm der Stadtteilkunst,[29] die ihre verschiedenen Viertel, Quartiere und Großstadt-Kieze in den Vordergrund rückt. Unter ihnen erfährt der Stadtteil St. Pauli mit seinem berüchtigten nächtlichen Vergnügungsviertel Reeperbahn wohl die größte Prominenz, der daher – seit der Stummfilmära – Schauplatz und Drehort zahlreicher deutscher Filme und Serien geworden ist.[30] «Ach ja, das sieht doch gut aus, hier können Sie mich rauslassen. Wissen Sie was ich jetzt hier mache? Hier zieh ich mir eine dicke Currywurst rein, ne Riesentüte Pommes rot-weiß, ein paar Bierchen dazu, und dann geh ich ne Runde ficken, da hab ich Bock auf»[31], so der Schauspieler Heiner Lauterbach als Taxigast unterwegs auf der Reeperbahn in ST. PAULI NACHT (D 1999), einem

---

28 Stadt Hamburg: «Porträt», online.
29 Vgl. ebd.
30 Vgl. bspw.: RAZZIA IN ST. PAULI (D 1932, R: Werner Hochbaum); SCHATTEN ÜBER ST. PAULI (D 1938, R: Fritz Kirchhoff); GROSSE FREIHEIT NR. 7 (D 1944, R: Helmut Käutner); AUF DER REEPERBAHN NACHTS UM HALB EINS, (BRD 1954, R: Wolfgang Liebeneiner); UNTER DEN DÄCHERN VON ST. PAULI (BRD 1970, R: Alfred Weidenmann); FLUCHTWEG ST. PAULI – GROSSALARM FÜR DIE DAVIDSWACHE (BRD 1971, R: Wolfgang Staudte); DER KÖNIG VON ST. PAULI (D 1998, R: Dieter Wedel); GEGENGERADE (D 2011, R: Tarek Ehlail) oder 20 GEIGEN AUF ST. PAULI (D 2012, R: Alexandra Gramatke / Barbara Metzlaff).
31 Taxigast in: ST. PAULI NACHT (D 1999, R: Sönke Wortmann), DVD: EuroVideo 2001, TC 00:50:49–00:50:59.

6.2 Hamburg, eine Stadt in Bewegung – Verwobene Dynamiken

Spielfilm Sönke Wortmanns. Dieser kann Hamburgs nächtlichem Vergnügungsviertel Ende der 1990er-Jahre jedoch nicht so viel Romantik abgewinnen:

> Der Mythos ist größer als die Wirklichkeit. Ich war ein bisschen enttäuscht: St. Pauli ist doch kaputter, frustrierender, als ich dachte. Man verbindet immer noch Romantik damit, aber wenn man dort jeden Tag dreht, kann man nicht übersehen, dass es einer Menge Leute sehr schlecht geht. Die Aggression ist sehr groß – leben möchte ich da denn doch nicht.[32]

Dennoch widmete Wortmann dieser Örtlichkeit einen ganzen Film auf der Basis des Episodenromans *St. Pauli Nacht* (1993) des deutschen Krimiautors Frank Göhre.[33] Er präsentiert ihn als Netzwerk aus Figuren und Erzählungen, die zwar ganz unterschiedlich sind, aber dennoch alle miteinander zusammenhängen. Ihre Verwobenheit erinnert an Certeaus Raumvorstellung als «Geflecht von beweglichen Elementen»[34], und sie spiegelt gleichfalls die Vielschichtigkeit wider, die urbane Zentren im 21. Jahrhundert charakterisieren. Diese waren und sind, mit Erol Yıldız gesprochen, Orte, «die sich durch eine endogene, in Städten immer vorhandene und eine exogene, *translokale* und globale Diversität auszeichnen», wobei der Migrationsforscher unter der exogenen Diversität jene äußeren Impulse fasst, «die in der jeweiligen Stadtgesellschaft wirksam wurden und zu einer spezifischen Entwicklung ökonomischer, politischer und kultureller Konfiguration [...] geführt haben»[35]. In einer zunehmend globalisierten Welt würden nun beide Prozesse in Bewegung gebracht und in neuen Verknüpfungen erfahrbar, die wiederum Veränderungen ermöglichten.[36] Erscheint St. Pauli in den 1990er-Jahren noch trügerisch und frustrierend, zeigt sich der Stadtteil in der zweiten Dekade des 21. Jahrhunderts freundlich und belebt mit vielen kleinen und schicken Läden, Boutiquen, Cafés und Bars in einer multikulturellen Atmosphäre.[37] Der Journalist Matthias Rebaschus betitelt 2012 einen Artikel zu diesem Viertel mit «St. Pauli: Bunt, alternativ und quicklebendig»[38] und beschreibt darin die Wandlungen, die das berüchtigte Viertel in den vergangenen Jahren erfahren hat. «Wer es auch mal schrill und alternativ mag und ansonsten das Motto der Menschen

---

32 Göhre, Frank / Wortmann, Sönke: «Der Kino-Mythos ist größer als die Wirklichkeit. Autor und Regisseur zu ST. PAULI NACHT», in: Töteberg (Hg.): *Szenenwechsel*, S. 159–165; hier: S. 162.
33 Vgl. Göhre, Frank: *St. Pauli Nacht*, Bielefeld 2007.
34 Certeau: *Die Kunst des Handelns*, S. 218. In der französischen Originalausgabe heißt es: «L'espace es tun croisement de mobiles» (Certeau: *L'invention du quotidien*, S. 173).
35 Yıldız: *Die weltoffene Stadt*, S. 42.
36 Vgl. ebd.
37 Vgl. die Entwicklung des Stadtteils *St. Pauli* in der zweiten Dekade des 21. Jahrhunderts.
38 Rebaschus, Matthias: «St. Pauli: Bunt, alternativ und quicklebendig», in: *Hamburger Abendblatt*, 05.05.2012, online.

in diesem Teil Hamburgs – leben und leben lassen – beherzigt, der ist willkommen und schnell integriert. Herkunft und Hautfarbe sind egal.»[39] Zum Bezirk Hamburg-Altona gehören weitere Stadtteile, die den Charakter der Elbmetropole mitgestalten und die in ihrer Vielschichtigkeit als prägend für die Herausbildungen und Entwicklungen eines ‹deutsch-türkischen Kinos› angesehen werden. Einer von ihnen ist Ottensen. Er ist durch historische Altbauten und eine lebendige Kneipenszene geprägt. Betont wird von der Stadt Hamburg sein Flair und seine vielfältigen Ausgehmöglichkeiten, die ihn als Wohnort für Prominente attraktiv machten. In diesem Kontext werden der Schauspieler Peter Lohmeyer, die Schauspielerin Nina Petri und an vorderster Front Fatih Akın genannt.[40] Auch er selbst hebt die tiefe Verbundenheit immer wieder hervor, die er zu dieser Stadt verspürt. Auf die Frage, ob er sich eher als Deutscher oder als Türke bezeichne, antwortet er in einem Interview im Jahr 2000: «Als Hamburger. Das ist ein Kompromiss, der trifft aber auch zu. Ich lebe in einem Freundeskreis aus unterschiedlichen Kulturen, es entwickelt sich etwas völlig Neues, das nenne ich Hamburg.»[41] Dieses von Akın beschriebene ‹Neue Hamburg› zeichnet sich also durch urbane Entwicklungen aus, die sich nicht mehr mit eindeutigen, nationalbasierten Mustern erklären lassen. Yıldız thematisiert sie als solche, die im Regelfall keine Rücksicht auf «homogenisierende Diskurse» nähmen. Vielmehr würden sie «nationale Deutungen» infrage stellen, da sie auf *transkulturellen* und *translokalen* Verflechtungen beruhten, was aber nicht ausschließe, dass bestimmte Elemente für das «nationale Narrativ» benutzt würden.[42]

Ein anderer Hamburger Stadtteil, der diese urbanen Transformationen verdeutlicht und sich mit dem untersuchten Kinophänomen verknüpft, ist das Schanzenviertel. Im Jahre 1682 ursprünglich als Festungsanlage errichtet, durchlief die Sternschanze über die Jahre hinweg unterschiedliche Entwicklungen.[43] Heute zeigt sie sich als schickes Szeneviertel mit kleinen, individuell gestalteten Läden, Cafés und Kneipen. Die beschriebenen *transkulturellen* und *translokalen* Verflechtungen werden am Bild der Straßen deutlich, die von türkischen Gemüseläden und orientalischen Brautmodegeschäften, von arabischen Falafelständen, asiatischen Imbissbuden, italienischen Pizzerien oder indischen Läden für Wohnaccessoires besiedelt werden. Sie vermengen sich mit modischen Cafés, Clubs, Bars und Kinos. Die Sternschanze steht im Zeichen einer kosmopolitischen Atmosphäre, die von kultureller Offenheit und Vielfalt geprägt wird. Das Straßenleben dieser Gegend steht «im Zeichen einer gesteigerten Konnektivität von

---

39 Ebd.
40 Vgl. Stadt Hamburg: «Ottensen», online.
41 Behrens/Töteberg (Hg.): *Fatih Akin. Im Clinch*, S. 197.
42 Vgl. Yıldız: *Die weltoffene Stadt*, S. 43.
43 Vgl. Schafer, Sarah: «Schanzenviertel – Beliebtes Szeneviertel», online.

Räumen, Menschen und Kulturen»[44] Es lässt sie sowohl für Einheimische als auch für Auswärtige zu einem beliebten Ort des Aufenthalts und des Geschehens werden, obwohl das kommerzielle Flair in den letzten Jahren auch dieses Stadtviertel erobert hat.[45] Dennoch haften ihr viele ihrer ursprünglichen Assoziationen an: «Im Szenestadtteil Schanze lebt traditionell jeder gern, der irgendwie schräg oder kreativ ist, oft nicht ganz so viel Geld hat und dennoch mittendrin sein will. Hier haben die Bars Tag und Nacht geöffnet und die Auswahl an besonderen Läden ist groß.»[46] Mit der zeitgenössischen Entwicklung von Städten hat sich auch Mark Terkessidis auseinandergesetzt, wobei er sie als «vielgliedrige Parapolis»[47] beschrieben hat, ein Begriff, der sie wiederum als homogenes Gebilde infrage stellt. Stattdessen wird ihre Heterogenität hervorgehoben.[48] Mit seinem Programm einer «Interkultur» plädiert er ebenso für ein Handeln, das gewillt ist, Hindernisse und Schranken zugunsten von Vielheit zu überwinden.[49] Dass eine Stadtpolitik, die auf Bürgernähe und aktive Teilhabe setzt, ein friedliches Miteinander und einen konstruktiven Austausch fördert, konnte anhand Nürnbergs und dem Filmfestival Türkei Deutschland gezeigt werden. Bezogen auf Hamburg lässt sich die kulturelle Diversität, die das Straßenbild seiner Viertel wie St. Pauli, Ottensen oder der Sternschanze prägt, gleichfalls in einem regen Kontakt und einer produktiven Zusammenarbeit von Menschen unterschiedlichster Herkunft beobachten. Es verwundert daher nicht, dass die Filmproduktionsfirma, die für die anfängliche Herausbildung des untersuchten Kinophänomens eine zentrale Rolle spielt, ihren Standort vor einigen Jahren ins Schanzenviertel verlagert hat. Der heutige Sitz der Wüste Film GmbH findet sich nahe der ehemaligen Pianoforte-Fabrik in der Straße Schulterblatt 58. Der Kosmopolitismus dieser Gegend verweist auf eine ebenso verdichtete Dramaturgie der Filme, die dort realisiert werden. Daher werden ihre Handlungsinitiativen folgend genauer unter die Lupe genommen.

6.3 Die Intentionen der Filmproduktionsfirma Wüste Film

Die Wüste Film GmbH wurde 1989 von Ralph Schwingel, seinem Studienfreund Stefan Schubert und dem Regisseur Lars Becker in Hamburg ins Leben gerufen. Während Letzterer bereits 1995 wieder aus dem Projekt ausstieg[50], betrieben die

---

44 Christen/Rothemund: «Für eine Theorie des kosmopolitischen Kinos», S. 81.
45 Vgl. die Entwicklung des Schanzenviertels der letzten 20 Jahre.
46 Kaiser, Birte: «Sternschanze», online.
47 Terkessidis: *Interkultur*, S. 27.
48 Vgl. ebd., S. 27 f.
49 Vgl. ebd., S. 130 f.
50 Siehe hierzu auch Schulz, Tom R.: «Heimat für junge Filmemacher», in: *Die Welt*, 23.09.2007, online.

einstiegen Studienkollegen die Produktionsfirma weiter, wobei sie sich von Krisen nicht abschrecken ließen.[51] Ihre Beständigkeit hat sich ausbezahlt, und so schreibt die Wüste Film bis heute erfolgreiche Filmgeschichte. Im Jahr 1998 riefen Schwingel und Schubert zusammen mit Verleger Hejo Emons am Standort Köln eine weitere Gesellschaft ins Leben, die Wüste Film West GmbH. Sie beteiligt sich fortan ebenso an der Finanzierung und Realisierung deutschtürkischer Filme, so beispielsweise im Rahmen einer Koproduktion an ANAM und KEBAB CONNECTION.[52] Darüber hinaus gründeten Schwingel und Schubert 2001 zusammen mit Thomas Tielsch die filmtank hamburg GmbH[53], ein Haus mit Ausrichtung auf die Entwicklung und Umsetzung von internationalen Dokumentarfilmen in Kinoformat sowie crossmedialen Stoffen und interaktiven Projekten.[54] Es fehlte nur noch ein eigener Filmverleih, um jene größeren Organisationseinheiten zu erzeugen und Managementvorteile durch Arbeitsteilung zu bilden, auf die sich der Medienökonom Thorsten Hennig-Thurau beruft.[55] Dieser wurde als timebandits films GmbH 2003 von den Studienfreunden mitetabliert[56], nachdem sie Jens Meurer von der Berliner Filmproduktionsfirma Egoli Tossel, zusammen mit anderen Produzenten, zur Gründung hinzu gebeten hatte.[57] Damit fungiert die Wüste Film GmbH als weiteres Beispiel für eine Form der Filmproduktion in Deutschland, die ihren neu zu definierenden Standort erkannte (siehe hierzu Kapitel 5.1). Dabei fing 1989 alles ganz bescheiden an: «Ursprünglich haben wir als Filmemacher gearbeitet und wollten uns selbst produzieren, statt bösen Produzenten zum Opfer zu fallen»[58], erklärt Ralph Schwingel. «Genau genommen war Wüste ein Vorläufer von X Filme, der nach ein paar Jahren die Richtung wechselte. Stafen Schubert war der Filmwirtschaftler und Herstellungsleiter, Lars Becker und ich arbeiteten als Autoren und Regisseure.»[59] Doch mit der Zeit übernahmen die beiden Filmemacher immer stärker die Rolle der Produzenten.[60]

---

51 Siehe hierzu Rüssau, Marc-André: «Schätze aus der Wüste. Eine kleine Produktionsfirma aus der Schanze sorgt für erfolgreiche deutsche Filme», in: *Hinz&Kunzt*, Ausgabe 151/September 2005, online.
52 Vgl. Wüste Film: «Filme», online.
53 Über den Standort Hamburg hinaus gibt es auch einen Standort Berlin und einen Standort Stuttgart, vgl. Filmtank: «Profil», online.
54 Vgl. filmportal.de: «Biografie/Filmografie Ralph Schwingel», online; und Filmtank: «Profil»; vgl. auch die heutige Struktur und Ausrichtung der Firma auf der offiziellen Internetseite von filmtank.
55 Siehe hierzu auch Kapitel 6.1.
56 Vgl. filmportal.de: «Biografie/Filmografie Ralph Schwingel»; online.
57 Vgl. Schwingel im persönlichen Interview.
58 Fietz, Kathleen: «Amuse me!», in: *taz.de*, 23.09.2004, online; siehe hierzu auch: Schwingel, Ralph: «Die Wüste lebt», in: Töteberg (Hg.): *Szenenwechsel*, S. 196–205; hier: S. 196.
59 Schwingel im persönlichen Interview
60 Vgl. Fietz: «Amuse me!».

6.3 Die Intentionen der Filmproduktionsfirma Wüste Film

«Mein Seitenwechsel in die Produktion – angestoßen durch meine Familiengründung und die Notwendigkeit zum umgehenden Geldverdienen – veränderten die Konstellation von Wüste erheblich, sodass sie sich entsprechend strukturell veränderte»[61], erläutert Ralph Schwingel. «Für mich ist das Wesentliche die Neugier: Ich habe mehr Spaß am Erzähltbekommen als am Selbsterzählen, interessiere mich für Geschichten»[62], sagt er. Hierbei stellt sich die Frage, welche Aufgaben Filmproduzent:innen im Allgemeinen übernehmen. Andreas Bareiss erläutert, dass diese Stoffvorschläge geliefert bekämen, die sie begutachten würden und über deren ökonomische Funktionalität sie entscheiden müssten. Dann darüber, ob sie das Projekt realisieren möchten, wie dessen Finanzierung zu bewerkstelligen wäre und für welchen Fernsehsender der Film interessant sein könnte. Es wäre auch immer mitzudenken, welche Drehbuchautor:innen, Regisseur:innen oder Schauspieler:innen für das Vorhaben infrage kämen.[63] John Thornton Caldwell hat sich ebenfalls mit der Rolle von Filmproduzent:innen – in seinem Fall von Fernsehserien – auseinandergesetzt. Anhand eines Interviews mit dem kanadischen Regisseur und Produzenten John Cassar – bekannt für seine Realisierung der Action-Fernsehserie 24 (24: TWENTY FOUR, 2001–2010) – verdeutlicht er die Wichtigkeit, die ihnen bei der Realisierung eines Films zukommt. Beispielsweise dadurch, dass sie den Überblick über die gesamte Produktion wahren und die verschiedenen Stränge und Arbeitsbereiche zusammenhalten müssten.[64] «Heute denken wir», sagt Schwingel Ende 1990, «der Produzent muß sein Wort beim Herstellungsprozeß, insbesondere bei der Stoffentwicklung mit einlegen, wenn er will, daß der Film hinterher beim Zuschauer und in der Verwertung funktioniert.»[65] Es kann ihm daher auch bezogen auf deutschtürkische Filme, die von Wüste Film realisiert wurden, Einfluss zugesprochen werden. «Die erste Fassung von SENSIN hatte eine Länge von 20 Minuten», spricht Akin von der Entstehung seines ersten Kurzfilms und fährt fort:

> Ralph wollte, dass wir ihn um die Hälfte kürzen. Ja, wie sollen wir das machen? Wie geht das denn? Das hat Wochen gedauert, aber es ging. Ich habe bei diesem ersten Film gelernt, kaltblütig mit meinem Material umzugehen. Heute bin ich sehr radikal im Schneideraum. Schon bei SENSIN hat Ralph mir beigebracht, mich mit der Frage zu beschäftigen: Wie geht der Zuschauer aus dem Film.[66]

---

61 Schwingel im persönlichen Interview
62 Schwingel: «Die Wüste lebt», S. 197.
63 Vgl. Bareiss: «Kinofilm in Deutschland zu machen ist Wahnsinn», S. 24.
64 Vgl. Caldwell: *Production Culture*, S. 15–19.
65 Schwingel: «Die Wüste lebt», S. 197.
66 Behrens/Töteberg (Hg.): *Fatih Akin: Im Clinch*, S. 47.

6 Wüste Film als Produzent

In diesem Kontext erklärt wiederum Schwingel: «Produzenten müssen, wie Regisseure auch, im Einvernehmen mit dem Zuschauer stehen. Ja, eigentlich müssen sie wissen, was der Zuschauer in zwei Jahren will, wenn der Film fertig ist.»[67] In dieser Voraussicht werden auch in den Räumlichkeiten dieses Hauses Skizzen und Drehbücher durchgesehen, Projekte erwählt und Stoffe ausgearbeitet. Schließlich besteht auch hier ein großer Anteil in der Finanzierung von Projekten.[68] Es lässt sich zeigen, dass Wüste Film in ihrer langjährigen Arbeit an ein ähnliches Credo wie X Filme anknüpfen kann. Sie hat – wenn auch überwiegend auf nationaler Ebene – gleichfalls verwertbare Filme produziert, die sowohl anspruchsvoll als auch publikumsnah sind.[69] Zu ihnen zählen eine ganze Reihe, die sich unter ein ‹deutsch-türkisches Kino› fassen lassen, wobei sie in ihrer Unterschiedlichkeit auch – und abermals – seine kategoriale Durchlässigkeit verdeutlichen.[70]

In der Vergegenwärtigung der großen Bandbreite an Filmen, die inzwischen dort entstanden sind, lässt sich danach fragen, nach welchen Kriterien die Hamburger Produktionsfirma ihre Stoffe auswählt. «Die Aufforderung an alle Autoren oder Leute, die Filme einreichen, ist: Amüsiere mich, bring mich in Wallung», sagt Schwingel und fügt hinzu: «Genau das, was am Ende wir dem Zuschauer vorschlagen, soll sozusagen am Anfang der Kette mir passieren»[71], wobei sie nie etwas anderes gemacht hätte als Publikumsfilme. Oberstes Kriterium bei der Entscheidung für eine Produktion sei, dass der Stoff bereits beim Lesen seiner schriftlichen Ausgestaltung Interesse wecke, wobei dieses durch «menschliches Reagieren»[72] hervorgerufen werde. Dieses sei natürlich immer von der individuellen Wahrnehmung geprägt.[73] Doch als solches stellt es einen wichtigen dramaturgischen Baustein dar, der in der Identifikation des Publikums mit den Filmfiguren beschrieben werden kann. «Die große Chance des Mediums Film liegt darin, dass der Zuschauer die Möglichkeit hat, sich in die Figuren hineinzuversetzen», erklärt Schütte und fügt hinzu: «Dieser Prozeβ der seelischen Bindung

---

67 Schwingel: «Die Wüste lebt», S. 197.
68 Siehe hierzu auch: Fietz: «Amuse me!».
69 Vgl. auch hier bzgl. der Auszeichnungen, die Wüste-Filme erhalten haben: «Awards» der jeweiligen Filme in: IMDb; bzgl. ihrer Zuschauer:innenzahlen in Europa und den USA vgl. die Einträge der jeweiligen Filme in: Lumiere – Datenbank für Filmbesucherzahlen in Europa: online.
70 Zu nennen sind Fatih Akıns erste sechs Filme, die ihm seinen Weg hin zum anerkannten Filmemacher ebneten: SENSIN, GETÜRKT, KURZ UND SCHMERZLOS, IM JULI, SOLINO und GEGEN DIE WAND. Doch auch drei Filme von Buket Alakuş wurden durch Wüste Film realisiert: ANAM, EINE ANDERE LIGA und EINMAL HANS MIT SCHARFER SOSSE. Darüber hinaus lassen sich die zwei TATORT-Folgen FEUERTEUFEL und ZORN GOTTES unter der Regie von Özgür Yıldırım in die Diskussion einbringen, ebenso die Spielfilme SCHATTENBOXER und KEBAB CONNECTION, deren Regisseure keinen türkischen Migrationshintergrund aufweisen.
71 Schwingel im persönlichen Interview.
72 Ebd.
73 Vgl. ebd.

verläuft meist unbewußt», was ihn aber nicht minder bedeutend für sein Gelingen mache. Denn «nur wenn im Film diese unbewußte Identifikation gelingt und sich die Zuschauer in die Figuren hineinversetzen, werden sie emotional berührt werden. Dann können sie lachen, weinen, sich fürchten oder für die Figuren hoffen.»[74] Ein weiterer Aspekt bei der Projektentscheidung findet sich darin, dass der Stoff «wichtige Lebenstatsachen»[75] verhandeln muss. Beide Aspekte gilt es mitzudenken bei den Wüste-Filmen, die folgend näher betrachtet werden. Zuvor wird der Blick jedoch noch eingehender auf eine langjährige Zusammenarbeit gelenkt, und zwar eine, die sich in der These ausdrücken lässt: Ebenso wenig wie ein ‹deutsch-türkisches Kino› ohne Fatih Akın gedacht werden kann, lässt sich sein Werk, wird es von seinem Entstehungsprozess her betrachtet, ohne Wüste Film begreifen. «Fatih hat bei Wüste eine Menge gelernt, ich aber auch sehr viel von ihm. Wir hatten lange Zeit eine Art künstlerisches Vater-Sohn-Verhältnis»[76], verdeutlicht Schwingel den intensiven Austausch, den es zwischen ihm und Akın gegeben hat. Auch dieser vermerkt in *Fatih Akin: Im Clinch*: «Die wichtigste Säule meines filmischen Schaffens habe ich Ralph Schwingel zu verdanken.»[77] Da dem Wüste-Produzenten prägende Kraft für ein ‹deutsch-türkisches Kino› zugesprochen werden kann, bilden seine Initiativen die Grundlage dieser Fallstudie. Der studierte Diplom-Psychologe wirkte bis zum Jahre 2013 als Produzent, Autor und Dramaturg für das Hamburger Filmunternehmen.[78] Seit Anfang 2013 hat er sich aus dieser aktiven Tätigkeit zurückgezogen. Bis 2018 agierte er weiterhin als Gesellschafter und bis heute steht er der Wüste Film mit seinem Know-how und seinem langjährigen Erfahrungsreichtum bei Bedarf beratend zur Seite.[79] Doch auch Regisseur Lars Becker, der bereits Mitte der 1990er-Jahre wieder aus dem Projekt ‹Wüste› ausstieg, war sowohl eine zentrale Figur für hiesigen Filmanfänge als auch für Fatih Akın. Dieser erinnert sich daran, wie er 1993 zur ‹Wüste› gekommen war: «In den Zeisehallen[80] gab es einen Treff von Drehbuchautoren. Ich bin mit Adam[81] eher zufällig da reingeraten», sagt Akın und ergänzt: «Wir haben uns alles angeguckt, Kataloge mitgenommen, auch vom Filmbüro, in denen Filme

---

74 Schütte: *Die Kunst des Drehbuchlesens*, S. 22.
75 Schwingel im persönlichen Interview.
76 Behrens/Töteberg (Hg.): *Fatih Akin: Im Clinch*, S. 38.
77 Ebd., S. 46–47.
78 Vgl. filmportal.de: «Biografie/Filmografie Ralph Schwingel».
79 Vgl. Wüste Film: «Profil», online.
80 Die Zeisehallen sind ehemalige Fabrikhallen in Hamburgs Stadtteil Ottensen, die 1993 vom Hamburger Architekturbüro «me di um» renoviert wurden. Nun beherbergen sie ein Medienzentrum, in dem sich u. a. das Zeise-Programmkino und das Restaurant Eisenstein befinden (vgl. Stadt Hamburg: «Zeisehallen», online; vgl. auch: Zeise Kinos: «Über uns», online).
81 Gemeint ist Adam Bousdoukos, Fatih Akıns langjähriger Freund (zu ihrer Freundschaft vgl. auch: Behrens/Töteberg (Hg.): *Fatih Akin: Im Clinch*, S. 19–21).

aus Hamburg gelistet wurden.»[82] Hierbei stießen die Freunde auf den Spielfilm SCHATTENBOXER von Becker, dessen Inhaltsangabe sie an ihr eigenes Drehbuch erinnerte, das von KURZ UND SCHMERZLOS. Da Wüste Film SCHATTENBOXER produziert hatte, beschlossen die beiden angehenden Filmemacher, ihren Stoff dort einzureichen. «Im November 1993 haben wir das Buch abgegeben. Damals war Lars Becker noch Gesellschafter von Wüste, und ich hatte die Hoffnung, dass er unseren Film macht»[83], sagt Akın. Angerufen wurde er jedoch von Ralph Schwingel. Hierbei sei das ‹Deutschtürkische› als solches gar nicht seine Suche gewesen. «Das war eigentlich nur der Respekt vor diesem – also von mir so gesehen – großen Talent, vor dieser extremen Lebendigkeit, auch, die [Fatih Akın] an sich hatte und auch immer noch hat, und das Gefühl, daran kann ich nicht vorbeigehen»[84], schildert Schwingel ihre erste Begegnung, die zu ihrer langjährigen und erfolgreichen Zusammenarbeit führen sollte. «Fatih kann spielend und schreibend Wirklichkeit generieren. Er ist leidensfähig, hat auch mal 16 Fassungen von einem Drehbuch geschrieben, mich angeschrien, aber trotzdem weitergemacht», erläutert Schwingel und ergänzt: «Und er weiß, worauf es ankommt. Schon früh hatte er eine Regiesicherheit entwickelt, wusste, von wem er etwas fordern kann und wen man eher in Ruhe lassen muss.»[85] In erster Linie führte also die persönliche Begabung Akıns dazu, dass Wüste Film begann, Werke zu produzieren, die sich unter die untersuchte Kategorie fassen lassen. Das bedeutet jedoch nicht, dass die Erzählungen, die er durch seinen Migrationshintergrund mitbrachte, uninteressant waren, im Gegenteil. Die Intensität, die er verkörpert, findet sich ebenso in seinen Geschichten, die sich an der Demarkationslinie ereignen.

6.4 Von Grenzen und Grenzerfahrungen

Das Aufkommen eines ‹deutsch-türkischen Kinos› Mitte der 1990er-Jahre erklärt auch Schwingel durch die Entwicklung einer zweiten und dritten Migrant:innengeneration, die bessere Bildungs- und Berufschancen hatte als ihre Eltern. Sie seien in Deutschland geboren oder hier aufgewachsen und würden das Türkische meist nicht mehr gut beherrschen oder mit einem starken deutschen Akzent sprechen. Doch sie seien noch immer sehr lebendig in die Migrationsgeschichten eingebunden, weil ihre Eltern oder älteren Geschwister diese noch verkörpern würden. Sie seien daher mit einer «Erzählnotwendigkeit» ausgestattet, wobei ihr «Erfolgsauftrag» hier ebenfalls hervorgehoben wird.[86]

82 Ebd., S. 39.
83 Ebd.
84 Schwingel im persönlichen Interview.
85 Behrens/Töteberg (Hg.): *Fatih Akin: Im Clinch*, S. 38.
86 Vgl. Schwingel im persönlichen Interview.

[...] es sind ja ganz oft Eltern, die aus dörflichen Verhältnissen gekommen sind und so. Menschen, die weggegangen sind, woanders hingegangen sind, anderen Kulturkreis, haben sozusagen eine große Energie mitgebracht. Aber auch einen großen Druck. Wenn die zurückkommen, müssen die einen Mercedes mitbringen, sonst hat das irgendwie nicht geklappt, ja? Und das hat sich auf eine Art auch auf die Kinder übertragen, ja? Also die Kinder haben ein starkes vertikales Bewusstsein. Die wollen wohin. Und das verbindet sich mit dem Umstand, dass sie im Gegensatz zu ihren nur deutschen, um es mal so zu sagen, Altersgenossen oft wirklich was zu erzählen haben, ja? An diesen Demarkationslinien passiert ja auch was. Da passieren große Sachen, große Verwerfungen gesellschaftlich, gesellschaftspolitischer, ethischer Art, ja? Wie soll ich leben? Kann ich der Tradition gehorchen? Muss ich nicht hier angekommen-? Und so weiter.[87]

Trotz thematischer Unterschiede gebe es daher Gemeinsamkeiten in deutschtürkischen Filmen. Da zwei Kulturen aufeinanderträfen und durch unterschiedlich fortschrittliche Gesellschaften auch zwei verschiedene Zeiten, würden Kontraste und Reibungsflächen erzeugt. Der Wüste-Filmproduzent hatte sich am Beginn seiner Zusammenarbeit mit Akın die Entwicklungen in den europäischen Nachbarländern vor Augen geführt. «[...] damals, als ich angefangen habe, an den Sachen zu arbeiten, hab[e] ich eigentlich mich auf Vorbilder subjektiv berufen – die ich Fatih auch gezeigt hab[e] – die gar nicht türkisch waren, sondern ich hab[e] mich auf pakistanische Sachen in England berufen, das ‹Cinéma beur› in Frankreich», sagt er. Ein ‹Migrationskino› der europäischen Nachbarländer ist also auch in seinen Verhandlungen von Wichtigkeit. Dann führt er weiter aus: «Das waren für mich sozusagen die Denkvorbilder, die ökonomisch deutlich besser funktioniert haben als das ‹türkische Kino›[88] in Deutschland aus einem sehr wichtigen Grund, nämlich weil die – in Anführungsstrichen – Betroffenen ganz offensichtlich das Kino akzeptiert haben.»[89] Hierzulande aber sei ein ‹deutsch-türkisches Kino› bisher vom großen Teil der ‹türkischen Community› nicht anerkannt worden, was folgend erläutert wird: «Der entscheidende Punkt ist doch die Frage, ob dieses Eingewandertsein nicht vielmehr subjektiv als etwas empfunden wird, wovon man nicht gerne so viel Aufruhr macht.»[90] Diese Beobachtungen lassen sich mit den Empfindungen zusammenbringen, die Alice Bota, Khuê Pham und Özlem Topçu beschreiben. Sie würden gerne genauso zu dieser Gesellschaft dazugehören, doch wissen sie, dass

---

87 Ebd.
88 Mit ‹türkisches Kino› meint Schwingel ‹deutsch-türkisches Kino›, was im Interviewverlauf deutlich wird; vgl. Schwingel im persönlichen Interview.
89 Ebd.
90 Ebd.

das nicht so einfach ist: «Nach und nach haben wir begriffen, dass wir trotz aller Anstrengungen immer anders bleiben werden.»[91] Dennoch haben die drei selbstbewussten Frauen die Eigenbezeichnung ‹neue Deutsche› gewählt, denn eines wissen sie sicher, ihre Heimat ist hier, das Land, in dem sie geboren und aufgewachsen sind.[92] Auch hierbei stehen sie repräsentativ für eine ganze Generation:

> Mehr als 16 Millionen Menschen in Deutschland haben einen Migrationshintergrund. Vielen von ihnen geht es so wie uns: Sie fühlen sich als Deutsche, weil sie hier sind und keine andere Heimat kennen. Oder weil sie beschlossen haben, hier ihr Leben zu verankern. Ihre Biographien, vor allem aber die ihrer Kinder, Migranten der zweiten oder dritten Generation, werden in der deutschen Gesellschaft immer sichtbarer.[93]

Jedoch versteht sich die hiesige Einwanderungsgesellschaft noch nicht lange als eine solche, «und wir alle ringen darum, wie am besten zusammenleben»[94]. Zu diesem Gestaltungsprozess trägt – lautet hier eine These – ein ‹deutsch-türkisches Kino› bei, indem es Geschichten in Umlauf bringt, die durch eine *postmigrantische Perspektive* eine neue Sicht ermöglichen. Durch Filme, die aufgrund ihrer Migrationsthemen, aber auch unabhängig von ihnen eine Dynamik in sich tragen. Diese erkannte Schwingel, was dazu führte, dass Wüste Film eine Mehrzahl von ihnen realisiert hat.

6.5 Deutschtürkische Filmproduktionen aus der ‹Wüste›

6.5.1 Von SENSIN bis EINMAL HANS – Filme fürs Publikum

Was aber verbirgt sich hinter dem Ausdruck ‹große Lebendigkeit›, der von Schwingel in die Diskussion eingebracht wird? Zwei zentrale Kriterien wurden bereits herausgestellt, die bei der Stoffentscheidung wichtig sind: das Hervorrufen eines ‹menschlichen Reagierens› und das Verhandeln ‹wichtiger Lebenstatsachen› (siehe Kapitel 6.3).

«Was er wohl darin gesehen hat?»[95], fragt sich Akın bezogen auf die Skizze, die er 1993 bei Wüste Film einreichte. «Ich fand das Drehbuch mit dem Titel KURZ UND SCHMERZLOS ziemlich verquast, aber auch ziemlich toll»[96], beschreibt

---

91 Bota et al.: *Wir neuen Deutschen*, S. 10.
92 Vgl. ebd., S. 12 f.
93 Ebd., S. 13.
94 Ebd., S. 15.
95 Behrens/Töteberg (Hg.): *Fatih Akin: Im Clinch*, S. 39.
96 Ebd., S. 38.

6.5 Deutschtürkische Filmproduktionen aus der ‹Wüste›

Schwingel die Dynamik, die er sah. Ihr erstes gemeinsames Projekt sollte jedoch ein Kurzfilm werden.[97] «Die Aufgabe hieß: ‹Denk dir etwas aus für zehn Minuten, drei Akte und eine Location! Billig, witzig, gut!› Zwei Tage später war [Fatih Akın] wieder da und hat mir SENSIN vorgespielt. Geschrieben gab es das noch gar nicht. Ich fand es stark.»[98] Da die Geschichte dieses Films bekannt ist (siehe Kapitel 2.6.1) genügt hier der Verweis auf kulturelle Unterschiede[99], die Reibungsflächen erzeugen, wodurch jene Kraft generiert wird, die der Wüste-Produzent folgend erläutert: «Spannend sind [deutsch-türkische Filme] natürlich, weil sie im Kontrast spannend sind, zum anderen erlebten»[100], wobei er sich mit «anderen» auf das Leben in Deutschland bezieht. «Ich will sagen: da ist eine Menge los, das erzählerisch größere Dringlichkeit mitbringt als die matten Identitätsdiffusionen, die ich sonst häufig in den Texten einheimischer Autoren antraf»[101], präzisiert Schwingel.

Unabhängig von den Themen, die deutschtürkische Filme behandeln, werden sie ebenso von Wüste Film anhand ästhetischer und dramaturgischer Kriterien bemessen, die auf ihre Zuschauer:innen eine Wirkung haben. Diese gilt es in ihrem Entstehungsprozess mitzuberücksichtigen, und sie entscheiden mit darüber, ob der fertige Film sein Publikum erreicht. Sie formten nicht nur SENSIN, sondern wirkten sich auch auf die Gestalt weiterer Werke aus. «Ende 1993, Anfang 94 hat Ralph das Drehbuch unter seine Fittiche genommen und mich aufgefordert, eine zweite Fassung zu schreiben»[102], berichtet Akın vom Werdegang seines ersten Langfilms. «Es gab eine [dritte], vierte, fünfte, sechste Fassung zu KURZ UND SCHMERZLOS – ein Drehbuch ist nie fertig», erklärt er und fährt fort: «Auch fühlte ich mich noch nicht so weit und habe Ralph gesagt, ich würde lieber noch einen Kurzfilm drehen. Ich schrieb eine kleine Komödie, PORTRAIT EINER NACHT, wieder eine Liebesgeschichte, doch der Stoff wurde nicht gefördert.»[103] Daraufhin entwickelte er ein neues Projekt: GETÜRKT, dieses bekam eine Filmförderung aus öffentlicher Hand, erhielt Preise und sogar ein Prädikat.[104] GETÜRKT dient auch dazu, die *transnationale* Ausrichtung von Akıns Filmschaffen sichtbar zu machen, die – so lautet eine weitere These – ebenfalls zur starken Dramaturgie deutschtürkischer Filme beiträgt. Bevorzugt lässt sie sich in der Zusammenfüh-

---

97 Vgl. ebd.
98 Ebd.
99 Bspw. auf der einen Seite die Tradition, die Kubilay vertritt, wenn er eine Frau mit türkischem Migrationshintergrund sucht, und auf der anderen Seite die moderne, deutsche Vorstellung, diese Frau müsse aber rauchen, Punkmusik hören und ‹amerikanisches Actionkino› mögen.
100 Schwingel im persönlichen Interview.
101 Ebd.
102 Behrens/Töteberg (Hg.): *Fatih Akin: Im Clinch*, S. 47.
103 Ebd., S. 50.
104 Vgl. ebd., S. 55.

6 Wüste Film als Produzent

rung und Durchmischung seiner beiden Heimatländer Deutschland und Türkei erkennen. Dies geschieht auf unterschiedlichen Ebenen: auf derjenigen seiner Geschichten, seiner Figuren, seiner Drehorte, seines Stabs, seiner Musik. Hierbei zeigt sich auf der einen Seite die vertraute deutsche Heimat, die sich mit Hamburg weiter konkretisieren und lokalisieren lässt, und auf der anderen Seite die ferne türkische Heimat der Eltern, die unspezifischer bleibt, der dafür aber ein Gefühl von Nostalgie anhaftet. Während die norddeutsche Hansestadt durch das Bekannte – die Stammkneipe, den Kiez, die Freunde – in Akıns Werke eingeflossen ist[105], verhalfen ihm seine Filmarbeiten dazu, die Türkei erstmals richtig zu erkunden, so auch die zu GETÜRKT. Dieser handelt von Musa (gespielt von Fatih Akın), einem jungen Hamburger mit türkischem Migrationshintergrund, der seine Sommerferien im Familienhaus am Schwarzen Meer verbringt. Während er seiner Mutter tagsüber bei der Gartenarbeit helfen muss, sucht er abends den nahe gelegenen Tanzclub auf. Allerdings kommt Musa dort nur in weiblicher Begleitung hinein, die er leider nicht bei sich hat, und so ist er auf die Hilfe von Ilami, einem Berliner Deutschtürken angewiesen. Als Gegenleistung verspricht Musa, ihm und seinen Freunden etwas Haschisch zu liefern, das er aber ebenso wenig hat. Also muss er sich schnell etwas einfallen lassen... «Mit GETÜRKT habe ich das Land entdeckt», berichtet sein Regisseur und zugleich Hauptdarsteller. «Wir haben mit einer türkischen Crew vor Ort gearbeitet, 70 Kilometer von Istanbul entfernt, in Şile am Schwarzen Meer. Die Heimat meiner Mutter. Das war so eine Bruderschaft, ein «Nach-Hause-Kommen». Deutsche und türkische Crewmitglieder lernten sich kennen», so der Regisseur, der ergänzt: «Nach dem Dreh waren wir alle noch ein paar Tage in Istanbul, und die Türken haben uns die Clubs und somit eine neue Welt gezeigt.»[106] Die Intensität, die deutschtürkische Filme durch ihre *transnationale* Ausrichtung generieren, lässt sich mit Reflexionen zusammenbringen, die Halle unternommen hat, der bei seinen Untersuchungen nicht auf die Betrachtung der Filmbilder beschränkt bleibt, sondern ‹Kino als Apparat› erfasst (siehe Kapitel 6.1). Ein so verstandenes ‹transnationales Kino› kann – so lässt sich an dieser Stelle weiterdenken – als «ein materieller Ort und zugleich eine Verortung von und für die Menschen sein. Es ermöglicht die Überwindung von topographischen Barrieren und baut neue Raumkonstellationen auf.»[107] Es erbringe auch Öffentlichkeitsarbeit, indem andere gemeinschaftliche Ausprägungen jenseits des Nationalen gedacht würden, solche, wie sie etwa Fatih Akın in seiner Filmproduktionsarbeit beschreibt.[108] Die Dynamik, die wiederum Schwingel bei deutschtürkischen Regisseur:innen und ihren Geschichten finden

---

105 Siehe insb.: SENSIN, KURZ UND SCHMERZLOS und SOUL KITCHEN.
106 Behrens/Töteberg (Hg.): *Fatih Akin: Im Clinch*, S. 53.
107 Halle: «Die deutsch-polnische Interzone», S. 187.
108 Vgl. ebd.

6.5 Deutschtürkische Filmproduktionen aus der ‹Wüste›

konnte, erläutert er folgend: «Was mich damals irrsinnig beeindruckt hat [...], [ist] diese Doppelexistenz, die [manchmal] verbunden war [...] mit einer doppelten Staatsbürgerschaft, auf der einen Seite die Tradition so halten [...], pflegen und respektieren und auf der anderen Seite so wahnsinnig modern sein.»[109] Diese hybride Dynamik fand sich ebenso bei Buket Alakuş. «Das Thema [Migration] ist [...] groß und lebendig», sagt Schwingel und berichtet weiter: «Als wir ANAM geplant haben oder überhaupt darüber geredet haben, da habe ich mit Buket drei, vier Stunden dagesessen, und sie hat mir von ihrer Mutter erzählt. Und das war mit das Schönste, was ich je erlebt habe an der Arbeit, die ich so mache.»[110] Es handelt sich um eine Spannung, die das beschriebene ‹menschliche Reagieren› hervorruft. Sie führte zur Produktion von Alakuş' erstem Spielfilm, von der sie berichtet:

> Ich habe das Exposé geschrieben, als ich noch auf der Filmhochschule in Hamburg war.[111] Dort sprachen wir einmal über Zitate, die uns beschäftigen. Eines davon stammt von meinem Vater, der mich, immer wenn ich rebellisch zu meiner Mutter war, ermahnt hatte: «Unter den Füßen deiner Mutter liegt das Paradies.» Mein Lehrer Alexander Mitta forderte mich auf, darüber eine Geschichte zu schreiben.[112]

Nachdem Buket Alakuş ihr Filmstudium jedoch nicht fortführte, ergab sich eine Zusammenarbeit mit Wüste Film und dem «Kleinen Fernsehspiel». «Das war eine fantastische und enge Zusammenarbeit mit beiden, über die ich äußerst dankbar bin»[113] Auch in den Beschreibungen Alakuş' zum Produktionshergang von ANAM zeigt sich, dass dieser Film starke biografische Bezüge zum Leben ihrer Mutter aufweist und in enger Zusammenarbeit mit den genannten Akteuren entstanden ist, wodurch ihre Interaktionen hervorgehoben werden. Dennoch müssen auch Alakuş' Erzählungen nicht unbedingt etwas mit ihrem Migrationshintergrund zu tun haben. «Mich haben immer nur Geschichten interessiert, also meistens sind es immer irgendwelche Figuren, die mich interessieren und die irgendwie gegen große Hindernisse ankämpfen müssen», berichtet sie 2014 von ihrer Arbeit. «[...] weil ich bin Handwerkerin [...], die Herkunft ist für mich wirklich zweitrangig»[114], hebt sie hervor. «Das ist eher, glaub ich, dass man als Geschichtenerzähler versucht, eine Geschichte zu erzählen, und manchmal ist es interessant, dass die Figur aus einem an-

---

109 Schwingel im persönlichen Interview.
110 Ebd.
111 Gemeint ist das Institut für Theater, Musiktheater und Film der Universität Hamburg.
112 Baumgarten, Oliver: «Keine Angst vor Klischees», Interview mit Buket Alakuş zu ihrem Film ANAM 2001, in: *Schnitt Online – das Filmmagazin im Internet*, online.
113 Alakuş im persönlichen Interview.
114 Ebd.

deren Land kommt, manchmal aber auch nicht.»[115] An dieser Stelle lassen sich ihre Filme FREUNDINNEN FÜRS LEBEN und FINNISCHER TANGO, beide ZDF-Produktionen, in die Diskussion einbringen, bei denen das Einwanderungsthema sichtbar keine Rolle spielt. Es lässt sich aber auch Alakuş' zweiter Langfilm EINE ANDERE LIGA aufführen, bei dem dieses nur als Hintergrundfolie dient. Doch selbst ANAM möchte die Filmemacherin frei von der Kategorisierung ‹deutsch-türkisches Kino› sehen[116], wie sie selbst erklärt: «Der Film behandelt erfrischend selbstverständlich ein multikulturelles Zusammenleben ...», so Alakuş, die ergänzt: «Die Türken, die sich ANAM angeschaut haben, sagten mir, dass es ja gar keine türkische Geschichte sei. Das freut mich sehr, denn ich halte es für eine europäische Geschichte.» Denn: «die gesamte Problematik um Ausländer behandeln wir bewusst mit Humor. Wenn es um Emotionen geht, die ich mit dem, was ich erzählen will, erwecken möchte, dann ist die kulturelle Herkunft doch vollkommen uninteressant»[117], so die Regisseurin. ANAM erzählt von einer Türkin, die mit ihrer Familie in Hamburg lebt und als Haushaltshilfe arbeitet, bis sie erfährt, dass ihr Sohn drogensüchtig ist und ihr Mann sie betrügt. Daraufhin bricht sie mit der Tradition und überwindet ihre passive Rolle. Im Vordergrund dieser Geschichte steht also eine starke, mutige und selbstbestimmte Frau, die auch aus einem anderen Land als der Türkei stammen könnte. Es wird hier mit den gängigen Klischees von selbstlosen kopftuchtragenden, türkischstämmigen Putzfrauen aufgeräumt und gezeigt, dass die Realität anders aussehen kann, wenn man gewillt ist, einmal genauer hinzusehen.

> Mich interessiert immer, wenn ich etwas erzähle, dass ich Klischees aufgreife, aber sie nicht bestätige, sondern brechen möchte. Also bei meinem ersten Film ANAM war das ne Mutter, ne Putzfrau, da hat jeder so ein Vorurteil, das sind ja die, die ihrem Mann gehorchen, die die Einkaufstüten hinter ihrem Mann tragen, aber eigentlich kennt man solche Frauen nicht.[118]

Sie habe versucht, «all diesen Vorurteilen locker und unverkrampft zu begegnen» und sich dabei «von jeglicher Differenz-Diskussion zu befreien»[119]. Denn: «Es bringt mir Spaß, in beiden Welten zu sein, aber ich bin nicht nur eins.»[120] Ihr Film erzähle ebenso eine ‹deutsche Geschichte›, weil diese in Hamburg angesiedelt ist und er sich auch durch seine Dreh- und Handlungsorte mit der norddeutschen Hansestadt verknüpft.[121] Auch wurde seine Regisseurin von der hiesigen Kultur

---

115 Ebd.
116 Vgl. ebd.
117 Baumgarten: «Keine Angst vor Klischees».
118 Alakuş, Buket im persönlichen Interview mit der Verfasserin am 03.03.2014 in Berlin.
119 Baumgarten: «Keine Angst vor Klischees».
120 Vgl. Alakuş im persönlichen Interview.
121 Vgl. IMDb: «Filming Locations» von ANAM, online.

6.5 Deutschtürkische Filmproduktionen aus der ‹Wüste›

geprägt: «Ich bin mit den gleichen Märchen groß geworden wie viele meiner deutschen Freunde. Ich bin mit den gleichen Fernsehhelden, Kinohelden groß geworden», sagt Alakuş, die daraufhin erläutert: «Also, ich spreche zwar zwei Sprachen, die beide für mich Mutter- und Vatersprache sind, aber meine Träume und meine Gedanken sind in beiden Sprachen.»[122] Unabhängig von ihrer Herkunft und ihrer inter- sowie *transkulturellen* Lebensweise möchte sie als Regisseurin aber vor allem jenes ‹menschliche Reagieren› hervorrufen, das Schwingel beschreibt und das ein zentrales dramaturgisches Element darstellt. «Ich möchte eine Gänsehaut erzeugen, ich will mit Emotionen das Publikum erobern, denn das ist für mich das, was Kino ausmacht. Cinema Paradiso – du sitzt da und fühlst all diese Höhen und Tiefen der Figuren mit, du tauchst in eine andere Welt. Das habe ich mit ANAM erreichen wollen.»[123]

Die Ausdrucksstärke, die der Wüste-Produzent in den Stoffen von Fatih Akın und Buket Alakuş, aber auch in ihren Persönlichkeiten finden konnte, bewegte ihn zu einer engen Zusammenarbeit mit beiden.[124] Knüpfen wir dabei an den Herstellungsprozess von KURZ UND SCHMERZLOS an, zeigt sich auch hier ein starker biografischer Bezug, etwa zur Hauptfigur Gabriel (verkörpert durch den Schauspieler Memet Kurtuluş). Diese wollte Fatih Akın daher anfangs selbst spielen: «Gabriel war immer als Alter Ego gedacht. Die Figur hat viele autobiographische Verweise, das Verhältnis zu meinem Vater, die Religion, selbst der Schmuck, den Gabriel im Film trägt, ist meiner.»[125] Da Akın jedoch bei GETÜRKT Mühe hatte, gleichzeitig als Schauspieler und als Regisseur zu agieren, nahm er den Rat Schwingels an und übernahm bei seinem ersten Langfilm ausschließlich die Regie.[126] Auch seine Geschichte ist bereits bekannt (siehe Kapitel 3.4.4). Hier nun können *transtextuelle* Bezüge herausgestellt werden, so in der Verwobenheit, die er mit der Stadt Hamburg generiert, doch auch in der persönlichen Komponente, die er transportiert. «Tommy ist auf dem Kiez aufgewachsen. Seine Mutter hatte eine Kneipe auf dem Hans-Albers-Platz[127], deswegen war er immer auf St. Pauli unterwegs»[128], berichtet Akın. Die drei Freunde Fatih, Adam und Tommy verband ein Leben auf den Straßen der Elbmetropole, das in die Filme Akıns eingeflossen ist und die Formationen eines ‹deutsch-türkisches Kino› mitbestimmt hat.[129] Diese Beobachtung teilt

---

122 Alakuş im persönlichen Interview.
123 Baumgarten: «Keine Angst vor Klischees».
124 Vgl. Schwingel im persönlichen Interview.
125 Behrens/Töteberg (Hg.): *Fatih Akin: Im Clinch*, S. 55.
126 Ebd.
127 Der Hans-Albers-Platz ist ein bekannter Platz auf dem Kiez St. Pauli.
128 Behrens/Töteberg (Hg.): *Fatih Akin: Im Clinch*, S. 35.
129 Vgl. die zahlreichen Szenen von SENSIN, KURZ UND SCHMERZLOS, IM JULI, GEGEN DIE WAND, AUF DER ANDEREN SEITE oder SOUL KITCHEN, die in Hamburg spielen und die Viertel, Straßen, Gebäude, Kneipen, Menschen u. a. dieser Stadt in ihre Geschichten einbeziehen.

die Journalistin Katja Nicodemus, die in ihrem Artikel «Ankunft in der Wirklichkeit» schreibt: «Schon damals [bei KURZ UND SCHMERZLOS] setzte [Fatih Akın] seine Geschichte über die brüderliche Freundschaft zwischen einem Türken, einem Serben und einem Griechen vor der eigenen Haustür in Hamburg-Altona zusammen.»[130] Und sie ergänzt: «Zwischen Rotlichtkneipen, türkischen Sofas und serbischen Hochzeiten entstand das lebendige Bild eines Stadtteils, seiner Kleingangster, Luden und Kiez-größen.»[131] Die drei filmbegeisterten Jugendfreunde wirkten gegenseitig aufeinander ein, wobei wiederum *intertextuelle* Bezüge erkennbar werden: «Die Bücher von Meinhof Zurhorst über Mickey Rourke und Robert De Niro waren Schlüsselerlebnisse. Auf Rourke sind Adam und ich durch ANGEL HEART [ANGEL HEART; GB/USA/CAN 1987, R: Alan Parker] gekommen. TAXI DRIVER habe ich mit ihm im ‹City›[132] am Steindamm gesehen», so Akın, der ergänzt: «Wir kamen um Mitternacht aus dem Kino und haben auf der Straße gesehen, was im Film vorkam. Babystrich, Straßenstrich. Mitten in St. Georg die 42. Straße von New York. Da haben wir uns gesagt: ‹Wir können auch hier Filme drehen, das gibt es doch in alles.›»[133] Bereits SENSIN und GETÜRKT sind an die Filmästhetik Matin Scorseses angelehnt. Noch intensiver ist jedoch Akıns erster Spielfilm mit dieser verwoben, was zu seiner Dynamik beiträgt[134], ebenso wie die Verbundenheit, die er zur Lebensgeschichte seines Regisseurs generiert. «Alles, was verboten war, hat mich fasziniert», erzählt Akın von seiner Jugendzeit und seinen Straßengangs. «Außerdem glaubte ich, irgendwo «dazugehören» zu müssen. Es gab ein Gefühl von Stärke, Mitglied in einer Gang zu sein», ergänzt er. «Unsere Straße hatte in Hamburg die höchste Kriminalitätsrate. Ich wurde bei den Türk Boys aufgenommen, trug eine Bomberjacke und hatte viel Gel in den Haaren.»[135] Auch Themen wie Familie und Religion sind in KURZ UND SCHMERZLOS eingeflossen: «Mit dem Film konnte ich mein Verhältnis zur Religion, das überwiegend von meinem Vater geprägt wurde, klären», berichtet der Filmemacher und ergänzt:

> Wenn Gabriels Vater seinen Sohn immer wieder auffordert, mit ihm zu beten, und dieser dem ausweicht, entspricht dies den Diskussionen zwischen meinem Vater und mir. Nicht von ungefähr wird Gabriels Vater von meinem Vater dargestellt. Scorseses MEAN STREETS fasziniert mich nicht nur, weil De

---

130 Nicodemus, Katja: «Ankunft in der Wirklichkeit», in: *Die Zeit*, 19.02.2004, Nr. 9, online; auch abgedruckt in: Akin, Fatih: *Gegen die Wand. Das Buch zum Film. Drehbuch/Materialien/Interviews*, Köln 2004, S. 221–225; hier: S. 223.
131 Nicodemus: «Ankunft in der Wirklichkeit».
132 Zum City-Kino Hamburg und seiner Geschichte vgl. Reißmann, Volker: «City», in: Film- und Fernsehmuseum Hamburg, online.
133 Behrens/Töteberg (Hg.): *Fatih Akin: Im Clinch*, S. 29.
134 Siehe hierzu Kapitel 3.4.4.
135 Behrens/Töteberg (Hg.): *Fatih Akin: Im Clinch*, S. 24.

6.5 Deutschtürkische Filmproduktionen aus der ‹Wüste›

Niro und Keitel großartig sind und der Film aufregend geschnitten ist, sondern auch wegen der Auseinandersetzung mit der Religion. Der Held fühlt sich immer schuldig, damit konnte ich mich wunderbar identifizieren. In seinen Dogmen und Schuldgefühlen sind Katholizismus und Islam nicht weit auseinander. Obwohl es natürlich grundverschiedene Religionen sind, weil im Christentum der Mensch seit der Geburt ein Sünder ist, im Islam man erst zum Sünder wird, wenn man nicht hingebungsvoll genug ist.[136]

Da sich die fiktiven Erzählungen Akıns nie ganz von seinen eigenen Gedanken und Empfindungen lösen, schwingt seine individuelle Auseinandersetzung mit der türkischen und der deutschen respektive der westlich-christlichen und der östlich-islamischen Religion in seinen Filmen mit, ohne stets im Vordergrund zu stehen. Themen und Motive wie der Hamburger Kiez, seine Bewohner:innen und ihr Leben, die sich ebenso darin zeigen, machen sie wiederum zu deutschen «Heimatfilm[en] der neuen Art»[137], wie der Regisseur SOUL KITCHEN bezeichnet. Es verflechten sich daher nicht nur die Handlungs-, sondern auch die Drehorte vieler Akın-Filme mit Hamburg, so auch diejenigen von KURZ UND SCHMERZLOS. «Der Hochzeitspalast stand in Wilhelmsburg, ansonsten haben wir nur in Altona und St. Pauli gedreht»[138], berichtet er von den Dreharbeiten seines ersten Langfilms, der diese urbanen Räume mit ihren *transtopischen* Verflechtungen in seine Handlung integriert.

Nach KURZ UND SCHMERZLOS folgte IM JULI, den Schwingel als Bruch mit Akıns bisherigem Filmschaffen empfindet.[139] Präsenz in seinen weiteren Verhandlungen der Kategorie gewinnen die Filme SOLINO und KEBAB CONNECTION. Beide eignen sich aber auch dazu, die Kategoriendurchlässigkeit eines ‹deutsch-türkischen Kinos› zu betrachten, wie anhand von Ersterem bereits erörtert (siehe Kapitel 5.4.1). Letzterer nun kann in diesem Kontext als seine Umkehrung beschrieben werden, denn er wurde von einem deutschen Regisseur ohne Migrationshintergrund realisiert, jedoch liegt ihm ein Drehbuch zugrunde, an dem Fatih Akın als Autor mitgearbeitet hat. Und während SOLINO zwar von einer Einwanderungsgeschichte nach Deutschland, jedoch von einer italienischen handelt, erzählt Anno Sauls Werk von einem filmbegeisterten Deutschtürken aus dem Schanzenviertel.[140] Das bedeutet, dass auch seine Komödie sich in den urbanen Transformationsprozessen westlicher Metropolen und somit in den *Transtopien* eines multi- sowie *transkulturellen* Stadtteils äußert.

---

136 Ebd., S. 65.
137 Pandora Film (Hg.): SOUL KITCHEN (D 2009, R: Fatih Akın), DVD Cover 2010.
138 Behrens/Töteberg (Hg.): *Fatih Akin: Im Clinch*, S. 62.
139 Vgl. Schwingel im persönlichen Interview.
140 Vgl. zum jeweiligen Stab der Filme: IMDb: online.

Es lässt sich auch bei diesen beiden Wüste-Film-Produktionen die These bekräftigen, dass ein ‹deutsch-türkisches Kino› keine eindeutigen Grenzen zulässt. Es bleibt ein Konstrukt von Akteur:innen, die das Verlangen verspüren, Filme zu klassifizieren und nach bestimmten Kriterien einzuordnen, doch in der konkreten Filmpraxis spielt eine solche Kategorie kaum eine Rolle und wird daher als solche auch nicht wahrgenommen. «Auf einmal begann für mich dieses große Mißverständnis, die Entdeckung des Migranten-Films, plötzlich hieß es: Das neue deutsche Kino ist jetzt türkisch»[141], äußert sich Akın zur medialen Resonanz, die der Erfolg von KURZ UND SCHMERZLOS auslöste. Wie Schwingel rückblickend berichtet, wollte der Regisseur zunächst gar keine Filme machen, die in irgendeiner Weise mit seinem Migrationshintergrund zu tun hatten. Der Produzent wies ihn jedoch auf die starke Dramaturgie hin, die sich hier verbirgt. «Das ist kompletter Unsinn», habe er ihm auf seine Absicht hin entgegnet, «den Macbeth kannst du machen, wenn du 40 bist. Weil du hast die Geschichten. Die sind ganz toll, da ist was los in diesen Geschichten. Das ist doch wunderbar, das Material werden wir jetzt erst mal bespielen.»[142] Das taten sie dann auch zehn Jahre lang intensiv und erfolgreich. Doch auch Buket Alakuş erklärt: «[...] also wenn man Filme macht [hab ich ‹deutsch-türkisches Kino›] nie als Kategorie gesehen. Ich hab nie gesehen: Ich bin jetzt eine Frau und meine Eltern kommen jetzt aus einem anderen Land. Das war nie das Thema.»[143] Und doch finden sich Elemente, die in vielen dieser Filme wiederkehren. Es sind Momente ‹der Identitätssuche›, ‹des Verlassens›, ‹des Findens› oder ‹des Ankommens›, die Schwingel als die ‹großen Daseinserfahrungen› bezeugt, «von denen [...] natürlich erzählt werden [muss]. Alles andere wäre ja komplett belanglos.»[144] Eine andere zentrale Komponente, die der Wüste-Produzent den Filmen eines ‹deutsch-türkischen Kinos› zuordnet, ist die ‹Familie›.[145] Diese Beobachtung deckt sich mit derjenigen von Gabriele Scheld, Inhaberin der Agentur la gente in Hamburg[146], die an dieser Stelle in die Diskussion eintritt, da auch sie zahlreiche zentrale Verknüpfungen zum untersuchten Kinophänomen aufweist, die nun sichtbar werden. La gente vertritt Drehbuchautor:innen, Dramaturg:innen, Regisseur:innen, Bildgestalter:innen und Filmeditor:innen, darunter auch einige der zentralen Akteur:innen eines ‹deutsch-türkischen Kinos›.[147] Sie begreift sich als ‹kreatives Netzwerk›, in dem «eine Idee ihre

---

141 Behrens/Töteberg (Hg.): *Fatih Akin: Im Clinch*, S. 67.
142 Schwingel im persönlichen Interview.
143 Alakuş im persönlichen Interview.
144 Schwingel im persönlichen Interview.
145 Vgl. ebd.
146 La gente wurde 2001 gegründet und ist bis heute erfolgreich (vgl. La gente: «Über la gente», online).
147 Als Klienten vertritt la gente aktuell Özgür Yıldırım, Hüseyin Tabak und Jan Berger, die für das untersuchte Kinophänomen von Wichtigkeit sind, doch war Gabriele Scheld auch in den ersten

6.5 Deutschtürkische Filmproduktionen aus der ‹Wüste›

Autor*in [...], eine Regisseur*in seine Bildgestalter*in, Produzent*innen und Redakteur*innen ihre idealen Partner*innen [finden können]»[148]. Somit ist sie selbst eine «kreative Familie, die mit klarer Haltung, offenem Geist und Leidenschaft zwischen Kreativen und Produzent*innen vermittelt»[149]. Wie Schwingel erachtet Scheld ‹Familie› als zentrales Element in deutschtürkischen Filmen, sieht sie aber auch als eine wesentliche Komponente ihres Entstehungsprozesses an.[150] Die Erfahrungen dieser Akteur:innen verknüpfen sich mit den eigenen Beobachtungen bezogen sowohl auf die zentralen filmischen Elemente eines ‹deutsch-türkischen Kinos› als auch auf diejenigen, die im Rahmen von Akıns ‹Filmfamilie› diskutiert werden (siehe Kapitel 7.2.3).

Eine weitere Stimme, die sich zu den Merkmalen eines ‹deutsch-türkischen Kinos› äußert, ist diejenige Özgür Yıldırıms.[151] Er bringt die interessante Beobachtung ein, eine Vielzahl dieser Filme sei an das ‹türkische Kino›[152] angelehnt. Diese rührt auch aus seinen eigenen Erfahrungen her, da er in seiner Kindheit viele türkische Filme gesehen hat und seine eigene Arbeit von diesen beeinflusst wurde.[153] Sie lässt sich darüber hinaus mit den Interaktionen am Filmfestival Türkei Deutschland zusammenbringen und mit der Vorstellung, ein ‹deutsch-türkisches› sowohl in der Zusammenführung mit einem ‹deutschen› als auch mit einem ‹türkischen Kino› zu denken (siehe beispielsweise Kapitel 2.3). Schließlich ist es auch eine Erfahrung, die Özgür Yıldırım mit anderen Regisseur:innen, etwa Fatih Akın, teilt. Dieser berichtet davon, dass ihn eben nicht nur amerikanische, sondern auch türkische Filmvorbilder auf seinem bisherigen Weg begleitet haben.[154] Eines dieser Vorbilder von ihnen ist der Regisseur und Schauspieler kurdischer Herkunft, Yılmaz Güney (1937–1984),[155] etwa mit YOL, den Akın 16-jährig gesehen hat. «Der Film ist frame by frame in meinem Gedächtnis hängen geblieben»[156], sagt er. Erzählt wird die Geschichte von fünf kurdischen Häftlingen in ei-

---

Jahren seiner Regiekarriere die persönliche Agentin von Fatih Akın (vgl. hierzu auch Scheld, Gabriele im persönlichen Interview mit der Verfasserin am 15.11.2013 in Hamburg).
148 La gente: «Über la gente».
149 Ebd.
150 Vgl. Scheld im persönlichen Interview.
151 Özgür Yıldırım lässt sich an dieser Stelle einbringen, da er sich ebenfalls mit *la gente* verbindet.
152 Özgür Yıldırım nennt das ‹türkische Kino› das ‹türkisch-türkische Kino›, eine passende Bezeichnung, um die Vielschichtigkeit der Phänomene, aber auch die Schwierigkeit ihrer Kategorisierung zu betonen (vgl. Yıldırım, Özgür im persönlichen Interview mit der Verfasserin am 15.11.2013 in Hamburg).
153 Vgl. ebd.
154 Vgl. bspw.: Behrens/Töteberg (Hg.): *Fatih Akin: Im Clinch*, S. 23 und S. 225 ff.
155 Zu Leben und Werk Yılmaz Güneys vgl. ebd., S. 229–232; vgl. auch: Teksoy, Rekin: *Turkish Cinema*, Istanbul 2008, S. 65–76.
156 Behrens/Töteberg (Hg.): *Fatih Akin: Im Clinch*, S. 23.

nem türkischen Gefängnis während des Militärputsches von 1980. Als ihnen eine Woche Hafturlaub gewährt wird, muss ein jeder von ihnen auch außerhalb des Gefängnisses mit einem harten Schicksal zurechtkommen, wobei ein jeder sein Land zwischen Zerstörung, Verrat und Repression erlebt. Yılmaz Güney schrieb das Drehbuch zu seinem Film, konnte jedoch nicht selbst Regie führen, da er in dieser Zeit im Gefängnis saß. Aus diesem Grunde übernahm sein Mitarbeiter Şerif Gören diese Aufgabe. Es gelang Güney jedoch kurz darauf, aus seiner Haft zu entkommen und mit den Filmnegativen in die Schweiz zu fliehen. Dort konnte er sein Projekt am Schneidetisch zu Ende bringen, das daraufhin die ‹Goldene Palme› in Cannes gewinnen sollte.[157] YOL wurde 2012 auch auf dem Filmfestival Türkei Deutschland gezeigt. Gleichzeitig erhielt sein Hauptdarsteller, Tarık Akan, in Nürnberg den Ehrenpreis mit der Begründung, er habe beständig zur Entwicklung und internationalen Bekanntmachung eines ‹türkischen Kinos› beigetragen.[158] Er habe auch ganz wesentlich zur Realisierung von YOL mitgewirkt,[159] der zahlreiche weitere Preise gewann[160], wobei insbesondere seine starke Bildersprache und seine große Empathie von bleibendem Eindruck sind. Der kritische Beobachter Güney wird als erster politischer Regisseur eines ‹türkischen Kinos› angesehen, dessen realistischer, dokumentarischer Stil in der Folge viele Anhänger fand und einen Wendepunkt in der Filmkunst dieses Landes herbeirief. Er war auch der erste, der das ‹türkische Kino› einem internationalen Publikum vorstellte.[161] Doch ebenso haben andere türkische Regisseure und Stile ein ‹deutsch-türkisches Kino› geprägt. In einem Gespräch mit Feridun Zaimoglu beschreibt Akın, wie etwa GEGEN DIE WAND in der Zusammenführung komödiantischer und dramatischer Elemente von einem ‹türkischen Kino› beeinflusst wurde.[162] Auch zeigt Akıns vierter Langfilm eine städtische Verwobenheit, und zwar mit der türkischen Metropole am Bosporus.[163] Dieser Film hat ebenfalls dazu beigetragen, dass Akın das ‹Land und die Kultur seiner Vorfahren› näher erleben durfte. «Ich habe immer mehr Zeit in Istanbul verbracht, habe da Leute kennengelernt, habe die Szene, die Musik und das türkische Kino für mich entdeckt», berichtet er und präzisiert: «Es gibt dort Meisterwerke, die hier kein Mensch kennt, in denen Tragödie und Komödie ganz eng beieinander liegen. Die Tragödie ist ja viel schmerz-

---

157 Vgl. FFTD: «Yol – Der Weg», in: *Festivalzeitung des 17. FFTD*, S. 7, online; vgl. auch: Teksoy: *Turkish Cinema*, S. 75–76; vgl. auch: IMDb: «Awards» von YOL – DER WEG, online.
158 Vgl. FFTD: «Schauspiellegende Tarık Akan erhält Ehrenpreis des Filmfestivals Türkei/Deutschland», online.
159 Vgl. FFTD: «Yol – Der Weg», in: *Festivalzeitung des 17. FFTD*, S. 7.
160 Vgl. IMDb: «Awards» von YOL – DER WEG.
161 Vgl. Teksoy: *Turkish Cinema*, S. 65–70.
162 Vgl. Akin, Fatih: «Ein Gespräch mit Feridun Zaimoglu», in: ders.: *Gegen die Wand*, S. 233–234.
163 Vgl. GEGEN DIE WAND.

6.5 Deutschtürkische Filmproduktionen aus der ‹Wüste›

hafter, wenn etwas Komödiantisches dabei ist.»[164] Auch SUSUZ YAZ (TROCKENER SOMMER; TR 1963) unter der Regie von Metin Erksan hat auf ihn gewirkt, der genau 40 Jahre zuvor den ‹Goldenen Bären› gewonnen hatte. «Mein «Vorgänger» hat mich schwer begeistert: Der Film ist experimentell und kräftig mit einer starken visuellen Präsenz, seiner Zeit total voraus.»[165] Akın ließ ihn durch die von Scorsese gegründete Stiftung World Cinema Foundation[166] restaurieren.[167]

Bevor GEGEN DIE WAND in einem eigenen Kapitel noch eingehender im Rahmen seiner Produktionspraxis beleuchtet wird, lässt sich der Fokus abschließend für dieses Kapitel auf zwei Wüste-Spielfilme richten, die mit Buket Alakuş realisiert wurden: EINE ANDERE LIGA und EINMAL HANS MIT SCHARFER SOSSE.

Hayat, verkörpert durch die Schauspielerin Karoline Herfurth, ist die Hauptfigur in EINE ANDERE LIGA. Sie ist 20 Jahre alt und lebt seit dem Tod ihrer Mutter alleine mit ihrem Vater in Hamburg. Ihr ganzes Leben gilt dem Fußball, daher trifft sie ihr Schicksalsschlag besonders hart: Hayat hat Krebs und verliert eine Brust. Doch die ambitionierte Sportlerin lässt sich nicht unterkriegen und kämpft sich trotz aller Widerstände zurück aufs Feld. Als es in ihrem bisherigen Fußballteam für sie nicht weitergeht, findet sie eine neue Möglichkeit, um weiterzuspielen: Sie tritt dem Frauenteam des FC Schanze bei, und dort wartet auch die Liebe auf sie. So spielt Migration in diesem Film keine übergeordnete Rolle und bildet auch nicht das handlungsauslösende Moment der Filmgeschichte. Dass Hayat türkischer Herkunft ist, zeigt sich ganz nebensächlich und dadurch als etwas Selbstverständliches. Im Vordergrund steht das schwere Schicksal einer jungen Frau, die sich von diesem jedoch nicht unterkriegen lässt, sondern bereit ist, für ihre Träume zu kämpfen. Der Film wurde von Wüste Film, im Auftrag des «Kleinen Fernsehspiels» und in Zusammenarbeit mit arte realisiert, wobei erneut die Verwobenheiten dieser Akteure betont wird. Die Vorlage schrieb Alakuş zusammen mit Drehbuchautor Jan Berger[168], Interaktionen, die wiederum Schwingel beförderte.[169] EINE ANDERE LIGA lief auf nationalen und internationalen Festivals und wurde zahlreich ausgezeichnet, so etwa mit dem Adolf-Grimme-Preis 2008 in den Kategorien ‹Buch/Regie› für Buket Alakuş, ‹Buch› für Jan Berger und ‹Darstellung› für Karoline Herfurth, Ken Duken und Thierry van Werveke.[170] «Dieser Film ist – gleichsam titelgetreu – etwas ganz Besonderes: «EINE ANDERE

---

164 Akin: «Ein Gespräch mit Feridun Zaimoglu», S. 233.
165 Behrens/Töteberg (Hg.): *Fatih Akin: Im Clinch*, S. 228.
166 Der auch Akın selbst angehört.
167 Vgl. Behrens/Töteberg (Hg.): *Fatih Akin: Im Clinch*, S. 228–229.
168 Vgl. Vor- und/oder Nachspann von EINE ANDERE LIGA.
169 Vgl. hierzu auch: Schwingel im persönlichen Interview.
170 Vgl. IMDb: «Awards» von EINE ANDERE LIGA, online; vgl. auch: Grimme Institut: «44. ADOLF-GRIMME-PREIS 2008», online.

Liga» von Buket Alakuş sprüht vor Leben, Farbe und Energie»[171], begründet auch die ‹Grimme-Preis›-Jury ihre Auswahl. EINE ANDERE LIGA ist ein berührender Liebesfilm und eine Erzählung über die großen Daseinserfahrungen. Er gewinnt seine Dynamik durch seine präzise Figurenzeichnung und seine visuelle Kraft.[172]
Beim letzten Beispiel dieses Kapitels spielt Migration wieder eine entscheidende Rolle. Es handelt sich um den fünften Spielfilm Alakuş': EINMAL HANS MIT SCHARFER SOSSE. Ursprünglich als Fernsehproduktion realisiert,[173] ist er ein geeignetes Beispiel, um zu zeigen, wie flammend Wüste-Filme wiederum dieses Thema behandeln können. Jedoch kommen in seiner medialen Zirkulation auch kritische Stimmen zu Wort. Er basiert auf dem gleichnamigen autobiografischen Erfolgsroman der deutschen Autorin türkischer Herkunft, Hatice Akyün.[174] Das Drehbuch zu Alakuş' Verfilmung dieses komödiantischen Stoffes schrieb Ruth Toma.

«Ich bin Hatice, Türkin mit deutschem Pass»[175], stellt sich die Hautfigur zu Beginn des Films vor. Hatice, gespielt von Idil Üner, ist eine Hamburgerin, selbstbewusst, Mitte dreißig, die als Journalistin arbeitet und ihr Leben selbstbestimmt leben möchte. Daher haben es die Männer nicht leicht mit ihr, auch nicht die ‹biodeutschen› wie ihr Freund Stefan (Janek Rieke), denn Hatice sucht einen deutschen Mann, aber mit der Leidenschaft eines türkischen. In einem Streit geht ihre Beziehung mit Stefan schließlich in die Brüche, dabei sehen Hatices Eltern doch schon so lange einen Schwiegersohn und einen Ehemann für ihre älteste Tochter herbei. Um den Vorgang nun doch endlich zu beschleunigen, schreibt Hatices Vater Ismail (Adnan Maral) daher gemäß der türkischen Tradition vor, dass seine jüngere Tochter Fatma (Sesede Terziyan) erst heiraten darf, wenn die Erstgeborene an den Mann gebracht wurde. Als Fatma erfährt, dass sie schwanger ist, beginnt ein Wettlauf mit der Zeit, um einen ‹Hans mit scharfer Soße› für Hatice zu finden. Diese Komödie behandelt das Migrationsthema auf lockere, humoristische Weise und spielt dabei mit türkischen und deutschen Klischees. Alakuş' Verfilmung wurde als Koproduktion mit dem Norddeutschen Rundfunk (NDR), in Zusammenarbeit mit arte und gefördert mit Mitteln der nordmedia Fonds GmbH in Niedersachsen und Bremen realisiert.[176] Seine Premiere feiert sie am Filmfest Hamburg.[177] Am 12. Juni 2014 startet sie jedoch auch in den deutschen und österreichischen Kinos und wurde 2014 europaweit von insgesamt 189.852

---

171 Grimme Institut: «44. Adolf-Grimme-Preis 2008».
172 Vgl. EINE ANDERE LIGA.
173 Vgl. Holtgreve, Sabine: «Fünf starke Frauen für den scharfen Hans», in: NDR Presse und Information (Hg.): *Pressemappe zu EINMAL HANS MIT SCHARFER SOSSE*, S. 4.
174 Vgl. Akyün, Hatice: *Einmal Hans mit scharfer Soße. Leben in zwei Welten*, München 2005.
175 EINMAL HANS MIT SCHARFER SOSSE (D 2013, R: Buket Alakuş), DVD: EuroVideo 2014, TC 00:00:44–00:00:47.
176 Vgl. bspw. die Nennungen im Vor- und/oder Abspann des Films.
177 Vgl. Filmfest Hamburg: «EINMAL HANS MIT SCHARFER SOSSE», online.

Zuschauer:innen gesehen.[178] «Ein wunderbarer Erfolg für eine türkisch-deutsche Komödie, die ursprünglich als reine Fernsehproduktion geplant war»[179], sagt NDR-Redakteurin Sabine Holtgreve. Doch die Kritik stellt EINMAL HANS MIT SCHARFER SOSSE teilweise in ein gänzlich anderes Licht: Journalist Oliver Kaever beispielsweise betitelt seinen Artikel in *Der Zeit*: «Krampfhaft fröhlich», und sein Teaser lautet: «Leben zwischen zwei Kulturen? Was dramatisches Potenzial hat, wird in der Verfilmung des Erfolgsromans der Autorin Hatice Akyün zum seichten Kinderspiel.»[180] Auch im Feuilleton der *Frankfurter Allgemeinen Zeitung* liest sich im Zuge seiner Ausstrahlung auf arte ein äußerst negatives Urteil, hier heißt es: «Wer eine flachwitzige Multikulti-Hanswurstiade sehen will, muss Arte einschalten. Wir sehen einen Lehrfilm darüber, wie eine Komödie nicht sein sollte: Deutsche und Türken als bunte Knallchargen.»[181] FAZ-Journalist Oliver Jungen geht gar noch einen Schritt weiter, denn er beanstandet das gesamte Genre, das hier bedient wird. Dieses würde nie so weit gehen, «echte Dramatik ausbrechen zu lassen», wobei er einige Zeilen weiter ergänzt: «In den Culture-Clash-Komödien [...], die vom slapstickhaften Übersteigern zugeschriebener Stereotypen leben, geht es immer um Hochzeiten mit Hindernissen: «Romeo und Julia» mit ethnokitschigem Ende.»[182] Doch es melden sich auch positive Stimmen in der Filmpresse. Mit ihrem autobiografisch inspirierten Romandebüt EINMAL HANS MIT SCHARFER SOSSE habe die Berliner Journalistin Hatice Akyün «einen unterhaltsamen Blick in den multikulturellen Kosmos einer deutsch-türkischen Familie geworfen, der sich gezielt von der sozialarbeiterischen Sicht deutscher Integrationsdramen distanziert», schreibt Martin Schwickert in der *epd Film*. Sie führt weiter aus: «Der Konflikt zwischen Tradition und Moderne sollte hier nicht anhand von Ehrenmorden und Kopftuchdebatten erörtert werden, sondern an der Schwierigkeit, zwischen den Kulturen, den Mann fürs Leben zu finden.» Diesen Stoff habe Buket Alakuş nun fürs Kino adaptiert und dabei «den locker-flockigen Geist der Vorlage übernommen.»[183] Es wird also von Seiten der Filmkritik durchaus gesehen, dass sich im ‹deutsch-türkischen Kino› auch das Genre der Komödie bedienen lässt und sich die Themen von ihrer Schwere lösen können.

Was die negative Feuilletonkritik betrifft, so erscheint diese ein Ausdruck von Filmkritikern zu sein, die selbst in Klischees verhaftet bleiben, weil sie eine emanzipierte Türkin und die Befreiung aus festgeschriebenen Rollen gar nicht se-

---

178 Vgl. Lumiere – Datenbank für Filmbesucherzahlen in Europa: «Zuschauer:innenzahlen in Europa von EINMAL HANS MIT SCHARFER SOSSE», online.
179 Holtgreve: «Fünf starke Frauen für den scharfen Hans».
180 Kaever, Oliver: «Krampfhaft fröhlich», in: *Zeit Online*, 10.06.2014, online.
181 Jungen, Oliver: «Da wird doch der Döner in der Pfanne verrückt», in: *FAZ*, 19.06.2015, online.
182 Ebd.
183 Schwickert, Martin: «Kritik zu EINMAL HANS MIT SCHARFER SOSSE», in: *epd Film*, 16.05.2014, online.

6 Wüste Film als Produzent

hen wollen. Dennoch lassen sich anhand der zitierten Kritiken einige, insbesondere formale, Aspekte diskutieren, die als kennzeichnend für diese Form ‹Culture-Clash-Komödie› angesehen werden können und dabei auch Aufschlüsse über diese Ausprägung eines ‹deutsch-türkischen Kinos› ermöglichen.

Die Erkenntnis darüber, dass insbesondere die ‹deutsche Komödie› Erlöse an den Kinokassen verbucht, hat im Kontext von Migration und ihrer visuellen Darstellung in den vergangenen Jahren zur Herausbildung eines eigenen erfolgreich vermarkteten Labels geführt. Dieses wird als ‹Cultural-Clash-Komödie›, ‹Cultural-Clash-Satire›, ‹Ethno-Comedy› oder ‹Culture-Clash-Comedy› bezeichnet.[184] Im wissenschaftlichen Diskurs wurde dieses komödiantische Subgenre allerdings erst am Rande behandelt.[185] Einen interessanten Ansatz liefert Neubauer. Er stellt ICH CHEF, DU TURNSCHUH und KEBAB CONNECTION in den Kontext international bekannter Werke dieser Art. Als Beispiele können EAST IS EAST, eine britische Produktion des irischen Regisseurs Damien O'Donnell aus dem Jahre 1999, oder MY BIG FAT GREEK WEDDING (MY BIG FAT GREEK WEDDING – HOCHZEIT AUF GRIECHISCH; CAN/USA 2002), die erfolgreiche amerikanisch-kanadische Produktion unter der Regie von Joel Zwick genannt werden. Dadurch betont er die *Transnationalität*, die sich auch bei dieser Kategorie beobachten lässt. «Ganz im Stil von [diesen] international erfolgreichen Culture-Clash-Komödien», schreibt er, «werden hier Klischeebilder humoristisch überzeichnet oder gespiegelt und das Aufeinanderprallen der verschiedenen Kulturen verursacht zwar zahlreiche Probleme und Verwicklungen, über die aber getrost gelacht werden darf.»[186] Es bestünde jedoch die Gefahr, dass starre Wahrnehmungsmuster fortgeschrieben würden, beispielsweise wenn bisherige Stereotype – im Falle von Menschen mit türkischem Migrations-hintergrund in Deutschland etwa Gangster, Gemüsehändler oder Kebab-Verkäufer – weiter bedient würden. Die Abkehr vom ‹Problemfilm› und die Hinwendung zum Genre Komödie signalisiere daher zwar

---

184 Es finden sich auch die Begriffe ‹Multikulti-Komödie› oder ‹Multikulti-Hochzeitskomödie›, die auf eine Wandlung des Culture-Clash-Begriffs deuten (vgl. bspw.: Seeßlen, Georg: «Und jetzt bitte lachen!», in: *Zeit Online*, 10.07.2014, online). Die Bezeichnung ‹Multikulti-Hochzeitskomödie› ist darauf zurückzuführen, dass in den Filmen dieser Kategorie das Thema Hochzeit – wie bei Berghahn herausgestellt – oftmals eine zentrale Rolle spielt. Ebenso taucht im medialen Filmdiskurs der Begriff ‹Ethno-Comedy› auf, der Bezug nimmt auf das Kabarett und Comedy-Formate im Fernsehen (vgl. bspw.: Klahn, Andrej: «Warum wir plötzlich über Ausländer lachen dürfen», in: *Die Welt*, 29.11.2014, online). Die Bezeichnungen ‹Ethno-Comedy› oder ‹Culture-Clash-Comedy› beziehen sich eher auf Comedy-Formate im Fernsehen, wie bspw. auf die Sat1-Comedy-Sendung WAS GUCKST DU?! oder auf die verschiedenen Comedy-Programme des deutschen Komikers Bülent Ceylan (vgl. hiezu: Boran: *Eine Geschichte des türkisch-deutschen Theaters und Kabaretts*, S. 272–282, vgl. auch: Hissy: GETÜRKTE *Türken*, S. 145–153).
185 Erste Ansätze liefert Schäffler: «*Deutscher Film mit türkischer Seele*», S. 41; vgl. auch: Hissy: GETÜRKTE *Türken*, S. 10 und S. 204, Fußnotentext; vgl. auch: Neubauer: *Türkische Deutsche, Kanakster und Deutschländer*, S. 211.
186 Neubauer: *Türkische Deutsche, Kanakster und Deutschländer*, S. 211.

6.5 Deutschtürkische Filmproduktionen aus der ‹Wüste›

einen ‹entspannteren› Umgang mit diesen, jedoch nicht zwangsläufig deren Aufhebung.[187] Wenn Maha El Hissy bezogen auf das Genre wiederum von interkultureller Begegnung spricht, referiert diese Wissenschaftlerin ebenfalls auf homogene, voneinander getrennte Systeme. Diese Vorstellung wird durch den Begriff ‹Culture-Clash› hervorgerufen, der das Aufeinanderprallen unterschiedlicher, in sich geschlossener Kulturen bezeichnet. Der Begriff erweckt die Assoziation zu Samuel P. Huntigtons *Clash of Civilizations*[188] und hält alles andere als eine versöhnliche und vereinende Geste bereit. Doch wie durch die Assoziationen Henri Bergsons gezeigt wurde, können gerade diese starren Konzepte durch das Lachen aufgebrochen und sogar überwunden werden, da wir uns ihrer Konstruiertheit bewusst werden und es Gemeinschaft erzeugt. Dieses Genre trägt gerade wegen seines Fokus auf Unterschiede und seinem humoristischen Spiel mit diesen zur Annäherung und zu einem gegenseitigen Verständnis bei. Die britische Filmwissenschaftlerin Daniela Berghahn hat anhand der international erfolgreichen Komödie MY BIG FAT GREEK WEDDING den Paradigmenwechsel vom Kampf hin zu kultureller Konvergenz veranschaulicht und diesen Wandel mit einer gleichzeitigen Änderung der Repräsentationsstrategien eines ‹deutsch-türkischen Kinos› zusammengebracht.[189] Daniela Berghahn betrachtet EVET, ICH WILL!! gleichfalls aus einer *transnationalen* Perspektive und stellt diese Komödie in Relation sowohl zu MY BIG FAT GREEK WEDDING als auch zur britischen Produktion BRIDE & PREJUDICE.[190] Sie vergleicht diese ‹romantischen Komödien› aber auch mit einem ‹Migrationskino› der 1970er- und 1980er-Jahre wie SHIRINS HOCHZEIT und YASEMIN sowie mit deutschtürkischen Filmen der 1990er-Jahre, beispielsweise mit DÜÜPN – DIE HEIRAT (D 1993) unter der Regie des deutschkurdischen Filmemachers Ismet Elçi und APRILKINDER. Die Verbindungen, die Berghahn zwischen ihnen schafft, beruhen auf den fokussierten Hochzeitspraktiken von Diasporagemeinschaften.[191] Diese spielten in allen genannten Werken eine zentrale Rolle, doch während sie in ‹romantischen Komödien› als Ausdruck von Liebe und selbstbestimmter Partner:innenwahl zu einem Happy End führten, äußerten sie sich in den frühen deutschtürkischen Filmen durch Zwang und familiäre Erwartungen.[192] Durch ihre gewählte Bezeichnung verweist auch Berghahn darauf, dass

---

187 Vgl. ebd.
188 Huntington, Samuel P.: *The Clash of Civilizations and the Remaking of World Order*, New York 1996. Das Werk ging aus einem Essay hervor, den Huntington 1993 in der US-amerikanischen Zeitschrift *Foreign Affairs* publizierte.
189 Vgl. Berghahn: «My Big Fat Turkish Wedding», S. 19–31.
190 Auf diese Filmemacherin und ihre Werke wurde bereits im Kontext eines aktuellen europäischen ‹Migrationskinos› Großbritanniens verwiesen, das sich als ‹transnationales› und ‹transkulturelles Kino› manifestiert (siehe Kapitel 1.1.5).
191 Vgl. Berghahn: «My Big Fat Turkish Wedding», S. 20.
192 Vgl. ebd., S. 22.

6 Wüste Film als Produzent

es sich bei der ‹Cultural-Clash-Komödie› gerade nicht mehr um das Austragen von ‹Kulturkämpfen› mit unüberwindbaren Differenzen handelt. Vielmehr erziele die ‹ethnisch geprägte› romantische Komödie eine Aufarbeitung kultureller Traditionen und Normen, die bisher als unbestreitbare Wahrheit angesehen wurden. In diesem Sinne überschreitet das Genre wiederum Grenzen[193] und kann als *transkulturell* gedeutet werden.

Die Kategorie ‹Cultural-Clash-Komödie› wurde bisher vornehmlich durch Presse, Kritiker:innen und ihre Regisseur:innen geprägt.[194] In erster Linie lassen sich Filme im Kontext eines jüngeren ‹deutsch-türkischen Kinos› nennen wie ALMANYA[195], DREIVIERTELMOND[196], 300 WORTE DEUTSCH[197] oder eben EINMAL HANS MIT SCHARFER SOSSE[198]. In ihrer näheren Betrachtung lässt sich zeigen, dass sie zwar mit Stereotypen spielen, sie jedoch pointiert und überspitzt darstellen, um sie gleichzeitig zu entlarven. Berghahn hat diese Funktionsweise entsprechend formuliert: «Stereotypes have the function of arresting the ambivalent sliding between the polarities of similarity and difference in a fixed image that is repeated over and over again.»[199] Die bedienten Klischees in EINMAL HANS MIT SCHARFER SOSSE wirken zwar an manchen Stellen überzogen, was sie zunächst eindruckslos werden lässt.[200] Auch weist er gelegentlich formale und technische Schwächen auf.[201] Doch birgt er eine schöne und tiefgründige Botschaft, die Hatice Akyün in einem Interview folgend erläutert: «Im Grunde genommen haben wir alle die gleichen Sehnsüchte, die gleichen Probleme und die gleichen Geschichten, die wir erzählen.» Und sie ergänzt: «Mit dem einzigen Unterschied, dass unsere Eltern vielleicht ein wenig anders aussehen und vielleicht einen anderen Dialekt haben […]»[202] Die Erkenntnis, dass wir Menschen uns – ganz gleich wie wir gesellschaftlich, kulturell oder religiös geprägt wurden – in der Tiefe unseres Herzens nicht wesentlich unterscheiden, transportiert EINMAL HANS MIT SCHARFER SOSSE, wodurch er *Transkulturalität* generiert. In seiner Feuilletonkritik liest sich jedoch auch eine Beobachtung heraus, die mit derjenigen Schwingels zusammengebracht

---

193 Vgl. ebd., S. 25.
194 Vgl. bspw.: Kiyak, Mely: «Istanbul im Weichzeichner», in: *Zeit Online*, 06.06.2014, online.
195 Vgl. bspw.: Moles Kaupp, Cristina: «Almanya – Willkommen in Deutschland», in: *kinofenster.de*, 23.02.2011, online.
196 Vgl. bspw.: Behrens, Volker: «Winter, mitten im Sommer», in: *Hamburger Abendblatt*, online.
197 Vgl. bspw.: Weidner, Carolin: «Im Kino: «300 Worte Deutsch»», in: *tip Berlin*, online.
198 Vgl. bspw.: Kaever: «Krampfhaft fröhlich».
199 Berghahn: «My Big Fat Turkish Wedding», S. 20.
200 Bspw. wenn Hatices deutscher Freund sich in einen türkischen Mann verwandeln möchte.
201 Bspw. das ‹anatolische Dorf›, das in seiner technisch-visuellen Umsetzung teilweise als aufgesetzte Animation erscheint.
202 Akyün, Hatice: Interview in: EINMAL HANS MIT SCHARFER SOSSE, DVD-Bonusmaterial, TC 00:03:08–00:03:20.

6.5 Deutschtürkische Filmproduktionen aus der ‹Wüste›

werden kann, der vermerkt, deutschtürkische Geschichten seien irgendwann auserzählt.[203] Mag sein, dass diejenige dieses Films teilweise oberflächlich wirkt, weil wir in der zweiten Dekade des 21. Jahrhunderts mit Filmen eines vergleichbaren Stils – man könnte schon sagen – überhäuft werden.[204] Daher erscheint fast jeder weitere dieser Art zu viel. Ein anderer Grund, warum er seine Kritiker:innen nicht zu überzeugen vermochte, mag sich aber auch darin finden, dass er auf einem Stoff beruht, der weder eine persönliche Lebenssituation seiner Drehbuchautorin noch seiner Regisseurin darstellt. Dadurch wuchs die Herausforderung für beide, sich ihn so anzueignen, dass er seine Authentizität und Tiefe wahren konnte. Auf die Frage, ob sie eine Vorliebe für Culture-Clash-Erzählungen habe, antwortet Ruth Toma: «Das kann wohl sein, jetzt, wo Sie es sagen. Diese Geschichten interessieren mich, weil da naturgemäß Sprünge im Leben auftreten und eine unauflösbare Frage im Raum steht: Wo gehöre ich hin? Das zieht mich immer wieder an.»[205] Jedoch erklärt sie: «Bei «Solino» war ich mehr zu Hause, weil dieses Drehbuch mit der Geschichte meines Mannes zu tun hatte, der Italiener ist. Da kannte ich mich aus […]. In diesem Fall war das nicht so.»[206] Auch Alakuş, die zwar einen türkischen Migrationshintergrund hat, aber andere Erfahrungen sammelte, berichtet davon, vor welche Herausforderungen sie dieser Stoff gestellt hat. «Dann hab ich das Buch [den Roman *Einmal Hans mit scharfer Soße* von Hatice Akyün] gelesen und fand es wirklich sehr sympathisch, aber schwierig umzusetzen, daraus irgendwie einen Film zu machen.»[207] Und sie berichtet vom Aufwand, den sie bei der Suche einer Produzentin / eines Produzenten für diesen Stoff hatte. Selbst Schwingel habe anfangs seine Zweifel gehabt.[208] Da erwies es sich von Vorteil, dass Wüste Film bereits auf eine produktive Zusammenarbeit mit ihr bauen konnte.[209] Es lässt sich daher die These bekräftigen, dass die untersuchten Filme ihre Dynamik unabhängig von ihren Themen hervorbringen, etwa wenn ihre Regisseur:innen sich stark mit ihnen identifizieren.

---

203 Vgl. Schwingel im persönlichen Interview.
204 Vgl. auch die Filme, die – über die hier näher untersuchten hinaus – in der zweiten Dekade des 21. Jahrhunderts auf den Markt gekommen sind und sich in das Genre einordnen lassen. Zu nennen sind bspw. TÜRKISCH FÜR ANFÄNGER, FACK JU GÖHTE (alle drei Teile), DIE KINDER MEINER TOCHTER (D 2013, R: Karola Meeder), KÜCKÜCKSKIND (D 2014, R: Christoph Schnee), 3 TÜRKEN UND EIN BABY (D 2015, Sinan Akkuş), KRÜGER AUS ALMANYA (D 2015, R: Marc-Andreas Bochert).
205 Schmitz, Birgit: «Es geht darum, wie die zweite Generation mit dem Bruch klarkommt zwischen der Welt der Eltern und ihrer eigenen», in: NDR Presse und Information (Hg.): *Pressemappe zu EINMAL HANS MIT SCHARFER SOSSE*, S. 9–10; hier: S. 9.
206 Ebd.
207 Alakuş, Buket: Interview in: EINMAL HANS MIT SCHARFER SOSSE, DVD-Bonusmaterial, TC 00:00:33–00:00:40.
208 Vgl. ebd., TC 00:00:41–00:01:40.
209 Vgl. hierzu auch: Schwingel im persönlichen Interview.

6.5.2 GEGEN DIE WAND – Dramaturgie und Intensität im Produktionsprozess

Ein Wüste-Spielfilm, der seine starke Dramaturgie in intensiver Weise durch seinen Produktionsprozess generiert, ist GEGEN DIE WAND, weshalb ihm ein eigenes Kapitel gewidmet ist. Der Film lief 2004 im Wettbewerbsprogramm der Berlinale und gewann prompt den ‹Goldenen Bären›, ein Erfolg, mit dem niemand gerechnet hatte, war er doch zunächst abgelehnt und nur als ‹Nachrücker› kurzfristig ins Wettbewerbsprogramm genommen worden.[210] Oder hatte es doch eine Vorahnung gegeben? ‹«Wir machen ein Ding, Digger, das muß richtig knallen, damit schießen wir in Berlin den Bären ab», höre ich Fatih sagen», schreibt Andreas Thiel, und er fährt fort: «Da hatten wir nicht mehr als das Exposé. Aber das Kind war geboren. Und von da an wuchs es mit rasender Geschwindigkeit, machte, was es wollte, räumte alles beiseite, bis es endlich diesen verdammten Bären in den Krallen hatte», wobei er ergänzt: «Und als wir immer noch meinten, wir würden die Dinge steuern, hatte schon längst eine höhere Macht die Regie übernommen und dem Künstler die Hand geführt.»[211] Thiel deutet darauf, dass Filme den Willen und die Überzeugung ihrer Regisseur:innen benötigen, um den langen Weg ihrer Produktion zu bestreiten und erfolgreich zu meistern, dass sie aber auch währenddessen eine Eigendynamik entfalten können, die – wie in diesem Falle – ebenso zu ihrer Ausdruckskraft beiträgt. Akın berichtet vom Abend vor der Preisverleihung[212]: «Abends sind wir mit Ralph Schwingel, Stefan Schubert und meiner Agentin Gaby Scheld essen gegangen. Das Restaurant war weit weg vom Potsdamer Platz, und wir waren die einzigen Gäste. Dann klingelt Schuberts Telefon, und er sagt immer nur: «Nee, nä»«, und er fügt hinzu: «Dann legte er auf und sagte: «Der Goldene Bär.» Wir sind durchgedreht und uns in die Arme gefallen.»[213] Es zeigt sich anhand dieser Darstellungen – unabhängig davon, ob jemand seinen Erfolg erahnt hat –, wie emotional die Realisierung eines Filmes sein kann. Über den ‹Goldenen Bären› hinaus erhielt er den FIPRESCI-Preis und in der Folge zahlreiche weitere, Auszeichnungen, darunter den Deutschen und den Europäischen Filmpreis, und das gleich in mehreren Kategorien.[214] Er fand ein weltweites Publikum[215], und Akın gehörte innerhalb kürzester Zeit zum Kreis der international bekannten Regisseur:innen. «Der Erste, der mich nach dem Erfolg angerufen

---

210 Vgl. hierzu bspw. Behrens/Töteberg (Hg.): *Fatih Akin: Im Clinch*, S. 136–137.
211 Thiel: «Vorwort», in: Akin: *Gegen die Wand*, S. 11–14, S. 11.
212 Damit es den Preisträgern möglich ist, pünktlich zur Verleihung anzureisen, erfahren sie am Abend zuvor von ihrem Gewinn (vgl. Behrens/Töteberg (Hg.): *Fatih Akin: Im Clinch*, S. 138).
213 Ebd.
214 Insgesamt erzielt GEGEN DIE WAND 25 Gewinne und 13 Nominierungen (vgl. IMDb: «Awards» von GEGEN DIE WAND, online).
215 Zur Übersicht über das europaweites Publikum von GEGEN DIE WAND einschließlich Türkei und Schweiz vgl. Lumiere – Datenbank für Filmbesucherzahlen in Europa: «Zuschauer:innen

6.5 Deutschtürkische Filmproduktionen aus der ‹Wüste›

hat, war Thierry Frémaux. Die französische Kritik liebte den Film, auch in Lateinamerika und auf dem Balkan wurde er verstanden», berichtet dieser vom Netzwerk an Kontakten, das sich daraufhin aufzuspannen begann. «In den USA war er immerhin ein Achtungserfolg. Viele Leute, die ich bis dahin nur aus dem Kino kannte und bewunderte, haben mir Mails geschickt und mir gratuliert.»[216] Im vorliegenden Forschungskontext ist von Wichtigkeit, dass Akın sich durch diesen Film ‹die Türkei›[217] weiter erschließen konnte, was zu seiner zunehmend *transnational* ausgerichteten Filmarbeit beigetragen hat. «Ich habe mit meinen Filmen Schritt für Schritt die Türkei erobert», sagt er und ergänzt: «Schon vor GEGEN DIE WAND hatte ich dort viele Filmemacher kennengelernt und stand mit ihnen in einem regen Austausch. Meine Filme kannten dort bis dahin aber nur Insider.»[218] Das sollte sich nun schlagartig ändern, denn sein vierter Spielfilm fand dort fast 300.000 Zuschauer:innen.[219] Darüber berichten selbst die deutschen Medien: «‹‹Gegen die Wand» auf Platz zwei: Akin erobert die Türkei»[220] liest sich, denn: «Fatih Akins Berlinale-Gewinner steht an seinem dritten Wochenende unvermindert stark auf Platz zwei der türkischen Kinocharts – gleich nach dem Blockbuster «WAS DAS HERZ BEGEHRT»[[221]]. Ein voller Erfolg für den türkischen Verleih RFilm.»[222] Bei all der positiven Resonanz, die GEGEN DIE WAND erfahren hat, stellt sich die berechtigte Frage: Warum? «Naja, […] es ist breites Arthouse. Ob [e]s wirklich ein Publikumsfilm ist, weiß ich nicht haargenau, es macht ja nicht wirklich glücklich.» Aber: «Ich glaube, das Thema war extrem heftig. Also heftig auch im Sinne von: Das hat wahnsinnig angesprochen», erklärt Ralph Schingel und fährt fort: «Und ich glaube auch, dass sich durch alle Kommunikation hindurch mitgeteilt hat, dass es ein sehr aufregender Film war, also in dem Sinne, dass man [ei]ne große Lebendigkeit vor sich hatte.» Diese kann darauf zurückgeführt werden, dass er chronologisch gedreht wurde. «Das hat ihm eine große Kraft gegeben», so Schwingel. «Ich glaube auch, dass die Idee von Fatih, ihn sozusagen ‹naturbelassen› zu machen, dass das sehr hilfreich war. Dass er überhaupt nicht nachsynchronisiert worden [ist] oder so [et]was. Das hat den Film in einer Seite

---

zahlen in Europa, in der Schweiz und in der Türkei von GEGEN DIE WAND», online; vgl. hierzu auch die Dokumentationen in: Behrens/Töteberg (Hg.): *Fatih Akin: Im Clinch*, S. 145.
216 Ebd., S. 142.
217 Mit der Bezeichnung ‹die Türkei› sind sowohl ein türkisches Filmpublikum als auch Kontakte zur türkischen Filmbranche gemeint, was aus weiteren Äußerungen Akıns ersichtlich wird.
218 Behrens/Töteberg (Hg.): *Fatih Akin: Im Clinch*, S. 142.
219 Vgl. Lumiere – Datenbank für Filmbesucherzahlen in Europa: «Zuschauer:innenzahlen in der Türkei von GEGEN DIE WAND», online.
220 Blickpunkt: Film: «GEGEN DIE WAND auf Platz zwei: Akin erobert die Türkei», 06.04.2004, online.
221 SOMETHING'S GOTTA GIVE (WAS DAS HERZ BEGEHRT; USA 2003, R: Nancy Meyers).
222 Blickpunkt: Film: «GEGEN DIE WAND auf Platz zwei: Akin erobert die Türkei».

sehr wahrhaftig gemacht, die die Leute offensichtlich gespürt haben», und er ergänzt: «Offensichtlich auch dankbar gespürt haben. Selbst die, die mit der Geschichte eigentlich nichts zu tun hatten.»[223] Auch der Wüste-Produzent hebt also die Bedeutung hervor, die den Dreharbeiten für das Gelingen eines Films zukommen. Geuens hat über ihre Wichtigkeit im Produktionsprozess geschrieben: «In any event – victory or defeat – shooting is more than simply another moment in the construction of a film. It is its very life, its heartbeat, its sculpting. It is a performance that gives birth to an entirely new set of figures.»[224] In der hier beschriebenen Bedeutung der Dreharbeiten bei der Filmherstellung, lässt sich das chronologische Drehen von GEGEN DIE WAND betrachten, das zu seiner Wirkung beigetragen hat. Zu den Gründen, warum das so gemacht wurde, erklärt Akın einerseits, dass Sibel Kekilli, die im Film die Hauptfigur verkörpert, dadurch unterstützt werden konnte. So hatte er sie aus 30 Kandidat:innen ausgewählt. «Sibel hat mich beim Casting überzeugt: Ich fand ihr Spiel am wahrhaftigsten – sie musste nicht nach dem suchen, was sie spielen sollte. Außerdem war sie diejenige, die visuell am besten zu Birol gepasst hat.»[225] Doch: «Bei den Proben hatte [Sibel Kekilli] es noch gut gemacht, aber bei den Proben war sie schauspielerisch nicht überzeugend. Töne, Blicke, Spannung – das konnte sie alles noch nicht halten.»[226] Daher gab der Regisseur der weiblichen Hauptfigur kurzerhand den gleichen Namen wie seiner Schauspielerin. Er hatte die Hoffnung, dadurch wieder das Authentische in ihr zu erwecken, was funktioniert hat, denn Sibel Kekilli verkörpert die Figur Sibel unmittelbar und direkt.[227] Eine weitere Hilfestellung bot ihr eben das chronologische Drehen, wie Akın den Herstellungsprozess seines Films weiter beschreibt. «Wenn Sibel am Anfang des Films noch ein unsicheres Mädchen ist, entsprach das auch dem Auftreten der Schauspielerin, die mit jedem weiteren Drehtag an Sicherheit gewann. So wie es auch der Filmfigur Sibel ergeht»[228], erläutert der Filmemacher *Im Clinch*. Tatsächlich wirkt sie in den ersten Szenen noch ein wenig mädchenhaft, ein wenig frech, aber auch etwas schüchtern, zuweilen sogar unbeholfen.[229] Im Laufe des Films durchläuft sie eine Entwicklung, und am Ende ist sie sowohl als selbstbewusste Frau wie auch als verantwortungsvolle Mutter in der Lage, eine schwierige Lebensentscheidung klar und rational zu treffen.[230] Zwei weitere Konstellationen, die hierdurch begünstigt wurden, betreffen einerseits er-

---

223 Schwingel im persönlichen Interview.
224 Geuens: *Film Production Theory*, S. 111.
225 Behrens/Töteberg (Hg.): *Fatih Akin: Im Clinch*, S. 128.
226 Ebd., S. 129.
227 Vgl. GEGEN DIE WAND (D 2004, R: Fatih Akın).
228 Behrens/Töteberg (Hg.): *Fatih Akin: Im Clinch*, S. 130.
229 Vgl. bspw. die Szene, in der Sibel Cahit fragt, ob er sie heiraten will, GEGEN DIE WAND (D 2004, R: Fatih Akın), DVD: Universal Picture 2004, TC 00:08:27–00:08:53.
230 Vgl. die Schlussszene von GEGEN DIE WAND, DVD, TC 01:48:02–01:48:39.

6.5 Deutschtürkische Filmproduktionen aus der ‹Wüste›

neut den Wandel der weiblichen Hauptfigur, andererseits auch den der männlichen. Auch sie ergaben sich aus spontanen Umständen heraus. Weil Kekilli während der Entstehung der Schlussszene in Istanbul erkrankte, wurden die Arbeiten für drei Wochen unterbrochen. In dieser Zeit infizierte sich auch Birol Ünel, sodass beide Figuren durch die realen Lebensumstände der sie Darstellenden eine physische Veränderung durchliefen. Diese kam dem Zeitsprung am Ende des Films zugute.[231] Auch Thiel beschreibt die positive Wirkung, die er dadurch erlangte: «Wir haben den Film chronologisch gedreht, also mit dem Beginn angefangen und mit dem Ende aufgehört. Der letzte Teil, den wir noch vor uns hatten, spielt fünf Jahre später als der Rest der Handlung. So hatte es sich gefügt, daß [sic!] wieder alles so war, wie es im Drehbuch stand», wobei der Produzent einen weiteren Aspekt ergänzt: «Weil die Verschiebung Geld gekostet hat, mußten [sic!] wir das Ende des Films einfacher gestalten, und auch das kam dem Film sehr zugute, obwohl aus der Not geboren.»[232] Die Produktionsgeschichte von GEGEN DIE WAND als gesamte bezeichnet Andreas Thiel als «Tanz auf der Rasierklinge»[233], eine Metapher, der Fatih Akın zustimmt, wobei auch er die produktive Energie betont, die durch die verschiedenartigen Schwierigkeiten in seinem Produktionshergang freigesetzt wurde.[234] «Bei SOLINO war der Dreh zu schön, als dass ein vernünftiger Film dabei herausgekommen ist. Ich habe nicht genug gelitten», sagt Akın, der ergänzt: «Hier war es das genaue Gegenteil: Wir steckten bis zum Hals in Schwierigkeiten, standen mitten in einem emotionalen Erdbebengebiet. Birol Ünel war schwierig, die Proben mit Sibel Kekilli waren nicht besonders vielversprechend. Die Produzenten wollten beide nicht.»[235] Doch: «Der Film wollte diesen Preis, um jeden Preis.»[236] Und so liest sich auch in der deutschen Presse im Februar 2004 zu Recht: «Fatih Akın [...] hat die Berlinale in letzter Minute zum deutschen Kinotriumph gemacht. Sein Film GEGEN DIE WAND erzählt seine Liebesgeschichte mit einer Unbändigkeit und Direktheit, die wie ein Faustschlag in einen von zu vielen Kompromißfilmen geprägten Wettbewerb hineinfuhr.»[237]

Ein anderer Aspekt, der seine Dynamik begründet, lässt sich durch den technischen Umstand beschreiben, dass er nicht nachsynchronisiert wurde.[238] Dadurch generiert GEGEN DIE WAND eine Realitätsnähe, welche die Authentizität seiner Geschichte unterstützt. Ein anderer Grund für seine starke Dramaturgie findet sich darin, dass auch dieser Film auf einer persönlichen Lebensgeschichte

---

231 Vgl. Behrens/Töteberg (Hg.): *Fatih Akin: Im Clinch*, S. 132–133.
232 Thiel: «Vorwort», S. 13.
233 Ebd.
234 Vgl. Behrens/Töteberg (Hg.): *Fatih Akin: Im Clinch*, S. 115.
235 Ebd.
236 Thiel: «Vorwort», S. 13.
237 Nicodemus: «Ankunft in der Wirklichkeit», auch abgedruckt in: Akin: *Gegen die Wand*, S. 221.
238 Vgl. Schwingel im persönlichen Interview.

6 Wüste Film als Produzent

beruht. «Es gab viele Inspirationsquellen für GEGEN DIE WAND», sagt sein Regisseur. «Eine türkische Freundin hat mich einmal gefragt, ob ich sie zum Schein heiraten wolle – ich habe das nicht gemacht, aber sie lieferte damit die Idee für eine Komödie, und so hatte ich den Film in einem ganz frühen Entwurf auch geschrieben.»[239] Schließlich trägt noch ein zusätzlicher Faktor zu seiner Dynamik bei – besagt eine vierte These. Dieser findet sich in der Verwobenheit, die auch dieser deutschtürkische Film mit Hamburg aufweist, etwa bezogen auf seine Figuren, deren Inspirationsquelle reale Hamburger:innen boten. Etwa für die Figur Cahit: «Es gibt einen ehemaligen Junkie aus dem Schanzenviertel. Er ist Türke, beherrscht die Sprache aber nur ganz schlecht. Er hat im Montags-Club immer wie ein Derwisch getanzt und einen mit ganz brennenden Augen angeguckt»[240], berichtet Akın. Und auch Nicodemus schreibt in diesem Kontext zu Recht: «Tatsächlich besteht die große Stärke des Berlinale-Gewinners in der aufrichtigen, auf alle Political Correctness pfeifende Frechheit, mit der Akin das deutschtürkische Milieu von Hamburg-Altona schildert.»[241]

Es lässt sich resümieren, dass Wüste Film einen entscheidenden Beitrag zu den Formationen des untersuchten Phänomens geleistet hat. Inzwischen hat diese Produktionsstätte ein breites Spektrum deutschtürkischer und nicht deutschtürkischer Filme hervorgebracht, die sich alle verbinden lassen, und zwar durch «ein intensives Beieinander von Gewalt und Zärtlichkeit»[242], wie es der Großvater von Schwingels Sohn Mingo einmal formuliert hat. In dieser Bandbreite finden sich nicht nur Kinofilme, sondern ebenso Fernsehproduktionen, darunter Beiträge zur Kriminalserie TATORT. Ausgehend von zweien ihrer Folgen wird es folgend um die *transmediale* Verwobenheit eines ‹deutsch-türkischen Kinos› gehen.

6.5.3 TATORTE: FEUERTEUFEL und ZORN GOTTES – *Transmediale* Bezüge

Für die Untersuchung der *transmedialen* Verbindungen, die das untersuchte Kinophänomen mit dem Fernsehkrimi TATORT eingeht, dienen vorrangig zwei Produktionen: FEUERTEUFEL und ZORN GOTTES. Beide wurden unter der Regie von Özgür Yıldırım in Szene gesetzt. Zunächst einmal generieren sie durch ihre Produktionsfirma[243], durch ihren Regisseur, ihre Schauspieler, ihre Themen, ihre Geschichten, ihre Figuren, ihre Erzählweisen, ihre Dramaturgie sowie ihre Dreh- und Handlungsorte Verbindungen zu diesem. Auch können anhand dieser zwei

---

239 Behrens/Töteberg (Hg.): *Fatih Akin: Im Clinch*, S. 122; auch im Nachwort von *Gegen die Wand. Das Buch zum Film* berichtet Akın von dieser Jugendliebe, die ihn zu seiner Filmgeschichte inspiriert hat (vgl. Akin: «Nachwort», in: ders.: *Gegen die Wand*, S. 204–205; hier: S. 204).
240 Behrens/Töteberg (Hg.): *Fatih Akin: Im Clinch*, S. 125.
241 Nicodemus: «Ankunft in der Wirklichkeit», auch abgedruckt in: Akın: *Gegen die Wand*, S. 221.
242 Großvater Jeff zit. n. Schwingel im persönlichen Interview.
243 In diesem Fall die Wüste Medien GmbH, da es sich um Fernsehproduktionen handelt.

6.5 Deutschtürkische Filmproduktionen aus der ‹Wüste›

Folgen Entwicklungslinien diskutiert werden, wie sie bei Spiel- und Dokumentarfilmen herausgestellt wurden. Schließlich dienen sie als Beispiele für eine gelungene TATORT-Inszenierung unter der Federführung eines Filmemachers türkischer Herkunft, wovon es bisher noch nicht sehr viele gibt.[244]

Sie sitzen am Lagerfeuer am nächtlichen Elbstrand, blicken in die lodernden Flammen und unterhalten sich in aller Freundschaft, die beiden Kriminalermittler und Kollegen Thorsten Falke (Wotan Wilke Möhring) und Jan Katz (Sebastian Schipper). Währenddessen ereignet sich in Hamburgs wohlhabendem Stadtteil Blankenese ein dramatisches Szenario. Schnitt. Erneut lodert eine Flamme auf und ein Teenager ist zu erkennen, Ruben (David Berton), der das Szenario mit der Videokamera seines Mobiltelefons filmt: Ein geparktes Auto geht in Flammen auf, eine Frauenhand drückt sich von innen an die Fensterscheibe. Schnitt. Während der Morgen anbricht über der norddeutschen Hansestadt, lodert zum dritten Mal ein Feuer auf. Dieses Mal dient die Flamme dem Anzünden der Morgenzigarette von Falke, der kurz darauf erfährt, dass eine Frau neben einem abgebrannten Auto tot aufgefunden wurde. Der Kommissar übernimmt den Fall, und da Kollege Katz sich als werdender Vater lieber stillschweigend aus dem Geschehen zurückzieht, wird ihm die Hospitantin Katharina Lorenz (Petra Schmidt-Schaller) zur Seite gestellt. Falke zeigt sich zunächst sehr widerwillig, dann aber zunehmend erfreut über die Verstärkung. Die gemeinsame Spurensuche führt das Ermittlerteam ans andere Ende der Stadt in den Hamburger Ostteil *Billstedt*, ein sozialer Brennpunkt, an dem der junge Ruben wieder auftaucht. Als ihm bei einer Schlägerei sein Handy abgenommen wird, gerät er zunehmend unter Druck. Schließlich hat auch der Ehemann der getöteten Frau (Bernhard Schütz) ein Kopfgeld auf den Täter / die Täterin ausgesetzt.

FEUERTEUFEL ist der erste Hamburger TATORT, in dem Kommissar Falke ermittelt. Er basiert auf dem Drehbuch von Markus Busch[245] und wurde als Auftragsproduktion des NDR realisiert. «Ich brauche irgendetwas, was mich emotional irgendwie bindet», erläutert Özgür Yıldırım, wie es dazu kam, dass er die Regie für diese Folge und damit für eine Fernsehproduktion übernahm. «Beim TATORT [FEUERTEUFEL] zum Beispiel war [e]s einfach so, da hat man mir das gepicht, es ging um Autobrände und ich hab halt so lange verfolgt, diese Autob-

---

244 Außer den beiden ausgewählten Beispielen unter der Regie von Özgür Yıldırım finden sich im deutschtürkischen Kontext mehrere TATORT-Folgen unter der Regie von Züli Aladağ und jüngst auch eine österreichische TATORT-Folge unter der Regie des österreichischen Filmemachers kurdischer Herkunft, Umut Dağ, ansonsten ist das Terrain allerdings erst spärlich besiedelt.
245 Markus Busch ist vornehmlich bekannt für seine Zusammenarbeit mit Regisseur Dominik Graf, bspw. für den Kinofilm DER FELSEN (D 2002) oder den Fernsehfilm KALTER FRÜHLING (D 2004), für die er die Drehbücher schrieb. Auch hat er schon Vorlagen für andere TATORT-Folgen geliefert, so etwa für EIN GLÜCKSGEFÜHL, TATORT, NDR (D 2005, R: Filippos Tsitos), oder RABENHERZ, TATORT, WDR (D 2009, R: Torsten C. Fischer).

rände, das ist ja ein Phänomen, gerade im Norden», sagt er. Und: «Was ja viel von den Autonomen kommt, aber was auch viel und oftmals ja auch so ausgenutzt wird so und hingelegt wird, als wär [e]s von den Autonomen gewesen, dabei sind [e]s irgendwelche Versicherungsbetrüger oder so etwas [...].»[246] Dieses Thema und sein realer Bezug hätten ihn gereizt, aber auch der Umstand, dass verschiedene Gesellschaftsschichten aufeinanderprallen, hätte ihn an dieser Geschichte interessiert.[247] Hierin findet sich eine Nähe von FEUERTEUFEL zu Özgür Yıldırıms Spielfilmdebüt CHIKO, der in der fünften Fallstudie dieser Arbeit noch eingehender beleuchtet wird (siehe Kapitel 7.1.2). Sie lässt sich einerseits inhaltlich festmachen, dadurch, dass beide Filmgeschichten in *Hamburgs* sozialen Brennpunkten angesiedelt sind und die norddeutsche Hansestadt dabei authentisch in Szene setzen, andererseits lässt sie sich auf formaler Ebene erkennen, nämlich in der Art und Weise, wie ihr Regisseur das jeweilige Genre bedient. Auch diese Übereinstimmung wird folgend noch ausführlicher untersucht. Dazu lässt sich ausführen, dass das Format TATORT als solches nicht nur eine der prominentesten und mit durchschnittlich zwischen den Jahren 1999 bis 2019 8,25 Millionen Zuschauer:innen[248] meistgesehenen Serien im deutschen Fernsehen darstellt. Die beliebte TV-Kriminalreihe, deren 1000 Folge am 13.11.2016 ausgestrahlt wurde, bedient sich per se der topografischen Darstellung von Städten und Regionen, wobei wir uns als Zuschauer:innen immer vergegenwärtigen müssen, dass es sich hierbei um filmische Räume handelt. Mit dieser augenscheinlichen, aber artifiziellen Präsentation im TATORT hat sich auch die Wissenschaft der jüngsten Zeit auseinander-gesetzt.[249] «Wenn vom Tatort die Rede ist, dann geht es immer auch um die Stadt», konstatiert beispielsweise Oliver Fahle und ergänzt: «Es geht um Orte der Stadt und um ihre filmischen Raumkonstruktionen.»[250] Björn Bollhöfer arbeitet ebenfalls heraus, dass es sich bei der räumliche Organisation der TATORTE immer um filmische Konstruktionen der jeweiligen Stadt oder Region handelt. Dadurch aber wird Realität nicht abgebildet, sondern der Raum wird eben entsprechend seiner Geschichte inszeniert. Wenn wir uns also die Frage stellen, wie Lokalitäten im TATORT präsentiert werden und was die Zuschauer:innen dabei über

---

246 Yıldırım im persönlichen Interview.
247 Vgl. ebd.
248 Vgl. Statista: «Durchschnittliche Anzahl der Fernsehzuschauer der Fernsehfilmreihe Tatort in den Jahren 1999 bis 2019 (in Millionen)», online.
249 Siehe hierzu insb.: Griem, Julika / Scholz, Sebastian (Hg.): *Tatort Stadt. Mediale Topographien eines Fernsehklassikers*, Frankfurt a. M. 2010; vgl. auch: Hißnauer, Christian et al. (Hg.): *Zwischen Serie und Werk. Fernseh- und Gesellschaftsgeschichte im TATORT*, Bielefeld 2014; vgl. auch: Bollhöfer, Björn: *Geographien des Fernsehens: der Kölner TATORT als mediale Verortung kultureller Praktiken*, Bielefeld 2007.
250 Vgl. Fahle, Oliver: «Die Nicht-Stadt im TATORT», in: Griem/Scholz (Hg.): *Tatort Stadt*, S. 69–79; hier: S. 70.

6.5 Deutschtürkische Filmproduktionen aus der ‹Wüste›

ihre Einwohner:innen erfahren, dann müssen wir diesem Tatbestand Rechnung tragen.[251] FEUERTEUFEL wurde zwar in Hamburg und an Originalschauplätzen gedreht und die darin gezeigten sozialen Brennpunkte wirken authentisch, weil Özgür Yıldırım sich gut mit diesem Stoff identifizieren konnte.[252] Doch die düstere Stimmung, in der die norddeutsche Hansestadt erscheint,[253] dient vornehmlich seiner Dramaturgie. Sie bewirkt, dass der Streifen an das Genre Neo-Noir denken lässt, aus dessen Regelsystem sein Regisseur geschöpft hat.[254] Dieser berichtet von seinem Produktionsprozess: «Meine Empfindung war hier immer, den Film in Richtung Neo-Noir zu bringen und ihn wie diese Filme speziell aus den 70er-, 80er-Jahren zu erzählen, vor allem was den Umgang mit Schatten und Licht und Zooms anging.» Und er ergänzt: «Wir haben gesagt, das muss ein moderner Film noir sein, ein Großstadtfilm, und es muss heiß sein. Aber es war leider überhaupt nicht heiß, als wir gedreht haben, sodass wir das künstlich herstellen mussten mit Ventilatoren und Jalousien-Schatten und viel Licht von außen.»[255] Sowohl die düstere Stimmung, die hier in Anlehnung an die Konventionen seines Genres erzeugt wird, als auch der Eindruck einer vorherrschenden, jedoch künstlich hervorgebrachten Hitze lassen die Stadt Hamburg in einer bewusst inszenierten, bedrückenden, teilweise gar bedrohlichen Atmosphäre erscheinen. Dabei bietet das Format die Möglichkeit, das eigene Filmhandwerk zu erproben. «Es war für mich natürlich persönlich super, jetzt so einen TATORT machen zu können»[256], sagt Yıldırım. Als klassischer TV-Krimi folgt der TATORT bestimmten Genrekonventionen[257], doch können diese ebenso gebrochen werden, was bei seiner Realisierung auch getan hat.[258] Auf die Frage, worin sich FEUERTEUFEL von herkömmlichen Krimis unterscheide, antwortet er: «Zum Beispiel in der Erzählstruktur. Eine Besonderheit liegt darin, dass man von Anfang an weiß oder scheinbar weiß, wer der Täter ist.» Er führt weiter aus: «Daraus entwickeln

---

251 Vgl. Bollhöfer, Björn: «Tatort Deutschland – Auf geographischer Spurensuche zwischen Sylt und Konstanz, Aachen und Dresden», in: Griem/Scholz (Hg.): *Tatort Stadt*, S. 31–50.
252 Vgl. Schmitz, Birgit: «Das ist wie beim Sport: Es kommt darauf an, ein gutes Team zu haben», in: NDR Presse und Information (Hg.): Presseheft von FEUERTEUFEL, S. 13–15; hier: S. 15, online; zu den Drehorten vgl. auch: IMDb: «Filming Locations» von FEUERTEUFEL, online.
253 Vgl. bspw. die Anfangsszene am Elbstrand oder die zweite Szene, in der das Auto in Flammen aufgeht, in: FEUERTEUFEL DVD: Ansichtskopie Wüste Film 2014, TC 00:00:58–00:03:28.
254 Vgl. Yıldırım im persönlichen Interview.
255 Schmitz: «Das ist wie beim Sport», S. 15.
256 Yıldırım im persönlichen Interview.
257 Zu den Erzählkonventionen des Krimis siehe bspw.: Hickethier, Knut / Schumann, Katja (Hg.): *Kriminalfilm*, Stuttgart 2005.
258 Vgl. bspw. die zweite Szene, in der das Auto in Flammen aufgeht, während der junge Ruben sein Feuerzeug zündet und danach das Geschehen mit Kamera seines Mobiltelefons filmt, in: FEUERTEUFEL DVD, TC 00:02:25–00:03:28.

sich drei verschiedene Erzählstränge, die dem Ganzen zwar nicht unbedingt eine Episodenstruktur geben, aber etwas von einem Ensemblefilm.»[259]

Während sich FEUERTEUFEL also regional verortet, zeigt er dennoch ein konstruiertes Bild dieser Lokalität, und zwar ein solches, das seiner Geschichte dient. In seiner Ästhetik schöpft er aus dem Repertoire des Kriminalfilms, wobei er jedoch auch mit den klassischen TATORT-Konventionen bricht. Als Genrefilm, der *intertextuelle* Bezüge zum amerikanischen Kino schafft[260] in seiner städtischen Verwobenheit mit Hamburg, durch seine Konfrontation mit verschiedenen Gesellschaftsschichte, aber auch durch seine Thematisierung von Freundschaft, Familie und Verrat, werden hier Überschneidungen mit der untersuchten Kategorie deutlich.

Ein anderer TATORT, der hier näher unter die Lupe genommen wird, ist der zweite unter der Regie von Yıldırım mit dem Titel ZORN GOTTES. In diesem ermittelt auch wieder Wotan Wilke Möhring als Hauptkommissar Thorsten Falke. Er widmet sich jedoch einem ganz anderen Thema und wurde auch in einer zu FEUERTEUFEL differenzierten Weise in Szene gesetzt. Seine spielt ebenfalls in Norddeutschland, dieses Mal jedoch am Flughafen Hannover. Als dort die Leiche eines Mannes gefunden wird, deutet alles darauf hin, dass es sich dabei um das Opfer von Schleusern handelt. Ein Fall für Hauptkommissar Falke, der dieses Mal an der Seite seiner neuen Kollegin Julia Grosz (Franziska Weisz) ermittelt, eine besondere Herausforderung, situiert sich doch gleich ihre erste gemeinsame Fahndung in den Kontext des internationalen Terrorismus. Wird diese Folge in ihrem Entstehungsverlauf betrachtet, zeigt sich ebenfalls ein inhaltlicher Bezug zu zeitnahen, realen Begebenheiten, und zwar in diesem Fall zu den Terroranschlägen auf Paris, wobei der Bezug erst im Laufe der Drehbuchproduktion geschaffen wurde, wie sein Autor berichtet: «Der erste Rahmen dieser Geschichte entstand Anfang 2014. Mit Terrorismus hatte sie noch nichts zu tun», so Florian Oeller. «Als ich damals über die Terrorgruppe Islamischer Staat und ihre Strategie recherchierte, den Krieg in den Westen zu tragen, kam mir der Gedanke, die Geschichte zu erweitern»[261], erklärt er und spricht darüber, wie sich seine Zusammenarbeit mit Özgür Yıldırım gestaltete. Er lobt dessen präzise Beherrschung des Filmhandwerks, die bereits die Prokuristin Bentlage bei diesem Regisseur hervorgehoben hat (siehe Kapitel 5.4.2). «Özgür [Yıldırım] hat diese Erzählung mit großem Gespür inszeniert. Vor seinem Auge hat er die Bühne gesehen, gebaut und die Schauspieler[:innen] dazu gebracht, diese Geschichte zum Leben zu erwecken.»[262]

---

259 Schmitz: «Das ist wie beim Sport», S. 13, online.
260 Wobei FEUERTEUFEL wiederum einen *transkulturellen* und *transnationalen* Bezug generiert.
261 Monkenbusch, Helmut: «Der IS bietet jungen Männern wie Enis ein perfides Heilsversprechen», in: NDR Presse und Information (Hg.): *Presseheft von ZORN GOTTES*, S. 3–4; hier: S. 3, online.
262 Monkenbusch: «Der IS bietet jungen Männern wie Enis ein perfides Heilsversprechen», S. 3.

6.5 Deutschtürkische Filmproduktionen aus der ‹Wüste›

ZORN GOTTES situiert sich sowohl durch seinen Dreh- und Handlungsort als auch durch sein Thema in den Kontext des *Transnationalen*. Einerseits weil Flughäfen per se als Transit-Orte fungieren, die unterschiedliche Lokalitäten verknüpfen, zum anderen weil das Thema ‹internationaler Terrorismus› als solches ein globales ist. Mit den beiden beschriebenen Komponenten erzeugt die Folge eine gesellschaftliche Aktualität, die zu seiner erfolgreichen Platzierung beigetragen hat[263], lautet hier eine These. Diese unter-streicht der Flughafen, spiegelt er doch in besonders augenscheinlicher Weise unsere lokal entwurzelte, aber global vernetzte Welt wider. Mit dem modernen Thema ‹Transit-Orte› hat sich auch die wissenschaftliche Forschung der jüngsten Zeit auseinander-gesetzt.[264] Lars Wilhelmer etwa erschließt sie als Orte, an denen Menschen verweilen, ohne zu bleiben, und die ihnen im Zeitalter der Globalisierung und Mobilität Halt und Zuflucht gewähren.[265] Ein Flughafen bietet aber auch im Kontext der Filmproduktionspraxis eine besondere Herausforderung, wie sich in den Ausführungen von Özgür Yıldırım zeigt, der auf die Frage, ob die Dreharbeiten dort ein großes Abenteuer darstellten, antwortet: «Das Projekt war logistisch enorm aufwändig. Wir brauchten viele Komparsen, damit die Szenen auf dem Flughafen authentisch wirkten. In Sicherheitsbereichen durften wir nur unter strengen Auflagen drehen.» Doch die Filmcrew sah sich noch mit einer anderen Problematik konfrontiert: «Meine Filme, die alle gemeinsam mit meinem Kameramann Matthias Bolliger entstehen, verfolgen immer auch einen eigenen ästhetischen Ansatz», erklärt er und ergänzt: «Wir erfinden uns jedes Mal ein bisschen neu, obwohl wir inzwischen eine unverkennbare Handschrift gefunden haben. Und wir kennen unsere Ansprüche.»[266] Am Flughafen Hannover musste das Filmteam jedoch feststellen, dass dieser Handlungsort ästhetisch wenig zu bieten hat. Da die Ansprechpartner kooperativ waren, konnten sie jedoch ein eigenes Farbkonzept entwickeln, wodurch die Lokalität in einem ungewöhnlichen grüngrauen und -gelben Licht erscheint. «Diese Farben ziehen sich durch den gesamten Film und geben ihm eine gewisse ästhetische Struktur»[267], erklärt Yıldırım, wie der Ort zugunsten seiner Narratologie und Ästhetik inszeniert wurde. Es zeigt sich also in der konkreten Produktionspraxis auch dieses TATORTS, wie sie sich auf seine Gestalt ausgewirkt hat. Die zwei Folgen

---

263 Vgl. hierzu auch: Grothe, Karoline: «800 Zuschauer feiern Tatort-Premiere in Hannover», in: *ndr.de*, 18.03.2016, online.
264 Vgl. Wilhelmer, Lars: *Transit-Orte in der Literatur. Eisenbahn – Hotel – Hafen – Flughafen*, Bielefeld 2015; vgl. auch: Kanne, Miriam (Hg.): *Provisorische und Transiträume. Raumerfahrung Nicht-Ort*, Berlin 2013; auch: Göktürk (Hg.): *Transit Deutschland*.
265 Vgl. Wilhelmer: *Transit-Orte*.
266 Monkenbusch, Helmut: «Seit den Attentaten im vergangenen November beginne ich den Film mit anderen Augen zu sehen», in: NDR Presse und Information (Hg.): *Presseheft von ZORN GOTTES*, S. 6–7; hier: S. 6, online.
267 Ebd.

bilden also zwei gegensätzliche Pole. Der eine zeichnet sich durch eine starke lokale Verankerung aus, der andere wird in seiner *Translokalität* erfahrbar. Es sind zwei Pole einer Skala, auf der sich – wie gezeigt – auch eine Mehrzahl deutschtürkischer Spiel- und Dokumentar-filme bewegen, was wiederum für die Verwobenheit des untersuchten Kinophänomens mit diesem Fernsehformat spricht.

Über diese zwei Beispiele hinaus lassen sich weitere TATORTE über vergleichbare Elemente mit einer repräsentativen Anzahl deutschtürkischer Filme verknüpfen. Allerdings fällt auf, dass Schauspieler:innen mit türkischem Migrationshintergrund häufiger Eingang in die Reihe gefunden haben als dieses von Regisseur:innen gleicher Herkunft in Szene gesetzt wurde. Fahri Yardım etwa zieht als Kommissar Yalcin Gümer neben Hauptkommissar Nick Tschiller (verkörpert durch den Biodeutschen Til Schweiger), als weiteres ‹Hamburger Team› auf den Spuren von Kriminaltätern durch die norddeutsche Hansestadt. Sibel Kekilli stellt ihr schauspielerisches Können seit 2010 als Kommissarin Sarah Brandt an der Seite von Hauptagent Klaus Borowski (Axel Milberg) unter Beweis, mit dem zusammen sie das Ermittlerteam des Kieler TATORTS bildet. Die Feststellung, dass Darsteller:innen türkischer Herkunft inzwischen nicht nur in deutschtürkischen Filmen, sondern ebenso in Spiel- und Dokumentarfilmen ohne Migrationskontext agieren[268], lässt sich durch diejenige ergänzen, dass innerhalb der TV-Kriminalserie TATORT ähnliche Entwicklungen vonstattengehen. Inzwischen hat sich auch dieses Format der gesellschaftlichen Realität geöffnet und scheint bereit, sie in seinen Erzählkosmos zu integrieren, wenn auch etwas verzögert im Vergleich zu denjenigen, die im Bereich des Spiel- und Dokumentarfilms zu beobachten sind. Es lässt sich ebenfalls feststellen, dass sowohl Yardım als auch Kekilli ihre Schauspielkarrieren durch Rollen in deutschtürkischen Spielfilmen begonnen haben[269], was wiederum für die gegenseitigen Interaktionen mit dem TATORT spricht. Dass sich dieser im Vergleich erst später – aber durch diese beeinflusst, lautet eine These – dem Thema Migration öffnete, lässt sich dadurch erklären, dass die TV-Kriminalreihe, die bereits seit den 1970er-Jahren ausgestrahlt wird, ein konservativeres Format darstellt. Aber es gibt eine Wandlung, und diese begann ebenfalls – wenn auch zögerlicher – in den 1990er-Jahren.[270] Hier wurde

---

268 Vgl. hierzu bspw. die Filmografien von Fahri Yardım, Sibel Kekilli, Mehmet Kurtuluş, İdil Üner, Birol Ünel oder Tim Seyfi. Dieser Entwicklungsstand darf jedoch nicht darüber hinwegtäuschen, dass Schauspieler:innen mit Migrationshintergrund lange Zeit nur in bestimmte, klischeebehaftete Rollen (etwa Gangster oder kopftuchtragende Putzfrauen) besetzt wurden. (Vgl. hierzu auch bspw.: Farzanefar im persönlichen Interview; vgl. auch: Talay, Türkiz im persönlichen Interview mit der Verfasserin am 04.03.2014 in Berlin; vgl. auch: Köse, Nursel im Skype-Interview mit der Verfasserin am 26.03.2014 zwischen Wiesent und Istanbul).
269 Gleiches gilt auch für Mehmet Kurtuluş.
270 Vgl. bspw. die Folgen DIE SACHE BARYSCHNA, TATORT, SFB, (D 1994; R: Matti Geschonneck) oder FRAU BU LACHT, TATORT, BR, (D 1995; R: Dominik Graf).

6.5 Deutschtürkische Filmproduktionen aus der ‹Wüste›

erst 2008 mit der Besetzung des Hamburger Hauptkommissars Cenk Batu durch Mehmet Kurtuluş eine entscheidende Schwelle überschritten[271] – lautet eine weitere These. Sein türkischer Migrationshintergrund sorgte dennoch für Aufsehen. Die Medien berichten über diese Folge, als wäre bis dato nicht bekannt gewesen, dass in Deutschland rund zweieinhalb Millionen Menschen türkischer Herkunft leben.[272] Warum da nicht auch einmal ein ‹nicht biodeutscher TATORT-Hauptkommissar›? Muss dieser deshalb gleich als «Quoten-Türke»[273] bezeichnet werden? In einem *Spiegel*-Artikel liest sich etwa: «Als erstem türkischen Ermittler in der Traditionsreihe gelingt es Mehmet Kurtulus, durch einen multiethnischen Ballungsraum zu führen, in dem die üblichen, gerade im TV gepflegten Milieuzuschreibungen schon lange nicht mehr funktionieren.»[274] Hier wird ebenfalls Bezug auf die Topografie Hamburgs genommen. Es wird beschrieben, wie die Drehbuchautoren von AUF DER SONNENSEITE, Christoph Silber und Thorsten Wettcke, gemeinsam mit Kurtuluş, die Figur Cenk Batu und ihr Fahndungsrevier ausgebaut und dabei ein authentisches Bild des Milieus gezeichnet hätten.[275] Migration war bereits in mehreren TATORTEN dieser Zeit thematisiert worden, etwa in WEM EHRE GEBÜHRT (D 2007), Regie Angelina Maccarone, SCHATTEN DER ANGST (D 2008), bei dem Martin Eigler Regie führte, BAUM DER ERLÖSUNG (A 2009), Regie Harald Sicheritz, oder FAMILIENAUFSTELLUNG (D 2009) unter der Regie von Mark Schlichter.[276] «Bei dieser Dichte und Fülle migrantischer Themen in den Jahren 2007, 2008 und 2009 muss die Begeisterung für den türkischen Ermittler zunächst verwun-dern», stellt sich daher der Medienwissenschaftler Michael Andreas die berechtigte Frage, wieso die Besetzung der Figur Batu durch Kurtuluş für derartiges Aufsehen sorgte. Er findet schnell eine plausible Antwort:

[...] waren derartige Schwerpunktsetzungen zuvor als Täter- und/oder Opfergeschichten inszeniert worden, und fanden so Geschichten um organisierte Kriminalität, Menschenschmuggel, Parallelgesellschaften und Ehren-

---

271 Mehmet Kurtuluş tritt hier nicht nur als Nebenfigur am Rande der Handlung auf, sondern spielt als Hauptkommissar Cenk Batu die Hauptrolle des neuen Hamburger Teams. Er besetzt damit ein Amt, dass bisher nur Deutsche ohne Migrationshintergrund innehatten.
272 Vgl. Rühl, Stefan: *Grunddaten der Zuwanderung in Deutschland*, herausgegeben vom Bundesamt für Migration und Flüchtlinge Referat 220, Stand Juli 2009, S. 5.
273 Buchner, Kathrin: «Der erste Türke als «Tatort»-Kommissar», in: *stern.de*, 24.04.2007, online.
274 Buß, Christian: «Bye, bye Kebab-Klischee!», in: *Spiegel Online Kultur*, 25.10.2008, online.
275 Vgl. ebd.
276 Für eine ausführliche Beschäftigung mit den genannten TATORT-Folgen siehe auch: Walk, Anna-Caterina: *Das Andere im TATORT. Migration und Integration im Fernsehkrimi*, Marburg 2011; siehe auch: Schmitz, Markus: «Hinter der Fassade der Integration: Räumlichkeit, Gender und Inszenierung von Blickgrenzen in einem Türken-Tatort», in: Griem/Scholz (Hg.): *Tatort Stadt*, S. 103–119; siehe auch: Andreas, Michael: «Klischee und Klandestines: Verdecktes Ermitteln und mehrfache Identitäten im postkolonialen Raum», in: Griem/Scholz (Hg.): *Tatort Stadt*, S. 145–160.

mord Eingang in die TATORT-Drehbücher, scheint mit dem ersten türkischen Kommissar innerhalb der TATORT-Reihe zunächst das demokratische Bedürfnis befriedigt, dass endlich auch ein Angehöriger der größten, innerhalb Deutschlands lebenden Minderheit ermitteln dürfe.[277]

Damit, dass das Thema Migration als solches im zeitgenössischen TATORT keine unwesentliche Rolle spielt, haben sich unterschiedliche wissenschaftliche Untersuchungen beschäftigt.[278] Mehrfach wurde betont, dass vermeintliche Differenzen noch nicht überwunden wurden und stattdessen noch immer versucht werde, ‹das Andere› in der Gesellschaft in irgendeiner Weise sichtbar zu machen.[279] Zur Überschreitung dieser Abgrenzung tragen jedoch Krimifolgen wie FEUERTEUFEL oder ZORN GOTTES durch ihre Realitätsnähe, Authentizität, Regionalität, aber auch *Transnationalität* bei.

6.6 Zusammenfassung

Insgesamt wurde in dieser Fallstudie zum Ausdruck gebracht, dass deutschtürkische Wüste-Filme, von einer starken Dramaturgie zeugen, welche die Hamburger Produktionsfirma erkannte und beförderte. Sie wird sowohl durch dramaturgische, formal-ästhetische als auch inhaltliche Kriterien generiert, was anhand verschiedener Beispiele diskutiert wurde. Von Bedeutung ist, dass sich ihre Stoffe einerseits im Kontrast zu dem hier Erlebten formen, andererseits von einem Leben in Deutschland beeinflusst werden, wobei ihre Verwobenheit mit Großstädten – vornehmlich Hamburg – auch für ihre Dynamik eine Rolle spielt. Es wurde ebenso eine *transnationale* Ausrichtung erkennbar, wobei Interaktionen mit einem ‹türkischen Kino› an Bedeutung gewannen. Die Ausdruckskraft der untersuchten Wüste-Produktionen ließ sich auch darin finden, dass ihre Regisseur:innen von einer großen persönlichen Energie zeugen. Diese wurde im Rahmen ihres Erfolgsauftrags diskutiert. Anhand von GEGEN DIE WAND wurde seine Spannung auch durch seine Herstellungspraxis erklärt, etwa durch seinen chronologischen Dreh und seine ‹Naturbelassenheit›[280].

277 Andreas: «Klischee und Klandestines», S. 147.
278 Vgl. bspw.: Walk: *Das Andere im TATORT*; vgl. auch: Ortner, Christina: *Migranten im TATORT. Das Thema Einwanderung im beliebtesten deutschen TV-Krimi*, Marburg 2007; vgl. auch: Schmitz: «Hinter der Fassade der Integration»; vgl. auch: Fetzer, Margret: «Eigendynamik und An-Eignung städtischer Räume im Migranten-Tatort», in: Griem/Scholz (Hg.): *Tatort Stadt*, S. 121–143; vgl. auch: Andreas: «Klischee und Klandestines».
279 Vgl. bspw.: Walk: *Das Andere im TATORT*; vgl. auch: Schmitz: «Hinter der Fassade der Integration»; vgl. auch: Fetzer: «Eigendynamik und An-Eignung städtischer Räume im Migranten-Tatort».
280 Unter ‹Naturbelassenheit› ist zu verstehen, dass der Film kaum Nachbearbeitet wurde und die Szenen so belassen sind, wie sie sich während des Drehens ergaben.

6.6 Zusammenfassung

Insgesamt lässt sich auch hier für ein ‹deutsch-türkisches Kino› vermerken, dass es sich durch Motive des Reisens, der Suche, des Findens, des Ankommens oder Verlassens beschreiben lässt, den großen Daseinserfahrungen und wichtigen Lebenstatsachen. Es wurde deutlicht, dass sich die untersuchte Kategorie ebenso durch *transmediale* Verbindungen betrachten lässt, die sie zur Krimireihe TATORT eingeht. Anhand der Folgen FEUERTEUFEL und ZORN GOTTES lassen sich Elemente wie ihre Verbundenheit mit Hamburg oder ihre Genre-Inszenierung diskutieren. Hierbei formt sich auf der einen Seite eine lokale Verankerung, ein Regionalbezug und eine städtische Verwobenheit und auf der anderen Seite eine *Translokalität* und *Transnationalität*. Auch in diesen zwei Ausrichtungen weisen Film- und Fernsehformate Überschneidungen auf. Schließlich lässt sich anhand der Thematisierung von Migration im TATORT und der Repräsentation seiner zentralen Figuren durch Schauspieler:innen mit türkischem Migrationshintergrund veranschaulichen, dass es zwar eine Entwicklung innerhalb des TV-Krimis gibt, diese aber – bedingt durch die Konservativität der Reihe – teilweise veralteten Vorstellungen von ‹Eigenem› und ‹Fremden› verhaftet bleibt.[281] Zu einer Überwindung tragen jedoch TATORT-Inszenierungen wie diejenigen von Özgür Yıldırım durch ihre Authentizität, ihren innovativen Stil und ihre *transnationale* und *transkulturelle* Filmsprache bei.

---

281 Zur Entwicklungsgeschichte und gesellschaftlichen Relevanz der TV-Kriminalreihe TATORT siehe auch: Buhl, Hendrik: *TATORT. Gesellschaftspolitische Themen in der Krimireihe*, Konstanz 2013; vgl. auch: Gräf, Dennis: *TATORT. Ein populäres Medium als kultureller Speicher*, Marburg 2010; siehe auch: Karczmarzyk, Nicole: *Der Fall TATORT. Die Entschlüsselung eines Kultkrimis*, Marburg 2010.

7 Von Corazón International zu Bombero International

7.1 Kreative Unabhängigkeit und *transnationale* Ausrichtung

Kehren wir zur Produktion deutschtürkischer Spiel- und Dokumentarfilme und ihrer Entwicklungslinie zurück, die sich im Rahmen ihrer Realisierung durch Wüste Film beschreiben lässt, so bildet GEGEN DIE WAND auch deshalb einen wichtigen Meilenstein, weil die Hamburger Produktionsfirma hier nur noch als Koproduzent fungierte und sich die Wege von Fatih Akın und Wüste nach diesem Projekt trennten. «Drei lange Filme sind [ei]ne Menge Holz», sagt Schwingel und ergänzt: «Miteinander, vor allem so intensiv miteinander, es ist ja nicht so, dass man sich kaum sieht, auch nicht dazwischen. Man redet dauernd übers Drehbuch oder über den Schnitt oder über die Produktion. [...] Irgendwann ist es nicht mehr produktiv, glaube ich.»[1] Nach dieser konzentrierten gemeinsamen Zeit sollte der national und international zunehmend bekannte Fatih Akın die nächsten zehn Jahre im Rahmen seiner eigenen Produktionsfirma Corazón International weiter wirken. Als Regisseur, aber auch als Produzent. Einerseits durch die Realisierung seiner eigenen Werke und andererseits durch die Finanzierung derjenigen anderer Regisseur:innen, worunter sich einige finden, die sich bezogen auf die Kategorie ‹deutsch-türkisches Kino› diskutieren lassen. Daher bilden Interaktionen mit Corazón die Grundlage der letzten Fallstudie.[2] Sie dient dazu,

---

1 Schwingel im persönlichen Interview.
2 Sie ist wiederum knapper gehalten als die vorangehende und begreift sich als ergänzende Er-

eine filmische Entwicklung zu veranschaulichen, die schließlich zur Gründung von Bombero International führte. Diese Produktionsfirma Akıns realisiert nun ausschließlich seine eigenen Werke. Hierbei lassen sich auch Transformationen eines ‹deutsch-türkischen Kinos› der jüngsten Zeit erörtern.

Corazón International wurde 2004 von Fatih Akın und Andreas Thiel in Hamburg gegründet[3], um sich als Koproduzent von GEGEN DIE WAND zu beteiligen. «Ich hatte schon immer ein Faible für schwierige Leute», erläutert Akın die Situation, die dazu führte, und fährt fort: «Es ging in diesem Film [GEGEN DIE WAND] um Intimität und Selbstzerstörung, und ich hatte das Drehbuch für Birol Ünel geschrieben. Wüste Film wollte aber auf keinen Fall mit ihm drehen. Birol hatte den Ruf, unberechenbar zu sein und bereits eine Produktionsfirma gekillt.»[4] Daher hätten Schwingel und Schubert die Bedingung gestellt, er müsse für jede Form von Schaden aufkommen, den Birol Ünel – sollte er in dem Film mitwirken – verursachen könnte. Daraufhin habe auch der bis dahin ausschließlich als Regisseur an diesem Film beteiligte Akın wiederum die Forderung gestellt, im Gegenzug als Koproduzent fungieren und den Final Cut – also den letzten Schnitt – seines vierten Spielfilms erhalten zu dürfen.[5] «Das letzte Wort hatte bis dahin immer Ralph Schwingel», erklärt Akın den üblichen Hergang, dass der Produzent / die Produzentin über den endgültigen Schnitt eines von ihm/ihr finanzierten Films entscheidet[6], und er ergänzt: «Auch wenn wir uns meistens zu 90 % einig waren, manchmal kommt es eben auf die letzten 10 % an. GEGEN DIE WAND sollte mein Film werden – und wenn dies mein letzter Film gewesen wäre.»[7] Mit seinen Schilderungen verdeutlicht auch Fatih Akın, wie zentral die Identifikation von Regisseur:innen mit ihren Werken für deren Gelingen sein kann. Durch seine Aussagen wird aber auch erkennbar, wie wichtig Akın seine persönliche Identifikation mit genau diesem Film in der öffentlichen Wahrnehmung ist. Schließlich lässt sich hier ein weiterer Aspekt erkennen, der im Filmproduktionsprozess als solchem wichtig ist: die künstlerische Freiheit von Regisseur:innen. Die Gründung der eigenen Gesellschaft kann ein wesentlicher Schritt zur Umsetzung der persönlichen Visionen sein und zu einer wirksamen Filmarbeit beitragen. Sie ermöglicht Autonomie, sowohl in finanzieller als auch in kreativer Hinsicht. Diese

weiterung, in vergleichbarer Weise, wie sich die Fallstudien zu arte und zur Film- und Medienstiftung NRW als Ergänzungen der Fallstudie zum «Kleinen Fernsehspiel» verstehen.
3   Während Mehmet Kurtuluş noch an der Koproduktion von GEGEN DIE WAND beteiligt war, jedoch in der Folge die Produktionstätigkeit wieder verließ, wurde kurze Zeit später Klaus Maeck als weiterer Corazón-Gesellschafter ins Boot geholt (vgl. hierzu: Behrens/Töteberg (Hg.): *Fatih Akin: Im Clinch*, S. 148–149).
4   Ebd., S. 115.
5   Vgl. Behrens/Töteberg (Hg.): *Fatih Akin: Im Clinch*, S. 115.
6   Siehe hierzu auch: Institut für Neuere Deutsche Literatur und Medien: «final cut», online.
7   Behrens/Töteberg (Hg.): *Fatih Akin: Im Clinch*, S. 115.

7.1 Kreative Unabhängigkeit und *transnationale* Ausrichtung

schafft einen Mehrwert, um sich in einer zunehmend komplexen und vielschichtigen Filmlandschaft zu platzieren, wie anhand von X Filme veranschaulicht (siehe Kapitel 6.1). Auch die einstige Corazón-Producerin Ann-Kristin Homann[8] nennt als Hauptgrund für die Entstehung der eigenen Firma die künstlerische Freiheit, die Akın dadurch gewinnen konnte.[9] In der zehnjährigen Tätigkeit dieser Stätte wurden aber auch sechs Filme von sechs weiteren Regisseur:innen (ko-)produziert. Auf die Frage, wie es dazu gekommen sei, antwortet Produzent Akın: «Aus Liebe zum Film, aber auch aus einer Gerechtigkeitshaltung heraus.»[10] Er verweist darauf, dass es für junge, noch unbekannte Regisseur:innen eine besondere Herausforderung darstellt, an eine Filmfinanzierung heranzukommen. Hierbei erläutert auch Homann: «Im Prinzip kann man sagen, dass Corazón anfing mit dem Ziel, [...] Fatih Akıns Filme zu produzieren und zusätzlich jungen Filmemachern den Weg zu ebnen, zu ihrem Debütfilm.»[11] Einer von ihnen ist Özgür Yıldırım. CHIKO und BLUTZBRÜDAZ (D 2011) wurden hier realisiert. «Özgür Yıldirim [...] war bei KURZ UND SCHMERZLOS Komparse», berichtet Akın von ihrer Begegnung. «Er muss damals um die 19 Jahre alt gewesen sein, tauchte vorher mit einigen Kurzfilmen, Horrorfilmen und Komödien, die er selbst produziert hatte, in meiner Wohnung auf», so Akın, der wohl daran erinnert wurde, wie er selbst als 19-Jähriger vor der Türe von Wüste Film gestanden hatte. «Er wollte die Schule abbrechen und bei mir arbeiten, doch ich habe ihm gesagt, er soll unbedingt sein Abitur machen. Dann haben wir uns aus den Augen verloren.»[12] Einige Jahre später kreuzten sich ihre Wege erneut, als Yıldırım als Student die Seminare besuchte, die Akın als Dozent an der Universität Hamburg hielt.[13]

Bei den zitierten Aussagen Akıns, ist nach Caldwells Analysen immer mit zu reflektieren und zu unterscheiden zwischen verschiedenen Formen, in denen die Akteur:innen der Filmindustrie in unterschiedlichen Kontexten und Absichten Auskunft über sich selbst geben. Hierbei unterscheidet der Filmwissenschaftler zwischen «fully embedded deep texts and rituals», «semi-embedded deep texts and rituals» und «publicly disclosed deep texts and rituals»[14]. Während die «fully embedded deep texts and rituals» wie Demo tapes, Mitglieder Newsletter oder Workshops für den Austausch der Fachleute untereinander genutzt werden, dienen die «semi-embedded deep texts and rituals» der neben öffentlichen Sichtbarkeit auf Messen oder in Fachpublikationen. Die «publicly disclosed deep texts and

---

8 Heutige *Bombero-International*-Producerin.
9 Vgl. Homann, Ann-Kristin im Telefoninterview mit der Verfasserin zwischen Wiesent und Hamburg am 17.07.2014
10 Behrens/Töteberg (Hg.): *Fatih Akin: Im Clinch*, S. 223.
11 Homann im Telefoninterview.
12 Behrens/Töteberg (Hg.): *Fatih Akin: Im Clinch*, S. 223.
13 Vgl. ebd., S. 223–224.
14 Caldwell: *Production Culture*, S. 347.

rituals» wie Making-of Dokumentationen, DVD-Bonusmaterial oder Internetseiten fördern wiederum dem Dialog der Fachleute mit dem expliziten Publikum. Caldwell zufolge sind die Äußerungen, die Fatih Akın in *Im Clinch* macht, daher im Rahmen der «semi-embedded deep texts and rituals» zu situieren, die dem Austausch des Filmemachers mit Medienschaffenden nutzen und ihre Beziehungen festigen. Es geht dem Filmemacher hier also um Hintergrundinformationen zum Produktionsprozess seiner Filme, aber auch immer um seine Selbstpositionierung und sein Image in der Medienöffentlichkeit, die auch für sein weiteres Filmschaffen von Wichtigkeit ist.[15]

Dieses Bewusstsein gilt es weiter vor Augen zu haben, wenn sich folgend die Frage stellt, wie es für Akın im Rahmen von Corazón International weiterging? Welche Werke entstanden hier? Wie gestaltete sich ihre Herstellung? Welche Informationen in welcher Weise gibt der Filmemacher darüber? Welche Erkenntnisse lassen sich dadurch für die Entwicklungen eines ‹deutsch-türkischen Kinos› gewinnen?

7.2 Corazón-International-Produktionen

7.2.1 Von CROSSING THE BRIDGE bis zu DIE ALTEN BÖSEN LIEDER – Hin zu einem ‹transkulturellen› und ‹transnationalen Kino›

«Mir war bewusst, dass dieser Preis auch zum Fluch werden könnte»[16], beschreibt Akın die Situation, in der er sich nach dem Berlinale-Sieg von GEGEN DIE WAND und zu Beginn der Tätigkeit von Corazón International wiederfand. «Die unschuldigen Jahre waren jedenfalls vorbei, der künstlerische Druck war da. SOUL KITCHEN konnte nicht wie ursprünglich geplant der nächste Film werden – was immer ich machen würde, sollte zumindest bestätigen, was ich gerade erreicht hatte.»[17] Auch an dieser Stelle zeigt sich, dass Filmemacher:innen bei ihrer kreativen Arbeit auch immer von der öffentlichen Wahrnehmung abhängig sind und mitbedenken müssen, wie ihre Werke sich auf diese Wahrnehmung und damit auf ihr zukünftiges Filmschaffen auswirken werden.

Nach GEGEN DIE WAND musste schnell ein neuer Stoff realisiert werden, weil das Akın-Team hoch verschuldet war.[18] Der Film, der ihnen aus dieser Situation verhalf, ist CROSSING THE BRIDGE – THE SOUND OF ISTANBUL (D 2005) unter Akıns eigener Regie. Er zeigt sehr augenscheinlich, wie Musik als kulturelle Brücke fungieren kann, verdeutlicht aber auch eine städtische Verwobenheit – die-

---

15 Vgl. in diesem Kontext: ebd. 346–347.
16 Behrens/Töteberg (Hg.): *Fatih Akin: Im Clinch*, S. 147.
17 Ebd.
18 Vgl. ebd.

ses Mal mit der türkischen Weltmetropole Istanbul. Die *transnationale* und *-kulturelle* Ausrichtung von Akıns Werk führt eine zentrale Entwicklungslinie des untersuchten Kinophänomens vor Augen, welche die zunehmenden Überschneidungen mit der Türkei und dem dortigen Filmschaffen sichtbar macht. Diese Tendenz wurde aber auch durch die Freiheit befördert, die Akın als Produzent und durch die Eigenfinanzierung seiner Filme gewonnen hat, da er nun weniger von den Ansichten und Vorstellungen anderer abhängig war. Sie zeigt daher die Richtung an, in die der Filmemacher selbstbestimmt gehen wollte.

Alexander Hacke, bekannt als Bassist der Berliner Musikband Einstürzende Neubauten, ist der Protagonist von CROSSING THE BRIDGE. Er verfolgt das Ziel, die Musik Istanbuls zu erfassen, weshalb er sich auf eine abenteuerliche Reise durch diese Stadt begibt, bei der ihn die Zuschauer:innen begleiten. *Transkulturalität* zeigt sich zunächst dadurch, dass die ‹türkische Musik›, der Hacke zu Beginn des 21. Jahrhunderts in Istanbul begegnet, über Jahrhunderte hinweg von den unterschiedlichsten Kulturen und Stilen geprägt wurde.[19] Sie äußert sich aber auch darin, dass der Blick auf die – ebenfalls über Jahrhunderte hinweg – vom östlichen Kulturkreis beeinflusste Stadt Istanbul[20] der eines Musikers aus dem Westen ist. Dadurch ergeben sich jene vielschichtigen (kulturellen) Überschneidungs- und Übersetzungszonen, die sich in ihren grenzüberschreitenden Bindungen und Verbindungen als *Transtopien* beschreiben lassen. Es ist eine Form von *Transkulturalität*, die Akın meint, wenn er von den Musikaufnahmen für GEGEN DIE WAND spricht, bei denen der Musiker bereits als Aufnahmeleiter mitwirkte.[21] «Alexander Hacke und Selim Sesler im Aufnahmestudio zu beobachten war ein Erlebnis: Da keiner die Sprache des anderen spricht, haben sie mit ihren Instrumenten miteinander kommuniziert.» Es sei eine Art der Unterhaltung, derer sich Kinder bedienen würden. «Musik kann auf ganz archaische Weise Brücken schlagen – das war die Ursprungsidee von CROSSING THE BRIDGE»[22], ergänzt Akın. Dieses Werk zeigt aber auch erneut *Transnationalität* auf. Denn es begreift sich zwar als ‹deutsche Produktion›, weil es mit ‹deutschen Geldern› finanziert, von einem ‹deutschen Regisseur› realisiert, als ‹deutscher Film› vermarktet wurde und sein Protagonist einen ‹deutschen Musiker› repräsentiert. Gedreht wurde der Film aber in der Türkei und er erzählt eine ‹türkische Musikgeschichte›. Auch setzt er sich mit der politischen Situation in diesem Land auseinander, dadurch etwa, dass die alevitisch-kurdische Sängerin Aynur ein kurdisches Lied singt, das hier lange verboten war.[23]

---

19 Siehe hierzu auch: ebd., S. 147–148.
20 Hinzu kommt, dass Istanbul, auf zwei Kontinenten erbaut, per se die Stadt ist, in der sich östliche und westliche Kultur die Hände reichen.
21 Siehe hierzu auch: Behrens/Töteberg (Hg.): *Fatih Akin: Im Clinch*, S. 149–151.
22 Ebd., S. 149.
23 Vgl. CROSSING THE BRIDGE; siehe auch: ebd., S. 158–159.

7 Von Corazón International zu Bombero International

Die zweite Corazón-Produktion, welche die beschriebenen Ausrichtungen verdeutlicht, ist Akıns fünfter Spielfilm AUF DER ANDEREN SEITE. Uraufgeführt am 23.05.2007 bei den 60. Internationalen Filmfestspielen von Cannes, ging er neben den Werken international bekannter Regisseure wie Quentin Tarantino, Wong Kar-Wai und Emir Kusturica sowie der Coen-Brüder um die ‹Goldene Palme› ins Rennen. In Cannes mit dem ‹Drehbuchpreis› und dem ‹Preis der Ökumenischen Jury› ausgezeichnet, folgten zahlreiche weitere Festivalpräsentationen, insgesamt 38 Auszeichnungen und 23 Nominierungen, darunter sowohl der ‹Deutsche› als auch ‹Europäische Filmpreis› in Gold.[24] AUF DER ANDEREN SEITE hat inzwischen Eingang in eine Mehrzahl wissenschaftlicher Arbeiten gefunden, wobei seine *Transkulturalität* bereits herausgearbeitet wurde.[25] Hier jedoch wird eine Lesart vorgeschlagen, die sich weniger an filmimmanenten Kriterien, sondern am Produktionskontext orientiert.

«Man kann für einen Film gefeiert und mit Preisen überhäuft werden, das schützt dich beim nächsten Mal aber nicht vor der Erfahrung: Ich weiß überhaupt nichts über das Kino», macht sich Akın auch nach GEGEN DIE WAND die Herausforderungen bewusst, die jedes Projekt aufs Neue mit sich bringt. «Preise helfen bei der Vermarktung, und man kann etwas breitbeiniger durch die Straßen gehen. Mehr nicht. Im Gegenteil: Man muss immer auf der Hut sein! Es gibt unendliche Weiten im Filmuniversum, in denen man verloren gehen kann»[26], erklärt er. Was Auszeichnungen respektive eine Präsenz auf Festivals mit sich bringen, sind Kontakte in die Branche, ein Aspekt, der bereits anhand der Interaktionen beim Filmfestival Türkei Deutschland und mit dem «Kleinen Fernsehspiel» diskutiert wurde und der auch in den weiteren Ausführungen Akıns deutlich wird. Am Anfang von AUF DER ANDEREN SEITE habe der Wunsch gestanden, mit Schauspielerin Hanna Schygulla einen Film zu realisieren, diese habe er 2004 beim Internationalen Filmfestival von Belgrad kennengelernt, und sie hätten sich augenblicklich angefreundet. In dieser Beziehung wird auch abermals eine *transnationale* Ausrichtung im Produktionskontext dieses Werkes erkennbar. Sie verfestigt sich in den weiteren Schilderungen Akıns, der berichtet, wie er Schygulla wenige Zeit später beim Filmfest Hamburg getroffen hätte. Hier sei der türkische Schauspieler Tuncel Kurtiz dabei gewesen, woraufhin Akın sogleich – diese internationale Besetzung im Hinterkopf, so seine Selbstpositionierung – eine erste Plotfassung von AUF DER ANDEREN SEITE entwickelt hätte.[27] Dieser Film wurde also nicht – wie allgemein üblich – nach fertigem Drehbuch besetzt, sondern bereits zuvor. Seine

---

24 Siehe auch: IMDb: «Awards» von AUF DER ANDEREN SEITE, online.
25 Vgl. Mäder, Marie-Therese: *Die Reise als Suche nach Orientierung. Eine Annäherung an das Verhältnis zwischen Film und Religion*, Marburg 2012; vgl. auch: Lang: *Transkulturelle Räume bei Fatih Akin*; vgl. auch: Ezli (Hg.): *Kultur als Ereignis*.
26 Behrens/Töteberg (Hg.): *Fatih Akin: Im Clinch*, S. 167.
27 Vgl. ebd., S. 167–168.

7.2 Corazón-International-Produktionen

Geschichte wurde erst daraufhin für eine konkrete Schauspieler:innenbesetzung entwickelt, ein Umstand, der zur Dynamik und Wirkung dieses Films beiträgt. Denn er lebt von der starken, authentischen Kraft seiner Figuren, deren persönliches Schicksal in seinem Fokus steht.[28] Die Aussagen Akıns sind aber auch an dieser Stelle in der Typologie Caldwells als «semi-embedded deep texts and rituals» einzuordnen und zu interpretieren, bei denen es dem Filmemacher um seine Wahrnehmung in der Fachwelt geht. Die persönliche Identifikation mit seinen Werken, seine hohe Einsatzbereitschaft bei ihrer Realisierung und sein Engagement für die Menschen, die ihm begegnen, sind Elemente, mit denen er sich selbst verbindet und in deren Kontextualisierung er gesehen werden möchte.

AUF DER ANDEREN SEITE ist der zweite Teil der Trilogie ‹Liebe, Tod und Teufel›. Er setzt sich daher inhaltlich mit dem Thema Tod auseinander. Während seiner Dreharbeiten verstarb zudem sein Produzent Andreas Thiel, weshalb er ihm gewidmet ist und dadurch noch eine *transtextuelle* Verbindung eingeht.[29] Erzählt wird von sechs Menschen und ihren Lebensumständen. Sie gehören verschiedenen Generationen an und stammen aus Deutschland und der Türkei. Ihre Geschichten sind allesamt in irgendeiner Weise miteinander verwoben. Der Film wurde auch in diesen beiden Ländern gedreht.[30] Als deutsch-türkisch-italienische Koproduktion folgt er in dieser Hinsicht ebenfalls einer *transnationalen* Ausrichtung und lässt sich unter die Kategorie ‹europäisches Kino› fassen, was nicht zuletzt der *Europäische Filmpreis* bezeugt, mit dem er geehrt wurde. Er generiert seine *Transkulturalität* und *Transnationalität* aber auch durch weitere Aspekte. Hierbei berichtet die bis dato vornehmlich auf dem deutschen Markt bekannte Schauspielerin Nursel Köse – die als repräsentatives Beispiel für eine *Transmigrantin* fugiert – in einem persönlichen Interview davon, wie sein internationaler Erfolg zu ihrer Bekanntheit in der Türkei beigetragen und ihr den Weg für eine Schauspielkarriere auch in diesem Land geebnet hat.[31]

Ein dritter Corazón-Film, der unter der Regie Akıns entstanden ist und sich in der gleichen Ausrichtung begreifen lässt, ist sein Kurzfilm DIE ALTEN BÖSEN LIEDER (D 2004). Er wurde als Episodenfilm zum Projekt VISIONS OF EUROPE (EU 2004) realisiert. Zum Anlass der EU-Erweiterung 2004 wurden 25 Regisseur:innen aus den 25 EU-Ländern gebeten, einen Kurzfilm als ‹Omnibusfilm›[32] beizusteuern, wobei alle die gleichen finanziellen Mittel gestellt bekamen und

---

28 Vgl. AUF DER ANDEREN SEITE (D/TRK/I 2007).
29 Siehe hierzu auch: ebd., S. 191.
30 Vgl. IMDb: «Filming Locations» von AUF DER ANDEREN SEITE, online.
31 Vgl. Köse im Skype-Interview.
32 Zur Gattung ‹Omnibusfilm› vgl. Betz, Mark: «Film, History, Film Genre, and Their Discontents: The Case of the Omnibus Film», in: *The Moving Image: The Journal oft the Association of Moving Image Archivists*, no. 2 (2001), S. 56–87; vgl. auch: Schreitmüller, Andreas: *Filme aus Filmen. Möglichkeiten des Episodenfilms*, Oberlaufen 1983.

eine festgesetzte Länge von fünf Minuten. Ihre Ausdrucksmittel jedoch waren frei wählbar. Akıns Film ist der ‹deutsche Beitrag›. Er versteht sich als «ein Lichtspielexperiment»[33], wie sein Regisseur ihn bezeichnet. Er nimmt ein Gedicht Heinrich Heines zum Gegenstand, das von Robert Schumann vertont, von der deutschtürkischen Sängerin und Schauspielerin Idil Üner gesungen und von FM Einheit, einem Bandmitglied der Einstürzenden Neubauten, mit experimenteller Akustik begleitet wird. «Was assoziiere ich mit Deutschland»[34] sei die Ausgangsfrage gewesen, erklärt Akın. Weil dies zunächst das Theater sei, hätten sie im Deutschen Schauspielhaus Hamburg gedreht. Da er Schwarz-Weiß-Filme – von Fritz Lang bis zu den frühen Filmen Wim Wenders – mit Deutschland verbinde, sei auch sein Beitrag in Schwarz-Weiß entstanden. Da Heine sich mit den «alten bösen Liedern» auf den Nationalsozialismus bezieht, der einst gefeiert, heute gerne begraben wird, bringt Akıns Kurzfilm auch diese Assoziation ins Spiel. Die *transkulturelle* Ausrichtung von DIE ALTEN BÖSEN LIEDER zeigt sich auch darin, dass er verschiedene Kunstformen wie Poesie, Film und Musik zusammenbringt, die in neuen Konstellationen präsentiert werden. «Kunst und Kultur können helfen, den Kontinent zu vereinen und die Nationen zu versöhnen, nachdem in den vergangenen Jahrhunderten so viel Blut vergossen worden ist»[35], verdeutlich sein Regisseur diese Ausrichtung.

7.2.2 TAKVA und MIN DÎT – In Interaktion mit einem ‹türkischen› und einem ‹kurdischen Kino›

Die Transnationalität von Akıns regiegeführten Filmen lässt sich auch bei Corazón-Produktionen anderer Filmemacher:innen aufzeigen. Als repräsentative Beispiele dienen Takva (Takva – Gottesfurcht; TRK/D 2006) unter der Regie des Istanbuler Drehbuchautors und Produzenten Özer Kızıltan und Min Dît – Die Kinder von Diyarbakir unter der Regie des Berliners kurdischer Abstammung, Miraz Bezars.

TAKVA erzählt die Geschichte von Muharrem (verkörpert durch den türkischen Schauspieler Erkan Can), einem strenggläubigen Moslem, der in einfachen Verhältnissen lebt. Auch bei seiner beruflichen Tätigkeit geht er einem einfachen Metier in einem Geschäft nach, das Säcke verkauft. Von Wert ist für ihn nur sein Glaube, doch als er vom geistlichen Oberhaupt seiner Gemeinschaft beauftragt wird, künftig die Ordensgeschäfte zu tätigen, gerät er in eine große Zerreißprobe. Der Film öffnet ein ‹deutsch-türkisches Kino› hin zu einem ‹türkischen Kino›. Seine *Transnationalität* und *Transkulturalität* lassen sich darin finden, dass er

---

33 Behrens/Töteberg (Hg.): *Fatih Akin: Im Clinch*, S. 217.
34 Ebd., S. 216.
35 Ebd., S. 217.

zwar eine ‹türkische Geschichte› erzählt und von seinem Regisseur über seinen Drehbuchautor, seinen Kameramann bis hin zu seinen Schauspieler:innen überwiegend von einem türkischen Team realisiert wurde, seine Produzent:innen und sein Cutter jedoch in Deutschland leben und arbeiten. Darüber hinaus generiert er diese durch *transtextuelle* Bezüge im Rahmen seiner Produktionspraxis. «Seit Jahren bin ich befreundet mit den unabhängigen Filmemachern Yeni Sinemacilar, übersetzt «Die neuen Filmemacher»«[36], erläutert Fatih Akın die Verbindung, die sein Filmschaffen mit demjenigen türkischer Regisseure[37] eingeht und positioniert sich dabei selbst in seiner internationalen Ausrichtung, die für ihn und sein weiteres Filmschaffen an Wichtigkeit gewonnen hat. «Wir haben uns 1998 beim Filmfestival in Antalya kennengelernt.[38] Es sind Leute mit interessanten Lebensgeschichten, der Drehbuchautor und Produzent Önder Çakar war zum Beispiel lange im Knast. Heute zählen sie zu den wichtigsten Filmemachern in der Türkei», wobei er anfügt: «Es gibt zwischen uns einen fruchtbaren Austausch. Ohne sie wäre GEGEN DIE WAND niemals der Film geworden, der er heute ist. Ihnen habe ich den Film im Rohschnitt gezeigt, sie waren damals mein Korrektiv.»[39]

Der zweite Corazón-produzierte Film, der nicht unter Akıns eigener Regieführung entstanden ist, aber ebenso eine *transnationale* Orientierung erfahrbar macht, ist MIN DÎT – DIE KINDER VON DIYARBAKIR, der bereits beim FFTD eingeführt wurde (siehe Kapitel 2.5.2). Seine Geschichte ist uns daher schon bekannt. Von Interesse ist in seinem Herstellungsprozess, dass nicht nur seine Produzent:innen aus Deutschland stammen, sondern auch sein Regisseur, wodurch *Transnationalität* generiert wird. Vergleichbar der *postmigrantischen Perspektive*, die anhand von AUS DER FERNE diskutiert wurde, kann Bezar durch sein Leben in Deutschland in seinem Film aus der Distanz heraus über die schwierige Situation in seinem Ursprungsheimatland sprechen. Dadurch, dass das Werk hierzulande produziert und finanziert wurde, konnte er die künstlerische Freiheit und Unabhängigkeit gewinnen, ein solch heikles, bisher weitestgehend tabuisiertes Thema zu behandeln. Denn Bezar platziert seine Geschichte in Südostanatolien in einer Stadt, die überwiegend von Kurd:innen bewohnt wird. Somit erzählt er sowohl eine türkische als auch eine kurdische Geschichte. MIN DÎT führt daher sowohl die Durchlässigkeit und Uneindeutigkeit als auch die Unzulänglichkeit dieser national-basierten Kategorien vor Augen.

---

36   Ebd., S. 225.
37   Da es sich nur um Männer handelt, wird hier auch nur die männliche Form Regisseur gebraucht.
38   Ein weiteres Beispiel für die Kontakte, die Filmfestivals generieren.
39   Behrens/Töteberg (Hg.): *Fatih Akin: Im Clinch*, S. 225–226.

7.2.3 Von SOUL KITCHEN bis BLUTZBRÜDAZ – Universalismus und Lokalkolorit

Eine zweite Ausrichtung, die sich bei Corazón-Filmen erkennen lässt, ist – vergleichbar derjenigen, die beim TATORT herausgestellt wurden – eine starke lokale Verankerung, wobei sich dennoch *transkulturelle* und *transnationale* Elemente darin finden. Sie lässt sich sowohl bei Akıns eigenen Werken finden, vornehmlich bei seinem sechsten Spielfilm SOUL KITCHEN und bei seinem dritten Dokumentarfilm MÜLL IM GARTEN EDEN (D 2012)[40], als auch bei Corazón-Filmen anderer Regisseur:innen. Als Beispiele dienen hierbei CHIKO und BLUTZBRÜDAZ.

«Diesen Film war ich Hamburg schuldig: ‹Soul Kitchen› ist das Kapitel in *Im Clinch* betitelt, das von dessen Entstehungsgeschichte handelt. Akın bezeichnet sie als ‹Odyssee›.»[41] Sie habe im Jahre 2003 begonnen. Die Idee hierzu läge jedoch noch weiter zurück, denn seine Geschichte beziehe sich auf das Sotiris, ein griechisches Restaurant, das einst von Akıns Freund Adam Bousdoukos betrieben wurde[42], ein Umstand, der dazu beiträgt, dass dieser Akın-Film wiederum ein sehr persönlicher geworden ist. Die Komödie handelt vom Hamburger Restaurantbesitzer mit griechischem Migrationshintergrund, Zinos Kazantsaki, (Adam Bousdoukos), dessen ganzes Leben zusammenbricht. Nicht nur dass ihn seine Freundin Nadine sitzen lässt und für einen Job nach Shanghai zieht, ein Bandscheibenvorfall legt Zinos lahm, und das genau zu dem Zeitpunkt, als sein Restaurant Soul Kitchen ihn so dringend braucht, weil die Geschäfte nicht gut laufen an diesen Tagen. Daran kann der aus der Not heraus engagierte Koch Shayn (Birol Ünel) wenig ändern, im Gegenteil, mit seiner exzentrischen Art vergrault er sogar die letzten Gäste. Und als schließlich noch Zinos' Bruder Illias auftaucht, der sich im Haftfreigang befindet, bahnt sich die Katastrophe in voller Größe an.

SOUL KITCHEN ist bis dato europaweit der zuschauer:innenstärkste Akın-Film[43], was daran liegen mag, dass Komödien bekanntlich das beliebteste Genre der Kategorie ‹deutsches Kino› darstellen.[44] Er transportiert jedoch eine besondere Leichtigkeit, die – so hier die These – zu seiner Publikumswirksamkeit beiträgt. Sie wird u. a. durch das Tempo erzeugt, in dem sich seine Geschichte abspielt. Dieses stellt ein zentrales dramaturgisches Element dar, was dazu führt, die angestrebte An-

---

40 Ein weiteres Beispiel ist GEGEN DIE WAND.
41 Behrens/Töteberg (Hg.): *Fatih Akın: Im Clinch*, S. 193.
42 Vgl. ebd. (Die Taverna Sotiris befindet sich weiterhin – allerdings unter einem neuen Besitzer – in der Barnerstraße 42 in Ottensen. Essen und Wein sind weiterhin ein Genuss (vgl. die persönlichen Erfah-rungen der Verfasserin).
43 Vgl. die europaweiten Publikumszahlen bisheriger Fatih-Akın-Filme in: Lumiere – Datenbank für Filmbesucherzahlen in Europa: «Search», online.
44 Zur Komödie als beliebtestem Genre der Kategorie ‹deutsches Kino› vgl. die veröffentlichten Studien der FFA, bspw. der Jahre 2010 und 2011, in: FFA: «Filmgenres 2010 bis 2011. Eine Auswertung zum Genreangebot in deutschen Kinos und zur Genrevielfalt deutscher Filme», online.

7.2 Corazón-International-Produktionen

tizipation durch den Zuschauer / die Zuschauerin zu erzielen. Oliver Schütte hat die Möglichkeit, einem Film Tempo zu verleihen, mithilfe des – aus der Sprachwissenschaft entliehenen – Begriffs der Ellipsen erläutert. Diese umschreiben die Art und Weise, Szenen zu verbinden, etwa wenn eine Frage am Ende einer Szene gestellt wird, die erst in der darauffolgenden beantwortet wird. Sie geben der Filmgeschichte Dynamik, weil die Zuschauer:innen am Erzählvorgang teilhaben.[45] In SOUL KITCHEN werden sie des Öfteren verwendet. Ein Beispiel ist die Szene, in der Zinos mit Nadine telefoniert und am Ende des Gesprächs sagt: «Du hast dich entschieden zu gehen.»[46] In der folgenden Szene findet Nadins Abschiedsessen statt, wobei die Zuschauer:innen dann erst erfahren, dass sie nach Shanghai gehen wird.[47] Eine andere Ellipse verbinde die Szene, in der Shayn Zinos fragt, ob er einen Job für ihn hätte[48], mit einer der folgenden Szenen, in der er im Soul Kitchen auftaucht.[49] Wie wichtig die Erzählgeschwindigkeit für das Gelingen eines komödiantischen Stoffes ist, hat Akın wiederum von seinen Vorbildern gelernt, was die *intertextuelle* Verwobenheit auch dieses Films vor Augen führt. Doch die Spannung, die er in sich trägt, rührt auch von anderen Elementen her, etwa von seiner lokalen Verbundenheit. Hier ist die städtische Darstellung von Authentizität geprägt, weil Fatih Akın sein Zuhause gut kennt. «SOUL KITCHEN ist eine Ansichtskarte aus Hamburg»[50], nimmt er Stellung zu ihrer Wichtigkeit in seinem sechsten Spielfilm und positioniert sich bezogen auf Caldwells Typologie mit diesen «publicly disclosed deep texts and rituals», in einer Verwobenheit mit der norddeutschen Hansestadt, die sein Image in der breiten Öffentlichkeit prägt. In seinen vorangehenden Werken sei es um Identität gegangen, und sie hätten ihn in das Land seiner Herkunft gebracht, für das er eine soziale Verantwortung verspüre. Er ergänzt: «Mit SOUL KITCHEN [jedoch] konnte ich ein filmisches Statement setzen. Meine Heimat ist nun einmal Hamburg, und ich hatte das Gefühl: Dieser Stadt bin ich noch einen Film schuldig.»[51] Von Interesse ist hierbei, dass Heimat für Akın trotz ihrer lokalen Verankerung weniger geografisch bestimmt ist, als vielmehr eine mentale und emotionale Befindlichkeit darstellt.[52] Aufgrund dessen sind die Stadtteile, die hier auftauchen – als Handlungs- und/oder Drehorte – von einer starken Emotionalität und Symbolik geprägt. Der Handlungsort «Wilhelmsburg steht für die Veränderung der Stadt, Gentrifizierung, also den spektakulären Umgang mit Stadtteilen, in denen die Künstler vom Geldadel vertrieben werden», erklärt Akın und fügt

---

45 Vgl. Schütte: *Die Kunst des Drehbuchlesens*, S. 111–112.
46 Vgl. SOUL KITCHEN (D 2009, R: Fatih Akın), DVD: Pandora Film 2010, TC 00:02:28–00:02:49.
47 Vgl. ebd., TC 00:05:14–00:05:31.
48 Vgl. ebd., TC 00:06:49–00:06:57.
49 Vgl. ebd., TC 00:17:56–00:20:25.
50 Behrens/Töteberg (Hg.): *Fatih Akin: Im Clinch*, S. 201.
51 Vgl. ebd.
52 Vgl. ebd., S. 202.

hinzu: «Aus einer stillgelegten Fabrikhalle wird eine In-Location; das alte Industrieviertel mit den Arbeitern und Migranten verschwinden langsam.»[53] Daher hätten sie mit Absicht Drehorte ausgesucht, die bald verschwinden würden, etwa das Mandarin-Casino an der Reeperbahn, den einstigen Mojo-Club, die Astra-Stube an der Sternbrücke oder das Frappant, einen Club im alten Karstadt-Gebäude in Altona. Sie hätten das Thema seines Films «Das Neue bedroht das Alte» unterstützt.[54] In seiner Herangehensweise zeigt sich eine *postmigrantische Perspektive*, die Akın dadurch einnimmt, dass er Migration in ihren – hier vornehmlich städtischen – Wandlungen berücksichtigt. Es fließen auch urbane Transformationsprozesse in die Geschichte ein, die sich in den vielfältigen Elementen und Rhythmen wiederfinden, welche die Musikströmung Soul vereint. Sie ist für diesen Film von Wichtigkeit, was bereits sein Titel andeutet. Doch auch typische Hamburger Melodien, etwa unterschiedliche Versionen des berühmten Liedes *La Paloma* finden hier ihren Ausdruck.[55] Es ist ein akustischer Mix entstanden, der sich wiederum mit Robertsons Begriff der *Glokalisierung* zusammenbringen lässt. Durch die Einflüsse, Verbindungen und Überlagerungen, die der Prozess der Globalisierung auf das Regionale ausübt, äußert sich jedes Geschehen auf der Welt lokal und gleichzeitig *translokal*,[56] was in SOUL KITCHEN auf verschiedenen Ebenen zum Ausdruck kommt. Etwa darin, dass seine Figuren zwar unterschiedlicher Herkunft, jedoch alle in Hamburg zu Hause sind. Ebenso in seiner Besetzung der Schauspieler:innen, die unterschiedliche Migrationshintergründe aufweisen. Er ist wiederum ein sehr persönlicher Film geworden, weil er viele biografische Bezüge zu seinem Regisseur, aber auch zu seinen Schauspieler:innen aufweist. Daher ist seine Geschichte – vergleichbar dem Entstehungsverlauf von AUF DER ANDEREN SEITE – für zuvor feststehende Darsteller:innen entwickelt und nicht umgekehrt ein fertiges Drehbuch im Nachhinein besetzt worden.[57] Auch dieser Umstand erzeugt seine Dynamik. Sie äußert sich in der Stärke seiner Charaktere, wie wir sie bereits aus anderen Akın-Filmen kennen.[58] Die wiederholte Zusammenarbeit mit bestimmten Künstler:innen erzeugt ebenfalls Antizipation. Unter ihnen finden sich Adam Bousdoukos, Moritz Bleibtreu, Birol Ünel und Fatih Akıns Bruder Cem Akın, doch auch Cutter Andrew Bird ist eine starke Konstante in der Laufbahn des Filmemachers. Diese ‹Filmfamilie›, die Fatih Akın über die Jahre hinweg um sich gruppiert hat, kommt hier zusammen, trägt zur Verbundenheit bei, die SOUL KITCHEN erzeugt und prägt auch abermals das Image, das der Filmemacher verbreiten möchte.

---

53 Ebd.
54 Vgl. ebd.
55 Vgl. die verwendete Musik in SOUL KITCHEN.
56 Vgl. Robertson: «Glokalisierung», S. 193–211.
57 Vgl. hierzu: Behrens/Töteberg (Hg.): *Fatih Akin: Im Clinch*, S. 193–204.
58 Vgl. die verschiedenen Charaktere in SOUL KITCHEN.

7.2 Corazón-International-Produktionen

Der zweite von *Corazón* produzierte und von Akın inszenierte Film, der sich in einer konkreten Lokalität verortet, ist MÜLL IM GARTEN EDEN. Er thematisiert den Bau und die Inbetriebnahme einer Mülldeponie in unmittelbarer Nähe des kleinen Dorfes Çamburnu nahe Trabzon in einem Bergteebaugebiet an der türkischen Schwarzmeerküste. «Während der ersten Recherchereise zu AUF DER ANDEREN SEITE verliebte ich mich in das wunderschöne Bergdorf», berichtet Akın von seiner Entstehungsgeschichte und fährt fort: «Für mich ist Çamburnu so etwas wie der Garten Eden. Die hohe Luftfeuchtigkeit, der stetige Nebel, der sich in den Teehängen abregnet, hat die Vegetation zu einem ewig grünen Garten wachsen lassen.»[59] Diese Empfindungen spiegeln sich in seinem Titel ebenso, wie er als Gesamtes eine Herzensangelegenheit seines Regisseurs geworden ist. Dadurch, dass Akın eine starke emotionale Bindung zu diesem Ort verspürt, entschied er sich dafür, die dortigen Umstände über mehrere Jahre hinweg zu begleiten. Trotz seiner lokalen Verankerung ist der Blick auf das Geschehen, der eines *transkulturell* geprägten Menschen. Er ermöglicht wiederum Distanz, wodurch dieses schonungslos beleuchtet werden kann.

Die Ortsgebundenheit mancher Corazón-Filme lässt sich auch an zwei Beispielen verdeutlichen, bei denen Fatih Akın nicht selbst Regie führte, sondern Özgür Yıldırım.

CHIKO ist nicht nur der Titel seines Spielfilmdebüts, es ist auch der Name seiner Hauptfigur, gespielt von Denis Moschitto. Chiko und seine Freunde Tibet (Volkan Özcan) und Curly (Fahri Yardım) sind drei Hamburger Jungs, die von einem besseren Leben träumen. Um Reichtum, aber auch Beachtung, Respekt und Macht zu erlangen, wollen sie sich in der Drogenszene einen Namen machen. Da kommt ihnen ein guter Kontakt zu Drogenboss Brownie (Moritz Bleibtreu) sehr gelegen, der das Revier auf dem Kiez bereits beherrscht. Doch müssen die Freunde schon bald erfahren, welche grausamen Strafen im Gangstermilieu vorherrschen, wenn man sich nicht an die Spielregeln hält. Özgür Yıldırım erhielt für seinen ersten Spielfilm 2009 eine ‹Lola› in der Kategorie ‹Bestes Drehbuch› und sein Cutter Sebastian Thümler in die Kategorie ‹Bester Schnitt›. Auch war CHIKO in der Kategorie ‹Bester Spielfilm› für einen ‹Deutschen Filmpreis› nominiert, ebenso am Filmfestival Türkei Deutschland, wo er 2008 im Wettbewerbs-programm gezeigt wurde.[60] Er ist ein Gangsterfilm, der seinem Genre treu bleibt und seine Geschichte filmhandwerklich geschickt in das hierfür erforderliche Milieu platziert. Hierbei setzt er Hamburg unverkennbar in Szene, nicht nur dadurch, dass seine Geschichte in der norddeutschen Hansestadt spielt und er dort gedreht wurde, sondern auch, weil man anhand der gewählten Örtlichkeiten wie Straßen, Kieze, Bars merkt, dass sein Regisseur die sozialen Brennpunkte sei-

---

59 Behrens/Töteberg (Hg.): *Fatih Akin: Im Clinch*, S. 232.
60 Vgl. hierzu auch: IMDb: «Awards» von AUF DER ANDEREN SEITE.

ner Heimatstadt kennt.[61] Die Sprache seiner Helden und Antihelden situiert sich ebenfalls unverfälscht in diese Stadt.[62] Die Verwobenheit dieses Films mit Hamburg hat auch die Filmkritik hervorgehoben. So betitelt beispielsweise Christian Buß seinen *Spiegel*-Artikel mit «Hamburg Hexenkessel, Digger!», und beschreibt darin die Souveränität, mit der Yıldırım sein Gangsterdrama aus dem Osten der Stadt realisiert hat.[63] Jedoch muss auch bei dieser städtischen Inszenierung betont werden, dass es sich dabei um eine filmische Konstruktion handelt. Ihre Kulisse und Stimmung sowie das Milieu, in dem seine Geschichte spielt, wurden bewusst für seine Wirkung genutzt.[64]

Der Erfolg seines ersten Langfilms und seine Interaktionen mit Fatih Akın und Corazón ermöglichten es Yıldırım, schon bald seinen zweiten Spielfilm zu realisieren: BLUTZBRÜDAZ, eine Musikkomödie mit den deutschen Rappern Sido und B-Tight, eine Gemeinschaftsproduktion mit dem renommierten Münchner Filmunternehmen Constantin Film. «Özgür ist für uns eine Art Ziehkind», sagt Akın und berichtet von den Ereignissen: «Der Constantin-Produzent Oliver Berben war wegen eines Films mit Sido an mich herangetreten; nachdem ich ihm abgesagt hatte, fragte er mich, ob ich einen anderen Regisseur für das Projekt wüsste. Ich habe sofort an Özgür gedacht», so Akın, der ergänzt: «Er ist jung und hat etwas über Gangster gemacht, ist also nicht so weit vom Gangster-Rap entfernt.»[65] Es offenbart sich auch in der Folge von Yıldırıms Filmschaffen, wie sehr dieses von seinen persönlichen Erfahrungen und Kontakten geprägt wurde, wobei er ebenso die Möglichkeit bekam, seine eigene Visionen umzusetzen.[66] Hierbei äußert sich Akın auf die Frage, was für eine Art von Produzent er sei: «Wir versuchen, die Leute korrekt zu behandeln und ihnen während der Drehzeit ein soziales Bett zu geben. Den Regisseuren reden wir nicht groß rein – ich will niemanden zu etwas zwingen.»[67] Aus seiner eigenen Regiearbeit weiß er, wie wichtig die künstlerische Freiheit für das Gelingen eines Werkes ist. «[Die Regisseur:innen] müssen autark arbeiten können, das ist eine Grundvoraussetzung. Wir haben die Philosophie: Jeder/[jede] Regisseur[:in] hat das Recht auf seine eigenen Fehler.»[68]

BLUTZBRÜDAZ dient als viertes Beispiel für eine Corazón-Produktion, die eine starke lokale Verankerung aufweist, dieses Mal mit Berlin. Erzählt wird

---

61 Siehe hierzu auch die Untersuchungen zu FEUERTEUFEL in Kapitel 6.5.3.
62 Vgl. bspw. den Hamburger Dialekt, den die Figuren in CHIKO sprechen.
63 Buß, Christian: «Gangsterfilm «Chiko» – Hamburg Hexenkessel, Digger!», in: *Spiegel Online Kultur*, 17.04.2008, online.
64 Siehe hierzu auch: Yıldırım im persönlichen Interview.
65 Behrens/Töteberg (Hg.): *Fatih Akin: Im Clinch*, S. 225.
66 Vgl. Yıldırım im persönlichen Interview.
67 Behrens/Töteberg (Hg.): *Fatih Akin: Im Clinch*, S. 224–225.
68 Ebd., S. 225.

von Otis (Sido) und Eddy (B-Tight). Beide träumen von einer Musikkarriere als Rapper. Als sie die Chance bekommen, ein Demoband zu produzieren, und dieses erfolgreich wird, scheinen sie ihrem Ziel nahe, doch alles hat seinen Preis, was schließlich auch ihre Freundschaft einer Prüfung unterzieht. Der Film setzt sich mit keinem deutschtürkischen Thema auseinander. Er handelt von Freundschaft, erzählt aber ebenso ein Stück Musikgeschichte und verknüpft sich dabei mit der deutschen Hauptstadt. Er spielt an der Jahrtausendwende, einer entscheidenden Wegmarke im Berliner Hip-Hop. «Damals kristallisierte sich gerade die Wachablösung im deutschen HipHop heraus. Eine neue Generation mit anderen Themen und einem anderen Selbstverständnis löste die alte Garde ab»[69], erläutert Constantin-Produzent Oliver Berben die Aufbruchsstimmung, die in dieser Zeit in der deutschen Metropole vorherrschte, wobei die *intertextuelle* Verwobenheit von BLUTZBRÜDAZ zu amerikanischen Produktionen erkennbar wird. «Wir orientierten uns ein wenig an Filmen wie BEAT STREET oder alten amerikanischen Rapvideos aus den frühen Achtzigern. Dieses Flair wollten wir treffen und auf die deutsche Szene übertragen.» Berben ergänzt: «Wir wollten eine Zeit porträtieren, in der sich Rapper ausprobieren und frei entfalten konnten, eine Zeit ohne Szenezwänge. Wir wollten einen leichten Film drehen, einen Film, der nicht anstrengend ist.»[70] Hierbei erläutert auch Regisseur Yıldırım, er habe hier mit den Konventionen bisheriger Hip-Hop-Filme brechen wollen, die fast ausschließlich Dramen seien, und stattdessen einen Film realisieren, «der leicht ist, der Spaß macht, der sich nicht so ernst nimmt»[71]. Yıldırım bekam von seinen Produzenten die Eigenständigkeit, seine eigene Vision umzusetzen, was zur Ausdrucksstärke von BLUTZBRÜDAZ beigetragen hat. Er konnte seine kreative Freiheit ausleben und mit dem Genre experimentieren, was den Film wiederum sehr persönlichen macht.[72] Er dient als viertes Beispiel für eine Corazón-International-Produktion, in der Musik eine zentrale Rolle spielt. Durch ihren Ursprung und die Zusammenführung verschiedener Stile und Elemente erzeugt sie *Transkulturalität*, führt aber auch urbane Transformationsprozesse vor Augen.[73] Hier schließt sich der Kreis, und es lässt sich mit Margret Mackuth sprechen: «Es geht um Freiheit.»

---

69 Constantin Film (Hg.): Presseheft von BLUTZBRÜDAZ, S. 14, online.
70 Ebd.
71 Ebd., S. 9.
72 Vgl. ebd.
73 Zur Geschichte des Hip-Hops und seiner Entwicklung in Deutschland siehe bspw.: Verlan, Sascha / Loh, Hannes: *20 Jahre HipHop in Deutschland,* Höfen 2002.

7.3 THE CUT – Eine Bombero-International-Produktion

Wir schreiben den 27. September des Jahres 2014, kurz vor 19.30 Uhr: Zahlreiche Menschen strömen ins CinemaxX 1, den großen Kinosaal des CinemaxX Hamburg-Dammtor.[74] Unter ihnen tauchen bekannte Gesichter auf. Sie gehören zu Akıns ‹Filmfamilie›, wie sie vorangehend thematisiert wurde und wie sie für den Filmemacher auch eine wichtige Rolle in seiner öffentlichen Wahrnehmung spielt (siehe Kapitel 7.2.3). Selbstverständlich fehlen sie an diesem bedeutenden Abend nicht. Annähernd alle 962 Sitzplätze sind inzwischen belegt, die Stimmung ist gehoben und ebenso gespannt: THE CUT feiert Deutschlandpremiere, beim Filmfest Hamburg natürlich, wie sollte es auch anders sein. Der Abend hat noch einen weiteren feierlichen Anlass: Fatih Akın wird mit dem ‹Douglas-Sirk-Preis›[75] geehrt, nicht für sein Lebenswerk, dafür sei der Filmemacher wahrlich noch zu jung, heißt es in der Eröffnungsrede durch Festivalleiter Albert Wiederspiel. Dieser hebt nicht nur die tiefe Verbundenheit Fatih Akıns mit der Stadt Hamburg hervor, sondern auch die Intensität, die sowohl von seinen Filmen als auch – und sogar noch viel mehr – von seiner Persönlichkeit ausgehe. Er thematisiert, dass der Hamburger Regisseur seine Heimat zwar immer wieder für seine weltumspannenden Reisen verließe, jedoch wie ein Seefahrer auch immer wieder dahin zurückkomme, sowohl physisch als auch thematisch in seinen Filmen.[76] Daraufhin folgt die Begrüßungsrede und Laudatio der Senatorin der norddeutschen Hansestadt, Barbara Kisseler[77]. Thema ist in ihrer Rede das Überschreiten von Grenzen, das für den Filmemacher und sein Werk als kennzeichnend erachtet wird. Von beiden Sprechern wird schließlich Akıns «Suche nach der Wahrheit»[78] hervorgehoben, die bei seinem siebten regiegeführten Spielfilm von besonderer Wichtigkeit gewesen sei. Da auch in diesem Akın-Film Musik einen hohen Stellenwert hat, ist die franko-marokkanische Sängerin Hindi Zahra[79] an diesem

---

74 Unter ihnen die Forscherin und Verfasserin dieser Arbeit.

75 Der ‹Douglas-Sirk-Preis›, benannt nach dem gebürtigen Hamburger Douglas Sirk, wird seit 1995 jährlich vom Filmfest Hamburg auf internationaler Ebene an Künstler:innen vergeben, die mit ihrem Schaffen einen entscheidenden Beitrag zur Filmkultur geleistet haben (vgl. Filmfest Hamburg: «Douglas Sirk Preis», online).

76 Vgl. Wiederspiel, Albert in seiner Ansprache anlässlich der Deutschlandpremiere von THE CUT und Verleihung des ‹Douglas-Sirk-Preises› an Fatih Akın im CinemaxX Hamburg-Dammtor am 27.09.2014.

77 Ursprünglich hätte Regisseur Emir Kusturica die Laudatio halten sollen, jedoch war dieser an diesem Abend aufgrund eines kleinen Unfalls daran gehindert. Barbara Kisseler hatte das Amt inne, bis sie am 07.10.2016 an den Folgen ihrer Krankheit verstarb.

78 Kisseler, Barbara in ihrer Begrüßungsrede und Laudation anlässlich der Deutschlandpremiere von THE CUT und Verleihung des ‹Douglas-Sirk-Preises› an Fatih Akın im CinemaxX Hamburg-Dammtor am 27.09.2014. Und: Wiederspiel in seiner Ansprache.

79 Die Schauspielerin und Sängerin verkörpert in THE CUT die Figur Rakel und trägt mit ihrem

7.3 THE CUT – Eine Bombero-International-Produktion

Abend gleichfalls anwesend und stimmt das Publikum mit ihren empfindsamen, melancholischen Balladen auf ein Werk ein, das seine Zuschauer:innen in der Härte seiner Thematik und in der Wucht seiner Bilder trifft.[80] THE CUT wurde von der Filmkritik nicht zu Unrecht als «Tableau des Grauens»[81] bezeichnet, als «wahres Inferno, dessen apokalyptische Bilder sich einbrennen»[82]. Dieser Brutalität und Gewalt hält die gefühlvolle und sensible Musik Zahras eine Menschlichkeit entgegen, die in Akıns Filmen niemals fehlt, auch in diesem nicht. Als solche befördert sie *Transkulturalität*. Diese zeigt sich einerseits in den Stücken Zahras, weil sie verschiedene musikalische Stile zusammenführen. Andererseits äußert sie sich in einer versöhnenden Geste, die Musik als solche in sich trägt, wenn sie es schafft, Menschen – ganz gleich welcher Abstammung und welchen Glaubens – zu berühren und in dieser Emotion einander näherzubringen, was derjenigen von THE CUT gelingt. Der Film handelt vom armenischen Schmied Nazaret (Tahar Rahim), der mit seiner Frau Rakel (Hindi Zahra) und seinen beiden Zwillingstöchtern in der türkischen Stadt Mardin ein einfaches, aber erfülltes und glückliches Leben führt, bis er 1915 durch bewaffnete türkische Soldaten seiner Familie entrissen wird. Durch wundersame Hand überlebt er die Massenhinrichtung an seinem Volk, ist jedoch aufgrund der ihm zugefügten Verletzung von nun an stumm. Als er erfährt, dass seine Töchter dem Genozid[83] ebenfalls entkommen sein sollen, begibt er sich auf die Suche nach ihnen. Es folgt eine lange, beschwerliche Reise, sie führt ihn von Asien über Kuba bis in die USA und damit von den weiten Wüsten Mesopotamiens über das rege Havanna bis in die abgelegenen Prärien North Dakotas.

Es ist eine Geschichte vom Überleben, Kämpfen, Suchen und Finden, in der das Element der Reise erneut von großer Wichtigkeit ist. Es ist auch eine Geschichte von Hass, Vertreibung, Gewalt und Tod, die sich mit seelischen Abgründen, Gräueltaten und Verbrechen gegen die Menschlichkeit auseinandersetzt. Somit behandelt der Film einen historischen Stoff des Weltgeschehens, handelt aber auch von Liebe, Freundschaft, Aufrichtigkeit, Hoffnung und Vergebung. Es ist ein Werk, in dem Grenzen überschritten werden. Landesgrenzen, kulturelle Gren-

---

Song *Everything To Get You Back* auch zu seiner Musik bei. Das Stück wurde wiederum von Alexander Hacke komponiert und auf dem Soundtrack zu THE CUT veröffentlicht (vgl. die Musik in: THE CUT und Hacke, Alexander: *The Cut – Original Sountrack* (OST), D 2014.

80 Vgl. THE CUT.
81 Peiz, Christiane: «Das armenische Drama», in: *Der Tagesspiegel*, 01.09.2014, online.
82 Stenzel, Oliver: «Ein Verfolgter verliert die Stimme», in: *Stuttgarter Nachrichten*, 15.10.2014, online.
83 Hierbei sei angemerkt, dass die Türkei sich bis heute weigert, die Massaker dieser Zeit als Genozid anzuerkennen (vgl. hierzu bspw.: Malzahn, Claus Christian: «Warum die Türkei den Genozid nicht anerkennt», in: *Die Welt*, 23.04.2015, online; vgl. auch: Bommarius, Christian: «Armenien – Die Lüge von der «Tragödie»» in: *Frankfurter Rundschau*, 18.05.2016, online.

zen, menschliche Grenzen, doch auch diejenigen zwischen Gut und Böse.[84] THE CUT ist der dritte Teil von Akıns Trilogie ‹Liebe, Tod und Teufel› und daher eine besondere Wegmarke in seinem Schaffensprozess. Er baut auf den beiden vorangehenden auf, obwohl er sich inhaltlich sehr von ihnen unterscheidet. Hierzu erläutert Akın: «Man denkt vielleicht, dass der Film wegen der anderen Thematik – es geht vordergründig nicht um einen deutschtürkischen Kontext – von den anderen beiden Teilen der Trilogie abweicht. Sie bauen aber aufeinander auf.»[85] Sein Regisseur sieht etwa eine Verwandtschaft zwischen den männlichen Hauptfiguren aller drei Filme, da sie alle drei intensiv beobachten würden und besessen seien.[86] Tatsächlich folgen sowohl Cahit als auch Nejat und Nazaret jeweils einem Auftrag, der sie völlig einnimmt, und alle drei kämpfen mit Kräften, auch mit dunklen. Stilistisch und ästhetisch orientiert sich Akın an unterschiedlichen Vorbildern, unter ihnen Elia Kazan, Terrence Malick, Sergio Leone und Roman Polanski, wodurch auch THE CUT *intertextuelle* Verweise generiert:[87] in seinem Produktionsprozess, aber auch in seiner Verknüpfung mit Drehbuchautor Mardik Martin[88], wodurch sie gleichzeitig um *transtextuelle* und *transnationale* erweitert werden. Der amerikanische Drehbuchautor armenischer Herkunft, der durch seine Zusammenarbeit mit Martin Scorsese Geschichte schrieb[89], fungierte als Koautor für seine Vorlage. «Wir arbeiteten zehn Tage lang in Los Angeles am Drehbuch und sprachen viel über Filme und das Filmemachen», berichtet Martin von dieser Zusammenarbeit. «Nach drei Überarbeitungen, die ich nach Hamburg geschickt hatte, waren alle Beteiligten mit unseren Fortschritten zufrieden.» Und er ergänzt: «Ich hatte keine Ahnung, mit welcher Akribie Fatih die Produktion vorbereiten und die Dreharbeiten umsetzen würde. Ich flog zweimal nach Deutschland: einmal für das Casting und einmal für den Schnitt.»[90] THE CUT ist der Medienberichterstattung zufolge mit 15 Millionen Euro Akıns bisherig auf-

---

84 Die Überschreitung der Grenzen von Gut und Böse zeigt sich etwa in der Hauptfigur Nazaret, der zunächst Opfer der grausamen Verbrechen ist, dann aber selbst zum Täter wird, während er wiederum durch die Hilfe eines erbarmungsvollen Türken überlebt.
85 Pandora Film (Hg.): *Presseheft von THE CUT*, S. 22, online.
86 Vgl. ebd.
87 Vgl. hierzu auch die Verweise Akıns in verschiedenen Interviews, bspw.: Bauer, Patrick: «Wie im falschen Film», in: *SZ-Magazin*, Heft 40/2014, Kino/Film/Theater, online; vgl. auch: Heyman, Stephen: «Q&A: Fatih Akin Discusses His New Film ‹The Cut›», in: *The New York Times*, Aug. 26, 2014, online; vgl. auch: Pandora Film (Hg.): *Presseheft von THE CUT*, S. 17.
88 Zu Leben und Werk Mardik Martins vgl. etwa den Dokumentarfilm: MARDIK: BAGDAD TO HOLLYWOOD (MARDIK: BAGDAD TO HOLLYWOOD; USA 2008, R: Ramy Katrib / Evan York).
89 Auf den Drehbüchern von Mardick Martin beruht eine Mehrzahl an Scorsese-Filmen, darunter IT'S NOT JUST YOU, MURRAY! (IT'S NOT JUST YOU, MURRAY!; USA 1964), MEAN STREETS, NEW YORK, NEW YORK (NEW YORK, NEW YORK; USA 1977), THE LAST WALTZ (THE BAND; USA 1978) oder RAGING BULL (WIE EIN WILDER STIER; USA 1980).
90 Pandora Film (Hg.): *Presseheft von THE CUT*, S. 13.

7.3 The Cut – Eine Bombero-International-Produktion

wändigster und teuerster Film.[91] Im Laufe seiner Produktion trennte er sich von seinem langjährigen Geschäftspartner Klaus Maeck und gründete zusammen mit seiner Frau Monique eine neue Gesellschaft zur alleinigen Realisierung seiner Filme: Bombero International. THE CUT ist aber auch der Akın-Film, der bisher die negativste Kritik erfahren musste[92], was unter anderem daran liegen mag, dass dieser als Regisseur und gleichzeitig Produzent zu viel umsetzen wollte mit seiner Großproduktion, in thematisch-inhaltlicher ebenso wie in formalästhetischer Hinsicht. THE CUT wirkt an einigen Stellen langatmig, manche Dialoge steif und manche Szenen überladen. «Ich erzähle die Geschichte eines Vaters, der seine beiden Töchter sucht und dafür um die Welt reist. Es ist ein Western, dieser Vater reist westwärts bis nach Amerika. Eine Geschichte über Auswanderung und Einwanderung», erläutert Akın selbst die Komplexität und Weitläufigkeit seines Stoffs. «Die Geschichte spielt vor dem Hintergrund dieses Völkermords. Aber es ist kein Film über den Völkermord. Ich bin kein Politiker und mache keine Politik mit meinem Film. Ich erzähle eine Geschichte anhand von historischen, traumatischen und nicht verarbeiteten Geschehnissen.»[93]

THE CUT ist trotz seiner formalen Schwächen großes, weltumspannendes Erzählkino, das ebenso filmische Grenzen auslotet.[94] Es präsentiert ein ‹deutsch-türkisches Kino› in neuen Dimensionen und führt trotz seiner Zugehörigkeit zu Akıns Trilogie gleichsam dessen kategoriale Auflösung vor Augen. Es veranschaulicht auch, wie sich ein zeitgenössisches ‹transnationales Kino› in der zweiten Dekade des 21. Jahrhunderts platziert. Als internationale Großproduktion, an der acht Länder, zehn Produktionsfirmen und u. a. vier große Förderinstitutionen beteiligt sind, uraufgeführt in Venedig auf dem neben Cannes wichtigsten europäischen A-Festival und – trotz seiner eingeholten negativen Kritik – mit zwei Preisen und sechs Nominierungen versehen[95], fällt THE CUT unter die Kategorie ‹World Cinema›. Und zwar eines, das sich in der Definition des Bandes *Remapping world cinema: identity, culture and politics in film* (2006) im Überschreiten von Grenzen versteht.[96] Es ist auch ein solches, das sich von den Editoren der

---

91 Vgl. etwa Bauer: «Wie im falschen Film»; vgl. auch: Behrens, Volker: «Fatih Akins «The Cut» in Venedig: «Ein Film wie ein Gebet»», in: *Hamburger Abendblatt*, 01.09.2014, online; vgl. auch: Kitzler, Jan-Christoph: «Die nennen das nicht Völkermord», in: *Deutschlandfunk Kultur*, 01.09.2014, online. IMDb schätzt die Gesamtproduktionskosten von THE CUT sogar auf 16 Mio. Euro (vgl. IMDb: «Box Office» von THE CUT, online).

92 Vgl. bspw.: Steinfeld, Thomas: «Verrannt in die historische Brisanz», in: *Süddeutsche Zeitung*, 01.09.2014, online; vgl. auch: Ostwald, Susanne: «Fatih Akin scheitert mit «The Cut»», in: *Neue Zürcher Zeitung*, 01.09.2014, online; vgl. auch: Reicher, Isabella: «Zwillinge – der doppelte Horror», in: *Der Standard*, 31.08.2014, online.

93 Pandora Film (Hg.): *Presseheft von* THE CUT, S. 17.

94 Siehe hierzu auch Akıns Schilderungen zu seinem Produktionshergang, in: ebd., S. 17–22.

95 Vgl. IMDb: «Awards» von THE CUT, online.

96 Vgl. Dennison, Stephanie / Lim, Song Hwee: «Situating World Cinema as a Theoretical Prob-

jüngst erschienenen Publikation *Transnationale Medienlandschaften: Populärer Film zwischen World Cinema und postkolonialem Europa* (2017) als ein «Kino der transnationalen Medienlandschaft» begreift, wodurch der Fokus auf «kinematografische Vernetzungen» gelenkt wird, «die sich zwischen den einzelnen Filmtexten, insbesondere aber auch den sie umschließenden Filmkulturen und Filmakteuren spannen.»[97]

Schließlich lässt sich THE CUT in seinen Aushandlungsprozessen durch digitale Kanäle respektive soziale Netzwerke deuten, wobei er ebenfalls *Transkulturalität* und *-nationalität* generiert. In der Betrachtung seines Produktionshergangs, der auf seiner Facebook-Seite begleitet und dokumentiert wurde, erschließt er sich sowohl über zahlreiche Fotos der internationalen Dreh- und Produktionsorte als auch über unterschiedliche Posts und Kommentare weltweiter Nutzer:innen, die in verschiedenen Sprachen schreiben.[98] In diesen polyphonen, *transmedialen* Interaktionen wird der Film als polyzentrisches Gebilde erfahrbar. Seine Geschichte wird nicht mehr ausschließlich filmisch und linear erzählt, sondern wird achronistisch und außerfilmisch verhandelt. Er schafft vielfältige Bezüge zu seinem Entstehungsprozess und zu seiner Rezeption und verdeutlicht sich dabei abermals als *Quasi-Objekt*, das sich auf vielfältige Art und Weise und in unterschiedlichen Verknüpfungen formt und positioniert.

7.4 Zusammenfassung

In dieser letzten Fallstudie ließ sich verdeutlichen, welche Verwobenheit ein ‹deutsch-türkisches Kino› mit der Produktionsfirma Corazón International aufweist und welche Formationen und Transformationen es hierbei erfährt. Neben den hier produzierten Filmen wurden auch Aussagen und Schilderungen von zentralen Akteuren der Filmproduktion – vornehmlich Fatih Akın selbst – zur Analyse herangezogen. Dabei wurde anhand von Caldwells Typologie der Formen mit reflektiert, dass diese in unterschiedlichen Zusammenhängen und mit verschiedenen Intensionen über sich selbst und ihre Akteure berichten, wobei es auch immer um Selbstpositionierung unter den Fachleuten aber auch gegenüber dem Publikum und der breiten Öffentlichkeit geht. Auf dieser Basis ist die Entstehung von Corazón International, ihr Konzept und ihre Entwicklung thema-

---

lem», in: ebd. (Hg.): *Remapping World Cinema: Identity, Culture and Politics in Film*, London / New York 2006, S. 1–15; hier: S. 10.

97 Ritzer, Ivo / Steinwender, Harald: «Transnationale Medienlandschaften: Populärer Film zwischen World Cinema und postkolonialem Europa», in: dies. (Hg): *Transnationale Medienlandschaften: Populärer Film zwischen World Cinema und postkolonialem Europa*, Wiesbaden 2017, S. 1–26; hier: S. 2–3.

98 Vgl. den dokumentierten Produktionshergang von THE CUT auf Facebook: THE CUT, online.

7.3 The Cut – Eine Bombero-International-Produktion

tisiert worden. Hierbei ließen sich wiederum zwei Richtungen der untersuchten Kategorie erkennen: zum einen eine *transkulturelle* und *-nationale* Ausrichtung und zum anderen eine starke lokale Verbundenheit. Beide Tendenzen zeigen sich sowohl bei Akıns eigenen regiegeführten Filmen als auch bei Corazón-Produktionen anderer Regisseure. Es wurde ersichtlich, dass sie sich nicht gegenseitig ausschließen müssen, sondern oftmals in ihrer Durchmischung erfahrbar werden. Für deren nähere Beschreibung wurde der Terminus *Glokalisierung* herangezogen, dessen Mehrwert in wechselseitiger Bereicherung globaler und lokaler Prozesse gesehen werden kann. Insgesamt sind die Filme, die hier realisiert wurden, thematisch und formal aber sehr unterschiedlich. Producerin Ann-Kristin Homann sieht daher keinen klaren roten Faden bei der großen Bandbreite an unterschiedlichen Werken. Sie hebt jedoch ein sie alle verbindendes Element hervor, das bereits in den Aushandlungsprozessen anderer Akteur:innen im Vordergrund stand.[99] Sie situieren sich nicht immer explizit unter ein ‹deutsch-türkisches Kino›, doch weisen sie durch ihre *Transkulturalität* und *-nationalität* und durch die Elemente Reise, Suche, Freundschaft, Familie, Liebe, aber auch Hass, Gewalt, Verrat, Vernichtung und Tod zahlreiche Überschneidungen zur Kategorie auf. Abschließend für diese Fallstudie wurde ein Film zur Diskussion herangezogen, der das untersuchte Kinophänomen in neuen Dimensionen präsentiert und gleichsam seine kategoriale Auflösung vor Augen führt. Er brachte auch die Gründung einer neuen Produktionsfirma mit sich: Bombero International. In den aufgezeigten Verbindungen platziert sich THE CUT unter ein ‹World Cinema›, wie es als Inbegriff eines Kinos in der zweiten Dekade des 21. Jahrhunderts angesehen werden kann. Als solches wird es auch von der Digitalisierung geformt, wie sie sich anhand der Aushandlungsprozesse des Beispiels durch soziale Netzwerke – hier anhand von Facebook – veranschaulichen ließ. Seine Verhandlungen beim Filmfest Hamburg zeigen aber auch, dass sich selbst bei einem solchen weltumspannenden Werk *Glokalisierung* manifestiert und es sich in konkreten Lokalitäten verortet. Dadurch wird auch dieses ‹neue› ‹deutsch-türkische Kino› nicht als ‹Entweder-oder›, sondern als ‹Sowohl-als-auch› erfahrbar.

---

99 Vgl. Homann im Telefoninterview.

8 Tschick oder das etwas andere Fazit –
On the road again

Fatih Akıns Film Tschick feiert seine Weltpremiere am 12. September 2016 im Berliner Kino International und wurde europaweit seither von über eine Million Zuschauer:innen gesehen.[1] Erzählt wird vom 14-jährigen Berliner Maik Klingenberg (Tristan Göbel), der ein Außenseiter ist und keine Freunde findet. Er ist in Tatjana (Aniya Wendel) verliebt, doch diese beachtet ihn ebenso wenig und lädt ihn auch nicht zu ihrer Geburtstagsparty ein. In Maiks Elternhaus ist die Stimmung nicht wesentlich besser. Seine alkoholabhängige Mutter ist auf dem Weg zum nächsten Entzug, und sein Vater, ein Immobilienmakler, vergnügt sich lieber mit seiner Assistentin, als mit seinem Sohn in die Ferien zu fahren. Maik bleibt daher mit 200 Euro alleine in der luxuriösen Villa zurück. Was für ein Glück, dass Andrej Tschichatschow, genannt Tschick (Anand Batbileg), auftaucht. Der Russlanddeutsche lebt in den Hochhaussiedlungen in Berlin-Marzahn und ist neu in seiner Klasse. Auch er wird familiär vernachlässigt und findet durch seine direkte, unverfrorene Art ebenso wenig sozialen Anschluss. Er kann Maik überreden, in seinen ‹geliehenen› Lada zu steigen, zu Tatjanas Geburtstagsfeier zu fahren und ihr sein Geschenk, eine aufwändig hergestellte Zeichnung, zu überreichen. Damit hinterlässt Maik nicht nur bleibenden Eindruck bei allen Anwesenden, Tschick nimmt ihn daraufhin mit auf eine abenteuerliche Reise in Richtung Walachei, quer durch Ostdeutschland, die sein Leben und sein Selbstbild von Grund auf verändert.

---

1 Vgl. Lumiere – Datenbank für Filmbesucherzahlen in Europa: «Zuschauer:innenzahlen in Europa von Tschick», online.

8 TSCHICK oder das etwas andere Fazit – On the road again

TSCHICK fasst wesentliche Aspekte zusammen, die für ein ‹deutsch-türkisches Kino› von Bedeutung sind: Er erzählt von Freundschaft, Liebe, Familie, Jugend, Glück, sozialem Umfeld, Identität, Suche, Heimat, Reise, Grenzen, Freiheit, Lust und Abenteuer. Dadurch berührt er die großen Daseinserfahrungen, was ihn universal und *transkulturell* werden lässt. Auch setzt er sich mit Einwanderung, Integration, Andersartigkeit, Akzeptanz und Selbstfindung auseinander, wobei seine Protagonisten im Laufe seiner Geschichte eine Wandlung durchlaufen, gemeinsame Erfahrungen teilen und voneinander lernen. TSCHICK ist ‹Genrekino›, ein Roadmovie, der seinen Konventionen treu bleibt.[2] Gleichzeitig ist es ein persönlicher Film geworden, in dem Fatih Akın den Romanbestseller von Wolfgang Herrndorf[3] zwar nah an der literarischen Vorlage adaptiert, seiner filmischen Umsetzung aber dennoch ihre eigene Note verleiht, indem er sie mit einer eigenen Form von Humor, Sprache und Musik anreichert. Auch die Eigenheiten dieses Films erschließen sich in seiner Produktionspraxis. Im DVD-Bonusmaterial spricht Akın darüber, wie eine seiner Schlüsselszenen entstanden ist: Maik überreicht Tatjana seine Zeichnung. Diese Szene erweist sich auf verschiedenen Ebenen als erheblich, indem sie unterschiedliche Verbindungen eingeht und dem Film dabei seinen eigentümlichen Charakter verleiht. Im Unterschied zum Roman, in dem Maik ihr eine Zeichnung von Beyoncé übergibt, hat er hier eine von Tatjana angefertigt, weil die Produktion die Bildrechte der Sängerin nicht erhielt. Diese Änderung führt nun implizit dazu, die Verliebtheit des Protagonisten zu unterstreichen. Dadurch erhöht der konkrete Herstellungsprozess dieses Films seinen Abwechslungsreichtum. In dieser Hinsicht fasst er gleichfalls elementare Ergebnisse dieser Arbeit zusammen. In der genannten Szene finden sich auch *intertextuelle* Bezüge, und zwar zu den Filmen von Spike Lee, der sich immer wieder eines Dollys bedient, um seine Figuren in den Fokus der Betrachtung zu rücken. Auf diesem gleiten sie durchs Bild und gewinnen an Präsenz.[4] Maik schwebt mittels einer Dollyfahrt auf Tatjana zu, wodurch dieser besondere Zeitpunkt bildlich übersetzt wird. Er wird gleichfalls durch den Einsatz von verschiedenen Musikebenen betont: Während zunächst die Partymusik zu hören ist, zu der die Gäste tanzen, wechselt diese exakt in dem Moment, in dem Maik sein Bild übergibt, in eine klangvolle Melodie, die den magischen Augenblick hervorhebt.[5] Es finden sich

---

2   Etwa durch das Unterwegssein seiner Protagonisten, deren Reise sowohl für ihre Suche nach sich selbst als auch nach Freiheit und Abenteuer steht.

3   Herrndorf, Wolfgang: TSCHICK, Berlin 2010. Das Buch wurde in 24 Sprachen übersetzt, mehr als eine Million Mal verkauft und mit dem ‹Deutschen Jugendliteraturpreis› ausgezeichnet. Inzwischen ist er zur Schullektüre geworden.

4   Vgl. bspw.: MALCOLM X (Malcolm X; USA 1992, R: Spike Lee), SUMMER OF SAM (SUMMER OF SAM; USA 1999, R: Spike Lee) oder INSIDE MAN (INSIDE MAN; USA 2006, R: Spike Lee). Für eine Kurzzusammenfassung siehe auch: Cruz, Richard: «Spike Lee – The Dolly Shot», in: *youtube. com*, 19.04.2012, online.

5   Vgl. TSCHICK (D 2016, R: Fatih Akın), DVD: Studiocanal 2017, TC 00:24:35–00:24:48; vgl. auch: «Fatih erklärt eine Szene», in: TSCHICK, DVD-Extras, TC 00:00:08–00:03:05.

weitere Elemente, die für ein ‹deutsch-türkisches Kino› als wesentlich erachtet werden können: Der Film generiert trotz der *Transnationalität* seiner Figuren und ihrer Reise, deren Ziel jenseits der Landesgrenzen liegt, einen lokalen Bezug, indem er die weiten Landschaften und naturbelassenen Gegenden Ostdeutschlands bildlich einfängt und in seine Geschichte integriert. Deutschland wird dabei als Heimat thematisiert, doch als Sehnsuchtsort fungiert das Land der Vorfahren.[6] Es ist mit dem Verlassen des Gewohnten und Vertrauten sowie einer Abenteuerlust verbunden. Durch das Unterwegssein werden neue Erfahrungen gesammelt, andere Sichtweisen gewonnen, und die Figuren verändern sich.[7] TSCHICK transportiert ein Lebensgefühl, das sich in einer *postmigrantischen Perspektive* deuten lässt, weil es Migration darin einflicht, ohne sie explizit zu thematisieren. Sie wird durch seinen Regisseur geprägt, ist in wesentlichen Zügen aber schon im Roman angelegt.[8] Im Drehbuch von Lars Hubrich wird sie weitergetragen, an dem Fatih Akın sowie Hark Bohm[9] als künstlerischer Berater mitgewirkt haben, wodurch unterschiedliche Ansichten und Herangehensweisen darin eingebracht wurden.[10] Der Film erzeugt daher in seinem Herstellungsprozess eine sowohl nationale als auch kulturelle Mehrfachzugehörigkeit. Hierbei werden *intertextuelle* Bezüge zu den Filmen Bohms geschaffen und zwar vornehmlich zu seinem Jugendfilm NORDSEE IST MORDSEEE (BRD 1976). Dieser handelt von Uwe (Uwe Enkelmann), einem 14-Jährigen aus Hamburg-Wilmersburg, der mit seiner Familie in den dortigen Hochhaussiedlungen wohnt. Er lebt in schwierigen Verhältnissen und wird regelmäßig von seinem Vater verprügelt. Als er sich mit dem 14-jährigen Dschingis (Dschingis Bowakow) anfreundet, der aus der Mongolei stammt und ein Außenseiter ist, nimmt sein Leben eine Wendung. Auf einem selbstgebauten Floß machen sich die beiden Jungen auf, gemeinsam die Elbe hinaufzufahren. Auch NORDSEE IST MORDSEEE ist ein Roadmovie und handelt von Freundschaft, Liebe, Familie, Jugend, Glück, sozialem Umfeld, Identität, Suche, Heimat, Reise, Lust, Grenzen, Unterwegssein, Freiheit und Abenteuer. Akın erzählt im Interview, dass ihm zentrale Komponenten aus Bohms Film wie die Stimmung, das Fehlen von Pathos, die Dialoge, die Art zu sprechen sowie das Freundschafts-

---

6   Die beiden Jungen sind unterwegs zu TSCHICKS Großvater, der in der Walachei lebt.
7   Maik entwickelt sich im Laufe der Reise zu einem selbstbewussten Jugendlichen, erfährt Freundschaft und seinen ersten Kuss.
8   Etwa durch die Figur TSCHICK, die einen Migrationshintergrund mit sich führt und diesen in ihre Perspektive integriert.
9   Hark Bohm hat mit YASEMIN einen wichtigen Beitrag zum ‹Migrationskino› dieser Zeit geschaffen, wirkte aber auch als Dozent und Lehrstuhlinhaber am 1993 mitgegründeten Filminstitut der Universität Hamburg. Hierbei prägte er deutschtürkische Regisseur:innen wie Buket Alakuş oder Özgür Yıldırım (vgl. hierzu auch: filmportal.de: «Buket Alakuş», online, und: Yıldırım im persönlichen Interview).
10 Vgl. hierzu auch: Wetekam, Burghard: «Vom Bestseller zum Film – Interview mit Lars Hubrich», in: Studiocanal GmbH (Hg.): *TSCHICK – Filmheft. Mit Materialien für die schulische und außerschulische Bildung*, Berlin: 2016, S. 8.

motiv entscheidende Impulse für TSCHICK gegeben haben. Einfluss hatte darüber hinaus Bohms *Coming-of-Age*-Abenteuer MORITZ, LIEBER MORITZ (BRD 1978).[11] Weitere *intertextuelle* und *transmediale* Bezüge finden sich zu Jim Jarmuschs STRANGER THAN PARADISE (STRANGER THAN PARADISE; USA/BRD 1984)[12], sowie zu den Büchern *Adventures of Huckleberry Finn* (1984) von Mark Twain oder Stephen Kings *The Body* (1982), auch in dieser Hinsicht generiert der Film *Transnationalität* und *Transkulturalität*. In seiner Inspiration ging es dem Regisseur um ein Lebensgefühl, das sich im Freiheitsdrang, aber auch in der Empathie findet, die er mit diesen Figuren, ihren Träumen, Sehnsüchten und Erfahrungen verbindet. Insgesamt hat er versucht, Wolfgang Herrndorf gerecht zu werden und die Ausdruckskraft, die Werte und den Geist, die er im Roman *Tschick* verspürte, aufrechtzuerhalten. Die *transmedialen* Interaktionen, die seine filmische Umsetzung hierbei mit seiner Literaturvorlage eingeht, beruhen zu einem großen Teil auf der Intensität der Figuren. So wird hier eine wesentliche Linie des untersuchten Kinophänomens weitergeführt. Während ihre Energie im Roman auf der ebenso liebvollen wie nachdrücklichen Figurenzeichnung Herrndorfs fußt, findet sie sich im Film durch die ausgeprägte Orientierung seines Regisseurs an seinen jugendlichen Schauspieler:innen. Er überließ dem Entstehungsprozess als solchem seinem eigenen Antrieb. Auch TSCHICK wurde in seinem Produktionsprozess stark von Intuition getragen, so berichtet es sein Regisseur.[13] Der Film zeigt Dynamik und Leidenschaft, wichtige Bestandteile, die der untersuchten Kategorie zugesprochen werden können, wenngleich TSCHICK vornehmlich kein Migrationsthema behandelt und keine seiner Figuren türkischer Herkunft ist. Er verdeutlicht daher die durchlässigen Grenzen der Kategorie und führt vor Augen, dass bei ihrer Bestimmung Elemente von Wichtigkeit sind, die sich nicht auf kulturelle oder nationale Merkmale beschränken.[14]

Anhand dieses Beispiels lassen sich dezidierte Ergebnisse dieser Arbeit zusammenfassen: Die Filme, die unter dem Begriff ‹deutsch-türkisches Kino› verhandelbar sind, werden überwiegend von deutschen Regisseur:innen türkischer Herkunft hervorgebracht. Diese realisieren aber auch solche, welche die türki-

---

11 Vgl. «Go Fatih go – Ein Roadtrip mit Fatih Akin», Interview in: TSCHICK, DVD-Extras, TC 00:09:44–00:11:27.
12 Etwa die Sitzhaltung und Kleidung der Protagonisten, d. h. ihre überkreuzten Beine mit Chucks an den Füßen, und die Dialoge in den Autoszenen in beiden Filmen (vgl. TSCHICK, DVD, TC 00:30:23–00:30:40 und STRANGER THAN PARADISE (USA/BRD 1984), DVD: Arthaus 2003, TC 00:34:40–00:35:20,vgl. auch: «Go Fatih go», TC: 00:09:12–00:09:43.
13 Vgl. hierzu: «Go Fatih go», TC: 00:02:07–00:02:48.
14 So die Motive Freundschaft, Liebe, Familie, Jugend, Glück, soziales Umfeld, Identität, Suche, Fremdheit, Rückkehr, Heimat, Reise, Lust, Grenzen, Unterwegssein, Freiheit und Abenteuer, aber auch ihre generierte *Transkulturalität* und *Transnationalität* sowie ihre eingenommene *postmigrantische Perspektive*. Auch die *intertextuellen* Verweise zu anderen Filmen und *transmedialen* Bezüge zu anderen künstlerischen Werken sind kennzeichnend und können hier genannt werden.

sche Einwanderung nicht explizit thematisieren. Dadurch werden sie der Kategorie nicht immer im engeren Sinn zugesprochen. Durch die Elemente Freundschaft, Reise, Suche, Familie, Identität, Liebe, Lust, Abenteuer und Unterwegssein weisen sie aber dennoch Überschneidungen zu dieser auf. Gleichsam thematisieren sie ihre Durchlässigkeit.[15] Umgekehrt gibt es vereinzelte Filmemacher:innen ohne Migrationshintergrund, deren Werke sich jedoch auch durch die genannten Elemente darunter fassen lassen.[16] Es lässt sich daher die zentrale Forschungsfrage beantworten, wie sich das untersuchte Phänomen in den Interaktionen unterschiedlicher Akteur:innen zeigt, die an seiner Konstitution und Aushandlung beteiligt sind: Es manifestiert sich nicht als starrer und klar abgrenzbarer Gegenstand, sondern in Offenheit, Dynamik und Wandlung. Es wird nicht als ‹Entweder-oder›, sondern als ‹Sowohl-als-auch› erfahrbar. Hierbei generiert es vielfältige Übergänge und Überlagerungen, lässt aber dennoch einzelne Richtungen erkennen. In einer zeigt es sich in Form eines ‹transkulturellen› und ‹transnationalen Kinos›, wie es anhand der Ideen von Welsch, Bhabha und Pries hergeleitet wurde.[17] Als solches überschreitet es Grenzen und wird in einer ganz eigenen, hybriden Form erfahrbar, die Elemente verschiedener Lebensweisen und Nationen vereint. In einer zweiten Ausrichtung zeigt es sich aber auch als solches, das sich unter ein nationales ‹deutsches Kino› fassen lässt, weil die hier betrachteten Werke in diesem Land realisiert wurden, der Großteil ihres Produktionsteams hier lebt und wirkt und – ein besonders wichtiger Aspekt – ihre Geschichten von diesem Land und seinen Menschen erzählen. Als solches gewinnt es einen starken regionalen Bezug, und seine Filme können als ‹Heimatfilme der neuen Art› bezeichnet werden.[18] Sie integrieren ihre Handlungsorte, die meist gleichzeitig ihre Drehorte sind, sehr anschaulich in ihre Erzählungen. Nürnberg und Hamburg sind zwei Hauptschauplätze. Beide können in Anlehnung an das Konzept der *weltoffenen Stadt* von Yıldız als verdichtete *Welt-Räume* beschrieben werden, als *Transtopien*, wie sie als charakterisierend für westliche Metropolen im 21. Jahrhundert angesehen werden. In ihnen laufen grenzüberschreitende Bindungen und Verbindungen zusammen und lassen sich wieder neu auslegen und interpretieren.[19] Demzufolge werden sie in einer jeweils eigenen, hybriden Form erfahrbar, die sich einer eindeutigen Kategorisierung entzieht.

Mit dem Filmfestival Türkei Deutschland gewinnt die mittelfränkische Metropole im Distributionsprozess an Wichtigkeit, weil dort eine bedeutende Platt-

---

15 Bspw. LAUTLOS, FREUNDINNEN FÜRS LEBEN, FINNISCHER TANGO, BOY 7, AUS DEM NICHTS, TSCHICK.
16 Bspw. KEBAB CONNECTION, KANAK ATTACK, DREIVIERTELMOND, WIR SITZEN IM SÜDEN.
17 Siehe hierzu Kapitel 1.4.1 und 1.4.2.
18 Siehe hierzu Kapitel 6.5.1.
19 Yildis: *Die weltoffene Stadt*, S. 9.

form der Herausbildung und Weiterführung eines ‹deutsch-türkischen Kinos› entstehen konnte. Mit der Verhandlung dieses Kulturereignisses geht implizit ein weiteres Forschungsinteresse einher. Es fragt danach, wer die wegweisenden Mitwirkenden sind, die sich an seiner Konstitution und Verbreitung beteiligen. Ein Schwerpunkt liegt auf der institutionellen Ebene, die in bisherigen Untersuchungen weitestgehend vernachlässigt wurde. Sie hier in den Blick zu nehmen, führt zu neuen Erkenntnisgewinnen: Das Festival selbst sowie die Motivationen und Ideen, die hinter dem untersuchten Kinophänomen stehen, lassen sich dadurch herausstellen. Sie zeigen sich in einem *interkulturellen Dialog*, in der Verbreitung eines ‹türkischen Kinos›, in einer länderübergreifenden Kontextualisierung, bürgernahen Stadtpolitik, durch *Transtopien*, den Kontakten von Filmschaffenden untereinander, in *transmedialen* Interaktionen, durch *Postmigration* und durch soziale und politische Diskurse wie 50 Jahre Anwerber:innenabkommen oder *Transmigrationsforschung*. Alle diese Aspekte tragen zu seinem Verständnis bei. Kontrovers am Prozess der ‹Gemachtheit› eines ‹deutsch-türkischen Kinos› ist dabei, dass seine Akteur:innen einerseits seine Sichtbarmachung im Kontext eines ‹nationalen Kinos› fördern, andererseits für eine Überwindung dieser Kategorisierung und Abgrenzung plädieren. Das konkrete Festivalereignis dient als Beispiel für eine ‹flüchtige Institution› nach Elfert, die ihre Aufgabe und ihren Wert für die Distribution von Kunstprodukten betont.[20] Als wichtige Handlungsträger:innen lassen sich Festival- und Filmemacher:innen wie Kulaoğlu, Langhoff, Kaya, Yıldız, Akın, Polat, Arslan identifizieren. Sie gehören einer Migrant:innengeneration an, die im Vergleich zu ihren Eltern bessere Bildungschancen hatte und sich durch sozial- und kulturpolitisches Engagement und einen starken Erfolgsauftrag charakterisieren lässt. Sie zeichnen sich durch *Transkulturalität*, *Transnationalität*, Mehrsprachigkeit und durch eine *postmigrantische Perspektive* aus. Sie können als *Transmigrant:innen* im Sinne von Griese beschrieben werden, wie sich der Terminus hier erkenntniserbringend einführen ließ.[21] Es lässt sich die Bezeichnung ‹neue Deutsche› in Anlehnung an Foroutan, Bota, Pham, Topçu, Langhoff, Kulaoğlu diskutieren, die eine Zugehörigkeit zur hiesigen Gesellschaft betont, wie sie als gewinnbringend für ein positives und konstruktives Miteinander erachtet wird.[22] Dieses wird durch eine gesellschaftliche und politische Partizipation aller Menschen jeglicher Herkunft begünstigt. Auch hierfür dient das Filmfestival Türkei Deutschland als gelungenes Beispiel. *Transmigrant:innen* sind nicht mehr an ein einziges Land, seine Sprache, Kultur und Lebensweise gebunden und zeichnen sie sich durch eine *kosmopolitische Haltung* und eine internationale Ausrichtung aus. Sie fügen sich ins Bild, das eine transnationale

---

20 Siehe Kapitel 2.5.1.
21 Siehe Kapitel 1.4.3.
22 Siehe Kapitel 2.4.2.

8 Tschick oder das etwas andere Fazit – On the road again

Migrationsforschung nach Pusch in den Blick nimmt, die nicht mehr allein die Ankunfts-, sondern ebenso die Herkunftsländer fokussiert.[23] Zu ihnen gehören auch Regisseur:innen, die keinen Migrationshintergrund haben, jedoch durch ihre Lebens- und Arbeitsweise, ihre Ansichten, Wertvorstellungen, Themen sowie ihre Nähe und ihren Austausch mit Menschen türkischer Herkunft wichtige Akteur:innen eines ‹deutsch-türkischen Kinos› sind.[24] Deutschtürkische Filme, die sich in diese Sichtweise einordnen und den beschriebenen Richtungswechsel von Einwanderung thematisieren, sind beispielsweise ALMANYA – WILLKOMMEN IN DEUTSCHLAND, WIR SITZEN IM SÜDEN und AUF DER ANDEREN SEITE. Die Auseinandersetzung mit der ‹türkischen Heimat› spielt zudem in WIR HABEN VERGESSEN ZURÜCKZUKEHREN, AUS DER FERNE, LUKS GLÜCK und MEIN VATER, DER GASTARBEITER eine zentrale Rolle. Auch hier werden Rückkehr, Identität, Veränderung, Fremdheit und Neufindung thematisiert.

Durch Einbezug der Festivalmacher:innen in Nürnberg gewinnt eine weitere Kategorie an Aufmerksamkeit, diejenige eines ‹postmigrantischen Kinos›, die hier in Anlehnung an die Definitionen von *postmigrantisch* nach Kulaoğlu, Foroutan, Yıldız vorgeschlagen wird.[25] Sie erscheint als geeignet, weil ein derart verstandenes Kino nicht mehr am Nationalen haften bleibt und Immigration in die gesellschaftliche Wahrnehmung und Entwicklung integriert. Hierbei gewinnen die Begriffe ‹Erinnerungskultur› und ‹kollektives Gedächtnis› gemäß Cornelißen, Assmann, Foroutan, Motte und Ohlinger an Relevanz. Diese Komponenten werden erst in jüngster Zeit zusammengedacht.[26] Sie lassen sich aber nicht mehr gegenseitig ausschließen, wenn Deutschland als Einwanderungsland und als multiethnische Gesellschaft begriffen wird. Hierzu leistet ein ‹deutsch-türkisches Kino› einen wichtigen Beitrag.

Anhand von fünf in ihrer Diversität repräsentativen Filmbeispielen, die am FFTD gezeigt wurden, lassen sich zu den zentralen Elementen – Reise, Suche, Identität, Familie, Erinnerungskultur, Freundschaft, Liebe, Glück, persönliche Geschichte, Musik, *intermediale* und *transmediale* Bezüge, Heimat, Regionalität und städtische Verankerung, *Transkulturalität* und *Transnationalität*, *postmigrantische Perspektive* – die Aufgeschlossenheit und Durchlässigkeit der Kategorie diskutieren. Hierbei gewinnt ein ‹deutsch-kurdisches Kino› an Aufmerksamkeit, das sich aufgrund der genannten Aspekte und der migrationsgeschichtlichen Gemeinsamkeiten von Türk:innen und Kurd:innen unter den gleichen Begriff fassen lässt. Aufgrund der ethnischen, sprachlichen, kulturellen und religiösen Eigenheiten des kurdischen Volkes verlangt es aber auch nach einer

---

23 Siehe Kapitel 1.4.3.
24 Becher, Priessner, Saul, Schwingel, Toma, Scheld.
25 Siehe Kapitel 2.4.2.
26 Siehe Kapitel 2.4.3.

eigenen Betrachtung. Diese findet durch den Einbezug von Musik, Regionalität, Lebensweisen und Sprache ihren Ausdruck, wobei auch der Konflikt zwischen Kurd:innen und Türk:innen in den hier untersuchten Filmen präsent ist. Teilweise sehr deutlich, teilweise schwingt er nur im Hintergrund mit.[27] Es wird erkennbar, dass keiner von ihnen die Frage nach Schuld und Sühne stellt, sondern Kampf und Befreiung thematisiert und damit zugleich Hoffnung auf eine Zukunft in Frieden und Menschlichkeit weckt. Es sind Aspekte, die sich wiederum in einer kosmopolitischen Haltung wiederfinden. In LUKS GLÜCK und DEINE SCHÖNHEIT IST NICHTS WERT wird zudem die verwendete Musik hervorgehoben, die eine Brücke zu den kurdischen Kulturtraditionen schafft. Indem die Filmemacher:innen Polat und Tabak diese einem internationalen Publikum zugänglich machen, überführen sie sie in eine *transnationale Zirkulation*. In dieser Perspektive lässt sich ein ‹deutsch-kurdisches› mit einem ‹deutsch-türkischen Kino› vereinen, indem es als ‹kosmopolitisches Kino› verstanden wird.[28]

Das Filmfestival Türkei Deutschland lässt sich nicht nur bezogen auf sein Programm diskutieren, sondern kann auch durch eine bürgernahe Stadtpolitik, die Hermann Glaser vertreten hat, erschlossen werden. Diese hat seine Entstehung befördert.[29] Auf städtischer Ebene äußern sich auch weitere Institutionen und Träger als relevant für das FFTD und implizit für ein ‹deutsch-türkisches Kino›, so das InterForum und KunstKulturQuartier. Ebenso auf *translokaler* und internationaler Stufe, hier lassen sich die Robert Bosch Stiftung, das Kultur- und Tourismusministerium der Republik Türkei, der BKM und die Bayerische Staatskanzlei einbringen. Als richtungsweisend manifestiert sich für die Veranstaltung *ein interkultureller Dialog*. Dieser lässt sich durch philosophische Reflexionen erschließen, wie sie Derrida, Bachtin, Weidtmann, Appiah vorschlagen, die ihn als offenes, wertfreies Gespräch ersichtlich machen, wodurch ein gegenseitiges Aufeinandereingehen und Voneinanderlernen möglich wird. Er äußert sich insbesondere in der Begegnung eines ‹deutschen›, ‹türkischen› und ‹deutsch-türkischen Kinos›. Dadurch wird die untersuchte Kategorie in jener proklamierten Weitung des Blicks betrachtet, die Geschichten und Topografien anderer Länder und Zusammenhänge einbezieht, wie Göktürk es nahelegt.[30] Hierbei gewinnt eine dritte Stadt an Bedeutung: Istanbul. Diese verbindet sich vergleichbar der norddeutschen Elbmetropole durch die Erzählungen, Handlungs- und Drehorte, Filmfiguren, Sprache, Kultur, Musik der untersuchten Filme[31], aber auch dem Leben

27 MEIN VATER, DER GASTARBEITER, LUKS GLÜCK, APRILKINDER, DEINE SCHÖNHEIT IST NICHTS WERT, MIN DÎT – DIE KINDER VON DIYARBAKIR.
28 Siehe Kapitel 2.6.4.
29 Siehe Kapitel 2.5.5.
30 Siehe Kapitel 2.3.
31 GEGEN DIE WAND, CROSSING THE BRIDGE, AUF DER ANDEREN SEITE, NEFESIM KESILENE KADAR.

und Wirken ihrer Regisseur:innen, Schauspieler:innen, Produzent:innen, Förderer, Kinos und Festivals mit einem ‹deutsch-türkischen Kino›. Die wechselseitige Beeinflussung unterschiedlicher Akteur:innen verweist in weitere Prozesse der ‹Gemachtheit›. Im Bereich der Filmfinanzierung lässt sich die untersuchte Kategorie in den Handlungsprogrammen zweier Fernsehsender des öffentlich-rechtlichen Rundfunks erschließen: ZDF und arte. Während «Das kleine Fernsehspiel» im ZDF insbesondere für ihre Anfänge von Tragweite ist, zeichnet die Hauptabteilung «Spielfilm und Fernsehfilm» des europäischen Kulturkanals verantwortlich für eine Fortführung, die das Phänomen in seiner Öffnung hin zu einem ‹europäischen›, ‹kosmopolitischen Kino›, einem ‹World Cinema› verhandelt, aber auch weiterhin als ‹deutsches Kino› sichtbar macht. In den Initiativen der Nachwuchsredaktion im ZDF lässt es sich durch die Komponenten Humor, persönliche Handschrift und ‹Genrekino› beschreiben, die hier auch wesentlich für seine Produktion angesehen werden können. In den Aktivitäten von arte zeichnet es sich als ‹europäisches Kino› – in seiner Nähe zu einem ‹türkischen Kino› – durch eine gelungene Dramaturgie, seine Komik, die gesellschaftspolitische Relevanz seiner Themen, den Erfolgsauftrag seiner Regisseur:innen, einen Kulturkonflikt als handlungsauslösenden Moment sowie durch seine Interaktionen mit einem ‹Migrationskino› anderer europäischer Länder wie Frankreich und England aus. Dabei lassen sich Unterschiede in den redaktionellen Entscheidungen dieser beiden Akteure bei der Auswahl ihrer Filmstoffe herausstellen. Beim «Kleinen Fernsehspiel» liegt der Fokus auf dem Nachwuchs und auf innovativen Stilen und Erzählweisen. Arte koproduziert ebenfalls Debütfilme, setzt aber insgesamt stärker auf Internationalität und die Vereinbarkeit mit seiner eigenen Ausrichtung als europäischer Kulturkanal.[32] Im Rahmen des «Grand Accords», deren internationale Produktionen mit großen Budgets finanziert werden, legt arte seinen Fokus stärker auf Bekanntheit und Professionalität der Filmemacher:innen. Ein weiterer Unterschied ist, dass arte seine Filme in der Primetime ausstrahlt, während «Das kleine Fernsehspiel» seine Filme zunächst für seinen eigenen nächtlichen Sendeplatz produziert. Eine zukünftige Medienpraxis und -politik sollte in der Filmproduktion die internationale Offenheit von arte ebenso wie die Neugierde und Experimentierfreude eines «Kleinen Fernsehspiels» beibehalten und weiter befördern. Dadurch ließen sich auch künftig Geschichten und Themen verbreiten, die eine Gesellschaft und ihre Denkweisen beeinflussen und positiv verändern können, indem sie neue Perspektiven und Wege aufzeigen. Entsprechend ist eine Orientierung an der *transkulturellen* und *transnationalen* Ausrichtung von arte für ein zukunftsweisendes Kino erstrebenswert, das Ausdruck einer globalisierten, zusammenwachsenden Welt ist und dabei ein produktives, konstruktives und verständnisvolles Miteinander befürwortet.

---

32 Siehe Kapitel 3 und 4.

8 Tschick oder das etwas andere Fazit – On the road again

Ein anderer wichtiger Teil in den institutionellen Verhandlungen eines ‹deutsch-türkischen Kinos› auf dieser Ebene sind die *transmedialen* Wechselwirkungen mit anderen Kunst- und Medienformen wie der Literatur, der Musik und im Fernsehbereich mit der Comedy. Das Ergebnis zeigt, dass dieses Format durch Künstler wie Yanar oder Ceylan zur Auflockerung im Umgang mit Einwanderung führt und ein ‹deutsch-türkisches Kino› in seiner Entwicklung hin zur Komödie beeinflusst.[33] Sie ist eine seiner zentralen Tendenzen und prägt ein eigenes Subgenre: die ‹Culture-Clash-Komödie›. In diesem Genre werden Vorurteile und Klischees durch Überspitzung entlarvt, wobei durch gemeinsames Lachen Verständnis und gegenseitige Annäherung möglich werden.[34]

Fernsehsender, die als wichtige (Ko-)Produzenten an der Realisierung von Filmen in Deutschland beteiligt sind, interagieren eng mit der öffentlichen Filmförderung, deren Entwicklungen beleuchtet wurden. Es lässt sich auch hier eine länderübergreifende Öffnung erschließen[35], die für die Wandlungen der untersuchten Kategorie von Bedeutung ist. Diskutieren lassen sich hierbei die verschiedenen Förderarten, die vergeben werden und das Medium Film in seinem Spannungsverhältnis zwischen Wirtschafts- und Kulturgut ersichtlich machen. Beide Aspekte sind auch in den Förderkriterien der Film- und Medienstiftung NRW von Wichtigkeit. Als länderstärkste Einrichtung lässt sie sich als hervorzuhebender Akteur in den Verhandlungen markieren und näher untersuchen, weil hier zahlreiche Verflechtungen durch Filme, Geschichten, Regisseur:innen, Schauspieler:innen, Produktionsfirmen, Dreh- und Handlungsorte sichtbar werden. In ihren Handlungsinitiativen tritt ein ‹deutsch-türkisches Kino› hervor, das in der Mitte der ‹deutschen Gesellschaft› angekommen ist. Es kann in der Stärke und Originalität seiner Stoffe, durch seine Publikumsaffinität, seine Gesellschaftsrelevanz und seine regionalen Verankerung, aber auch in seiner *Transnationalität* beschrieben werden. Es lässt seine Kategoriendurchlässigkeit erkennen (SOLINO), manifestiert sich als ‹Genrekino› (BOY 7) und als eines, das sich in den gesellschaftlichen Transformationen dieses Landes begreift (VON GLÜCKLICHEN SCHAFEN). Anhand von NEFESIM KESILENE KADAR lässt es sich in seinem Austausch mit einem ‹türkischen Kino› betrachten. Insgesamt behandelt es als ‹transnationales‹ und ‹transkulturelles Kino› universelle Stoffe, die nicht an ein bestimmtes Land oder eine bestimmte Kultur gebunden sind, sondern in ihrer Durchmischung, in ihrer Hybridität erfahrbar werden.[36] Sein Spiel mit unterschiedlichen Genres kann als kennzeichnend erachtet werden und führte zu seiner Finanzierung so-

---

33 ICH CHEF, DU TURNSCHUH, 300 WORTE DEUTSCH, EINMAL HANS MIT SCHARFER SOSSE, SOUL KITCHEN.
34 Siehe Kapitel 4.5.
35 MEDIA, EURIMAGE, Deutsch-Türkischer Co-Production Development Fonds.
36 Siehe Kapitel 5.4.2.

wohl durch Fernsehsender als auch durch Förderinstitutionen, so bei Akın, Polat und Yıldırım. Es wird zudem eine Nähe zu einem ‹Autorenkino› erkennbar, das seinen prägendsten Ausdruck in den Filmen der Berliner Schule findet.[37] Hierbei werden immer wieder *intertextuelle* Bezüge ersichtlich. In erster Linie in den Filmen von Akın und Yıldırım. Zu einem ‹amerikanischen Kino›, das sich in den Werken von Scorsese, Spike Lee und Jim Jarmusch äußert. Zu einem ‹türkischen Kino›, das sich in denjenigen von Güney und Erkan zeigt. Zu einem ‹deutschen Kino› etwa hinsichtlich der Filme von Fassbinder und Bohm. Schließlich zu einem Minderheitenkino anderer europäische Länder wie Frankreichs, hier zu den Filmen von Charef, Kassovitz, Kechiche, Bouchareb und Gatlif. Auch England spielt eine Rolle, hierbei gewinnen die Werke von Frears, Chadha und Hussein an Bedeutung. Die *intertextuellen* Bezüge finden sich sowohl in ihren Themen, ihrer formalen, narratologischen und dramaturgischen Gestaltung als auch in ihren Produktions-, Distributions- und Rezeptionsbedingungen, was die länderübergreifenden Partner:innen, *transnationale* Subventionierungen, internationale Filmfestivals, Kinos, aber auch DVDs, Blu-ray, Computer und Internet betrifft. Ein weiteres Kriterium, das die Koproduktion eines Filmstoffes befördert, ist die persönliche Handschrift seiner Regisseurin / seines Regisseurs.[38]

In der Produktion, Koproduktion und Förderung deutschtürkischer Filme durch Fernsehsender und Filmförderungsanstalten spielt die Kategorie ‹deutsch-türkisches Kino› in der Auswahl der Filmstoffe zwar keine wesentliche Rolle, jedoch ist die Vernetzung der Filmemacher:innen unter einander dienlich. Diese wird wiederum befördert durch ihren gleichen kulturellen Hintergrund und ihre Begegnung auf interkulturellen Plattformen, sowie Widererkennungsmerkmale durch das wiederholte Zusammenwirken von Drehbuchautor:innen, Schauspieler:innen, Cutter:innen und Regisseur:innen.

Im Filmherstellungsprozess spielen Produzent:innen und Produktionsfirmen eine wesentliche Rolle, weshalb die beiden letzten Fallstudien diese zentralen Akteur:innen in den Blick nehmen. Anhand dreier Filmgesellschaften, Wüste Film, Corazón International und Bombero International, lässt sich die untersuchte Kategorie weiter beleuchten. Hierbei liefert die *Film Production Theory* nach Geuens und Caldwell passende Anknüpfungspunkte. Sie wurde bislang in den Forschungen zu einem ‹deutsch-türkischen Kino› nicht berücksichtigt und trägt zum Mehrwert dieser Arbeit bei, da sie neue Aspekte in die Betrachtung dieses Phänomens einbezieht: Es werden die Produktionsbereiche wie das Schreiben von Drehbüchern, Castings oder die Dreh- und Schneidearbeiten in die Betrachtungen mit einbezogen, wodurch die unterschiedlichen Interessen von hierbei involvierten Akteur:innen erkennbar werden. Produzent:innen möchten publikumswirksame

---

37 Insb. Arslan.
38 Kutlucan, Yavuz, Sözen, Alakuş, Balcı, Arslan.

8 Tschick oder das etwas andere Fazit – On the road again

Filme realisieren, Regisseur:innen möchten ihre Vision umsetzen, Drehbuchautor:innen wollen die Geschichten erzählen, die sie bewegen, Agent:innen tragen zu ihrer Vernetzung bei. In diesem Spannungsgefüge entstehen schließlich die Filme, die Zuschauer:innen auf der Kinoleinwand, zu Hause am Fernsehbildschirm oder unterwegs am Computer sehen. Bei der Betrachtung der Aussagen von Vertreter:innen der Filmindustrie lassen sich diese nach Caldwells Typologie der Formen in verschiedene Kontexte einordnen, wobei das Image bei der Kommunikation mit der Öffentlichkeit eine wichtige Rolle spielt. In diesem Zusammenhang sind etwa die Äußerungen Fatih Akıns zu deuten, die er *Im Clinch* in Bezug auf die Entstehung seiner Filme macht.

Es lässt sich auch ein Blick auf die Entwicklung der Filmproduktion in Deutschland im Allgemeinen werfen, um ihren Standort zu bestimmen und die Fallbeispiele in ihre aktuelle Lage einzuordnen. Die Aspekte einer inter- und zunehmend *transnationalen* Ausrichtung, einer partnerschaftlichen Arbeitsteilung und unabhängiger Produktionsbedingungen lassen sich herausstellen, die auch bei der Entstehung deutschtürkischer Filme von Bedeutung sind. Die untersuchte Kategorie zeigt sich in diesem *Akteur:innen-Netzwerk* durch Filme, die anspruchsvoll und gleichzeitig publikumsnah sind, wichtige Lebenstatsachen verhandeln sowie eine starke Dynamik in sich tragen. Diese kann durch die Persönlichkeiten ihrer Filmemacher:innen und ihrer individuellen Geschichten erklärt werden,[39] lässt sich aber auch anhand ihrer Erzählweisen, ihrer Dramaturgie, ihrer präzisen Figurenzeichnung, ihrer Bildersprache und ihres konkreten Herstellungsprozesses herausstellen.[40] Die Dynamik, die GEGEN DIE WAND in sich trägt, kann durch sein chronologisches Drehen, sein authentisches Schauspiel und seine ‹Naturbelassenheit› erklärt werden. In der Mehrzahl der hier besprochenen Werke werden große Daseinserfahrungen berührt und Grenzen überschritten. Sie wecken Neugierde, produzieren einen Konflikt, den es zu lösen gilt, wodurch sie Spannung aufbauen. Sie rufen die gewünschte Antizipation bei ihren Zuschauer:innen hervor, da diese unterhalten werden. Ein ‹deutsch-türkisches Kino› lässt sich in seinem Produktionsprozess mit *transmedialen* Verbindungen denken, die es zu Fernsehserien generiert. Hierbei lässt es sich anhand der Krimireihe TATORT diskutieren. Die zwei Folgen FEUERTEUFEL und ZORN GOTTES lassen zahlreiche Überschneidungen erkennen, etwa in ihrer Regionalität, städtischen Verwobenheit, ihrem Spiel mit dem Genre und ihrer Authentizität und Realitätsnähe.[41]

Deutschtürkische Filme können zunehmend Erfolge an den Kinokassen verbuchen.[42] In ihrer Individualität, Eigenheit und Ästhetik betrachtet, platzieren

---

39 Insb. Akın, Alakuş.
40 GETÜRKT, ANAM, EINE ANDERE LIGA, GEGEN DIE WAND.
41 Siehe Kapitel 6.5.3.
42 GEGEN DIE WAND, AUF DER ANDEREN SEITE, SOUL KITCHEN, EINMAL HANS MIT SCHARFER SOSSE.

sie sich auf nationalen und internationalen Festivals und werden mit bedeutenden Preisen versehen. Einen Fokus auf diese Aspekte zu lenken, schafft eine neue Sichtweise, da kulturelle Elemente in den Hintergrund geraten und die Werke aufgrund ihrer künstlerischen Qualität bewertet werden. In dieser Hinsicht erbringt diese Arbeit ebenfalls einen Mehrwert in das bisherige Forschungsfeld. Von Wichtigkeit für ihr Gelingen sind auch die persönlichen Geschichten, die sie erzählen und mit denen sich ihre Regisseur:innen identifizieren. Eine zusätzliche Erkenntnis auf diesem Gebiet.

Insgesamt lassen sich bestimmte Kernelemente eines ‹deutsch-türkischen Kinos› herausstellen, ohne zu implizieren, dass ein jeder seiner Filme diese bedienen muss. Die Themen, die hierbei eine besondere Relevanz erfahren, sind Freundschaft, Liebe, Familie, Jugend, Glück, soziales Umfeld, Migration, Identität, Suche, Selbstfindung, Mehrsprachigkeit, Religion, Dialog, Akzeptanz, Heimat, Reise, Musik, Lust, Grenzen, Freiheit und Abenteuer. Umgekehrt kann sich eine Mehrzahl dieser Komponenten in einem Werk vereinen, ohne dass es sich explizit unter dieser Kategorie verhandeln lässt.[43] Es lassen sich zwei Pole aufspannen, zwischen denen sich eine Vielzahl der untersuchten Filme bewegt: Auf der einen Seite eine *Transnationalität*, örtliche Ungebundenheit und Bewegung[44] sowie auf der anderen Seite eine starke lokale Verankerung und Regionalität.[45]

Zusammenfassend lässt sich sagen, dass die Bezeichnung ‹deutsch-türkisches Kino› als ungeeignet erscheint, wenn es darum geht, die betrachteten Filme in ihrer Vielfalt ebenso wie in ihrer Eigenheit zu erfassen. Alternative Kategorien wie ‹transnationales› und ‹transkulturelles›, ‹kosmopolitisches Kino› oder ‹World Cinema› erscheinen in dieser Hinsicht geeigneter, da sie der Universalität seiner Geschichten, aber auch ihren Produktions-, Distributions- und Rezeptionsbedingungen gerechter werden, die sich im 21. Jahrhundert in einem weltumspannenden Netzwerk situieren. Daher wird die Bezeichnung ‹postmigrantisches Kino› vorgeschlagen. Sie ist dienlich, weil sie eine nationale Kategorisierung überwindet, Einwanderung und ihre sowohl persönlichen als auch gesellschaftlichen Auswirkungen jedoch nicht ausschließt, sondern integriert. In dieser Ansicht gewinnen Erinnerungskultur und kollektives Gedächtnis, an Bedeutung, ebenso wie ein ‹kurdisches Kino›, das in seiner Eigenständigkeit und Eigenheit berücksichtigt wird. Die eingangs aufgestellte Hauptthese kann darin bekräftigt werden, dass ein ‹deutsch-türkisches Kino› sich in einer Vielfalt an Begriffen und Betrachtungsweisen erfassen lässt, die erst seinem ganzen Reichtum Rechnung tragen. Die Hauptspannungen und Kontroversen zwischen den verschiedenen Interessensgruppen im Prozess des ‹Machens› zeigten sich darin, dass es einerseits ein

---

43 Freundinnen fürs Leben, Boy 7, The Cut, Tschick.
44 Almanya, Auf der anderen Seite, The Cut, Aus der Ferne.
45 Soul Kitchen, Einmal Hans mit scharfer Sosse, Kurz und schmerzlos, Anam.

8 TSCHICK oder das etwas andere Fazit – On the road again

Kino repräsentiert, das dem Thema Migration seinen angemessenen Platz einräumt und sich durch seine *postmigrantische Perspektive* von einem anderen, beispielsweise ‹reinen› ‹deutschen Kino›, unterscheidet, andererseits aber nicht auf das Thema Migration reduziert werden möchte. Es geht somit einerseits um eine Abgrenzung und Sichtbarmachung diese Kinos und andererseits um ein Integrieren und Auslösen als eigene national und kulturell bestimmte Kategorie.

Was die gewählte Methodik der Herangehensweise mittels der ANT betrifft, lässt sich feststellen, dass diese gewinnbringend ist, um Forschungsobjekte in ihrer Hybridität und Komplexität zu erfassen, diesen in ihrem Umfang und Ausmaß gerecht zu werden, sie aus mehreren Blickwinkeln zu beleuchten sowie die unterschiedlichen Elemente, Bereiche und Disziplinen zusammenzuführen. Im vorliegenden Fall einer filmwissenschaftlichen Abhandlung erlaubt der gewählte Ansatz, zahlreiche Werke einzubeziehen, deren Verknüpfungen bisher nicht herausgestellt wurden. Das Vorgehen ermöglicht es, sie anhand ihrer filmischen Aspekte zu untersuchen und zugleich nicht an einer immanenten Betrachtung haften zu bleiben. Stattdessen lassen sich unterschiedliche Ebenen und Bereiche in den Forschungskontext einbeziehen. Auch für die Betrachtung der Filmherstellungspraxis liefert die ANT-basierte Herangehensweise die Möglichkeit, verschiedene Aspekte einzubeziehen, die bisher nur in Isolation betrachtet wurden. Es lassen sich dadurch etwa ästhetische Fragen mit produktionstechnischen kombinieren. Allerdings bleibt die ANT ein heuristisches Programm, das nichts über Inhalte aussagt, auch nicht über theoretische. Daher kann sie im Rahmen einer medienwissenschaftlichen Analyse nur gewinnbringend eingesetzt werden, wenn weitere Verfahren zum Zuge kommen. In diesem Fall solche der qualitativen Sozialforschung, die mit relevanten Theorien aus der Kulturwissenschaft, Raumsoziologie, Filmproduktion, -distribution und -rezeption zusammengebracht werden. Es lässt sich neues Wissen auf den Gebieten ‹deutsch-türkisches Kino›, ‹Migration im Film›, ‹deutschtürkischer Kulturkontakt› erzeugen, indem zudem filmpraktisches Expert:innenwissen eingebracht wird.

Trotz seiner Durchlässigkeit und seiner sich zunehmend auflösenden Grenzen trägt die Kategorie ‹deutsch-türkisches Kino›, insbesondere in der ersten Zeit ihres Erscheinens Ende der 1990er-Jahre, einen nicht unerheblichen Teil dazu bei, dass Filme von Regisseur:innen mit Migrationshintergrund überhaupt produziert und wahrgenommen werden. Die im Eingangskapitel dieser Arbeit beschriebene Euphorie, mit der ein ‹deutsch-türkisches Kino› in seinen Anfängen in den Medien gefeiert wird, verhilft seinen Regisseur:innen zu einer ersten öffentlichen Präsenz. Wenngleich sie sich selbst oft von dieser Kategorisierung distanzieren und ein ‹deutsch-türkisches Kino› keine Bewegung darstellt, wie etwa die Berliner Schule oder die Nouvelle Vague, die von den Filmemacher:innen bewusst intendiert wird, sondern vielmehr von außen ‹gemacht› ist. Auch wird die Bezeichnung ‹deutsch-türkisches Kino› oder ‹deutsch-türkischer Film› kaum zur direkten Filmwerbung auf Plakaten und DVD-Covern eingesetzt, im Vergleich etwa zur Kategorie ‹Culture-Clash-Komödie›, die hier klar als Einordnung und Label fungiert. Die Bezeichnung ‹deutsch-türkisches Kino› schafft aber Aufmerksamkeit, Reibung und Diskussion und trägt schließlich dazu bei, die Filme zunehmend über diese Kategorisierung hinauszudenken.

Ebenso wie die Kategorie ‹deutsch-türkisches Kino› leisten auch *interkulturelle* und türkische Filmfestivals einen Beitrag dazu, dass deutschtürkische Filme in Umlauf kommen. In seiner Pionierfunktion das Filmfestival Türkei Deutschland, aber auch vergleichbare, wie das Türkische Filmfestival Frankfurt, die Türkischen Filmtage München oder die genannten im Ruhrgebiet, in Berlin, Stuttgart und Köln, haben die Sichbarkeit dieses Kinos befördert. Hier fungiert die Kategorie ‹deutsch-türkisches Kino› in der Anfangszeit ebenfalls als Wiedererkennungsmarke für die Filme, deren Regisseur:innen entweder einen deutschtürkischen Hintergrund aufweisen oder deren Geschichten sich in einem deutschtürkischen Kontext bewegen. Ebenso stellt die Kategorie aber auch einen Kritikmarker für ein ‹deutsches Kino› dar, das in seiner Diversität und Offenheit noch nicht in der Mitte der deutschen Gesellschaft angekommen war.

Abschließend lässt sich ein Ausblick formulieren, der auf der Prognose zentraler Akteur:innen des Geschehens beruht.[46] Sie gehen davon aus, dass es für Regisseur:in mit Migrationshintergrund in Deutschland künftig immer selbstverständlicher werden wird, ihre Filme in den unterschiedlichsten Genres zu realisieren und zu vermarkten. Ihre Werke werden daher von noch größerer Diversität zeugen, was ihre behandelten Themen, Dramaturgie, Narration und visuelle Gestaltung betrifft. Sie bedürfen – wenn sie als Kunstwerke überzeugen und anhand dieser Kriterien beurteilt werden – keiner Kategorisierung als ‹deutsch-türkisches Kino› mehr. Dafür werden sie sich zunehmend einem weltweiten Publikum öffnen und länderübergreifend produziert sowie rezipiert werden.

---

46 Tronnier, Bentlage, Aladağ.

Quellenverzeichnis

Abel, Marco: «The Minor Cinema of Thomas Arslan: A Prolegomenon», in: Hake, Sabine / Mennel, Barbara (Hg.): *Turkish German Cinema in the New Millennium. Site, Sounds and Screens*, New York / Oxford 2012, S. 44–55.

Abel, Marco: *The Counter-Cinema of the Berlin School*, Rochester / New York 2013.

Abendzeitung Nürnberg: «Fatih Akin erhält den Ehrenpreis», in: *Abendzeitung Nürnberg Online*, 20.12.2010, online: http://2011.fftd.de/fileadmin/medienecho/fatih_akin/www.abendzeitung.de.pdf (letzter Zugriff: 28.03.2021).

Akin, Fatih: *Gegen die Wand. Das Buch zum Film. Drehbuch/Materialien/Interviews*, Köln 2004.

Akin, Fatih: «Ein Gespräch mit Feridun Zaimoglu», in: ders., *Gegen die Wand. Das Buch zum Film. Drehbuch/Materialien/Interviews*, Köln 2004, S. 233–234.

Akyün, Hatice: *Einmal Hans mit scharfer Soße. Leben in zwei Welten*, München 2005.

Alakuş, Buket: Interview in: EINMAL HANS MIT SCHARFER SOSSE (D 2013, R: Buket Alakuş), DVD-Bonusmaterial: EuroVideo 2014.

Alkın, Ömer (Hg): *Deutsch-Türkische Filmkultur im Migrationskontext*, Wiesbaden 2017.

Alkın, Ömer / Tronnier, Claudia: «Ein Interview, ein Rückblick und eine Filmographie», in: ders. (Hg): *Deutsch-Türkische Filmkultur im Migrationskontext*, Wiesbaden 2017, S. 383–406.

Altman, Rick: «A Semantic/Syntactic Approach to Film Genre», in: *Cinema Journal*, vol. 23, no. 3 (1984), S. 6–18

Altman, Rick: «Film und Genre», in: Nowell-Smith, Geoffrey (Hg.): *Geschichte des internationalen Films*, Stuttgart/Weimar 1998, S. 253–259.

Altman, Rick: «Reusable Packaging. Generic Products and the Recycling Process», in: Browne, Nick (Hg.): *Refiguring American Film Genres: History and Theory*, Berkeley et al. 1998, S. 1–41.

Andreas, Michael: «Klischee und Klandestines: Verdecktes Ermitteln und mehrfache Identitäten im postkolonialen Raum», in: Griem, Julika / Scholz, Sebastian (Hg.): *Tatort Stadt. Mediale Topographien eines Fernsehklassikers*, Frankfurt a. M. 2010, S. 145–160.

Appadurai, Arjun: «Globale ethnische Räume. Bemerkungen und Fragen zur Entwicklung einer transnationalen Anthropologie», in: Beck, Ulrich (Hg.): *Perspektiven der Weltgesellschaft*, Frankfurt a. M. 1998, S. 11–40.

Appiah, Kwame Anthony: *Cosmopolitanism:*

Quellenverzeichnis

Ethics in a World of Strangers, New York / London 2006.

Arsenal – Institut für Film und Videokunst e. V.: «Berlinale Forum», online: http://www.arsenal-berlin.de/ueber-uns/geschichte/berlinale-forum.html (letzter Zugriff: 28.03.2021).

arte: «Unsere Organisation», in: *arte.tv*, online: http://www.arte.tv/sites/de/corporate/unsere-organisation/?lang=de (letzter Zugriff: 28.03.2021).

arte: «Wer wir sind», in: *arte.tv*, online: https://www.arte.tv/sites/corporate/de/wer-wir-sind/ (letzter Zugriff: 28.03.2021).

arte: «Der Gesellschaftssitz», in: *arte.tv*, online: https://www.arte.tv/sites/corporate/de/der-gesellschaftssitz/ (letzter Zugriff: 28.03.2021).

arte-Edition: «Europäische Visionen», online: http://www.arte-edition.de/item/758.html (letzter Zugriff: 28.03.2021).

ARTE G.E.I.E. (Hg.): *Der Europäische Kulturkanal*, Presse & PR (Mai 2007), S. 10–13.

ARTE G.E.I.E.: «10 ARTE-Koproduktionen bei den diesjährigen OSCAR-Vornominierungen», 17.10.2014, online: http://www.presseportal.de/pm/9021/2857678/10-arte-koproduktionen-bei-den-diesjhrigen-oscar-vornominierungen (letzter Zugriff: 28.03.2021).

Assmann, Aleida: *Der lange Schatten der Vergangenheit. Erinnerungskultur und Geschichtspolitik*, München 2006.

Assmann, Aleida: *Das neue Unbehagen an der Erinnerungskultur. Eine Intervention*, München 2013.

Assmann, Aleida: «Erinnerung und Imagination», in: Ezli, Özkan / Staupe, Gisela (Hg.): *Das neue Deutschland*, Konstanz 2014, S. 167–169.

Assmann, Aleida: «Kollektives Gedächtnis», in: *Bundeszentrale für politische Bildung*, 26.08.2008, online: http://www.bpb.de/themen/6B59ZU,0,0,Kollektives_Ged%E4chtnis.html (letzter Zugriff: 28.03.2021).

Assmann, Jan: *Das kulturelle Gedächtnis: Schrift, Erinnerung und politische Identität in frühen Hochkulturen*, München 1992.

Assmann, Jan: «Kollektives Gedächtnis und kulturelle Identität», in: ders. / Hölscher, Tonio (Hg.): *Kultur und Gedächtnis*, Frankfurt a. M. 1988, S. 9–19.

Astruc, Alexandre: «Naissance d'une nouvelle avant-garde: la *caméra stylo*», in: *L'Ecran Français* 144 (1948), dt. Übersetzung: «Die Geburt einer neuen Avantgarde: die Kamera als Federhalter», in: Kotulla, Theodor (Hg.): *Der Film. Manifeste, Gespräche, Dokumente*, Bd. 2: 1945 bis heute, München 1964, S. 111–115.

Austin, Guy: *Contemporary French Cinema. An Introduction*, 2. Auflage, Manchester 2008.

Auswärtiges Amt: «Palästinensische Gebiete: Cinema Jenin – Das Kino der Hoffnung», Pressemitteilung vom 03.03.2011, online: http://www.auswaertiges-amt.de/DE/Aussenpolitik/KulturDialog/Kulturerhalt/Bilder/Palaestina/TextPalaestina.html (letzter Zugriff: 24.10.2014).

Auswärtiges Amt: «Auswertiges Amt unterstützt Eröffnung des «Cinema Jenin»«, Pressemitteilung vom 04.08.2010, online: http://www.auswaertiges-amt.de/DE/Infoservice/Presse/Meldungen/2010/100804-CinemaJenin.html (letzter Zugriff: 27.03.2021).

Akyün, Hatice: Interview in: EINMAL HANS MIT SCHARFER SOSSE (D 2013, R: Buket Alakuş), DVD-Bonusmaterial: EuroVideo 2014.

Bachmann-Medick, Doris: *Cultural Turns. Neuorientierungen in den Kulturwissen-schaften*, 4. Auflage, Reinbek bei Hamburg 2010.

Bachtin, Michail M.: *Die Ästhetik des Wortes*, herausgegeben von Rainer Grübel, Frankfurt a. M. 1979.

Ballhaus Naunynstraße: «*Miraz Bezar*», online: http://www.ballhausnaunynstrasse.de/person/miraz_bezar (letzter Zugriff: 27.03.2021).

Bammé, Arno: *Wissenschaft im Wandel. Bruno Latour als Symptom*, Marburg 2008.

Bammé, Arno: *Science and Technology Studies. Ein Überblick*, Marburg 2009.

Bareiss, Andreas: «Kinofilm in Deutschland zu machen ist Wahnsinn», in: Hennig-Thurau, Thorsten /Henning, Victor (Hg.): *Guru Talk – Die deutsche Filmindustrie im 21. Jahrhundert*, Marburg 2009, S. 23–36.

Barrow, Sarah: «Stretching the Limits: Hybridity as Cultural and Artistic Strategy in Contemporary British Cinema», in: Rings, Guido / Morgan-Tamosunas, Rikki (Hg.): *European Cinema: Inside Out*, Heidelberg 2003, S. 27–43.

Baudry, Jean-Louis: *Das Dispositiv. Metapsychologische Betrachtungen des Realitäts-eindrucks*, in: *Psyche. Zeitschrift für Psychoanalyse* 48/11 (1994), S. 1047–1074.

Bauer, Patrick: «Wie im falschen Film», in: *SZ-Magazin*, Heft 40/2014, KINO/FILM/THEATER, online: http://sz-magazin.sueddeutsche.de/texte/anzeigen/42247/Wie-im-falschen-Film (letzter Zugriff: 27.03.2021).

Baumgarten, Oliver: «Keine Angst vor Klischees», Interview mit Buket Alakuş zu ihrem Film ANAM 2001, in: *Schnitt Online – das Filmmagazin im Internet*, online: http://www.schnitt.de/233,5320,01 (letzter Zugriff: 27.03.2021).

Baute, Michael et al.: «‹Berliner Schule› – Eine Collage», in: *kolik.film*, Sonderheft 6 (Oktober 2006), online: http://www.kolikfilm.at/sonderheft.php?edition=20066&content=texte&text=1 (letzter Zugriff: 27.03.2021).

Beauftragte der Bundesregierung für Kultur und Medien: «Produktion programmfüllende Spiel- und Dokumentarfilme», online: https://bit.ly/31qRY9u (letzter Zugriff: 27.03.2021).

Bechert, Frank: «Adil Kaya erhält die Bürgermedaille der Stadt Nürnberg», in: *15. Filmfestival Türkei/Deutschland*, 08.05.2010, online: http://2010.fftd.de (letzter Zugriff: 27.03.2021).

Beck, Laura / Osthues, Julian (Hg.): *Postkolonialismus und (Inter-)Medialität. Perspektiven der Grenzüberschreitung im Spannungsfeld von Literatur, Musik, Fotografie, Theater und Film*, Bielefeld 2016.

Beck, Ulrich: *Der kosmopolitische Blick oder: Krieg und Frieden*, Frankfurt a. M. 2004.

Beck, Ulrich / Grande, Edgar (Hg.): *Das kosmopolitische Europa. Gesellschaft und Politik in der Zweiten Moderne*, Frankfurt a. M. 2004.

Behrens, Volker / Töteberg, Michael (Hg.): *Fatih Akin: Im Clinch. Die Geschichte meiner Filme*, Reinbek bei Hamburg 2011.

Behrens, Volker: «Fatih Akins «The Cut» in Venedig: «Ein Film wie ein Gebet»», in: *Hamburger Abendblatt*, 01.09.2014, online: https://www.abendblatt.de/kultur-live/kino/article131790905/Fatih-Akins-The-Cut-in-Venedig-Ein-Film-wie-ein-Gebet.html (letzter Zugriff: 27.03.2021).

Behrens, Volker: «Ich bin eine Lokalpatriotin», in: *Hamburger Abendblatt*, 11.12.2004, online: http://www.abendblatt.de/kultur-live/article106937958/Ich-bin-eine-Lokalpatriotin.html (letzter Zugriff: 27.03.2021).

Behrens, Volker: «Winter, mitten im Sommer», in: *Hamburger Abendblatt*, online: http://www.abendblatt.de/kultur-live/article108121130/Winter-mitten-im-Sommer.html (letzter Zugriff: 27.03.2021).

Belliger, Andréa / Krieger, David J.: «Vorwort», in: dies. (Hg.): *ANThology. Ein einführendes Handbuch zur Akteur-Netzwerk-Theorie*, Bielefeld 2006, S. 9–11.

Belliger, Andréa / Krieger, David J.: «Einführung in die Akteur-Netzwerk-Theorie», in: dies. (Hg.): *ANThology. Ein einführendes Handbuch zur Akteur-Netzwerk-Theorie*, Bielefeld 2006, S. 13–50.

Belton, John: *American Cinema, American Culture*, New York 1994.

Bergfelder, Tim et al. (Hg.): *The German Cinema Book*, London 2002.

Berghahn, Daniela: *Far-Flung Families in Film: The Diasporic Family in Cinema*, Edinburgh 2013.

Berghahn, Daniela / Sternberg, Claudia (Hg.): *European Cinema in Motion.*

Migrant and Diasporic Film in Contemporary Europe, Basingstoke et al. 2010.

Berghahn, Daniela: «My Big Fat Turkish Wedding: From Culture Clash to Romcom», in: Hake, Sabine / Mennel, Barbara (Hg.): *Turkish German Cinema in the New Millennium. Site, Sounds and Screens*, New York / Oxford 2012, S. 19–31.

Bergson, Henri: *Das Lachen. Ein Essay über die Bedeutung des Komischen*, übersetzt von Roswitha Plancherel-Walter, Hamburg 2011.

Bergson, Henri: Le rire. Essai sur la signification du comique (1900), édition électronique réalisée à partir du livre d'Henri Bergson: Le rire. Essai sur la signification du comique, Paris 1924, S. 12, online:http://classiques.uqac.ca/classiques/bergson_henri/le_rire/le_rire.html (letzter Zugriff: 27.03.2021).

Berliner Filmfestivals: «Interview mit Türkische Filmwoche-Leiter Selcuk Sazak», 01.06.2010, online: http://berliner-filmfestivals.de/2010/06/interview-mit-turkische-filmwoche-leiter-selcuk-sazak (letzter Zugriff: 26.03.2021).

Berliner Filmfestivals: «Türkische Filmwoche – Gegenwart und Zukunft», 15.03.2013, online: http://berliner-filmfestivals.de/2013/03/turkische-filmwoche-berlin-2013-im-colosseum (letzter Zugriff: 26.03.2021).

Berns, Bettina: «Leuchtturm des Miteinanders – Das *Filmfestival Türkei/Deutschland* in Nürnberg», in: *Magazin der Robert-Bosch-Stiftung*, Nr. 04, 2. Jahrgang (2008), S. 18–20.

Betz, Mark: «Film, History, Film Genre, and Their Discontents: The Case of the Omnibus Film», in: *The Moving Image: The Journal of the Association of Moving Image Archivists*, no. 2 (2001), S. 56–87.

Bhabha, Homi K.: *Die Verortung der Kultur*, Tübingen 2000.

Bhabha, Homi K.: *The Location of Culture*, 3. Auflage, London / New York 2008 (1. Auflage 1994).

BIM: «Hybride europäisch-muslimische Identitätsmodelle (Heymat)», online: https://www.projekte.hu-berlin.de/de/heymat (letzter Zugriff: 26.03.2021).

Biondi, Franco / Schami, Rafik: «Literatur der Betroffenen», in: Schaffernicht, Christian (Hg.): *Zu Hause in der Fremde: Ein bundesdeutsches Ausländer-Lesebuch*, Reinbek bei Hamburg 1984, S. 136–150.

Birkenstock, Arne: *Autoren und Drehbuchförderung in Deutschland. Dokumentation und Wirkungsanalyse der bestehenden Instrumente*, Eine Studie des KunstSalon e. V. im Auftrag der Staatskanzlei NRW, Endfassung vom 01.07.2008.

Bleisteiner, Angela: *Literatur im Medienwechsel. Eine Studie zur filmischen Adaption von Dramen*, Heidelberg 2001.

Blickpunkt: Film: ««Gegen die Wand» auf Platz zwei: Akin erobert die Türkei»,06.04.2004, online: https://www.mediabiz.de/film/news/gegen-die-wand-auf-platz-zwei-akin-erobert-die-tuerkei/152254 (letzter Zugriff: 26.03.2021).

Blumentrath, Hendrik et al.: *Transkulturalität. Türkisch-deutsche Konstellationen in Literatur und Film*, Münster 2007.

Bogner, Alexander et al.: *Interview mit Experten. Eine praxisorientierte Einführung*, Wiesbaden 2014.

Bollhöfer, Björn: *Geographien des Fernsehens: der Kölner TATORT als mediale Verortung kultureller Praktiken*, Bielefeld 2007.

Bollhöfer, Björn: «Tatort Deutschland – Auf geographischer Spurensuche zwischen Sylt und Konstanz, Aachen und Dresden», in: Griem, Julika / Scholz, Sebastian (Hg.): *Tatort Stadt. Mediale Topographien eines Fernsehklassikers*, Frankfurt a. M. 2010, S. 31–50.

Bommarius, Christian: «Armenien – Die Lüge von der «Tragödie»» in: *Frankfurter Rundschau*, 18.05.2016, online: http://www.fr.de/politik/meinung/leitartikel/armenien-die-luege-von-der-tragoedie-a-352238 (letzter Zugriff: 26.03.2021).

Bondebjerg, Ib: «Introduction», in: ebd. (Hg.): *Moving Images, Culture and the Mind*, Luton 2000, S. 19–30.

Boran, Erol M.: *Eine Geschichte des türkisch-deutschen Theaters und Kabaretts*, Columbus, Ohio 2004.

Bota, Alice et al.: *Wir neuen Deutschen. Wer wir sind, was wir wollen*, Reinbek bei Hamburg 2012.

Bourne, Stephen: *Black in the British Frame: The Black Experience in British Film and Television*, London et al. 2001.

Braidotti, Rosi: *Nomadic Subjects. Embodiment and Sexual Difference in Contemporary Feminist Theory*, New York 2011.

Brandt, Kim: *Weiblichkeitsentwürfe und Kulturkonflikte im deutsch-türkischen Film. Zur integrativen Wirkung von Filmen*, Saarbrücken 2007.

Brunow, Dagmar: «Film als kulturelles Gedächtnis der Arbeitsmigration: Fatih Akıns DENK ICH AN DEUTSCHLAND – WIR HABEN VERGESSEN ZURÜCKZUKEHREN», in: Ozil, Şeyda et al. (Hg.): *50 Jahre türkische Arbeitsmigration in Deutschland*, Göttingen 2011, S. 183–203.

Brunow, Jochen: «Bündnis für Film», in: Töteberg, Michael (Hg.): *Szenenwechsel. Momentaufnahmen des jungen deutschen Films*, Reinbek bei Hamburg 1999, S. 9–16.

Buchner, Kathrin: «Der erste Türke als «Tatort»-Kommissar», in: *stern.de*, 24.04.2007, online: http://www.stern.de/kultur/tv/tatort/mehmet-kurtulus-der-erste-tuerke-als--tatort--kommissar-3363512.html (letzter Zugriff: 20.06.2017).

Buhl, Hendrik: TATORT. *Gesellschaftspolitische Themen in der Krimireihe*, Konstanz 2013.

Bulgan, Murat: *Aşık Veysel (1894–1973): Leben und Wirken eines türkischen Volkssängers*, Köln 2004.

Bundesarbeitsgemeinschaft Politische Bildung: Dossier «Türkei», online http://www.politische-bildung.de/tuerkei_erdogan.html#c9379 (letzter Zugriff: 27.03.2021).

Burns, Rob: «Turkish-German Cinema: from cultural resistance to transnational cinema?», in: Clarke, David (Hg.): *German Cinema Since Unification*, London / New York 2006, S. 127–150.

Buß, Christian: «Gangsterfilm «Chiko» – Hamburg Hexenkessel, Digger!», in: *Spiegel Online Kultur*, 17.04.2008, online: http://www.spiegel.de/kultur/kino/gangsterfilm-chiko-hamburg-hexenkessel-digger-a-547974.html (letzter Zugriff: 26.03.2021).

Buß, Christian: «Bye, bye Kebab-Klischee!», in: *Spiegel Online Kultur*, 25.10.2008, online: http://www.spiegel.de/kultur/gesellschaft/neuer-hamburg-tatort-bye-bye-kebab-klischee-a-586356.html (letzter Zugriff: 26.03.2021).

Buß, Christian: «Schrecken, ganz ohne Schleier», in: *Spiegel Online Kultur*, 10.03.2010, online: http://www.spiegel.de/kultur/kino/ehrenmord-drama-die-fremde-schrecken-ganz-ohne-schleier-a-682504.html (letzter Zugriff: 26.03.2021).

Buß, Christian: «Mit dem Esel ins Wirtschaftswunderland», in: *Spiegel Online Kultur*, 12.02.2011, online: http://www.spiegel.de/kultur/kino/migrantenkomoedie-almanya-mit-dem-esel-ins-wirtschaftswunderland-a-744961.html (letzter Zugriff: 26.03.2021).

Caldwell, John Thornton: *Televisuality: Style, Crisis, and Authority in American Television*, New Brunswick, NJ 1995.

Caldwell, John Thornton: *Production Culture. Industrial Reflexivity and Critical Practice in Film and Television*, Durham/London 2008.

Callon, Michel: «Einige Elemente einer Soziologie der Übersetzung: Die Domestikation der Kammermuscheln und der Fischer der St. Brieue-Bucht», in: Belliger, Andréa / Krieger, David J. (Hg.): *ANThology. Ein einführendes Handbuch zur Akteur-Netzwerk-Theorie*, Bielefeld 2006, S. 135–174.

Callon, Michel: «Die Soziologie eines Akteur-Netzwerkes», in: Belliger, Andréa / Krieger, David J. (Hg.): *ANThology. Ein einführendes Handbuch zur Akteur-Netzwerk-Theorie*, Bielefeld 2006, S. 175–193.

Castendyk, Oliver: *Die deutsche Filmförderung. Eine Evaluation*, Konstanz 2008.

Certeau, Michel de: *L'invention du quotidien 1. arts de faire*, Paris 1980; dt. Übersetzung: Die *Kunst des Handelns*, übersetzt von Ronald Voullié, Berlin 1988.

Christen, Matthias / Rothemund, Kathrin: «Das kosmopolitische Kino. Eine Einleitung», in: dies. (Hg.): *Cosmopolitan Cinema. Kunst und Politik in der Zweiten Moderne*, Marburg 2019.

Christen, Matthias / Rothemund, Kathrin (Hg.): *Cosmopolitan Cinema. Kunst und Politik in der Zweiten Moderne*, Marburg 2019.

Clarke, David (Hg.): *German Cinema Since Unification*, London / New York 2006.

Clevé, Bastian: *Gib niemals auf. Filmökonomie in der Praxis*, Konstanz 2004.

Constantin Film (Hg.): *Presseheft von BLUTZBRÜDAZ*, S. 14, online: https://www.yumpu.com/de/document/view/5224096/download-blutzbrudaz-der-film-presseheft-matthias-bolliger (letzter Zugriff: 26.03.2021).

Cords, Suzanne: «*Züli Aladağ*: «Lachen gegen Vorurteile»» in: *dw.de*, 02.02.2015, online: http://www.dw.de/z%C3%BClialada%C4%9F-lachen-gegen-vorurteile/a-18228851 (letzter Zugriff: 26.03.2021).

Cords, Suzanne: «300 Worte Deutsch – eine Integrationskomödie», in: *dw.de*, 05.02.2015, online: http://www.dw.de/300-worte-deutsch-eine-integrationskom%C3%B6die/a-18220879 (letzter Zugriff: 26.03.2021).

Cornelißen, Christoph: «Erinnerungskulturen», Version: 2.0, in: *Docupedia-Zeitgeschichte*, 22.10.2012, online: http://docupedia.de/zg/Erinnerungskulturen_Version_2.0_Christoph_Corneli%C3%9Fen (letzter Zugriff: 27.03.2021).

Council of Europe: «European Convention on Cinematographic Co-Production», Referenz ETS No.147 vom 02.10.1992, online: http://conventions.coe.int/Treaty/GER/Treaties/Html/147.htm (letzter Zugriff: 27.03.2021).

Crisp, Colin G.: *French Cinema. A Critical Filmography*, vol. 1, 1929–1939, Bloomington 2015.

Crolly, Hannelore et al.: «Einwanderungsrepublik Deutschland beliebt wie nie», in: *Die Welt*, 25.05.2014, online: http://www.welt.de/politik/deutschland/article128377568/Einwanderungsrepublik-Deutschland-beliebt-wie-nie.html (letzter Zugriff: 26.03.2021).

Cruz, Richard: Spike Lee – The Dolly Shot, in: *youtube.com*, 19.04.2012, online: https://www.youtube.com/watch?v=Cu9-UymSApM (letzter Zugriff: 26.03.2021).

Cylex: Pickpocket Filmproduktion – Berlin, online: http://web2.cylex.de/firmahome/pickpocket-filmproduktion-9263209.html (letzter Zugriff: 21.09.2017).

dapd-Meldung: «ARTE strukturiert die Programmdirektion um», in: *welt.de*, 04.07.2012, online: https://www.welt.de/newsticker/news3/article107840650/Arte-strukturiert-die-Programmdirektion-um.html (letzter Zugriff: 27.03.2021).

Das Erste.de: «20 Jahre Filmdébüt im Ersten», online: http://www.daserste.de/unterhaltung/film/filmdebuet-im-ersten/index.html (letzter Zugriff: 27.03.2021).

Dayan, Daniel: «Looking for Sundance: The Social Construction of a Film Festival», in: Iordanova, Dina (Hg.): *The Film Festival Reader*, St. Andrews 2013, S. 45–58.

Deininger, Roman: «Viele Türken sind kritikunfähig – Sibel Kekilli im Interview», in: *Süddeutsche.de*, 17.05.2010, online: http://www.sueddeutsche.de/bayern/sibel-kekilli-im-interview-viele-tuerken-sind-kritikunfaehig-1.288463 (letzter Zugriff: 27.03.2021).

Deleuze, Gilles / Guattari, Félix: *Tausend Plateaus. Kapitalismus und Schizophrenie*, Berlin 1992.

Dennerlein, Bettina / Frietsch, Elke (Hg.): *Identitäten in Bewegung. Migration im Film*, Bielefeld 2011.

Dennison, Stephanie / Lim, Song Hwee: «Situating World Cinema as a Theoretical Problem», in: ebd. (Hg.): *Remapping World Cinema: Identity, Culture and Politics in Film*, London / New York 2006, S. 1–15.

Derrida, Jacques: *Le monolinguisme de l'autre ou la prothèse d'origine*, Paris 1996.

Distelmeyer, Jan: *Das flexible Kino. Ästhetik und Dispositiv der DVD & Blu-ray*, Berlin 2012.

Dolzer, Martin: *Der türkisch-kurdische Konflikt. Menschenrechte – Frieden – Demokratie in einem europäischen Land?*, Bonn 2010.

dpa-Meldung: «Integration in Deutschland: Türkischer Minister fordert Migranten zur Anpassung auf», in: *Spiegel Online*, 12.10.2010, online: http://www.spiegel.de/politik/deutschland/integration-in-deutschland-tuerkischer-minister-fordert-migranten-zur-anpassung-auf-a-722553.html (letzter Zugriff: 27.03.2021).

dpa-Meldung: «Begeisterter Applaus für Einwanderer-Komödie», in: *Mitteldeutsche Zeitung*, 12.02.2011, online: http://www.mz-web.de/kultur/berlinale-begeisterter-applaus-fuer-einwanderer-komoedie,20642198,17571694.html (letzter Zugriff: 27.03.2021).

dpa-Meldung: «Der teuerste deutsche Film aller Zeiten «Cloud Atlas»: Tom Tykwers Magischer Trip», in: *Focus Online*, 14.11.2012, online: http://www.focus.de/kultur/kino_tv/der-teuerste-deutsche-film-aller-zeiten-cloud-atlas-tom-tykwers-magischer-trip_aid_860561.html (letzter Zugriff: 27.03.2021).

dpa-Meldung: «Spannender Thriller mit dem «Vorleser»» in: *Focus Online*, 17.08.2015, online: https://www.focus.de/kultur/kino_tv/film-boy-7-spannender-thriller-mit-dem-vorleser_id_4885502.html (letzter Zugriff: 27.03.2021).

Duden-Online: Definition: «Deutschtürke», online: http://www.duden.de/suchen/dudenonline/Deutsch%C3%BCrke (letzter Zugriff: 27.03.2021).

Ebbrecht, Tobias / Schick, Thomas (Hg.): Kino in Bewegung. Perspektiven des deutschen Gegenwartsfilms, Wiesbaden 2011.

Ebbrecht, Tobias / Schick, Thomas: «Perspektiven des deutschen Gegenwartskinos. Zur Einleitung», in: dies. (Hg.): *Kino in Bewegung*, Wiesbaden 2011, S. 11–17.

Eicher, Thomas / Bleckmann, Ulf (Hg.): *Intermedialität. Vom Bild zum Text*, Bielefeld 1994.

Eichinger, Bernd: «Der deutsche Film kann ohne Förderung nicht leben!», in: Film-förderungsanstalt – Bundesanstalt des öffentlichen Rechts (Hg.): *1968–1998 FFA 30 Jahre Filmförderungsanstalt*, Berlin 1998, S. 49.

Eidlhuber, Mia: «Was ist schon türkisch?», in: *Zeit Online*, 17.08.2000, online: http://www.zeit.de/2000/34/_Was_ist_schon_tuerkisch_ (letzter Zugriff: 27.03.2021).

Elfert, Jennifer: «Das Festival als (flüchtige) Institution. Perspektiven für den zeitgenössischen Tanz in Deutschland», in: Hardt, Yvonne / Stern, Martin (Hg.): *Choreographie und Institution*, Bielefeld 2011, S. 85–106.

Elsaesser, Thomas: *European Cinema. Face to Face with Hollywood*, Amsterdam 2005.

Elsaesser, Thomas: «Transnationales Kino in Europa: Jenseits der Identitätspolitik. Doppelte Besetzung, Interpassivität und gegenseitige Einmischung», in: Strobel, Ricarda / Jahn-Sudmann, Andreas (Hg.): *Film transnational und transkulturell*, München 2009, S. 27–44.

Erhardt, Christoph: «60. Filmfestival in Cannes: Die Jungen und die Arrivierten», in: *FAZ*, 09.05.2007, online: http://www.faz.net/aktuell/feuilleton/kino/60-filmfestival-in-cannes-die-jungen-und-die-arrivierten-1436733.html (letzter Zugriff: 27.03.2021).

Eril, Astrid: *Kollektives Gedächtnis und Erinnerungskulturen: Eine Einführung*, 2. Auflage, Stuttgart/Weimar 2011.

EURIMAGE: online: http://www.coe.int/en/web/portal/47-members-states (letzter Zugriff: 27.03.2021).

Exzellenzcluster *Kulturelle Grundlagen von Integration*: «Dr. Özkan Ezli», online: https://www.exc16.uni-konstanz.de/ezli.html (letzter Zugriff: 28.03.2021).

Exzellenzcluster *Kulturelle Grundlagen von Integration*: «Prof. Dr. Deniz Göktürk»,

Quellenverzeichnis

https://www.exc16.uni-konstanz.de/gokturk.html (letzter Zugriff: 28.03.2021).

Ezli, Özkan: «Von der interkulturellen zur kulturellen Kompetenz. Fatih Akıns globalisiertes Kino», in: ders. et al. (Hg.): *Wider den Kulturenzwang*, Bielefeld 2009, S. 207–230.

Ezli, Özkan (Hg.): *Kultur als Ereignis. Fatih Akıns Film «Auf der anderen Seite» als transkulturelle Narration*, Bielefeld 2010.

Ezli, Özkan et al. (Hg.): *Wider den Kulturenzwang. Migration, Kulturalisierung und Weltliteratur*, Bielefeld 2009.

Ezli, Özkan et al.: «Vorwort», in: dies. (Hg): *Wider den Kulturenzwang*, Bielefeld 2009, S. 9–19.

Ezli, Özkan / Staupe, Gisela (Hg.): *Das Neue Deutschland. Von Migration und Vielfalt*, Konstanz 2014.

Facebook: The Cut, online: https://www.facebook.com/TheCutDerFilm/?fref=ts (letzter Zugriff: 27.03.2021).

Fahle, Oliver: «Die Nicht-Stadt im Tatort», in: Griem, Julika / Scholz, Sebastian (Hg.): *Tatort Stadt. Mediale Topographien eines Fernsehklassikers*, Frankfurt a. M. 2010, S. 69–79.

Farzanefar, Amin: *Kino des Orients – Stimmen aus einer Region*, Marburg 2005.

Farzanefar, Amin: «Einleitung», in: ders. (Hg.): *Kino des Orients – Stimmen aus einer Region*, Marburg 2005, S. 7–16.

Farzanefar, Amin: «Seismograph für Trends und Themen», in: *Qantara.de*, 15.04.2010, online: http://de.qantara.de/inhalt/15-filmfestival-turkei-deutschland-seismograph-fur-trends-und-themen (letzter Zugriff: 27.03.2021).

Faulstich, Werner: *Grundkurs Filmanalyse*, 3. Auflage, München 2002.

Faulstich, Werner: *Grundkurs Fernsehanalyse*, Paderborn 2008.

Fetzer, Margret: «Eigendynamik und An-Eignung städtischer Räume im Migranten-Tatort», in: Griem, Julika / Scholz, Sebastian (Hg.): *Tatort Stadt. Mediale Topographien eines Fernsehklassikers*, Frankfurt a. M. 2010, S. 121–143.

FFA: «Die Komödie spielt im Kino die Hauptrolle/Neuauflage einer FFA-Studie analysiert Genrevielfalt», 11.02.2013, online: http://www.ffa.de/die-komoedie-spielt-im-kino-die-hauptrolle-neuauflage-einer-ffa-studie-analysiert-genrevielfalt.html (letzter Zugriff: 27.03.2021).

FFA: «Filmgenres 2010 bis 2011. Eine Auswertung zum Genreangebot in deutschen Kinos und zur Genrevielfalt deutscher Filme», online: http://www.ffa.de/filmgenres-2010-bis-2011-eine-auswertung-zum-genreangebot-in-deutschen-kinos-und-zur-genrevielfalt-deutscher-filme.html (letzter Zugriff: 27.03.2021).

FFA: «Förderbereiche der FFA», online: http://www.ffa.de/foerderungen-und-antraege.html (letzter Zugriff: 27.03.2021).

FFA: «Jahreshitliste (national) 2011», online: http://www.ffa.de/download.php?f=062ed67dab416916f3faf95d383c0858&target=0 (letzter Zugriff: 27.03.2021).

FFA: «Jahreshitliste (national) 2012», online: http://www.ffa.de/download.php?f=1c733471b61f54b8890e311843b7ae3b&target=0 (letzter Zugriff: 27.03.2021).

FFA: «Jahreshitliste (national) 2013», online: http://www.ffa.de/download.php?f=b2dcbb6e8a2c695007bc957489ca321f&target=0 (letzter Zugriff: 27.03.2021).

FFA: «Jahreshitliste (national) 2015», online: http://www.ffa.de/download.php?f=52ad51494c1b1233b88c4295ba8cbee4&target=0 (letzter Zugriff: 27.03.2021).

FFA: «Produktionsförderung», online: http://www.ffa.de/produktion.html (letzter Zugriff: 27.03.2021).

FFA: online: http://ffa.de/ (letzter Zugriff: 27.03.2021).

FFHSH: «Förderung», online: http://www.ffhsh.de/de/foerderung/ (letzter Zugriff: 27.03.2021).

FFHSH: «Geförderte Projekte der FFHSH ab 2002», online: http://www.ffhsh.de/de/foerderung/entscheidungen/ (letzter Zugriff: 27.03.2021).

FFRN: online: http://www.filmfestivalresearch.org/ (letzter Zugriff: 27.03.2021).

FFTD: Archiv verschiedener Jahre, https://

www.fftd.net/infos/archiv (letzter Zugriff: 27.03.2021).

FFTD: «Bastarde – Piçler», in: *Festivalzeitung des 17. FFTD*, S. 27, online: http://2012.fftd.de/fileadmin/pdf_2012/festivalzeitung_2012.pdf (letzter Zugriff: 27.03.2021).

FFTD: «Die Jurys haben ihre Entscheidung getroffen», online: http://2011.fftd.de/news.html (letzter Zugriff: 27.03.2021).

FFTD: «Ehrenpreis 2011 an Fatih Akın», in: *Festivalzeitung des 16. FFTD*, S. 4, online: http://2011.fftd.de/fileadmin/print/tff_11-RZ-screen-24_2_11.pdf (letzter Zugriff: 27.03.2021).

FFTD: «Yol – Der Weg», in: *Festivalzeitung des 17. FFTD*, S. 7, online: http://2012.fftd.de/fileadmin/pdf_2012/festivalzeitung_2012.pdf (letzter Zugriff: 27.03.2021).

FFTD: «Festivalprofil», online: http://2015.fftd.de/festivalprofil.html (letzter Zugriff: 27.03.2021).

FFTD: «Filmgespräche», online: http://2013.fftd.net/filme/filmgespraeche.html (letzter Zugriff: 17.17.2017).

FFTD: «Filmlandschaften 2011», online: http://2011.fftd.de/filme/filmlandschaften/detailliste.html (letzter Zugriff: 27.03.2021).

FFTD: «Filmlandschaften 2014», online: http://2014.fftd.de/filme/filmlandschaften/uebersicht.html (letzter Zugriff: 27.03.2021).

FFTD: «Förderer 2013», online: http://2013.fftd.net/foerderer.html (letzter Zugriff: 27.03.2021).

FFTD: «Förderer und Sponsoren», online: https://www.fftd.net/foerderer/foerderer-und-sponsoren (letzter Zugriff: 27.03.2021).

FFTD: «Freundeskreis», online: https://www.fftd.net/foerderer/freundeskreis (letzter Zugriff: 27.03.2021).

FFTD: «Impressionen 2004», online: http://www.2004.fftd.net/ (letzter Zugriff: 27.03.2021).

FFTD: «Pressemitteilung», online: http://www.fftd.net/index.php?id=128&L=1 (letzter Zugriff: 22.09.2014).

FFTD: «Pressespiegel zum Ehrengast Fatih Akın», online: http://2011.fftd.de/medienecho-2011-fatih-akin.html (letzter Zugriff: 27.03.2021).

FFTD: «Preise», online: http://www.2010.fftd.net/PREISE.345+M54a708de802.0.html (letzter Zugriff: 26.03.2021).

FFTD: «Preisträger 1996», online: http://www.interforum.net/festivaltuerkeideutschland/bisherigepreistraeger/0187d392df0d0ff05/index.html (letzter Zugriff: 06.10.2017).

FFTD: «Odyssee – Wettbewerb der Dokumentarfilme», online: http://www.interforum.net/festivaltuerkeideutschland/festival2003/impressum.htm (letzter Zugriff: 14.01.2017).

FFTD: online: http://www.fftd.net/ (letzter Zugriff: 27.03.2021).

FFTD: «Rahmenprogramm 2011: 50 Jahre türkische Migration – eine kulturpolitische Bilanz», online: http://2011.fftd.de/rahmenprogramm/50-jahre-tuerkische-migration.html (letzter Zugriff: 27.03.2021).

FFTD: «Rahmenprogramm 2011: Anfänge einer EPOCHE», online: http://2011.fftd.de/rahmenprogramm/anfaenge-einer-epoche.html (letzter Zugriff: 27.03.2021).

FFTD: «Rahmenprogramm 2011: Lesung: Deutschsein?», online: http://2012.fftd.de/rahmenprogramm/lesung-deutschsein.html (letzter Zugriff: 27.03.2021).

FFTD: «Rahmenprogramm 2011: Umbruch in der islamischen Welt», online: http://2011.fftd.de/rahmenprogramm/umbruch-in-der-islamischen-welt-und-europa.html (letzter Zugriff: 27.03.2021).

FFTD: Rahmenprogramme verschiedener Jahre, online: https://www.fftd.net/infos/archiv (letzter Zugriff: 27.03.2021).

FFTD: «Schauspiellegende Tarık Akan erhält Ehrenpreis des Filmfestivals Türkei/Deutschland», online: http://2012.fftd.de (letzter Zugriff: 27.03.2021).

FFTD: «Wettbewerb der Spielfilme 2010», online: http://2010.fftd.de/UEbersicht.385%2bM54a708de802.0.html (letzter Zugriff: 27.03.2021).

FFTD: «Wettbewerb der Spielfilme 2011», online: http://2011.fftd.de/filme/wettbewerb-der-spielfilme/uebersicht.html (letzter Zugriff: 27.03.2021).

FFTD: «Wettbewerb der Spielfilme 2015», on-

line: http://2015.fftd.de/filme/wettbewerb-der-spielfilme/detailliste.html (letzter Zugriff: 27.03.2021).
FFTD: «Wettbewerb Fiction», online: http://www.interforum.net/festivaltuerkei deutschland/festival1996/kurzfilme.html (letzter Zugriff: 22.09.2017).
FIAPF: «International Film Festivals», online: http://www.fiapf.org/intfilmfestivals_sites.asp (letzter Zugriff: 27.03.2021).
Fietz, Kathleen: «Amuse me!», in: *taz.de*, 23.09.2004, online: http://www.taz.de/1/archiv/?dig=2004/09/23/a0366 (27.03.2021).
Filmfabrik: «Neues», online: http://filmfabrik.net/site/index.php (letzter Zugriff: 27.03.2021).
Filmfabrik: «Von glücklichen Schafen», online: http://filmfabrik.net/site/index.php/productions-cologne-de/9-cologne/produktion-koeln/198-von-gluecklichen-schafen (letzter Zugriff: 27.03.2021).
Filmfest Hamburg: «Douglas Sirk Preis», online: http://www.filmfesthamburg.de/de/information/Douglas_Sirk_Preis.php (letzter Zugriff: 27.03.2021).
Filmfest Hamburg: «Einmal Hans mit scharfer Sosse», online: http://www.filmfesthamburg.de/de/programm/Film/10488/Einmal_Hans_mit_scharfer_Sosse (letzter Zugriff: 27.03.2021).
Filmfest Hamburg: «Min Dît», online: http://www.filmfesthamburg.de/de/programm/Film/1998/Min_Dit (letzter Zugriff: 27.03.2021).
Filmfest Hamburg: «Suche & Film-Archiv», online: http://www.filmfesthamburg.de/de/programm/archiv_suche.php?b=1&y= (letzter Zugriff: 27.03.2021).
Filmhauskino Köln: «Tüpisch Türkisch 2016», online: http://filmhauskino.de/tuepisch-tuerkisch-2016/ (letzter Zugriff: 06.10.2017).
filmportal.de: «Biografie Ayşe Polat», online: http://www.filmportal.de/person/ayse-polat_25381028d1fb4bacb9d0916e03f74f3c (letzter Zugriff: 26.03.2021).
filmportal.de: «Biografie/Filmografie Hussi Kutlucan», online: https://www.filmportal.de/person/hussi-kutlucan_6b3b74de7b3f4401afc1e5024b1dc2fc (letzter Zugriff: 26.03.2021).
filmportal.de: «Biografie/Filmografie Ralph Schwingel», online: http://www.filmportal.de/person/ralph-schwingel_9595c39730a14ed4994a06b9e6eec9b3 (letzter Zugriff: 26.03.2021).
filmportal.de: «Buket Alakuş», online: https://www.filmportal.de/person/buket-alakus_292bb56874ae4646a8dd695b18589383 (letzter Zugriff: 26.03.2021).
filmportal.de: «Filmografie Andreas Schreitmüller», online: https://www.filmportal.de/person/andreas-schreitmueller_f1d-14bbf85264165bf409eb216089f29 (letzter Zugriff: 26.03.2021).
filmportal.de: «Kino und Migration», online: http://www.filmportal.de/thema/kino-und-migration (letzter Zugriff: 26.03.2021).
filmportal.de: «Sowohl als auch: Das «deutsch-türkische» Kino heute», online: http://www.filmportal.de/thema/sowohl-als-auch-das-deutsch-tuerkische-kino-heute (letzter Zugriff: 26.03.2021).
filmportal.de: «Thomas Arslan», online: http://www.filmportal.de/person/thomas-arslan_c01d5dfb9a3c45698d2d3840ed0b14f0 (letzter Zugriff: 26.03.2021).
filmportal.de: «Was heißt «deutsches» Kino?», online: http://www.filmportal.de/thema/was-heisst-deutsches-kino (letzter Zugriff: 26.03.2021).
Filmstarts: Fack Ju Göhte, online: http://www.filmstarts.de/kritiken/248091.html (letzter Zugriff: 26.03.2021).
Filmtank: «Profil», online: http://www.filmtank.de/profil/ (letzter Zugriff: 26.03.2021).
Film- und Medienstiftung NRW: «Am Set «Von glücklichen Schafen», online: http://www.filmstiftung.de/news/am-set-von-gluecklichen-schafen/ (letzter Zugriff: 26.03.2021).
Film- und Medienstiftung NRW (Hg.): *Das Magazin*, 1/2015, S. 10, online: http://www.filmstiftung.de/app/uploads/2015/12/mag115_001.pdf (letzter Zugriff: 23.07.2017).
Film- und Medienstiftung NRW: «Über uns: Unternehmen», online: http://www.filmstiftung.de/ueber-uns/ (letzter Zugriff: 26.03.2021).

Film- und Medienstiftung NRW: «Förderung: Film/Fernsehen/Serien», online: https://www.filmstiftung.de/foerderung/film-fernsehen/ (letzter Zugriff: 26.03.2021).

Film- und Medienstiftung NRW: «Produktion», online: http://www.filmstiftung.de/foerderung/film-fernsehen/produktion/ (letzter Zugriff: 26.03.2021).

Film- und Medienstiftung NRW: «Projektentwicklung», online: https://www.filmstiftung.de/foerderung/film-fernsehen/projektentwicklung/ (letzter Zugriff: 26.03.2021).

Fischerverlag (Hg.): *Vita Hanif Kureishi*, online: https://www.fischerverlage.de/autor/hanif-kureishi-1005738 (letzter Zugriff: 26.03.2021).

Fokuhl, Jörg: «Hexenkessel Hamburg-Altona», in: *Kultur Spiegel* 10/1998, S. 19–21.

Foroutan, Naika: «Neue Deutsche, Postmigranten und Bindungs-Identitäten. Wer gehört zum neuen Deutschland?», in: *Bundeszentrale für politische Bildung*, 08.11.2010, online: https://www.bpb.de/apuz/32367/neue-deutsche-postmigranten-und-bindungs-identitaeten-wer-gehoert-zum-neuen-deutschland (letzter Zugriff: 25.03.2021).

Foroutan, Naika: «Postmigrantische Gesellschaften», in: Brickmann, Heinz Ulrich / Sauer, Martina: *Einwanderungsgesellschaft Deutschland. Entwicklung und Stand der Integration*, Wiesbaden 2016, S. 227–254.

Foroutan, Naika / Coşkun, Canan: *Deutschland postmigrantisch III. Migrantische Perspektiven auf deutsche Identitäten – Einstellungen von Personen mit und ohne Migrationshintergrund zu nationaler Identität in Deutschland*, Berlin 2016, online: https://www.stiftung-mercator.de/content/uploads/2020/12/Deutschland_Postmigrantisch_3__Juni_2016.pdf (letzter Zugriff: 23.06.2021).

Forum Interkultur: «Wir über uns», online: http://www.forum-interkultur.net/Wir-ueber-uns.61.0.html (letzter Zugriff: 12.01.2017).

Forum Interkultur: «Wir über uns – Projektidee – Hintergrund», online: http://www.forum-interkultur.net/Hintergrund.117.0.html (letzter Zugriff: 23.09.2017).

Franck, Georg: *Ökonomie der Aufmerksamkeit. Ein Entwurf*, München/Wien 1998.

Freie Universität Berlin: Sonderforschungsbereich 1171 *Affective Societies: Dynamiken des Zusammenlebens in bewegten Welten*, Teilprojekt C06 *Migrantenmelodramen und Einwanderungskomödien*, online: https://www.sfb-affective-societies.de/teilprojekte/C/C06/laufzeit1/index.html (letzter Zugriff: 25.03.2021).

Frisch, Max: *Öffentlichkeit als Partner*, Frankfurt a. M. 1967, S. 100.

Fsk Kino: «Peripher Filmverleih», online: https://fsk-kino.peripherfilm.de/peripher-filmverleih/ (letzter Zugriff: 25.03.2021).

Funtowicz, Silvio / Ravetz, Jerome: «The Emergence of Post-Normal Science», in: Schomberg, René von (Hg.): *Science, Politics and Morality. Scientific Uncertainly and Decision Making*, Dordrecht et al. 1993.

Gabree, John: *Der klassische Gangster-Film*, München 1981.

Gräßle, Inge: *Der Europäische Fernseh-Kulturkanal Arte. Deutsch-französische Medienpolitik zwischen europäischem Anspruch und nationaler Wirklichkeit*, Frankfurt a. M. / New York 1995.

Galt, Rosalind: *The New European Cinema. Redrawing the Map*, New York et al. 2006.

Gangloff, Tilmann P.: «Ich bin du», in: *Südkurier*, 19.08.2015, online: http://www.suedkurier.de/nachrichten/kultur/Ich-bin-du;art10399,8086540 (letzter Zugriff: 25.03.2021).

Gedziorowski, Lukas: «Kino, das Menschen zusammenbringt», in: *journal-frankfurt.de*, 29.08.2014, online: https://www.journal-frankfurt.de/journal_news/Kultur-9/14-Tuerkisches-Filmfestival-Kino-das-Menschen-zusammenbringt-22503.html (letzter Zugriff: 25.03.2021).

German Films Service + Marketing: «Unternehmensprofil», online: http://www.german-films.de/about-us/german-films-service-marketing/unternehmensprofil/ (letzter Zugriff: 25.03.2021).

Quellenverzeichnis

Geuens, Jean-Pierre: *Film Production Theory*, Albany 2000.

Gibbons, Michael et al.: *The New Production of Knowledge. The Dynamics of Science and Research in Contemporary Scocieties*, London et al. 1994.

Girtler, Roland: *10 Gebote der Feldforschung*, Wien 2004.

Glaser, Barney G. / Strauß, Anselm L.: *Grounded Theory. Strategien qualitativer Forschung*, 3. Auflage, Bern 2010.

Glaser, Hermann: *Ach!: Leben und Wirken eines Kulturbürgers*, Essen 2011.

Göhre, Frank: *St. Pauli Nacht*, Bielefeld 2007.

Göhre, Frank / Wortmann, Sönke: «Der Kino-Mythos ist größer als die Wirklichkeit. Autor und Regisseur zu ST. PAULI NACHT», in: Töteberg, Michael (Hg.): *Szenenwechsel. Momentaufnahmen des jungen deutschen Films*, Reinbek bei Hamburg 1999, S. 159–165.

Göktürk, Deniz: «Migration und Kino – Subnationale Mitleidskultur oder transnationale Rollenspiele?, in: Chiellino, Carmine (Hg.): *Interkulturelle Literatur in Deutschland: Ein Handbuch*, Stuttgart/Weimar 2000, S. 329–347.

Göktürk, Deniz: «Anyone at Home? Itinerant Identities in European Cinema of the 1990s», in: *Framework: The Journal of Cinema and Media*, vol. 43, no. 2 (2002), S. 201–212.

Göktürk, Deniz: «Mobilität und Stillstand im Weltkino digital», in: Ezli, Özkan (Hg.): *Kultur als Ereignis. Fatih Akıns «Auf der anderen Seite» als transkulturelle Narration*, Bielefeld 2010, S. 15–45.

Göktürk, Deniz: «Mobilisierte Zuschauer: Topographische Überlagerungen in der transnationalen Zirkulation», in: Ozil, Şeyda et al. (Hg.): *Türkisch-deutscher Kulturkontakt und Kulturtransfer. Kontroversen und Lernprozesse*, Türkisch-deutsche Studien. Jahrbuch 2010, Göttingen 2011, S. 107–119.

Göktürk, Deniz: «World Cinema Goes Digital: Looking at Europe from the Other Shore», in: Hake, Sabine / Mennel, Barbara (Hg.): *Turkish German Cinema in the New Millennium. Site, Sounds and Screens*, New York / Oxford 2012, S. 198–211.

Göktürk, Deniz et al. (Hg.): *Germany in Transit. Nation and Migration 1955–2005*, Berkeley et al. 2007.

Göktürk, Deniz et al. (Hg.): *Transit Deutschland. Debatten zu Nation und Migration. Eine Dokumentation*, Konstanz 2011.

Göktürk, Deniz et al.: «Einleitung», in: dies. (Hg.): *Transit Deutschland, Debatten zu Nation und Migration. Eine Dokumentation*, Konstanz 2011, S. 21–41.

Gorris, Lothar: «Hexenkessel Hamburg-Altona», in: *Der Spiegel / Kultur extra* 10/1998, S. 19–21.

Gräf, Dennis: TATORT. *Ein populäres Medium als kultureller Speicher*, Marburg 2010.

Griem, Julika / Scholz, Sebastian (Hg.): *Tatort Stadt. Mediale Topographien eines Fernsehklassikers*, Frankfurt a. M. 2010.

Griese, Hartmut M.: «Hochqualifizierte TransmigrantInnen: Zum Wandel aktueller Bildungsbiographien im deutsch-türkischen Kontext», in: Pusch, Barbara (Hg.): *Transnationale Migration*, Wiesbaden 2013, S. 187–196.

Grimme Institut: «44. ADOLF-GRIMME-PREIS2008»,online:https://www.grimme-preis.de/archiv/2008/preistraeger/p/d/eine-andere-liga-zdfarte/ (letzter Zugriff: 25.03.2021).

Grob, Norbert / Klein, Thomas (Hg.): *Road Movies*, Mainz 2006.

Grothe, Karoline: «800 Zuschauer feiern TATORT-Premiere in Hannover», in: *ndr.de*, 18.03.2016, online: http://archive.is/VFP0s (letzter Zugriff: 25.03.2021).

Hacke, Alexander: *The Cut – Original Soundtrack* (OST), D 2014.

Hake, Sabine: *German National Cinema*, 2. Auflage, New York / London 2007.

Hake, Sabine / Mennel, Barbara (Hg.): *Turkish German Cinema in the New Millennium. Site, Sounds and Screens*, New York / Oxford 2012.

Halbwachs, Maurice: *Das Kollektive Gedächtnis*, Stuttgart 1967.

Halle, Randall: «Die deutsch-polnische Interzone. Kino als transnationaler Apparat in der Europäischen Union», in: Schick, Thomas / Ebbrecht, Tobias (Hg.): *Kino in Bewegung*, Wiesbaden 2011.

Halle, Randall: «The German Turkish-Spectator and Turkish Language Film Programming: Karli Kino, Maxximum Distribution, and the Interzone Cinema», in: Hake, Sabine / Mennel, Barbara (Hg.): *Turkish German Cinema in the New Millennium. Site, Sounds and Screens*, New York / Oxford 2012.

Harbord, Janet: *Film Cultures*, London et al. 2002.

Hardt, Yvonne / Stern, Martin (Hg.): *Choreographie und Institution. Zeitgenössischer Tanz zwischen Ästhetik, Produktion und Vermittlung*, Bielefeld 2011.

Hardt, Yvonne / Stern, Martin: «Choreographie und Institution: Eine Einleitung», in: dies., *Choreographie und Institution. Zeitgenössischer Tanz zwischen Ästhetik, Produktion und Vermittlung*, Bielefeld 2011, S. 7–34.

Heidenreich, Nanna: *V/Erkennungsdienste, das Kino und die Perspektive der Migration*, Bielefeld 2015.

Heins, Volker M.: «Vielfalt», in: Ezli, Özkan / Staupe, Gisela (Hg.): *Das neue Deutschland*, Konstanz 2014, S. 243–245.

Hennig-Thurau, Thorsten / Henning, Victor (Hg.): *Guru Talk – Die deutsche Filmindustrie im 21. Jahrhundert*, Marburg 2009.

Hennig-Thurau, Thorsten / Henning, Victor: «Vorwort», in: dies. (Hg.): *Guru Talk – Die deutsche Filmindustrie im 21. Jahrhundert*, Marburg 2009, S. 9–11.

Hennig-Thurau, Thorsten: «Die deutsche Filmindustrie im 21. Jahrhundert. Ökonomische Betrachtungen aus wissenschaftlicher Sicht», in: ders. / Henning, Victor (Hg.): *Guru Talk – Die deutsche Filmindustrie im 21. Jahrhundert*, Marburg 2009, S. 12–22.

Herrndorf, Wolfgang: Tschick, Berlin 2010.

Heyman, Stephen: «Q&A: Fatih Akin Discusses His New Film The Cut», in: *The New York Times*, Aug. 26, 2014, online: https://www.nytimes.com/2014/08/27/arts/international/fatih-akin-on-his-new-film-the-cut.html?_r=0 (letzter Zugriff: 25.03.2021).

Hickethier, Knut / Schumann, Katja (Hg.): *Kriminalfilm*, Stuttgart 2005.

Higbee, Will: «Beyond the (Trans)National: Toward a Cinema of Transvergence in Postcolonial and Diasporic Francophone Cinema(s)», in: *Studies in French Cinema*, 7:2 (2007), S. 79–91.

Higgins, Dick: «Statement of Intermedia», in: Stiles, Kristine / Selz Peter (Hg.): *Theories and Documents of Contemporary Art. A Sourcebook of Artists' Writings*, Berkeley et al. 1996, S. 728–729.

Hillman, Roger / Silvey, Vivien: «Remixing Hamburg: Transnationalism in Fatih Akın's Soul Kitchen», in: Hake, Sabine / Mennel, Barbara (Hg.): *Turkish German Cinema in the New Millennium. Site, Sounds and Screens*, New York / Oxford 2012, S. 186–197.

Hinterkeuser, Harald: *Film und Nation. Analyse des Begriffspaares Film und Nation unter gegenwärtigen soziokulturellen Bedingungen*, Saarbrücken 2007.

Hißnauer, Christian et al. (Hg.): *Zwischen Serie und Werk. Fernseh- und Gesellschaftsgeschichte im Tatort*, Bielefeld 2014.

Hissy, Maha El: *Getürkte Türken. Karnevaleske Stilmittel im Theater, Kabarett und Film deutsch-türkischer Künstler:innen und Künstler*, Bielefeld 2012.

Hofmann, Michael: «Handicap Islam? Die Sarrazin-Debatte als Herausforderung des deutsch-türkischen Diskurses», in: Ozil, Şeyda et al. (Hg.): *Türkisch-deutscher Kulturkontakt und Kulturtransfer. Kontroversen und Lernprozesse, Türkisch-deutsche Studien*, Jahrbuch 2010, Göttingen 2011, S. 33–43.

Holtgreve, Sabine: «Fünf starke Frauen für den scharfen Hans», in: NDR Presse und Information (Hg.): *Pressemappe von Einmal Hans mit scharfer Sosse*, S. 4.

Hühn, Melanie et al.: «In neuen Dimensionen denken? Einführende Überlegungen zu Transkulturalität, Transnationalität, Transstaatlichkeit und Translokalität», in: dies. et al. (Hg.): *Transkulturalität, Transnationalität, Transstaatlichkeit, Translokalität. Theoretische und empirische Begriffsbestimmungen*, Berlin 2010, S. 11–46.

Hunger, Uwe: *Wie können Migrantenselbstorganisationen den Integrationsprozess betreuen?*, Gutachten im Auftrag des Sachverständigenrats für Zuwanderung und Integration, Osnabrück/Münster 2004.

Huntington, Samuel P.: *The Clash of Civilizations and the Remaking of World Order*, New York 1996.

ifs: «Über die ifs», online: http://www.filmschule.de/ueber-die-ifs/ueber-die-ifs/ (letzter Zugriff: 25.03.2021).

IMDb: «Abdellatif Kechiche», online: http://www.imdb.com/name/nm0444244/?ref_=nv_sr_1 (letzter Zugriff: 25.03.2021).

IMDb: «Andreas Schreitmüller Filmography», online: http://www.imdb.com/name/nm0444244/?ref_=nv_sr_1 (letzter Zugriff: 26.03.2021).

IMDb: «Awards» von 40 Quadratmeter Deutschland, online: http://www.imdb.com/title/tt0090566/awards?ref_=tt_awd (letzter Zugriff: 25.03.2021).

IMDb: «Awards» von Almanya, online: http://www.imdb.com/title/tt1630027/awards?ref_=tt_awd (letzter Zugriff: 25.03.2021).

IMDb: «Awards» von Angst essen Seele auf, online: http://www.imdb.com/title/tt0071141/awards?ref_=tt_awd (letzter Zugriff: 25.03.2021).

IMDb: «Awards» von Auf der anderen Seite, online: http://www.imdb.com/title/tt0880502/awards?ref_=tt_awd (letzter Zugriff: 20.06.2017)

IMDb: «Awards» von Auslandstournee, online: http://www.imdb.com/title/tt0215532/awards?ref_=tt_awd (letzter Zugriff: 25.03.2021).

IMDb: «Awards» von Bal, online: http://www.imdb.com/title/tt1571724/awards?ref_=tt_awd (letzter Zugriff: 25.03.2021).

IMDb: «Awards» von Die Fremde, online: http://www.imdb.com/title/tt1288376/awards?ref_=tt_awd (letzter Zugriff: 25.03.2021).

IMDb: «Awards» von Dreiviertelmond, online: http://www.imdb.com/title/tt1747994/awards?ref_=tt_awd (letzter Zugriff: 25.03.2021).

IMDb: «Awards» von Eine andere Liga, online: http://www.imdb.com/title/tt0442908/awards?ref_=tt_awd (letzter Zugriff: 25.03.2021).

IMDb: «Awards» von Engarde, online: http://www.imdb.com/title/tt0373823/awards?ref_=tt_awd (letzter Zugriff: 25.03.2021).

IMDb: «Awards» von En Duva satt på en Gren och funderade på Tillvaron, online: https://www.imdb.com/title/tt1883180/awards?ref_=tt_awd (letzter Zugriff: 25.03.2021).

IMDb: «Awards» von Gegen die Wand, online: http://www.imdb.com/title/tt0347048/awards?ref_=tt_awd (letzter Zugriff: 25.03.2021).

IMDb: «Awards» von Indigènes, online: http://www.imdb.com/title/tt0444182/awards?ref_=tt_awd (letzter Zugriff: 25.03.2021).

IMDb: «Awards» von Kış Uykusu, online: http://www.imdb.com/title/tt2758880/awards?ref_=tt_awd (letzter Zugriff: 25.03.2021).

IMDb: «Awards» von Kurz und schmerzlos, online: http://www.imdb.com/title/tt0162426/awards?ref_=tt_awd (letzter Zugriff: 25.03.2021).

IMDb: «Awards» von La Graine et le mulet, online: http://www.imdb.com/title/tt0487419/awards?ref_=tt_awd (letzter Zugriff: 25.03.2021).

IMDb: «Awards» von L'Esquive, online: http://www.imdb.com/title/tt0338977/awards?ref_=tt_awd (letzter Zugriff: 25.03.2021).

IMDb: «Awards» von Le Thé au harem d'Archimède, online: http://www.imdb.com/title/tt0090171/awards?ref_=tt_awd (letzter Zugriff: 25.03.2021).

IMDb: «Awards» von Luks Glück, online: http://www.imdb.com/title/tt1651092/awards?ref_=tt_awd (letzter Zugriff: 25.03.2021).

IMDb: «Awards» von My Beautiful Laun-

Quellenverzeichnis

DRETTE, online: http://www.imdb.com/title/tt0091578/awards?ref_=tt_awd (letzter Zugriff: 25.03.2021).

IMDb: «Awards» von NEFESIM KESILENE KADAR, online: http://www.imdb.com/title/tt4466242/awards?ref_=tt_awd (letzter Zugriff: 25.03.2021).

IMDb: «Awards» von PALERMO ODER WOLFSBURG, online: http://www.imdb.com/title/tt0081299/awards?ref_=tt_awd (letzter Zugriff: 25.03.2021).

IMDb: «Awards» THE CUT, online: http://www.imdb.com/title/tt2245171/awards?ref_=tt_awd (letzter Zugriff: 25.03.2021).

IMDb: «Awards» THE SQUARE, online: https://www.imdb.com/title/tt4995790/awards?ref_=tt_awd (letzter Zugriff: 25.03.2021).

IMDb: «Awards» von YASEMIN, online: https://www.imdb.com/title/tt0096476/awards?ref_=tt_awd (letzter Zugriff: 25.03.2021).

IMDb: «Awards» von YOL – DER WEG, online: https://www.imdb.com/title/tt0084934/awards?ref_=tt_awd (letzter Zugriff: 25.03.2021).

IMDb: «Awards» von VÉNUS NOIRE, online: https://www.imdb.com/title/tt1401643/awards?ref_=tt_awd (letzter Zugriff: 25.03.2021).

IMDb: «Box Office» von THE CUT, online: https://www.imdb.com/title/tt2245171/?ref_=fn_al_tt_1 (letzter Zugriff: 25.03.2021).

IMDb: «Company Credits» von 40 QUADRATMETER DEUTSCHLAND, online: http://www.imdb.com/title/tt0090566/companycredits?ref_=tt_dt_co (letzter Zugriff: 25.03.2021).

IMDb: «Company Credits» von ANGST ESSEN SEELE AUF, online: http://www.imdb.com/title/tt0071141/companycredits?ref_=tt_dt_co (letzter Zugriff: 25.03.2021).

IMDb: «Company Credits» von LA VIE D'ADÈLE – CHAPITRES 1 ET 2, online: http://www.imdb.com/title/tt2278871/companycredits?ref_=tt_dt_co (letzter Zugriff: 25.03.2021).

IMDb: «Company Credits» von PALERMO ODER WOLFSBURG, online: http://www.imdb.com/title/tt0081299/companycredits?ref_=tt_dt_co (letzter Zugriff: 25.03.2021).

IMDb: «Company Credits» von YASEMIN, online: https://www.imdb.com/title/tt0096476/companycredits?ref_=tt_dt_co (letzter Zugriff: 25.03.2021).

IMDb: «Filming Locations» von ANAM, online: https://www.imdb.com/title/tt0295165/locations?ref_=tt_dt_dt (letzter Zugriff: 25.03.2021).

IMDb: «Filming Locations» von AUF DER ANDEREN SEITE, online: http://www.imdb.com/title/tt0880502/locations?ref_=tt_dt_dt (letzter Zugriff: 25.03.2021).

IMDb: «Filming Locations» von FEUERTEUFEL, online: https://www.imdb.com/title/tt2455960/?ref_=fn_al_tt_1 (letzter Zugriff: 25.03.2021).

IMDb: «Full Cast & Crew» von DREIVIERTELMOND, online: https://www.imdb.com/title/tt1747994/fullcredits/?ref_=tt_ov_st_sm (letzter Zugriff: 25.03.2021).

IMDb: «KORKORO», online: http://www.imdb.com/title/tt1495823/?ref_=nm_flmg_dr_3 (letzter Zugriff: 25.03.2021).

IMDb: «Rachid Bouchareb», online: https://www.imdb.com/name/nm0098953/ (letzter Zugriff: 24.03.2021).

IMDb: «Release Info» von 300 WORTE DEUTSCH, online: https://www.imdb.com/title/tt2288044/releaseinfo?ref_=ttfc_sa_1 (letzter Zugriff: 24.03.2021).

IMDb: «Release Info» von DREIVIERTELMOND, online: https://www.imdb.com/title/tt1747994/releaseinfo?ref_=ttfc_sa_1 (letzter Zugriff: 24.03.2021).

IMDb: online: www.imdb.com/ (letzter Zugriff: 24.03.2021).

IMDb: «Tony Gatlif», online: http://www.imdb.com/name/nm0309697/?ref_=nmbio_bio_nm (letzter Zugriff: 24.03.2021).

IMDb: «Züli Aladağ», online: https://www.imdb.com/name/nm0015784/?ref_=fn_al_nm_1 (letzter Zugriff: 24.03.2021).

Institut für Neuere Deutsche Literatur und Medien: «final cut», online: http://filmlexikon.uni-kiel.de/index.php?action=lexikon&tag=det&id=176 (letzter Zugriff: 24.03.2021).

InterForum: «Über uns», online: http://interforum.net/ueberuns/index.html (letzter Zugriff: 24.03.2021).

Internationale Filmfestspiele Berlin: «APRIL-

KINDER», online: http://www.berlinale.de/de/archiv/jahresarchive/1999/02_programm_1999/02_Filmdatenblatt_1999_19991534.php (letzter Zugriff: 17.07.2016).

Internationale Filmfestspiele Berlin: «LOLA + BILIDIKID», online: https://www.berlinale.de/de/archiv/jahresarchive/1999/02_programm_1999/02_programm_1999.html (letzter Zugriff: 24.03.2021).

Internationale Filmfestspiele Berlin: «The Profile oft the European Film Market», online: https://www.efm-berlinale.de/en/about-efm/profile.html (letzter Zugriff: 23.03.2021).

Internationale Filmfestspiele Berlin: «Perspektive Deutsches Kino», online: https://www.berlinale.de/de/festival/sektionen/perspektive-deutsches-kino.html (letzter Zugriff: 23.03.2021).

Internationales Dokumentarfilmfestival München e. V.: «Preisträger 1989 bis heute», online: https://www.dokfest-muenchen.de/Winners (letzter Zugriff: 23.03.2021).

Iordanova, Dina: «The Film Festival Circuit», in: ebd. / Rhyne, Ragan (Hg.): *Film Festival Yearbook 1. The Festival Circuit*, St Andrews 2009, S. 23–39.

Iordanova, Dina (Hg.): *The Film Festival Reader*, St Andrews 2013.

Jahn-Sudmann, Andreas: «Film und Transnationalität – Forschungsperspektiven», in: Strobel, Ricarda / Jahn-Sudmann, Andreas (Hg.): *Film transnational und transkulturell*, München 2009, S. 15–26.

Jones, Stan: «Turkish-German Cinema Today: A Case Study of Fatih Akin's KURZ UND SCHMERZLOS (1998) and *Im Juli* (2000)», in: Rings, Guido / Morgan-Tamosunas, Rikki (Hg.): *European Cinema: Inside Out – Images of the Self and the Other in Postcolonial European Film*, Heidelberg 2003, S. 75–91.

Jungen, Oliver: «Da wird doch der Döner in der Pfanne verrückt», in: *FAZ*, 19.06.2015, online: http://www.faz.net/aktuell/feuilleton/medien/tv-kritik/arte-zeigt-einmal-hans-mit-scharfer-sosse-13655086.html (letzter Zugriff: 23.03.2021).

Kaever, Oliver: «Krampfhaft fröhlich», in: *Zeit Online*, 10.06.2014, online: http://www.zeit.de/kultur/film/2014-06/einmal-hans-mit-scharfer-sosse (letzter Zugriff: 23.03.2021).

Kaiser, Birte: «Sternschanze», online: http://www.hamburg.de/stadtteile/altona/4588/sternschanze-artikel.html (letzter Zugriff: 07.01.2014).

Kamp, Werner: *Autorenkonzepte und Filminterpretation*, Frankfurt a. M. 1996.

Kanne, Miriam (Hg.): *Provisorische und Transiträume. Raumerfahrung Nicht-Ort*, Berlin 2013.

Karczmarzyk, Nicole: *Der Fall TATORT. Die Entschlüsselung eines Kultkrimis*, Marburg 2010.

Karpf, Ernst et al. (Hg.): *«GETÜRKTE Bilder»: Zur Inszenierung von Fremden im Film*, Marburg 1995.

Kaschuba, Wolfgang: «Wie Fremde gemacht werden», in: *Der Tagesspiegel*, 14.01.2007, online: http://www.tagesspiegel.de/meinung/kommentare/wie-fremde-gemacht-werden/798460.html (letzter Zugriff: 23.03.2021).

Kaya, Adil: «Das 16. Merhaba», in: *Festivalzeitung des 16. FFTD*, S. 3, online: http://2011.fftd.de/fileadmin/print/tff_11-RZ-screen-24_2_11.pdf (letzter Zugriff: 23.03.2021).

Kerner, Ina: *Postkoloniale Theorien. Zur Einführung*, Hamburg 2012.

Kinonews.de: «Comedypreis für FACK JU GÖHTE», 22.10.2014, online: http://www.kinonews.de/index.php/home/news/4339-comedypreis-fuer-fack-ju-goehte.html (letzter Zugriff: 23.03.2021).

kino-zeit.de: «Migration und Integration – einmal ganz anders», online: http://www.kino-zeit.de/filme/almanya-willkommen-in-deutschland (letzter Zugriff: 23.03.2021).

Kitzler, Jan-Christoph: «Die nennen das nicht Völkermord», in: *Deutschlandfunk Kultur*, 01.09.2014, online: http://www.deutschlandfunkkultur.de/premiere-von-the-cut-die-nennen-das-nicht-voelkermord.2165.de.html?dram:article_id=296195 (letzter Zugriff: 23.03.2021).

Kiyak, Mely: «Istanbul im Weichzeichner», in: *Zeit Online*, 06.06.2014, online: http://

www.zeit.de/kultur/film/2014-06/istanbul-schlaflos-film-wirklichkeit (letzter Zugriff: 23.03.2021).

Klahn, Andrej: «Warum wir plötzlich über Ausländer lachen dürfen», in: *Die Welt*, 29.11.2014, online: http://www.welt.de/regionales/nrw/article134786771/Warum-wir-ploetzlich-ueber-Auslaender-lachen-duerfen.html (letzter Zugriff: 23.03.2021).

Klatsch-tratsch.de: «Das Interview: David Kross über seinen ersten Thriller BOY 7», in: *klatsch-tratsch.de*, 14.08.2015, online: https://www.klatsch-tratsch.de/aktuelles/das-interview-david-kross-ueber-seinen-ersten-thriller-boy-7-249923/ (letzter Zugriff: 23.03.2021).

Klos, Stefanie: *Fatih Akin: Transkulturelle Visionen*, Marburg 2016.

Kömürcü Nobrega, Onur Suzan: «« We bark from the third row»: The position of the Ballhaus Naunynstrasse in Berlin's cultural landscape and the funding of cultural diversity work», in: Ozil, Şeyda et al. (Hg.): *50 Jahre türkische Arbeitsmigration in Deutschland*, Göttingen 2011, S. 91–112.

Kollektiv Betriebe: «fsk-Kino und Peripher Filmverleih», online: http://www.kollektiv-betriebe.org/kollektive-betriebe/kategorien/kneipen-clubs-kino/ (letzter Zugriff: 23.03.2021).

Korte, Barbara / Sternberg, Claudia: *Bidding for the Mainstream? Black and Asian British Film since the 1990s*, Amsterdam et al. 2004.

Kosnick, Kira: «Kulturalisierte Migration: Migrantische Identitäten im Fokus politischer Debatten und interdisziplinärer Forschungsansätze», in: Strobel, Ricarda / Jahn-Sudmann, Andreas (Hg.): *Film transnational und transkulturell – Europäische und amerikanische Perspektiven*, München 2009, S. 45–53.

Kramer, Brigitte: «Dear Kleines! Papier – Produktion – Programm», in: Schreitmüller, Andreas / Stein, Eckart (Hg.): *Freispiele. Das kleine Fernsehspiel – Freiraum im Programm*, München 1986, S. 48–55.

Kürten, Jochen: «Start mit Hindernissen», in: *Qantara.de*, 12.03.2018, online: https://de.qantara.de/print/30559 (letzter Zugriff: 23.03.2021).

Kulaoğlu, Tunçay: «Der neue ‹deutsche› Film ist ‹türkisch›? Eine neue Generation bringt Leben in die Filmlandschaft», in: *Filmforum*, Februar/März 1999, S. 8–12

Kulaoğlu, Tunçay: «Kebab und Cury», in: *Jungle World* Nr. 10, 10.03.1999, online: https://jungle.world/artikel/1999/10/kebab-und-curry (letzter Zugriff: 23.03.2021).

Kulaoğlu, Tunçay / Priessner, Martina: *Stationen der deutsch-türkischen Migration im Film*, ein Videovortrag.

Kulturpolitische Gesellschaft e. V. (Hg.): *Vita Adil Kaya*, online: http://www.kupoge.de/vorstand.html (letzter Zugriff: 23.09.2017).

KunstKulturQuartier: «Über uns», online: https://www.kunstkulturquartier.de/kunstkulturquartier/info/ueber-uns (letzter Zugriff: 23.03.2021).

Kuratorium junger deutscher Film: «Über uns», online: http://kuratorium-junger-film.de/ueber-uns (letzter Zugriff: 23.03.2021).

La gente: «Hüseyin Tabak. Autor Regisseur», online: https://www.la-gente-agentur.de/portfolio/hueseyin-tabak/ (letzter Zugriff: 23.03.2021).

La gente: «Über la gente», online: https://www.la-gente-agentur.de/ueber-la-gente/ (letzter Zugriff: 23.03.2021).

Lang, Kathrin: *Transkulturelle Räume bei Fatih Akin. Die Filme* GEGEN DIE WAND *und* AUF DER ANDEREN SEITE, München 2010.

Latour, Bruno: *Science in Action. How to follow Scientists and Engineers through Society*, Cambridge/Massachusetts 1987.

Latour, Bruno: *Die Hoffnung der Pandora. Untersuchungen zur Wirklichkeit der Wissenschaft*, Frankfurt a. M. 2000.

Latour, Bruno: *Wir sind nie modern gewesen. Versuch einer symmetrischen Anthropologie*, Frankfurt a. M. 2008.

Latour, Bruno: *Das Parlament der Dinge. Für eine politische Ökologie*, Frankfurt a. M. 2010.

Latour, Bruno: *Eine neue Soziologie für eine neue Gesellschaft. Einführung in die Ak-*

teur-Netzwerk-Theorie, Frankfurt a. M. 2010.

Leggewie, Claus: «Unsere Türken. Eine gemischte Bilanz», in: Ozil, Şeyda / Hofmann, Michael / Dayıoğlu-Yücel, Yasemin (Hg.): *50 Jahre türkische Arbeitsmigration in Deutschland*, Göttingen 2011, S. 11–16.

Leonhard, Joachim-Felix et al. (Hg.): *Medienwissenschaft. Ein Handbuch zur Entwicklung der Medien und Kommunikationsformen*, 3. Teilband, Berlin 2002.

Leweke, Anke: «Berliner Schule. Das Kino überraschend und gefährlich», in: Goethe-Institut, online: https://www.goethe.de/ins/ua/de/kul/mag/20838234.html (letzter Zugriff: 24.03.2021).

Lukas, Katarzyna: «Zum kulturkritischen Potenzial der ‹transkulturellen Literatur›. Transtextuelles und transmediales Fortschreiten der ‹klassischen Moderne›», in: Lavorano, Staphanie et al. (Hg.): *Grenzen der Überschreitung. Kontroversen um Transkultur, Transgender und Transspecies*, Bielefeld 2016, S. 57–76.

Lumiere – Datenbank für Filmbesucherzahlen in Europa: «Zuschauer:innenzahlen in Europa von Almanya Willkommen in Deutschland», online: http://lumiere.obs.coe.int/web/film_info/?id=38042 (letzter Zugriff: 18.03.2021).

Lumiere – Datenbank für Filmbesucherzahlen in Europa: «Zuschauer:innenzahlen in Europa und den USA von Amour», online: http://lumiere.obs.coe.int/web/film_info/?id=39102 (letzter Zugriff: 18.03.2021).

Lumiere – Datenbank für Filmbesucherzahlen in Europa: «Zuschauer:innenzahlen in Europa und den USA von Cloud Atlas», online: http://lumiere.obs.coe.int/web/film_info/?id=40855 (letzter Zugriff: 18.03.2021).

Lumiere – Datenbank für Filmbesucherzahlen in Europa: «Zuschauer:innenzahlen in Europa und den USA von Das weisse Band», online: http://lumiere.obs.coe.int/web/film_info/?id=31763 (letzter Zugriff: 18.03.2021).

Lumiere – Datenbank für Filmbesucherzahlen in Europa: «Zuschauer:innenzahlen in Europa von Einmal Hans mit scharfer Sosse», online: http://lumiere.obs.coe.int/web/film_info/?id=48903 (letzter Zugriff: 18.03.2021).

Lumiere – Datenbank für Filmbesucherzahlen in Europa: «Zuschauer:innenzahlen in Europa, in der Schweiz und in der Türkei von Gegen die Wand», online: http://lumiere.obs.coe.int/web/film_info/?id=21940 (letzter Zugriff: 18.03.2021).

Lumiere – Datenbank für Filmbesucherzahlen in Europa: «Search», online: http://lumiere.obs.coe.int/web/search/ (letzter Zugriff: 18.03.2021).

Lumiere – Datenbank für Filmbesucherzahlen in Europa von Tschick», online: http://lumiere.obs.coe.int/web/film_info/?id=67948 (letzter Zugriff: 17.03.2021).

Machtans, Karolin: «The Perception and Marketing of Fatih Akın in the German Press», in: Hake, Sabine / Mennel, Barbara (Hg.): *Turkish German Cinema in the New Millennium. Site, Sounds and Screens*, New York / Oxford 2012, S. 149–160.

Mackuth, Margret: *Es geht um Freiheit. Interkulturelle Motive in den Spielfilmen Fatih Akins*. Saarbrücken 2007.

Mäder, Marie-Therese: *Die Reise als Suche nach Orientierung. Eine Annäherung an das Verhältnis zwischen Film und Religion*. Marburg 2012.

Malik, Sarita: «Beyond ‹the Cinema of duty›? The Pleasures of Hybridity: Black British Film oft the 1980s and 1990s», in: Higson, Andrew (Hg.): *Dissolving Views: Key Writings on British Cinema*, London 2006, S. 202–215.

Malzahn, Claus Christian: «Warum die Türkei den Genozit nicht anerkennt», in: *Die Welt*, 23.04.2015, online: https://www.welt.de/politik/deutschland/article139981810/Warum-die-Tuerkei-den-Genozid-nicht-anerkennt.html (letzter Zugriff: 23.03.2021).

Maxim Gorki Theater *(Hg.)*: *Vita Miraz Bezar*, online: *http://www.gorki.de/ensemble/miraz-bezar/* (letzter Zugriff: 17.03.2021).

Maxim Gorki Theater (Hg.): *Vita Şermin Langhoff*, online: http://www.gorki.de/ensemble/sherminlanghoff/ (letzter Zugriff: 17.03.2021).

Mediabiz: «Prof. Dr. Andreas Schreitmüller», in: *mediabiz.de*, online: http://www.mediabiz.de/film/firmen/people/profdr-andreas-schreitmueller/25550/20837 (letzter Zugriff: 21.09.2017).

Medienboard Berlin-Brandenburg: «Deutsch-Türkischer Co-Production Development Fonds», online: https://www.medienboard.de/foerderung-film/deutsch-tuerkischer-co-production-development-fonds (letzter Zugriff: 23.03.2021).

Medienboard Berlin-Brandenburg: «Förderentscheidungen 2017», online: https://bit.ly/3ccHAsh (letzter Zugriff: 06.11.2017).

Medienboard Berlin-Brandenburg: «Förderrichtlinien», online: https://bit.ly/3cX-2dYG (letzter Zugriff: 06.11.2017).

Mediengründerzentrum NRW: «Aufgaben & Ziele», online: http://www.mediengruenderzentrum.de/ueber-uns/aufgaben-ziele.html (letzter Zugriff: 18.06.2017).

Mette, Hjört / McKenzie, Scott (Hg.): *Cinema and Nation*. London 2009.

Migrant and Diasporic Cinema in Contemporary Europe: online: *http://www.migrantcinema.net/* (letzter Zugriff: 17.03.2021).

Mikos, Lothar: «Amphibischer Film versus transmediale Erzählung. Zu den komplexen Wechselbeziehungen von Film und Fernsehen», in: Ebbrecht, Tobias / Schick, Thomas (Hg.): *Kino in Bewegung*. Wiesbaden: 2011, S. 137–154.

Misselwitz, Anne: «Wir sitzen im Süden», online: https://www.annemisselwitz.com/film/wir-sitzen-im-sueden/ (letzter Zugriff: 16.03.2021).

Moles Kaupp, Cristina: «Almanya – Willkommen in Deutschland», in: *kinofenster.de*, 23.02.2011, online: http://www.kinofenster.de/almanya-willkommen-in-deutschland-film (letzter Zugriff: 17.03.2021).

Monaco, James: *Film verstehen. Kunst, Technik, Sprache, Geschichte und Theorie des Films und der Medien. Mit einer Einführung in Multimedia*. 4. Auflage, Reinbek bei Hamburg 2002.

Monkenbusch, Helmut: «Der IS bietet jungen Männern wie Enis ein perfides Heilsversprechen», in: NDR Presse und Information (Hg.): *Presseheft von Zorn Gottes*, S. 3–4, online: new.wuestefilm.de/wp-content/uploads/2016/04/presseheft_zorngottes.pdf (letzter Zugriff: 22.03.2021).

Monkenbusch, Helmut: «Seit den Attentaten im vergangenen November beginne ich den Film mit anderen Augen zu sehen», in: NDR Presse und Information (Hg.): *Presseheft von Zorn Gottes*, S. 6–7, online: new.wuestefilm.de/wp-content/uploads/2016/04/presseheft_zorngottes.pdf (letzter Zugriff: 22.03.2021).

Motte, Jan / Ohlinger, Rainer: «Einwanderung – Geschichte – Anerkennung. Auf den Spuren geteilter Erinnerung», in: dies. (Hg.): *Geschichte und Gedächtnis in der Einwanderungsgesellschaft. Migration zwischen historischer Rekonstruktion und Erinnerungspolitik*. Essen 2004, S. 17–49.

Müller, Jürgen E.: *Formen moderner kultureller Kommunikation*. Münster 1996.

Müller, Katharina: *Haneke. Keine Biografie*. Bielefeld 2014.

Müller, Klaus: *Globalisierung*. Frankfurt a. M. 2002.

Multicultural Germany Project: online: http://mgp.berkeley.edu (letzter Zugriff: 17.03.2021).

Naficy, Hamid: «Phobic Spaces and Liminal Panics: Independent Transnational Film Genre», in: Wilson, Rob / Dissanayake, Wimal (Hg.): *Global/Local: Cultural Productions and the Transnational Imaginary*, Durham/London 1996, S. 119–144.

Naficy, Hamid: *An Accented Cinema. Exilic and Diasporic Filmmaking*, Princeton 2001.

Nagib, Lúcia et al.: «Introduction», in: ebd. (Hg.): *Theorizing World Cinema*, London / New York 2012, S. xvii–xxxii.

NECS: online: http://necs.org/ (letzter Zugriff: 17.03.2021).

Neubauer, Jochen: *Türkische Deutsche, Kanakster und Deutschländer. Identität und Fremdwahrnehmung in Film und Literatur: Fatih Akın, Thomas Arslan, Emine Sevgi Özdamar, Zafer Şenocak und Feridun Zaimoğlu*. Würzburg 2011.

Nichols, Bill: «Global Image Consumption in the Age of Late Capitalism (1994)», in: Iordanova, Dina (Hg.): *The Film Festival Reader*, St Andrews 2013, S. 29–44.

Nicodemus, Katja: «Ankunft in der Wirklichkeit», in: *Die Zeit*, 19.02.2004, Nr. 9, online: https://www.zeit.de/2004/09/Berlinale-Abschluss (letzter Zugriff: 22.03.2021).

Nirmalarajah, Asokan: *Gangster Melodrama. «The Sopranos» und die Tradition des amerikanischen Gangsterfilms*. Bielefeld 2012.

Nüchterlein, Birgit: «Nürnberger Filmfest: Kultur ist auch Politik. Begegnung mit Festival-Leiterin Ayten Akyıldız», in: *Nürnberger Nachrichten*, 04.03.2009, online: http://www.nordbayern.de/nuernberger-nachrichten/kultur/nurnberger-filmfest-kultur-ist-auch-politik-1.679068 (letzter Zugriff: 17.03.2021).

O'Brien, Mary-Elizabeth: *Post-Wall German Cinema and National History: Utopianism and Dissent*. New York 2014.

Öztürk, Mürvet / Kaplan, Ismail: *Glaubenselemente im alevitischen und sunnitischen Selbstverständnis. Eine Synopse*, herausgegeben von der Alevitischen Gemeinde Deuschland e. V. (AABF), Köln 2006, online: https://www.vielfalt-mediathek.de/wp-content/uploads/2020/12/aabf_synopse_glaubenselemente_alevitischsunnitisch_vielfalt_mediathek.pdf (letzter Zugriff: 22.03.2021).

O'Regan, Tom: *Australien National Cinema*, London 1996.

Ortner, Christina: *Migranten im TATORT. das Thema Einwanderung im beliebtesten deutschen TV-Krimi*, Marburg 2007.

Osterhammer, Jürgen / Petersson, Niels P.: *Geschichte der Globalisierung. Dimensionen, Prozesse, Epochen*, 5. Auflage, München 2012.

Ostwald, Susanne: «Fatih Akin scheitert mit THE CUT», in: *Neue Zürcher Zeitung*, 01.09.2014, online: https://www.nzz.ch/feuilleton/kino/fatih-akin-scheitert-mit-the-cut-1.18374179 (letzter Zugriff: 17.03.2021).

Ozil, Şeyda et al.: «Vorwort», in: dies. (Hg.): *50 Jahre türkische Arbeitsmigration in Deutschland*, Göttingen 2011, S. 7–10.

Paech, Joachim / Schröter, Jens (Hg.): *Intermedialität analog/digital*, München 2008.

Pandora Film (Hg.): *Presseheft von THE CUT*, online: https://presse.pandorafilm.de/list.php?movie=the-cut (letzter Zugriff: 22.03.2021).

Pandora Film (Hg.): SOUL KITCHEN (D 2009, R: Fatih Akın), DVD Cover 2010.

Pangeafilm: «Team» von WIR SITZEN IM SÜDEN, online: http://wir-sitzen-im-sueden.org/de/team/ (letzter Zugriff: 17.06.2017).

Peiz, Christiane: «Das armenische Drama», in: *Der Tagesspiegel*, 01.09.2014, online: http://www.tagesspiegel.de/kultur/fatih-akins-the-cut-bei-den-filmfestspielen-venedig-das-armenische-drama/10633926.html (letzter Zugriff: 16.03.2021).

Penning, Lars: «WIR SITZEN IM SÜDEN, im Kino», in: *tip Berlin*, 15.11.2010, online: http://www.tip-berlin.de/kino-und-film/wir-sitzen-im-sueden-im-kino (letzter Zugriff: 16.03.2021).

Peripher Filmverleih Berlin: «AUS DER FERNE – ein Film von Thomas Arslan», online: http://www.peripherfilm.de/ausderferne/ (letzter Zugriff: 16.03.2021).

Pries, Ludger: «Transnationale Soziale Räume. Theoretisch-empirische Skizze am Beispiel der Arbeitswanderungen Mexiko – USA», in: Beck, Ulrich (Hg.): *Perspektiven der Weltgesellschaft*, Frankfurt a. M. 1998, S. 55–86.

Pries, Ludger: «Transnationalisierung der sozialen Welt?», in: *Berliner Journal für Soziologie*, 11, H. 2 (2002), S. 263–272.

Pries, Ludger: «Neue Dynamiken inter- und transnationaler Migration», in: Pusch,

Barbara (Hg.): *Transnationale Migration am Beispiel Deutschland und Türkei*, Wiesbaden 2013, S. 67–82.

Priessner, Martina: «About», online: http://www.martinapriessner.de/about/ (letzter Zugriff: 16.03.2021).

Priessner, Martina: «Im Schwebezustand Reisen», in: Alkın, Ömer (Hg.): *Deutsch-Türkische Filmkultur im Migrationskontext*, Wiesbaden 2017, S. 317–333.

Prinzler, Hans Helmut *(Hg.): In guter Gesellschaft. Günter Rohrbach. Texte über Film und Fernsehen*, Berlin 2008.

Pusch, Barbara (Hg.): *Transnationale Migration am Beispiel Deutschland und Türkei*, Wiesbaden 2013.

Pusch, Barbara: «Einleitung: Zur transnationalen deutsch-türkischen Migration», in: dies. (Hg.): *Transnationale Migration am Beispiel Deutschland und Türkei*, Wiesbaden 2013, S. 11–27.

Ranze, Michael: «Heimat ist ein mentaler Zustand – SOLINO, Scorsese und die Globalisierung: Fatih Akın im Gespräch», in: *epd Film*, Nr. 11, November 2002, S. 51.

Rebaschus, Matthias: «St. Pauli: Bunt, alternativ und quicklebendig», in: *Hamburger Abendblatt*, 05.05.2012, online: http://www.abendblatt.de/hamburg/hamburg-mitte/st-pauli/article106547616/St-Pauli-Bunt-alternativ-und-quicklebendig.html (letzter Zugriff: 16.03.2021).

Reicher, Isabella: «Zwillinge – der doppelte Horror», in: *Der Standard*, 31.08.2014, online: http://derstandard.at/2000004989492/Zwillinge-der-doppelte-Horror (letzter Zugriff: 16.03.2021).

Reißmann, Volker: «City», in: Film- und Fernsehmuseum Hamburg, online: https://www.filmmuseum-hamburg.de/kinos/ufa-kinos/city.html (letzter Zugriff: 16.03.2021).

Rich, B. Ruby: «Why Do Film Festivals Matter», in: Iordanova, Dina (Hg.): *The Film Festival Reader*, St Andrews 2013, S. 157–165.

Rings, Guido / Morgan-Tamosunas, Rikki: «Images of the Self and the Other in Postcolonial European Film», in: ebd. (Hg.): *European Cinema: Inside Out*, Heidelberg 2003, S. 11–26.

Rings, Guido: «Blurring or Shifting Boundaries? Concepts of Culture in Turkish-German Migrant Cinema», in: *German as a Foreign Language*, H. 1, (2008), S. 6–39.

Rings, Guido: «Transkulturelle Ansätze im Neuen Deutschen Film. Zur Grenzauflösung in Fassbinders *Angst essen Seele auf* (1974)», in: Alkın, Ömer (Hg.): *Deutsch-Türkische Filmkultur im Migrationskontext*, Wiesbaden 2017, S. 45–71.

Ritzer, Ivo / Steinwender, Harald: «Transnationale Medienlandschaften: Populärer Film zwischen World Cinema und postkolonialem Europa», in: dies. (Hg): *Transnationale Medienlandschaften: Populärer Film zwischen World Cinema und postkolonialem Europa*, Wiesbaden 2017, S. 1–26.

Robert Bosch Stiftung: «Grundsätze unseres Handelns», online: https://www.bosch-stiftung.de/de/grundsaetze-unseres-handelns (letzter Zugriff: 16.03.2021).

Robert Bosch Stiftung: «Migration und Integration», online: http://www.bosch-stiftung.de/content/language1/html/7014.asp (letzter Zugriff: 08.09.2014).

Robert Bosch Stiftung-Pressemeldung: «Ziel erreicht – Robert Bosch Stiftung beendet Chamisso-Preis», Pressemitteilung 09/2016, online: https://www.bosch-stiftung.de/de/presse/2016/09/ziel-erreicht-robert-bosch-stiftung-beendet-chamisso-preis (letzter Zugriff: 16.03.2021).

Robert Bosch Stiftung: «Wer wir sind», online: https://www.bosch-stiftung.de/de/wer-wir-sind (letzter Zugriff: 16.03.2021).

Roberts, Martin: «Baraka. World Cinema and the Global Culture Industry», in: *Cinema Journal* 37.3, Spring (1998), S. 62–68, online: https://www.jstor.org/stable/1225827 (letzter Zugriff: 13.03.2021).

Robertson, Roland: «Glokalisierung: Homogenität und Heterogenität in Raum und Zeit», in: Beck, Ulrich (Hg.): *Perspektiven der Weltgesellschaft*, Frankfurt a. M. 1998, S. 192–220.

Rodek, Hanns-Georg: «Die fetten Jahre der Berliner Schule», in: *welt.de*, 15.11.2006, online: https://www.welt.de/kultur/article94501/Die-fetten-Jahre-der-Berliner-Schule.html (letzter Zugriff: 13.03.2021).

Rodek, Hanns-Georg: «Das Herz von Palästina schlägt nicht mehr», in: *welt.de*, 15.12.2016, online: https://www.welt.de/kultur/kino/article160327876/Das-Herz-von-Palaestina-schlaegt-nicht-mehr.html (letzter Zugriff: 13.03.2021).

Rothenberger, Liane: *Von elitär zu populär? Die Programmentwicklung im deutsch-französischen Kulturkanal arte*, Konstanz 2008.

Rühl, Stefan: *Grunddaten der Zuwanderung in Deutschland*, herausgegeben vom Bundesamt für Migration und Flüchtlinge Referat 220, Stand Juli 2009.

Rüssau, Marc-André: «Schätze aus der Wüste. Eine kleine Produktionsfirma aus der Schanze sorgt für erfolgreiche deutsche Filme», in: *Hinz&Kunzt*, Ausgabe 151/September 2005, online: http://www.hinzundkunzt.de/schatze-aus-der-wuste/ (letzter Zugriff: 13.03.2021).

Ruhe, Cornelia: *Cinéma beur: Analyse zu einem neuen Genre des französischen Films*, Konstanz 2006.

Ruhe, Cornelia: «Das cinéma beur aus transkultureller Perspektive. Indigènes von Rachid Bouchareb», in: Strobel, Ricarda / Jahn-Sudmann, Andreas (Hg.): *Film transnational und transkulturell – Europäische und amerikanische Perspektiven*, München 2009, S. 55–71.

Rushbrook, Dereka: «Cities, Queer Space, and the Cosmopolitan Tourist», in: *GLQ*, 8, 1–2 (2002), S. 183–206.

Sabisch, Petra: «Zur Choreographie der Organisation: Zeitgenössische künstlerische Praktiken», in: Hardt, Yvonne / Stern, Martin (Hg.): *Choreographie und Institution. Zeitgenössischer Tanz zwischen Ästhetik, Produktion und Vermittlung*, Bielefeld 2011, S. 35–52.

Sadigh, Parvin: «Integration zum Lachen», in: *Zeit Online*, 09.03.2011, online: http://www.zeit.de/kultur/film/2011-03/almanya-film (letzter Zugriff: 13.03.2021).

Saraçoglu, Cenk: *Kurds of modern Turkey. Migration, Neoliberalism and Exclusion in Turkish Society*, London et al. 2011.

Sarrazin, Thilo: *Deutschland schafft sich ab. Wie wir unser Land aufs Spiel setzen*, München 2010.

Sassen, Saskia: *The Global City. New York, London, Tokyo*, 2. Auflage, Princeton et al. 1991.

Schäffler, Diana: «*Deutscher Film mit türkischer Seele*». *Entwicklungen und Tendenzen der deutsch-türkischen Filme von den 70er Jahren bis in die Gegenwart*, Saarbrücken 2007.

Schafer, Sarah: «Schanzenviertel – Beliebtes Szeneviertel», online: http://www.hamburg.de/schanzenviertel/ (letzter Zugriff: 13.03.2021).

Schaffernicht, Christian: *Zu Hause in der Fremde: Ein bundesdeutsches Ausländer-Lesebuch*, Reinbek bei Hamburg 1984.

Schellhammer, Simone: «Kutschfahrt ins Ungewisse», in: *arte Magazin* (11/2010), S. 11–13.

Schiefer, Karin: «Hüseyin Tabak über Deine Schönheit ist nichts wert», in: *ASC Austrian Films.Com*, online: http://www.austrianfilms.com/news/hueseyin_tabak_ueber_deine_schoenheit_ist_nichts_wert (letzter Zugriff: 17.09.2017).

Schindler, Muriel: «Das Filmfestival Türkei/Deutschland als Plattform für den multikulturellen Dialog», in: Ozil, Şeyda et al. (Hg.): *Jugendbilder – Repräsentationen von Jugend in Medien und Politik*, Türkisch-deutsche Studien. Jahrbuch 2013, Göttingen 2013, S. 169–172.

Schmitz, Birgit: «Es geht darum, wie die zweite Generation mit dem Bruch klarkommt zwischen der Welt der Eltern und ihrer eigenen», in: NDR Presse und Informa-tion (Hg.): *Pressemappe zu Einmal Hans mit scharfer Sosse*, S. 9–10.

Schmitz, Birgit: «Das ist wie beim Sport: Es kommt darauf an, ein gutes Team zu haben», in: NDR Presse und Information (Hg.): *Presseheft von Feuerteufel*,

S. 13–15, online: https://new.wuestefilm.de/wp-content/uploads/2016/04/presseheft_feuerteufel.pdf (letzter Zugriff: 22.03.2021).

Schmitz, Markus: «Hinter der Fassade der Integration: Räumlichkeit, Gender und Inszenierung von Blickgrenzen in einem Türken-Tatort», in: Griem, Julika / Scholz, Sebastian (Hg.): *Tatort Stadt. Mediale Topographien eines Fernsehklassikers*, Frankfurt a. M. S. 103–119.

Schmoldt, Jochen: «Die Blicke der Sehnsucht. Schläge», in: *Festivalzeitung des 16. FFTD*, S. 5, online: http://2011.fftd.net/gaeste/ehrengast.html (letzter Zugriff: 17.06.2017).

Schulz, Tom R.: «Heimat für junge Filmemacher», in: *Die Welt*, 23.09.2007, online: http://www.welt.de/wams_print/article1206389/Heimat-fuer-junge-Filmemacher.html (letzter Zugriff: 11.03.2021).

SCMS: online: http://www.cmstudies.org/ (letzter Zugriff: 11.03.2021).

SCMS: Film and Media Festivals Scholarly Interest Group (Founded 2011), online: http://www.cmstudies.org/?page=groups_filmfestivals (letzter Zugriff: 11.03.2021).

Schneider, Irmela: *Film, Fernsehen & Co. Zur Entwicklung des Spielfilms in Kino und Fernsehen. Ein Überblick über Konzepte und Tendenzen*, Heidelberg 1990.

Schneider, Irmela / Epping-Jäger, Cornelia: «Einleitung», in: dies. (Hg.): *Formationen der Mediennutzung III. Dispositive Ordnungen im Umbau*, Bielefeld 2008, S. 7–15.

Schreitmüller, Andreas: *Filme aus Filmen. Möglichkeiten des Episodenfilms*, Oberlaufen 1983.

Schreitmüller, Andreas: «Der subjektive Faktor. Statements der Redakteure», in: ders. / Stein, Eckart (Hg): *Freispiele. Das kleine Fernsehspiel – Freiraum im Programm*, München 1986, S. 82–84.

Schreitmüller, Andreas: «TV-Koproduktionen zwischen Deutschland und Frankreich», in: Palmer, Christoph E. (Hg.): *Dokumentation Dialogue. Deutsch-französische Koproduktionen für Film & Fernsehen*, Berlin 2015, S. 15–18.

Schreitmüller, Andreas: «Am seidenen Faden. Medienpolitische Vision, realpolitische Tatktik: Lothar Späth und die Gründung von Arte», in: Medienkorrespondenz, 27.05.2016, online: https://www.medienkorrespondenz.de/leitartikel/artikel/am-seidenen-faden.html (letzter Zugriff: 11.03.2021).

Schubert, Klaus: *Freundschaft auf dem Prüfstand? Deutsch-französische Beziehungen nach dem Ende der Teilung Deutschlands und Europas*, Regensburg 1996.

Schütte, Oliver: *Die Kunst des Drehbuchlesens*, 3. Auflage, Bergisch Gladbach 2003.

Schüttpelz, Erhard: «Elemente einer Akteur-Medien-Theorie», in: Thielmann, Tristan / ders. (Hg.): *Akteur-Medien-Theorie*, Bielefeld 2013.

Schulz-Ojala, Jan: «Migranten wie wir», in: *Der Tagesspiegel*, 10.03.2011, online: http://www.tagesspiegel.de/kultur/almanya-migranten-wie-wir/3928592.html (letzter Zugriff: 11.03.2021).

Schwickert, Martin: «Kritik zu Einmal Hans mit scharfer Sosse», in: *epd Film*, 16.05.2014, online: https://www.epd-film.de/filmkritiken/einmal-hans-mit-scharfer-sosse (letzter Zugriff: 11.03.2021).

Schwingel, Ralph: «Die Wüste lebt», in: Töteberg, Michael (Hg.): *Szenenwechsel. Momentaufnahmen des jungen deutschen Films*, Reinbek bei Hamburg 1999, S. 196–205.

Seeßlen, Georg: «Das Kino der doppelten Kulturen. Le Cinema du métissage. The Cinema of inbetween. Erste Streifzüge durch ein unbekanntes Kino-Terrain», in: *epd Film* Nr. 12 (2000), S. 22–29.

Seeßlen, Georg: «Vertraute Fremde», in: *Der Freitag*, 17.05.2002, online: http://www.freitag.de/autoren/der-freitag/vertraute-fremde (letzter Zugriff: 11.03.2021).

Seeßlen, Georg: «Eine Schule des Sehens. Das offene cineastische Projekt der «Berliner Schule»» in: getidan, 05.11.2013, online: http://www.getidan.de/gesellschaft/georg_seesslen/56457/eine-schule-des-sehens-das-offene-cineastische-projekt-der-berliner-schule (letzter Zugriff: 11.03.2021).

Seeßlen, Georg: «Und jetzt bitte lachen!», in: *Zeit Online*, 10.07.2014, online: https://www.zeit.de/2014/29/kino-multikulti-hans-mit-scharfer-sosse-monsieur-claude (letzter Zugriff: 22.03.2021).

Selck, Inga: *Das Eigene und das Fremde – Identitätskonstruktionen von Migranten im Deutschen Film*, Bachelorarbeit, überarbeitete Version, Siegen 2008.

Senator Film (Hg.): *Presseheft von IM JULI*, Berlin 2001.

Serres, Michel: *Le parasit*, Paris 1980.

Shabazi, Solmaz / Zolghadr, Tirdad: «Was für ein Bild vom Iran bedienen wir?», in: Farzanefar, Amin: *Kino des Orients – Stimmen aus einer Region*, Marburg 2005, S. 215–232.

Shoban, Ella / Stam, Robert: *Unthinking Eurocentrism: Multiculturalism and the Media*, London / New York 1994.

SiNEMA: online: http://www.sinema-stuttgart.de/ (letzter Zugriff: 11.03.2021).

SinemaTürk Filmzentrum e. V.: «Programmarchiv», online: https://tuerkischefilmtage.de/programmarchiv/ (letzter Zugriff: 22.03.2021).

SinemaTürk Filmzentrum e. V. (Hg.): *Programm der 26. Türkischen Filmtage*, online: https://tuerkischefilmtage.de/wp-content/uploads/2018/11/Programm_2015.pdf (letzter Zugriff: 22.03.2021).

SinemaTürk Filmzentrum e. V.: «Über uns», online: http://sinematurk-muenchen.de/ueber-uns/ (letzter Zugriff: 11.03.2021).

Spieß, Jana: *Heimat ist ein Zustand im Kopf – Zur filmästhetischen Darstellung des Fremden in Fatih Akins Filmen am Beispiel von «Im Herz. Im Bauch. Im Juli», «Gegen die Wand» und «Auf der anderen Seite»*, Magisterarbeit, Lüneburg 2009.

Stadt Hamburg: «Ottensen», online: http://www.hamburg.de/ottensen/ (letzter Zugriff 11.03.2021).

Stadt Hamburg: «Porträt», online: http://www.hamburg.de/portraet/ (letzter Zugriff 23.09.2017).

Stadt Hamburg: «Zeisehallen», online: http://www.hamburg.de/altona/baudenkmaeler/2847142/zeisehallen/ (letzter Zugriff: 20.06.2017).

Stadt Nürnberg (Hg.): *Menschen mit Migrationshintergrund in Nürnberg*, Nürnberg 2011, S. 3–19; hier: S. 11, online: https://www.nuernberg.de/imperia/md/statistik/dokumente/migration/datenblatt/2010/migrationshintergrund_n1_2011.pdf (letzter Zugriff: 11.03.2021).

Staiger, Janet: «The Perversity of Spectators. Expanding the History of Classical Hollywood Cinema», in: Bondebjerg, Ib (Hg.): *Moving Images, Culture and the Mind*, Luton 2000, S. 19–30.

Stampfer, Bernhard: «Filmfinanzierung zwischen Deutschland und Hollywood», in: Hennig-Thurau, Thorsten / Henning, Victor (Hg.): *Guru Talk – Die deutsche Filmindustrie im 21. Jahrhundert*, Marburg 2009, S. 162–174.

Statista: «Durchschnittliche Anzahl der Fernsehzuschauer der Fernsehfilmreihe TATORT in den Jahren 1999 bis 2019 (in Millionen)», online: https://de.statista.com/statistik/daten/studie/377327/umfrage/fernsehzuschauer-der-krimireihe-tatort/ (letzter Zugriff: 20.03.2021).

Steinbach, Udo: «Die Türkei und die EU – eine deutsche Perspektive», in: Ozil, Şeyda et al. (Hg.): *Türkisch-deutscher Kulturkontakt und Kulturtransfer. Kontroversen und Lernprozesse*, Türkisch-deutsche Studien. Jahrbuch 2010, Göttingen 2011, S. 13–22.

Stein, Eckart: «Unser Aufgabenbuch», in: Schreitmüller, Andreas / Stein, Eckart (Hg): *Freispiele. Das kleine Fernsehspiel – Freiraum im Programm*, München 1986, S. 10–17.

Steinfeld, Thomas: «Verrannt in die historische Brisanz», in: *Süddeutsche Zeitung*, 01.09.2014, online: http://www.sueddeutsche.de/kultur/filmfestival-venedig-verrannt-in-die-historische-brisanz-1.2110254 (letzter Zugriff: 08.03.2021).

Stenzel, Oliver: «Ein Verfolgter verliert die Stimme», in: *Stuttgarter Nachrichten*, 15.10.2014, online: http://www.stuttgarter-nachrichten.de/inhalt.fatih-akins-the-cut-ein-verfolgter-verliert-die-stimme.6954cd95-6691-497d-af04-491b70565cb2.html (letzter Zugriff: 08.03.2021).

Stolte, Dieter: «Anstoß», in: Schreitmüller, Andreas / Stein, Eckart (Hg): *Freispiele. Das kleine Fernsehspiel – Freiraum im Programm*, München 1986, S. 7–9.

Stringer, Julian: «Global Cities and the International Film Festival Economy», in: Shiel, Mark / Fitzmaurice, Tony (Hg.): *Cinema and the City. Film and Urban Societies in a Global Context*, Oxford/Malden 2001, S. 134–144.

Strobel, Ricarda / Jahn-Sudmann, Andreas (Hg.): *Film transnational und transkulturell – Europäische und amerikanische Perspektiven*, München 2009.

Strobel, Ricarda: «Einleitung», in: dies. / Jahn-Sudmann, Andreas (Hg.): *Film transnational und transkulturell – Europäische und amerikanische Perspektiven*, München 2009, S. 7–14.

Strübing, Jörg: *Grounded Theory. Zur sozialtheoretischen und epistemologischen Fundierung eines pragmatischen Forschungsstils*, 3. Auflage, Wiesbaden 2014.

Susemihl, Thomas: «Das Filmfestival Türkei/Deutschland braucht kreative Köpfe. Festival-Mitarbeiter Frank Becher im Gespräch», in: *nordbayern.de*, 22.03.2013, online: https://www.nordbayern.de/2.209/2.205/das-filmfestival-turkei-deutschland-braucht-kreative-kopfe-1.2772159 (letzter Zugriff: 22.03.2021).

Susemihl, Thomas: «Rund 10.000 Besucher beim Filmfestival Türkei/Deutschland. Preise und Bilanz beim interkulturellen Nürnberger Spektakel», in: *nordbayern. de*, 24.03.2013, online: http://www.nordbayern.de/region/nuernberg/rund-10-000-besucher-beim-filmfestival-turkei-deutschland-1.2776082 (letzter Zugriff: 08.03.2021).

Teksoy, Rekin: *Turkish Cinema*, Istanbul 2008.
Terkessidis, Mark: *Migranten*, Hamburg 2000.
Terkessidis, Mark: *Interkultur*, Berlin 2010.

Theiner, Peter: «Stiftungszweck Völkerverständigung. Robert Bosch und die Robert Bosch Stiftung», in: *Stiftung & Sponsoring – Rote Seiten*, 5/2009, online: http://www.bosch-stiftung.de/content/language1/downloads/Stiftungszweck_Voelkerverstaendigung.pdf (letzter Zugriff: 13.03.2021).

Thiel, Andreas: «Vorwort», in: Akin, Fatih: GEGEN DIE WAND: *das Buch zum Film. Drehbuch/Materialien/Interviews*, Köln 2004, S. 11–14.

Thielmann, Tristan / Schüttpelz, Erhard et al. (Hg.): *Akteur-Medien-Theorie*, Bielefeld 2012.

Tinsobin, Eva: *Das Kino als Apparat. Medientheorie und Medientechnik im Spiegel der Apparatusdebatte*, Boizenburg 2007.

Töteberg, Michael: «Vorwort», in: ders. (Hg.): *Szenenwechsel. Momentaufnahmen des jungen deutschen Films*, Reinbek bei Hamburg 1999, S. 7–8.

transfers-film: online: http://transfers-film.de/filme.html (letzter Zugriff: 23.07.2017).

Transit: online: https://transit.berkeley.edu/ (letzter Zugriff: 08.03.2021).

Tüpisch Türkisch: online: http://tuepischtuerkisch.de./ (letzter Zugriff: 26.03.2021).

Transit: online: https://transit.berkeley.edu/ (letzter Zugriff: 08.03.2021).

Türkisches Filmfestival Frankfurt: «14. Türkischen Filmfestivals Frankfurt 2014», online: http://www.turkfilmfestival.de/assets/tffprg2014.pdf (letzter Zugriff: 28.10.2014).

Türkisches Filmfestival Frankfurt: «Über das Festival», online: http://www.turkfilmfestival.de/konzept.html (letzter Zugriff: 08.03.2021).

Türkisches Filmfest Ruhr: «News/Home», online: http://www.tuerkischesfilmfestruhr.de/ (letzter Zugriff: 18.106.2017).

Turan, Kenneth: *Sundance to Sarajevo. Film Festivals and the World They Made*, Berkeley et al. 2002.

Unafilm: «UNTIL I LOSE MY BREATH», online: https://www.unafilm.de/de/films-titles/Until%20I%20Lose%20My%20Breath (letzter Zugriff: 24.03.2021).

Universität Augsburg: «Qualitative Sozialforschung: Standardisierungsgrade», online: https://onlinekurslabor.phil.uni-augsburg.de/course/text/3618/3486 (letzter Zugriff: 24.03.2021).

Universität Bayreuth *(Hg.): Sprachleitfaden für die Universität Bayreuth – Empfehlungen für einen geschlechter- und diversitätsgerechten Sprachgebrauch. Beschlossen von der Hochschulleitung, in der Sitzung vom 03.03.2020*, online: http://www.frauenbeauftragte.uni-bayreuth.de/pool/dokumente/Sprachleitfaden_2020.pdf (letzter Zugriff: 19.03.2021).

Valck, Marijke de: *Film Festivals. From European Geopolitics to Global Cinephilia*, Amsterdam 2007.

Verlag der Autoren (Hg.): «Ruth Toma im Interview: SOLINO», Programmheft 2/2002, S. 4, online: http://www.theaterbuecher.de/htdocs/programmhefte/VdA_Programmheft_Film_2002-02.pdf (letzter Zugriff: 18.06.2017).

Verlag der Autoren: «Ruth Toma: SOLINO», in: *Film, TV, Radio*, online: http://www.theaterbuecher.de/htdocs/film_tv_radio/meldungen-2002/2002-22_toma-r_solino03.htm (letzter Zugriff: 18.06.2017).

Verlan, Sascha / Loh, Hannes: *20 Jahre Hip-Hop in Deutschland*, Höfen 2002.

Voigt, Claudia: «Es war einmal in Altona», in: *Der Spiegel / Kultur* 43/1998, S. 260–263.

Walk, Anna-Caterina: *Das Andere im TATORT. Migration und Integration im Fernsehkrimi*, Marburg 2011.

Weichart, Peter: «Das ‹Trans-Syndrom›. Wenn die Welt durch das Netz unserer Begriffe fällt», in: Hühn, Melanie et al. (Hg.): *Transkulturalität, Transnationalität, Transstaatlichkeit, Translokalität. Theoretische und empirische Begriffsbestimmungen*, Berlin/Münster 2010, S. 47–72.

Weidenfeld, Nathalie: *Das Drama der Identität im Film*, Marburg 2012.

Weidner, Carolin: «Im Kino: 300 WORTE DEUTSCH», in: *tip Berlin*, online: http://www.tip-berlin.de/kino-und-film/im-kino-300-worte-deutsch (letzter Zugriff: 08.03.2021).

Weidtmann, Niels: «Postkoloniale Identitätssuche. Die innerkulturelle Krise und der interkulturelle Dialog», in: Hamann, Christof / Sieber, Cornelia (Hg.): *Räume der Hybridität. Postkoloniale Konzepte in Theorie und Literatur*, Hildesheim et al.: 2002, S. 109–124.

Welsch, Wolfgang: «Transculturality – the Puzzling Form of Cultures Today», in: Featherstone, Mike / Lash, Scott (Hg.): *Spaces of Culture: City, Nation, World*, London: Sage 1999, S. 194–213; dt. Übersetzung: «Transkulturalität. Zur veränderten Verfassung heutiger Kulturen», in: Schneider, Irmela / Thomsen, Christian W. (Hg.): *Hybridkulturen. Medien, Netze, Künste*, Köln 1997, S. 67–90.

Wendling, Eckhard: *Filmproduktion. Eine Einführung in die Produktionsleitung*, Konstanz 2008.

Wetekam, Burghard: «Vom Bestseller zum Film – Interview mit Lars Hubrich», in: Studiocanal GmbH (Hg.): *TSCHICK – Filmheft. Mit Materialien für die schulische und außerschulische Bildung*, Berlin 2016, S. 8.

Wilhelmer, Lars: *Transit-Orte in der Literatur. Eisenbahn – Hotel – Hafen – Flughafen*, Bielefeld 2015.

Wilkins, Heidi: *Talkies, Road Movies and Chick Flicks. Gender, Genre and Film Sound in American Cinema*, Edinburgh 2016.

Wilson, Ron: *The Gangster Film. Fatal Success in American Cinema*, London / New York 2015.

Winkler, Hartmut: *Der filmische Raum und der Zuschauer: ‹Apparatus› – Semantik – ‹Ideology›*, Heidelberg 1992.

Wirth, Uwe (Hg.): *Komik. Ein interdisziplinäres Handbuch*, Stuttgart 2017.

Wüste Film: «Filme», online: http://www.wuestefilm.de/filme/ (letzter Zugriff: 08.03.2021).

Wüste Film: «Profil», online: http://www.wuestefilm.de/profil/ (letzter Zugriff: 20.06.2017).

Wüste Film: «Publikumspreise», online: http://www.wuestefilm-ost.de/publikumspreise/ (letzter Zugriff: 17.09.2014).

X-Filme Creative Pool: «Eins, zwei, drei … x Filme», in: Töteberg, Michael (Hg.): *Sze-*

nenwechsel. Momentaufnahmen des jungen deutschen Films, Reinbek bei Hamburg 1999, S. 40–43.

X Filme Creative Pool: «Profil», online: http://www.x-filme.de/de/informationen (letzter Zugriff: 08.03.2021).

Yanar, Kaya: *Made in Germany*, München 2011.

Yano, Hisashi: «Migrationsgeschichte», in: Chiellino, Carmine (Hg.): *Interkulturelle Literatur in Deutschland. Ein Handbuch*, Stuttgart/Weimar 2000, S. 1–17.

Yapo, Mennan: «‹Pick your battles›: Erfahrungen eines deutschen Hollywood-Regisseurs», in: Hennig-Thurau, Thorsten / Henning, Victor (Hg.): *Guru Talk – Die deutsche Filmindustrie im 21. Jahrhundert*, Marburg 2009, S. 90–104.

Yıldız, Erol: *Die weltoffene Stadt. Wie Migration Globalisierung zum urbanen Alltag macht*, Bielefeld 2013.

Yıldız, Erol: «Migrationsfamilien: Vom hegemonialen Diskurs zur (transnationalen) Alltagspraxis», in: ders. et al. (Hg.): *Migration, Familie und Gesellschaft. Beiträge zur Theorie, Kultur und Politik*, Wiesbaden 2014, S. 59–71.

Yıldız, Erol (Hg): *Nach der Migration. Postmigrantische Perspektiven jenseits der Parallelgesellschaft*, Bielefeld 2014.

Yıldız, Erol: «Postmigrantische Perspektive auf Migration, Stadt und Urbanität», in: ders. et al. (Hg.): *Migration, Stadt, Urbanität. Perspektiven auf die Heterogenität migrantischer Lebenswelten*, Wiesbaden 2017, S. 19–33.

YouTube: «Interview: Hüseyin Tabak – «Vom Innern»/ «From the inside»», online: https://www.youtube.com/watch?v=4jAfJ6y8uiY (letzter Zugriff: 08.03.2021).

Zander, Peter: «Ein türkisches Mädchen bekehrt Elma Wepper», in: *Die Welt*, 13.10.2011, online: http://www.welt.de/kultur/kino/article13656120/Ein-tuerkisches-Maedchen-bekehrt-Elmar-Wepper.html (letzter Zugriff: 20.06.2017).

ZDF: «Das kleine Fernsehspiel stellt sich vor», online: http://www.zdf.de/Das-kleine-Fernsehspiel/Das-kleine-Fernsehspiel-stellt-sich-vor-6044394.html (letzter Zugriff: 18.06.2017).

ZDF: «arte», in: *zdf.de*, online: https://www.zdf.de/zdfunternehmen/arte-programmprofile-und-kosten-100.html (letzter Zugriff: 08.03.2021).

ZDF-Pressemeldung: «Eckart Stein, Leiter der Redaktion Das kleine Fernsehspiel verabschiedet sich nach 38 Jahren vom ZDF», Pressemitteilung vom 02.05.2000, online: http://www.presseportal.de/pm/7840/134845/zdf-pressemitteilung-eckart-stein-leiter-der-redaktion-das-kleine-fernsehspiel-verabschiedet-sich (letzter Zugriff: 08.03.2021).

ZDF-Pressemeldung: «ZDF dreht Culture-Clash Komödie KÜCKÜCKSKIND», 26.03.2013, online: http://www.presseportal.de/pm/7840/2440451/zdf-dreht-culture-clash-komoedie-kueckueckskind-mit-natalia-woerner-adnan-maral-ava-celik-und (letzter Zugriff: 08.03.2021).

Zeise Kinos: «Über uns», online: http://www.zeise.de/node/17 (letzter Zugriff: 08.03.2021).

Zeit Online: «Merkel fordert Respekt für türkische Migranten», 10.04.2013, online: http://www.zeit.de/politik/deutschland/2013-04/merkel-migranten-integration (letzter Zugriff: 08.03.2021).

Zero One Film: «MEIN VATER DER GASTARBEITER», online: https://www.zeroone.de/movies/mein-vater-der-gastarbeiter/ (letzter Zugriff: 08.03.2021).

Ziman, John M.: ««Postacademic Science»: Constructing Knowledge with Networks and Norms», in: *Science Studies*, Vol. 9 (1996), No. 1, S. 67–80.

Zobl, Stefanie: «Ein Filmfestival als Antwort auf Sarrazin. Türkische Filme in Nürnberg», in: *fluter.de*, 31.03.2011, online: 2011.fftd.net/fileadmin/film_db/…spielfilm/Fluter%20Online_31.03.11.pdf (letzter Zugriff: 08.09.2017).

Interview- und Gesprächsverzeichnis

Alakuş, Buket: Regisseurin und Autorin, persönliches Interview mit der Verfasserin in einem Café in Berlin am 03.03.2014.

Becher, Frank: Programmberater und Kurator Filmfestival Türkei Deutschland, persönliches Interview mit der Verfasserin während des 16. FFTD in Nürnberg am 20.03.2011.

Bentlage, Christina: Leiterin der Förderung und Prokuristin bei der Film- und Medienstiftung Nordrhein-Westfalen, Telefoninterview mit der Verfasserin zwischen Wiesent und Düsseldorf am 06.08.2013.

Farzanefar, Amin: Islamwissenschaftler, Filmjournalist, Autor, persönliches Interview mit der Verfasserin während des 16. FFTD in Nürnberg am 21.03.2011.

Göktürk, Deniz: Germanistin und Medienwissenschaftlerin, persönliches Interview mit der Verfasserin im *Kulturwissenschaftlichen Kolleg* in der Bischofsvilla in Konstanz am 27.07.2012.

Homann, Ann-Kristin: Producerin bei den Produktionsfirmen Corazón International und Bombero International, Telefoninterview mit der Verfasserin zwischen Wiesent und Hamburg am 17.07.2014.

Kaya, Adıl: Mitbegründer und heutiger Präsident des Filmfestivals Türkei Deutschland, Telefoninterview mit der Verfasserin zwischen Konstanz und Nürnberg am 26.11.2011.

Kisseler, Barbara in ihrer Begrüßungsrede und Laudation anlässlich der Deutschlandpremiere von THE CUT und Verleihung des Douglas-Sirk-Preises an Fatih Akın im CinemaxX Hamburg-Dammtor am 27.09.2014.

Köse, Nursel: Schauspielerin, Autorin und Kabarettistin, Skype-Interview mit der Verfasserin zwischen Wiesent und Istanbul am 27.03.2014.

Kulaoğlu, Tuncay: Film- und Theatermacher, Journalist, Übersetzer und Mitbegründer des Filmfestivals Türkei Deutschland, persönliches Interview mit der Verfasserin beim 19. FFTD in Nürnberg am 21.03.2014.

Kurtiz, Tuncel in seiner Laudation zur Verleihung des Ehrenpreises an Fatih Akın während des 16. FFTD in der Tafelhalle in Nürnberg am 17.03.2011.

Kutlucan, Hussi: Regisseur und Schauspieler, persönliches Interview mit der Verfasserin in einer Bar in Berlin-Kreuzberg am 17.09.2010.

Menzel, Jochen und Gülseren, Suzan: Produzent:in und Filmemacher:in bei transfers-film, persönliches Interview mit der Verfasserin beim 18. FFTD in Nürnberg am 17.03.2013.

Polat, Ayşe: Filmemacherin und Autorin, persönliches Interview mit der Verfasserin während des 16. FFTD in Nürnberg am 23.03.2011.

Polat, Ayşe im Filmgespräch zu LUKS GLÜCK beim 16. FFTD in Nürnberg am 23.03.2011.

Scheld, Gabriele: Agentin und Inhaberin der Agentur für Regie, Drehbuch und Kamera la gente, persönliches Gespräch mit der Verfasserin in der Agentur in Hamburg am 15.11.2013.

Schreitmüller, Andreas: Leiter der Hauptabteilung «Spielfilm und Fernsehfilm» bei arte, persönliches Interview mit der Verfasserin in der Redaktion in Straßburg am 22.08.2013.

Schütze, Jochen: Filmjournalist, Zeitschrift Cinema, persönliches Interview mit der Verfasserin in seiner Wohnung in Hamburg am 22.02.2011.

Schwingel, Ralph: Gesellschafter und ehemaliger Produzent von Wüste Film, persönliches Interview mit der Verfasserin im Büro der Produktionsfirma in Hamburg am 23.02.2011.

— ergänzendes Telefoninterview mit der Verfasserin zwischen Konstanz und Hamburg am 03.12.2013.

Talay, Türkiz: Schauspielerin, persönliches Interview mit der Verfasserin in einem Café in Berlin am 04.03.2014.

Tronnier, Claudia: Leiterin des «Kleinen Fernsehspiels», persönliches Interview mit der Verfasserin in der Redaktion in Mainz am 21.06.2012.

Verschiedene Zuschauer im Filmgespräch zu LUKS GLÜCK beim 16. FFTD in Nürnberg am 23.03.2011.

Yıldırım, Özgür: Regisseur, persönliches Gespräch mit der Verfasserin in einem Café in Hamburg am 15.11.2013.

Wiederspiel, Albert in seiner Ansprache anlässlich der Deutschlandpremiere von THE CUT und Verleihung des ‹Douglas-Sirk-Preises› an Fatih Akın im CinemaxX Hamburg-Dammtor am 27.09.2014.

Film- und Fernsehverzeichnis[1]

#

20 Geigen auf St. Pauli
Dokumentarfilm, D 2012, Regie: Alexandra Gramatke / Barbara Metzlaff, Drehbuch: Alexandra Gramatke.

24 (24: Twenty Four)
Fernsehserie USA 2001-2010, Idee: Joel Surnow, Robert Cochran.

40 m² Deutschland ★★
Spielfilm, BRD 1986, Regie und Drehbuch: Tevfik Başer.

300 Worte Deutsch ★★★
Spielfilm, D 2013, Regie und Drehbuch: Züli Aladağ, Drehbuch (weitere): Ali Samadi Ahadi, Arne Nolting, Gabriela Sperl.

1 ★★★ Filme eines ‹deutsch-türkischen Kinos›
   ★★ Filme, die in formierendem Bezug zu einem ‹deutsch-türkischen Kino› stehen.
   ★ Film, die sich an der Kategoriegrenze zu einem «deutsch-türkischen Kino» bewegen.
   ohne Stern: Filme, die sich klar von einem «deutsch-türkischen Kino» absetzen.

A

Abgebrannt ★★★
Spielfilm, D 2011, Regie und Drehbuch: Sülbiye Verena Günar.

Almanya, acı Vatan ★★
(Deutschland, bittere Heimat)
Spielfilm, TR 1979, Regie: Serif Gören / Zeki Ökten, Drehbuch: Zehra Tan.

Almanya – ★★★
Willkommen in Deutschland
Spielfilm, D 2011, Regie und Drehbuch: Yasemin Şamdereli, Drehbuch (weitere): Nesrin Şamdereli.

Die alten bösen Lieder ★
Kurzfilm, D 2004, Regie und Konzept: Fatih Akın.

Amour (Liebe)
Spielfilm D/F/A 2012, Regie und Drehbuch: Michael Haneke.

Anatolia Blues – ★
In Memeriam Aşık Veysel
Dokumentarfilm, D/TR 2010, Regie und Konzept: Gülseren Suzan / Jochen Menzel.

ANAM ✳✳✳
Spielfilm, D 2001, Regie und Drehbuch: Buket Alakuş.

EINE ANDERE LIGA ✳✳✳
Spielfilm, D 2005, Regie und Drehbuch: Buket Alakuş, Drehbuch: Jan Berger.

ANGEL HEART (ANGEL HEART)
Spielfilm, GB/USA/CAN 1987, Regie und Drehbuch: Alan Parker.

ANGST ESSEN SEELE AUF ✳✳
Spielfilm, BRD 1974, Regie und Drehbuch: Rainer Werner Fassbinder.

APRILKINDER ✳✳✳
Spielfilm, D 1998, Regie und Drehbuch: Yüksel Yavuz, Drehbuch (weitere): Britta Ohm / Henner Winckler.

AUF DER ANDEREN SEITE ✳✳✳
Spielfilm, D/TR/I 2007, Regie und Drehbuch: Fatih Akın.

AUF DER REEPERBAHN NACHTS UM HALB EINS
Spielfilm, BRD 1954, Regie: Wolfgang Liebeneiner, Drehbuch: Curt J. Braun / Gustav Kampendonk.

AUF DER SONNENSEITE ✳
Fernsehserie, TATORT, NDR, D 2008, Regie: Richard Huber, Drehbuch: Thorsten Wettcke / Christoph Silber.

AUS DEM NICHTS
Spielfilm, D/F 2017, Regie und Drehbuch: Fatih Akın, Drehbuch (weitere): Hark Bohm.

AUS DER FERNE ✳✳✳
Dokumentarfilm, D 2006, Regie und Konzept: Thomas Arslan.

AUS DER FERNE SEHE ICH DAS LAND ✳✳
Spielfilm, BRD 1978, Regie und Drehbuch: Christian Ziewer, Drehbuch (weitere): Antonio Skármet.

AUSLANDSTOURNEE ✳
Spielfilm, D 1999, Regie und Drehbuch: Ayşe Polat, Drehbuch (weitere): Basri Polat.

B

BAL (BAL – HONIG) ✳
Spielfilm, TR/D/F 2010, Regie und Drehbuch: Semih Kaplanoğlu, Drehbuch (weitere): Orçun Köksal.

BARBARA
Spielfilm, D 2012, Regie und Drehbuch: Christian Petzold, Drehbuch (weitere): Harun Farocki.

BASTARDE – POSTMIGRANTISCHES ✳✳✳
THEATER BALLHAUS NAUNYNSTRASSE
Dokumentarfilm, D 2011, Regie und Konzept: Asli Özarslan, DVD: ohne Edition.

BAUM DER ERLÖSUNG
Fernsehserie, TATORT, ORF, A 2009, Regie: Harald Sicheritz, Drehbuch: Felix Mitterer.

BEAT STREET (BEAT STREET)
Spielfilm, USA 1984, Regie: Stan Lathan, Drehbuch: Andrew Davis / David Gilbert / Paul Golding.

BEND IT LIKE BECKHAM ✳✳
(KICK IT LIKE BECKHAM)
Spielfilm, GB/D 2002, Regie und Drehbuch: Gurinder Chadha, Drehbuch (weitere): Guljit Bindra / Paul Mayeda Berges.

BERIVAN ✳
Kurzfilm, D 1996, Regie und Drehbuch: Miraz Bezar.

BIR ZAMANLAR ANADOLU'DA ✳✳
(ES WAR EINMAL IN ANATOLIEN)
Spielfilm, TR/BIH 2011, Regie und Drehbuch: Nuri Bilge Ceylan, Drehbuch (weitere): Ercan Kesa / Ebru Ceylan.

BLUTZBRÜDAZ ✳
Spielfilm, D 2011, Regie und Drehbuch: Öz-

gür Yıldırım, Drehbuch (weitere): Nicholas J. Schofield / Jan Ehlert.

Boy 7 *
Spielfilm, D 2015, Regie und Drehbuch: Özgür Yıldırım, Drehbuch (weitere): Philip Delmaar / Marco van Geffen.

Bride & Prejudice **
(Liebe lieber indisch)
Spielfilm, GB/USA 2004, Regie und Drehbuch: Gurinder Chadha, Drehbuch (weitere): Paul Mayeda Berges.

C

Cheese (Cheese) *
Kurzfilm, A 2009, Regie und Drehbuch: Hüseyin Tabak.

Chiko ***
Spielfilm, D/I 2008, Regie und Drehbuch: Özgür Yıldırım.

Cloud Atlas
(Cloud Atlas – Der Wolkenatlas)
Spielfilm, D/USA/HK/SGP 2012), Regie und Drehbuch: Tom Tykwer / Lana und Andy Wachowski.

Crossing the Bridge – ***
The Sound of Istanbul
Dokumentarfilm, D 2005, Regie und Konzept: Fatih Akın.

The Cut (The Cut) *
Spielfilm, D/F/I/RUS/PL/CAN/TR/JOR 2014, Regie und Drehbuch: Fatih Akın, Drehbuch: Mardik Martin.

D

Dealer ***
Spielfilm, D 1999, Regie und Drehbuch: Thomas Arslan.

Deine Schönheit ist nichts wert *
Spielfilm, A/TR 2012, Regie und Drehbuch: Hüseyin Tabak.

Dogville (Dogville)
Spielfilm, NL/DK/GB/F/FIN/S/D/I/N 2003, Regie und Drehbuch: Lars von Trier.

Drei gegen Troja ***
Spielfilm, D 2005, Regie und Drehbuch: Hussi Kutlucan.

Dreiviertelmond *
Spielfilm, D 2011, Regie und Drehbuch: Christian Zübert.

Düüpn – Die Heirat **
Spielfilm, D 1991, Regie und Drehbuch: Ismet Elçi.

En duva satt på en gren och funderade på tillvaron (Eine Taube sitzt auf einem Zweig und denkt über das Leben nach)
Spielfilm, S/N/D/F/DK 2014, Regie und Drehbuch: Roy Andersson.

E

Einmal Hans mit scharfer Sosse ***
Spielfilm, D 2013, Regie: Buket Alakuş, Drehbuch: Ruth Toma, DVD: EuroVideo 2014.

Das Ende *
Kurzfilm, D 1994, Regie und Drehbuch: Fatih Akın.

En garde *
Spielfilm, D 2004, Regie und Drehbuch: Ayşe Polat.

Die Erbin *
Spielfilm, D/TR 2013, Regie und Drehbuch: Ayşe Polat.

L'Esquive (Das Ausweichen) **
Spielfilm, F 2003, Regie und Drehbuch: Abdellatif Kechiche.

Film- und Fernsehverzeichnis

EVET, ICH WILL! ✶✶✶
Spielfilm, D/TR 2008, Regie und Drehbuch: Sinan Akkuş.

EXILS (EXIL) ✶✶
Spielfilm, F/JP 2004, Regie und Drehbuch: Tony Gatlif.

F

FACK JU GÖHTE ✶
Spielfilm, D 2013, Regie und Drehbuch: Bora Dağtekin.

FACK JU GÖHTE 2 ✶
Spielfilm, D 2015, Regie und Drehbuch: Bora Dağtekin.

FACK JU GÖHTE 3 ✶
Spielfilm, D 2017, Regie und Drehbuch: Bora Dağtekin.

FAMILIENAUFSTELLUNG ✶
Fernsehserie, TATORT, RB, D 2009, Regie: Mark Schlichter, Drehbuch: Thea Dorn / Seyran Ateş.

DER FELSEN
Spielfilm, D 2002, Regie und Drehbuch: Dominik Graf, Drehbuch (weitere): Markus Busch.

FERN ✶
Kurzfilm, D 1997, Regie und Drehbuch: Miraz Bezar.

EIN FEST FÜR BEYHAN ✶
Kurzfilm, D 1994, Regie und Drehbuch: Ayşe Polat.

FEUERTEUFEL ✶
Fernsehserie, TATORT, NDR, D 2012, Regie: Özgür Yıldırım, Drehbuch: Markus Busch, DVD: Ansichtskopie Wüste Film 2014.

FINNISCHER TANGO ✶
Spielfilm, D 2008, Regie: Buket Alakuş, Drehbuch: Marcus Hertneck.

FLUCHTWEG ST. PAULI – GROSSALARM FÜR DIE DAVIDSWACHE
Spielfilm, BRD 1971, Regie: Wolfgang Staudte, Drehbuch: Fred Denger / George Hurdalek.

FRAU BU LACHT
Fernsehserie, TATORT, BR, D 1995, Regie: Dominik Graf, Drehbuch: Günter Schütter.

DIE FREMDE ✶
Spielfilm, D 2010, Regie und Drehbuch: Feo Aladağ.

FREUND:INNEN 4 LEBEN ✶
Spielfilm, D 2006, Regie: Buket Alakuş, Drehbuch: Ruth Toma.

G

GEGEN DIE WAND ✶✶✶
Spielfilm, D/TR 2004, Regie und Drehbuch: Fatih Akın, DVD: Universal Picture 2004.

GEGENGERADE
Spielfilm, D 2011, Regie und Drehbuch: Tarek Ehlail, Drehbuch (weitere): Moses Arndt.

GERONIMO (GERONIMO) ✶✶
Spielfilm, F 2014, Regie und Drehbuch: Tony Gatlif.

GESCHWISTER – KARDEŞLER ✶✶✶
Spielfilm, D 1996, Regie und Drehbuch: Thomas Arslan.

GETÜRKT ✶✶✶
Kurzfilm, D 1996, Regie und Drehbuch: Fatih Akın.

GOLD ✶
Spielfilm, D/CAN 2013, Regie und Drehbuch: Thomas Arslan.

EIN GLÜCKSGEFÜHL
Fernsehserie, TATORT, NDR, D 2005, Regie: Filippos Tsitos, Drehbuch: Markus Busch.

THE GODFATHER (DER PATE) ★★
Spielfilm, USA 1972, Regie und Drehbuch: Francis Ford Coppola, Drehbuch (weitere): Mario Puzo.

LA GRAINE ET LE MULET ★★
(COUSCOUS MIT FISCH)
Spielfilm, F 2007, Regie und Drehbuch: Abdellatif Kechiche.

THE GREEN WAVE
Dokumentarfilm, D 2010, Regie und Drehbuch: Ali Samadi Ahadi, Drehbuch (weitere): Oliver Stoltz.

GROSSE FREIHEIT NR. 7
Spielfilm, D 1944, Regie und Drehbuch: Helmut Käutner, Drehbuch (weitere): Richard Nicolas.

H

LA HAINE (HASS) ★★
Spielfilm, F 1995, Regie und Drehbuch: Mathieu Kassovitz.

HER BEST FRIEND'S HUSBAND ★★
(DER MANN MEINER BESTEN FREUNDIN)
Spielfilm, CAN 2002, Regie: Waris Hussein, Drehbuch: Duane Poole / Jean Abounader.

DAS HERZ VON JENIN ★★
Dokumentarfilm, D 2008, Regie und Konzept: Marcus Vetter / Lior Geller.

I

ICH CHEF, DU TURNSCHUH ★★★
Spielfilm, D 1998, Regie und Drehbuch: Hussi Kutlucan.

IM JULI ★★★
Spielfilm, D 2000, Regie und Drehbuch: Fatih Akın.

IM SCHATTEN ★
Spielfilm, D 2010, Regie und Drehbuch: Thomas Arslan.

INDIGÈNES (TAGE DES RUHMS) ★★
Spielfilm, DZ/F/MA/B 2006, Regie und Drehbuch: Rachid Bouchareb, Drehbuch (weitere): Olivier Lorelle.

DIE INNERE SICHERHEIT
Spielfilm, D 2000, Regie und Drehbuch: Christian Petzold, Drehbuch (weitere): Harun Farocki.

INSIDE MAN (INSIDE MAN) ★★
Spielfilm, USA 2006, Regie: Spike Lee, Drehbuch: Russell Gewirtz.

INTIMACY (INTIMACY)
Spielfilm, F/GB/D/E 2001, Regie und Drehbuch: Patrice Chéreau, Drehbuch (weitere): Anne-Louise Trividic / Patrice Chéreau.

IT'S NOT JUST YOU, MURRAY!
(IT'S NOT JUST YOU, MURRAY!)
Kurzfilm, USA 1964, Regie und Drehbuch: Martin Scorsese, Drehbuch (weitere): Mardik Martin.

J

JERICHOW ★
Spielfilm, D 2008, Regie und Drehbuch: Christian Petzold.

K

KADIR ★★
Dokumentarfilm, BRD 1977, Regie und Drehbuch: Peter Lilienthal.

KALTER FRÜHLING
Spielfilm, D 2004, Regie: Dominik Graf, Drehbuch: Markus Busch.

KANAK ATTACK ★
Spielfilm, D 2000, Regie und Drehbuch: Lars Becker, Drehbuch (weitere): Bernhard Wutka, Feridun Zaimoğlu.

Film- und Fernsehverzeichnis

KARAMUK ★★★
Spielfilm, D 2001, Regie und Drehbuch: Sülbiye Verena Günar, Drehbuch (weitere): Grit Neuber.

KEBAB CONNECTION ★
Spielfilm, D 2004, Regie und Drehbuch: Anno Saul, Drehbuch (weitere): Ruth Toma, Jan Berger, Fatih Akın.

DIE KINDER MEINER TOCHTER
Spielfilm, D 2013, Regie: Karola Meeder, Drehbuch: Serkal Kus.

KIŞ UYKUSU (WINTERSCHLAF) ★★
Spielfilm, TR/F/D 2014, Regie und Drehbuch: Nuri Bilge Ceylan, Drehbuch (weitere): Ebru Ceylan.

KLEINE FREIHEIT ★
Spielfilm, D 2003, Regie und Drehbuch: Yüksel Yavuş, Drehbuch (weitere): Henner Winckler.

KOKOWÄÄH
Spielfilm, D 2011, Regie und Drehbuch: Til Schweiger, Drehbuch (weitere): Béla Jarzyk.

KOKOWÄÄH 2
Spielfilm, D 2013, Regie und Drehbuch: Til Schweiger, Regie (weitere): Torsten Künstler, Drehbuch (weitere): Béla Jarzyk.

DER KÖNIG VON ST. PAULI
Fernsehserien, D 1998, Regie und Drehbuch: Dieter Wedel.

KORKORO (LIBERTÉ) ★★
Spielfilm, F 2009, Regie und Drehbuch: Tony Gatlif.

KRÜGER AUS ALMANYA ★
Spielfilm, D 2015, Regie und Drehbuch: Marc-Andreas Bochert, Drehbuch (weitere): Elke Rössler.

KÜCKÜCKSKIND ★
Spielfilm, D 2014, Regie: Christoph Schnee, Drehbuch: Florian Hanig.

KURZ UND SCHMERZLOS ★★★
Spielfilm, D 1998, Regie und Drehbuch: Fatih Akın.

L

THE LAST WALTZ (THE BAND)
Dokumentarfilm, USA 1978, Regie: Martin Scorsese, Treatment: Mardik Martin.

LATCHO DROM
(LATCHO DROM – GUTE REISE)
Dokumentarfilm, F 1993, Regie und Drehbuch: Tony Gatlif.

LAUTLOS ★
Spielfilm, D 2004, Regie: Mennan Yapo, Drehbuch: Lars-Olav Beier.

LEMON TREE (LEMON TREE)
Spielfilm IL/D/F 2008, Regie und Drehbuch: Eran Riklis, Drehbuch (weitere): Suha Arraf.

LITTLE SENEGAL (LITTLE SENEGAL) ★★
Spielfilm, AL/F/D 2001, Regie und Drehbuch: Rachid Bouchareb, Drehbuch (weitere): Olivier Lorelle.

LOLA + BILIDIKID ★★★
Spielfilm, D 1999, Regie und Drehbuch: Kutluğ Ataman.

LOLA RENNT
Spielfilm, D 1998, Regie und Drehbuch: Tom Tykwer.

LOST CHILDREN
Dokumentarfilm, D 2005, Regie und Konzept: Ali Samadi Ahadi / Oliver Stoltz.

LUKS GLÜCK ★★★
Spielfilm, D/TR 2010, Regie und Drehbuch: Ayşe Polat.

M

Mach die Musik leiser *
Spielfilm, D 1994, Regie und Drehbuch: Thomas Arslan.

Malcolm X (Malcolm X) **
Spielfilm, USA 1992, Regie und Drehbuch: Spike Lee, Drehbuch (weitere): Arnold Perl.

Mardik: Bagdad to Hollywood (Madrik: Bagdad to Hollywood)
Dokumentarfilm, USA 2008, Regie: Ramy Katrib / Evan York, Drehbuch: Mardik Martin.

Marseille (Marseille)
Spielfilm, D/F 2004, Regie und Drehbuch: Angela Schanelec.

Mein Vater, der Gastarbeiter ***
Dokumentarfilm, D 1994, Regie und Konzept: Yüksel Yavuş, DVD: Ansichtskopie Zero One Film GmbH 2014.

Mean Streets (Hexenkessel) **
Spielfilm, USA 1973, Regie und Drehbuch: Matin Scorsese, Drehbuch (weitere): Mardik Martin.

Min Dît *
(Min Dît – Die Kinder von Diyarbakir)
Spielfilm, D/TR 2009, Regie und Drehbuch: Miraz Bezar.

Moritz, lieber Moritz **
Spielfilm, D 1978, Regie und Drehbuch: Hark Bohm.

Müll im Garten Eden *
Dokumentarfilm, D 2012, Regie und Konzept: Fatih Akın.

My Beautiful Laundrette **
(Mein wunderbarer Waschsalon)
Spielfilm, GB 1985, Regie: Stephen Frears, Drehbuch: Hanif Kureishi.

My Big Fat Greek Wedding **
(My Big Fat Greek Wedding – Hochzeit auf Griechisch)
Spielfilm, CAN/USA 2002, Regie: Joel Zwick, Drehbuch: Nia Vardalos.

N

Nefesim Kesilene Kadar *
(Until I Lose My Breath)
Spielfilm, TR/D 2015, Regie und Drehbuch: Emine Emel Balcı.

New York, New York **
(New York, New York)
Spielfilm, USA 1977, Regie: Martin Scorsese, Drehbuch: Earl Mac Rauch / Mardik Martin.

Nordsee ist Mordsee **
Spielfilm, BRD 1976, Regie und Drehbuch: Hark Bohm.

Der nötige Schneid ***
Kurzfilm, D 2002, Regie und Drehbuch: Özgür Yıldırım.

P

Palermo oder Wolfsburg **
Spielfilm, BRD 1980, Regie und Drehbuch: Werner Schroeter, Drehbuch (weitere): Giuseppe Fava.

La Pianiste (Die Klavierspielerin)
Spielfilm, A/F/D 2001, Regie und Drehbuch: Michael Haneke.

Pirates of the Caribbean: On Stranger Tides (Pirates of the Caribbean – Fremde Gezeiten)
Spielfilm, USA 2011, Regie: Rob Marshall, Drehbuch: Ted Elliott / Terry Rossio.

R

RABENHERZ
Fernsehserie, TATORT, WDR, D 2009, Regie: Torsten C. Fischer, Drehbuch: Markus Busch.

RAGING BULL (WIE EIN WILDER STIER)
Spielfilm, USA 1980, Regie: Martin Scorsese, Drehbuch: Paul Schrader / Mardik Martin.

RAZZIA IN ST. PAULI
Spielfilm, D 1932, Regie und Drehbuch: Werner Hochbaum.

LA ROUTE D'ISTANBUL ★★
(DER KRIEG MEINER TOCHTER)
Spielfilm, F/B 2016, Regie und Drehbuch: Rachid Bouchareb, Drehbuch (weitere): Zoé Galeron / Yasmina Khadra / Olivier Lorelle.

S

DIE SACHE BARYSCHNA ★
Fernsehserie, TATORT, SFB, D 1994, Regie: Matti Geschonneck, Drehbuch: Andreas Pflüger.

SALAMI ALEIKUM ★★
Spielfilm, D 2009, Regie und Drehbuch: Ali Samadi Ahadi, Drehbuch (weitere): Arne Nolting.

SANIYES LUST ★★★
Spielfilm, D 2004, Regie und Drehbuch: Sülbiye Verena Günar.

SCARFACE (SCARFACE) ★★
Spielfilm, USA 1983, Regie: Brian De Palma, Drehbuch: Oliver Stone

SCHATTEN ÜBER ST. PAULI
Spielfilm, D 1938, Regie: Fritz Kirchhoff, Drehbuch: Ernst Hasselbach / Per Schwenzen.

SCHATTENBOXER ★
Spielfilm, D 1992, Regie und Drehbuch: Lars Becker, Drehbuch: Jens Becker.

SCHATTEN DER ANGST ★
Fernsehserie, TATORT, SWR, D 2008, Regie und Drehbuch: Martin Eigler, Drehbuch (weitere): Annette Bassfeld-Schepers.

EIN SCHNITZEL FÜR ALLE
Spielfilm, D 2013, Regie: Manfred Stelzer, Drehbuch: Katja Kittendorf.

SENSIN – DU BIST ES! ★★★
Kurzfilm, D 1995, Regie und Drehbuch: Fatih Akın.

SHIRINS HOCHZEIT ★★
Spielfilm, BRD 1976, Regie und Drehbuch: Helma Sanders-Brahms.

SIVAS (SIVAS) ★
Spielfilm, D/TR 2014, Regie und Drehbuch: Kaan Müjdeci.

SIXTH HAPPINESS ★★
Spielfilm, GB 1997, Regie: Waris Hussein, Drehbuch: Firdaus Kanga.

SOLINO ★
Spielfilm, D 2002, Regie: Fatih Akın, Drehbuch: Ruth Toma.

SOMETHING'S GOTTA GIVE
(WAS DAS HERZ BEGEHRT)
Spielfilm, USA 2003, Regie und Drehbuch: Nancy Meyers.

SOMMER IN MEZRA ★★★
Spielfilm, D 1991, Regie und Drehbuch: Hussi Kutlucan.

SOUL KITCHEN ★
Spielfilm, D 2009, Regie und Drehbuch: Fatih Akın, Drehbuch (weitere): Adam Bousdoukos.

THE SQUARE (THE SQUARE)
Spielfilm, S/D/F/DK/USA 2017, Regie und Drehbuch: Ruben Östlund.

ST. PAULI NACHT
Spielfilm, D 1999, Regie: Sönke Wortmann, Drehbuch: Frank Göhre, DVD: EuroVideo 2001.

Film- und Fernsehverzeichnis

STRANGER THAN PARADISE ★★
(STRANGER THAN PARADISE)
Spielfilm, USA/D 1984, Regie und Drehbuch: Jim Jarmusch, DVD: Arthaus 2003.

SÜRÜ (DIE HERDE) ★★
Spielfilm, TR 1978, Regie: Zeki Ökten, Drehbuch: Yılmaz Güney.

SÜT (SÜT – MILCH) ★★
Spielfilm, TR 2008, Regie und Drehbuch: Semih Kaplanoğlu.

SUMMER OF SAM (SUMMER OF SAM)
Spielfilm, USA 1999, Regie und Drehbuch: Spike Lee, Drehbuch (weitere): Victor Colicchio / Michael Imperioli.

SUSUZ YAZ (TROCKENER SOMMER)
Spielfilm, TR 1963, Regie und Drehbuch: Metin Erksan, Drehbuch (weitere): Necati Cumali / Kemal Inci / Ismet Soydan.

T

TAKVA (TAKVA – GOTTESFURCHT) ★
Spielfilm, TR/D 2006, Regie: Özer Kiziltan, Drehbuch: Önder Çakar.

TAXI DRIVER ★★
Spielfilm, USA 1976, Regie: Martin Scorsese, Drehbuch: Paul Schrader.

LE THÉ AU HAREM D'ARCHIMÈDE ★★
(TEE IM HAREM DES ARCHIMEDES)
Spielfilm, F 1985, Regie und Drehbuch: Mehdi Charef.

TRANSYLVANIA ★★
Spielfilm, F 2006, Regie und Drehbuch: Tony Gatlif.

TSCHICK ★
Spielfilm, D 2016, Regie und Drehbuch: Fatih Akın, Drehbuch: Lars Hubrich / Hark Bohm, DVD: Studiocanal 2017.

TÜRKISCH FÜR ANFÄNGER ★
Fernsehserie, D 2006–2008, Idee: Bora Dağtekin.

TÜRKISCH FÜR ANFÄNGER ★★★
Spielfilm, D 2012, Regie und Drehbuch: Bora Dağtekin, Drehbuch (weitere): Andy Raymer.

U

UNTER DEN DÄCHERN VON ST. PAULI
Spielfilm, BRD 1970, Regie: Alfred Weidenmann, Drehbuch: Herbert Reinecker.

V

VENGO ★★
Spielfilm, F/E/D/JP 2000, Regie und Drehbuch: Tony Gatlif.

VÉNUS NOIRE (BLACK VENUS) ★★
Spielfilm, F/B 2010, Regie und Drehbuch: Abdellatif Kechiche.

LA VIE D'ADÈLE – CHAPITRES 1 ET 2 ★★
(BLAU IST EINE WARME FARBE)
Spielfilm, F/B/E 2013, Regie und Drehbuch: Abdellatif Kechiche, Drehbuch (weitere): Ghalia Lacroix.

VISIONS OF EUROPE (EUROPÄISCHE ★
VISIONEN – 25 FILME VON 25 REGISSEUREN)
25 Kurzfilme, EU 2004, Regie: Aki Kaurismäki, Fatih Akın, Barbara Albert, Sarunas Bartas, Andy Bausch, Christoffer Boe, Francesca Comencini, Stijn Coninx, Tony Gatlif, Sasa Gedeon, Christos Georgiou, Constantine Giannaris, Peter Greenaway, Miguel Hermoso, Arvo Iho, Damjan Kozole, Laila Pakalnina, Kenneth Scicluna, Martin Sulík, Malgorzata Szumowska, Béla Tarr, Jan Troell, Theo van Gogh, Teresa Villaverde, Aisling Walsh, Ágnes Hranitzky, Drehbuch: Fatih Akın, Barbara Albert, Sarunas Bartas, Andy Bausch, Christoffer Boe, Stijn Coninx, Gerard Mannix Flynn, Tony Gatlif, Sasa Gedeon, Christos Georgiou, Koumouros Georgiou, Constantine Giannaris, Peter Greenaway, Heinrich Heine, Miguel Hermoso, Arvo Iho, Aki Kaurismäki, Damjan Kozole, Marek Lescák, Jean Pierre Magro, Mikael Olsen,

Laila Pakalnina, Priit Pärn, Kenneth Scicluna, Martin Sulík, Malgorzata Szumowska, Hans Teeuwen, Jan Troell, Meinolf Zurhorst.

Von glücklichen Schafen ★★★
Spielfilm, D 2015, Regie und Drehbuch: Kadir Sözen.

W

Der Wald vor lauter Bäumen
Spielfilm, D 2003, Regie und Drehbuch: Maren Ade.

Was guckst du? ★★
Comedy-Sendung, D 2001–2005, Moderation: Kaya Yanar.

Das weisse Band – Eine deutsche Kindergeschichte
Spielfilm, D/A/F/I 2009, Regie und Drehbuch: Michael Haneke.

Wem Ehre gebührt ★
Fernsehserie, Tatort, NDR, D 2007, Regie und Drehbuch: Angelina Maccarone.

Wir haben vergessen zurückzukehren ★★★
Dokumentarfilm für die Reihe «Denk ich an Deutschland», D 2001, Regie und Konzept: Fatih Akın, DVD: Megaherz Filmproduktion 2011.

Wir sitzen im Süden ★★★
Dokumentarfilm, D/TR 2010, Regie und Konzept: Martina Priessner.

Wolfsburg
Spielfilm, D 2003, Regie und Drehbuch: Christian Petzold.

Y

Yasemin ★★
Spielfilm, BRD 1988, Regie und Drehbuch: Hark Bohm.

Yol (Yol – der Weg) ★★
Spielfilm, TR 1982, Regie und Drehbuch: Yilmaz Güney, Regie (weitere): Şerif Gören.

Z

Zorn Gottes ★
Fernsehserie, Tatort, NDR, D 2015, Regie: Özgür Yıldırım, Drehbuch: Florian Oeller.

Zuhause unter Fremden ★★
Spielfilm, BRD 1979, Regie: Peter Keglevic, Drehbuch: Renke Korn.

Zwanzig Geigen auf St. Pauli
Dokumentarfilm, D 2012, Regie und Drehbuch: Alexandra Gramatke, Regie (weitere): Barbara Metzlaff.

Dank

Meine Dissertation entstand in zwei Phasen, an zwei Lehrstühlen zweier Universitäten. In einer ersten Findungs- und Entwicklungszeit im Fachbereich Medienwissenschaft der Universität Konstanz und in einer zweiten Etappe ihrer fundierten Ausrichtung und Durchführung im Fachbereich Medienwissenschaft sowie in Angliederung an das Internationale Promotionsprogramm «Kulturbegegnungen» der Universität Bayreuth. Insgesamt lebte und/oder arbeitete ich in während ihres Werdens in zwanzig Städten, in sechs Ländern und auf vier Kontinenten. Nicht nur mein Forschungsgegenstand, auch ich selbst blieb stets in Bewegung. Begleitend zu meinem theoretischen Unterfangen war ich auch fortwährend in der Medien- und Kulturpraxis tätig, was meinem Projekt in seinem Bestreben, Theorie und Praxis zu vereinen, von Nutzen war. Im Entstehungsprozess meiner Dissertation fanden prägende Ereignisse statt: Mein Vater, Ronald Schindler, verstarb 2011, ein tief greifender Verlust. In größter Verbundenheit und unendlicher Liebe habe ich ihm diese Arbeit gewidmet. Ihm verdanke ich meinen unbändigen Wissensdurst, den Mut zum Träumen und die Lust am Denken als intellektuellem Vergnügen. Im Laufe meiner Promotion wurden aber auch meine Kinder Mayla und Louan Schindler geboren. So prägten große Trauer und höchstes Glück das Werden dieses Projektes, das sich aus einer Vielzahl an Beobachtungen, Reflexionen und Einflüssen speist. Es wurde von einer Vielzahl an Mitwirkenden motiviert, unterstützt und getragen. Ihnen allen danke ich von Herzen für ihre aufgebrachte Zeit, Kraft und Mühe, ihr Verständnis, Vertrauen und Durchhalte-vermögen, ihre Geduld, Zuversicht und Loyalität:

Meinem Erstbetreuer und -gutachter Prof. Dr. Matthias Christen (Universität Bayreuth) und meiner Zweitbetreuerin und -gutachterin Prof. Dr. Deniz Gök-

Dank

türk (University of California, Berkeley) dafür, dass sie sich meiner Arbeit 2013 in ihrer Neuausrichtung angenommen haben. Sie standen mir mit konstruktiver Kritik, intensiven Gesprächen und wichtigen Impulsen tatkräftig zur Seite. Ihre Treue, Beständigkeit und Bereitschaft, den Weg mit mir bis zu seinem gelungenen Ende zu gehen, weiß ich besonders zu schätzen. Sehr bereichernd waren auch die Promotions- und Habilitationskolloquien von Prof. Dr. Matthias Christen. Meine Mitarbeit an der Forschungskooperation der BayFor-Hochschulförderung zwischen der Universität Bayreuth und der Anglia Ruskin University Cambridge zum Thema *Migration und Identität im europäischen Kino und Fernsehen* gab mir weitere gute Anregungen. Auch meine fortwährende Mitarbeit am Onlinearchiv *Multicultural Germany Project* der University of California, Berkeley, das von Prof. Dr. Deniz Göktürk geleitet wird, ermöglichte mir eine thematische Arbeit als Erweiterung der eigenen Forschung.

In der Anfangszeit meiner Promotion lieferte mir Prof. Dr. Beate Ochsner (Universität Konstanz) viele gute Anstöße und eröffnete mir einen ersten Zugang zur *Akteur-Netzwerk-Theorie*. Ferner ermöglichte sie mir einen Gastvortrag an der Fondation Maison des Sciences de l'Homme in Paris, was ich ihr ebenfalls anerkenne. Prof. Dr. Andreas Schreitmüller (Leiter der Hauptabteilung «Spielfilm und Fernsehfilm» bei ARTE G.E.I.E. in Straßburg) verschaffte mir wertvolle Kontakte in die Filmbranche und stand mir mit seinem fundierten praktischen Wissen immer wieder beratend zur Seite. Er verhalf mir zudem zu einem ersten Berufseinstieg ebenda. Beiden rechne ich hoch an, dass sie meine Dissertation in ihrer Findungszeit betreut und begleitet haben. Zugute halte ich ihnen auch jeweils eine Lehrveranstaltung, die wir gemeinsam konzipiert und für Studierende der Medienwissenschaft an der Universität Konstanz durchgeführt haben, wodurch ich viele weiterführende Anregungen für meine eigenen Forschungen bekam.

Ein ausgesprochen großer Dank gilt dem Bayreuther Internationalen Promotionsprogramm «Kulturbegegnungen» (IPP), in dessen Rahmen ich meine Arbeit ab 2013 durchgeführt habe. Dr. Michael Mayer (ehemaliger Leiter des IPP, heute Koordinator bei bfz gGmbH) gilt er für seinen engagierten Einsatz, seine positive Einstellung und konstruktiven Beiträge, die mein Projekt immer wieder vorangetrieben haben. Julia Menzel (ehemalige Assistentin am IPP) gilt er für intensive, verständnisvolle Gespräche. Beiden gebührt er für ihre Bewahrung einer guten Portion Menschlichkeit.

Der University of Bayreuth Graduate School erweise ich mich erkenntlich für ihre finanzielle und programmatische Unterstützung in Form kompetenter Beratung, begleitender Veranstaltungen, eines individuellen Promotionsbudgets und einer zweieinhalbmonatigen Brückenfinanzierung aus den Mitteln des Feuerwehrfonds. Ebenso der Stabsabteilung Chancengleichheit der Universität Bayreuth für eine dreimonatige Finanzierung, die mir durch das «Bayerische Stipendienprogramm zur Förderung der Chancengleichheit für Frauen in Forschung und Lehre» gewährt wurde und mir half, wesentliche Teile meiner Arbeit umzusetzen. Der «Exzellenzinitiative für Nachwuchswissenschaftler» der Universität Konstanz danke ich für ein fünfmonatiges Stipendium, das mir in der Anfangszeit geholfen hat, mein Projekt in eine klare Richtung zu bringen. Dem Academic Staff Development der gleichen Institution für Beratung und Unterstützung bei allen Fragen rund um meine Promotion.

Große Anerkennung erbringe ich allen meinen Interviewpartner:innen und allen Menschen, denen ich während meiner Forschungszeit begegnet bin und die mir wichtige Impulse und Verbindungen lieferten, um das Netzwerk weiter aufzuspannen.

Ein besonders aufrichtiger und unschätzbarer Dank gilt Prof. Dr. Stephan Kramer (Universität zu Köln). Obwohl er meine Arbeit nie offiziell betreute, hat er wesentlich zu ihrer Realisierung beigetragen, indem er ihr nicht nur ihren allerersten Anstoß gegeben, sondern es gewusst hat, ihr in ihrer größten Durststrecke den nötigen Motivationsschub zu verleihen, damit sie wieder auf gute Bahnen gelenkt werden konnte. Auch schulde ich ihm produktive Kolloquien an der Universität Leipzig und auf Zingst sowie eine wunderbare, erfahrungsreiche Zeit als freie Lektorin am Germanistischen Institut der Tongji Universität Shanghai.

Für eine sorgsame Lektüre meines Textes lobe ich Harald Heinze. Seine konstruktiven Anmerkungen verhalfen meiner Arbeit zu ihrem finalen Schliff. Sehr hilfreich waren zudem die Lektüre und Kommentare von Prof. Dr. Joachim Griesbaum (Universität Hildesheim). Er brachte nicht nur eine neue Perspektive auf das Geschehen ein, er hat es auch verstanden, seine Hinweise klar und einleuchtend zu formulieren. Für produktive Gespräche über Chancen und Risiken, welche die *Akteur-Netzwerk-Theorie* in sich birgt, für eine wunderschöne Zeit in Wien und für moralische Unterstützung danke ich meinen Mitstreiterinnen Sarah Wüst (Universität Konstanz), Dr. Katharina Müller (Universität Wien) und Dr. Sophie Rudolph (Universität St. Gallen). Ihrem aufgebrachten Interesse und ihrer Unterstützung sei gleichfalls Dank: Dr. Özkan Ezli (ehemals Mitarbeiter am Exzellenzcluster «Kulturelle Grundlagen von Integration», Universität Konstanz), Dr. Albert Kümmel-Schnur (ehemals Jun.-Prof. Universität Konstanz, heute Mitarbeiter im Team Transfer Lehre der Universität Konstanz), Prof. Dr. Christian Kassung (Humboldt-Universität zu Berlin), PD Dr. Florian Mundhenke (Universität Leipzig) und Prof. Dr. Guido Rings (Anglia Ruskin University Cambridge).

Für die Publikation meiner Arbeit im Schüren Verlag danke ich Dr. Annette Schüren für ihr Vertrauen und ihre stets verständnisvolle und gute Zusammenarbeit.

Die allergrößte Anerkennung gebührt meiner Familie und meinen Freund:innen. Sie haben stets zu mir gehalten, mir zur Seite gestanden und mir Zuversicht, Energie und Beharrlichkeit geschenkt, dieses große Projekt bis an sein erfolgreiches Ende zu bringen.